중독영역에서의 슈퍼비전

David J. Powell · Archie Brodsky 공저

강경화 · 강향숙 · 김금안 · 김선민 · 김성재 · 김영진 · 김용진 · 김은아
박애란 · 신성만 · 양승희 · 유채영 · 이미형 · 이옥선 · 전수미 · 전영민
제하림 · 조성희 · 차진경 · 차혁수 · 채숙희 · 천덕희 · 최은정 공역

학지사

Clinical Supervision in Alcohol and Drug Abuse Counseling:
Principles, Models, Methods, Revised Edition
by David J. Powell and Archie Brodsky

발간사

한국중독전문가협회 창립 10주년을 즈음하여 '중독영역에서의 슈퍼비전'에 관한 번역서를 출간하게 된 것에 대해 기쁘게 생각한다.

지난 2008년 1월부터 4월까지 한국중독전문가협회에 소속된 1급 중독전문가 약 20여 명이 모여 중독영역에서의 슈퍼비전을 주제로 세미나를 열었으며, 그 열정과 노력이 있었기에 이 책이 나올 수 있었다. 세미나 시간에 우리들은 중독영역에서 만나게 되는 어려움의 유형과 대처방안에 대한 진지한 숙고와 토의의 시간을 가질 수 있었다. 때로는 다른 모임에서는 제기할 수 없었던 여러 가지 고충을 토로하면서 어떻게 하면 중독전문가로서 보다 나은 역할을 수행할 것인가, 중독분야의 전문가들을 위한 바람직한 슈퍼바이저의 역할은 무엇인가, 다양한 윤리적 이슈에 어떻게 대처할 수 있는가를 고민하였다.

이 책은 슈퍼비전이 무엇인지에서부터 슈퍼바이저의 역할과 슈퍼바이저로서 반드시 알아야 할 것들이 무엇인지를 제시해 주는 좋은 안내서다. 이 책의 골격을 이루는 슈퍼비전 통합모델은 기존의 슈퍼비전 모델들과 슈퍼비전에 대한 발달 단계적 관점 및 중독영역의 이론과 실제를 토대로 구축된 것으로서, 저자는 임상 슈퍼비전 현장에서 이 통합모델이 어떻게 활용되고 있는지에 대해 풍부한 경험을 제시하고 있다.

모쪼록 이 번역서가 중독영역에 종사하는 전문가들이 슈퍼비전의 구체적인 내용을 학습하는 데 도움이 될 뿐 아니라, 잘 준비되고 훈련된 미래의 중독전문가들을 위한 구조적인 환경을 개선할 수 있는 촉매제가 되기를 바란다.

이 역서가 빛을 보게 되기까지 협회 임원들의 열정적인 헌신이 있었다. 좋은 책을 추천해 주신 김선민 부회장, 세미나를 주관하면서부터 번역이 이루어지는 전 과정을 총괄해 주신 김용진 교육훈련이사, 번역에 참여한 23명의 중독전문가 1급 회원들 그리고 모든 내용을 일일이 읽고 수정하여 책으로서의 면모를 갖출 수 있게 책임을 맡아 주신 조성희 선생님, 번역서 발간에 따른 수정작업에 도움을 준 대학원생 김은덕 양, 양승희 영동지부장의 따님 이지혜 양에게 감사의 말씀을 드린다. 끝으로 기꺼이 출판을 맡아 주신 학지사 김진환 사장님께도 감사드린다.

2009년 4월

한국중독전문가협회 회장 김성재

2004년 개정판 서문

나는 1990년대 초에 이 책을 저술하였다. 지금은 행동건강 영역(behavioral health field)으로 통칭되고 있는 알코올 · 약물남용과 정신건강 영역은 그때로부터 많은 변화를 거쳐 오고 있다. 이러한 변화들을 열거해 보면, 우선 관리의료 체계의 확장, 치료에 있어서 공병장애들의 포함, 건강보험 양도 및 책임에 관한 법률(Health Insurance Portability and Accountability Act: HIPAA)의 시행으로 진행된 미국보건인적서비스부(U.S. Department of Health and Human Services: HSS)의 비밀보장 관련 규정의 개정 등을 들 수 있다. 또한 약물남용 관련 분야의 국가기관들이 생겨나면서 주 정부가 인정하는 자격증을 받은 상담사의 증가와 함께 전문가 자격요건이 강화되었고, 관리자와 슈퍼바이저의 역할에 대한 다양한 법원 판례들이 나왔으며, 치료프로그램들의 재정난이 가중되었다. 또한 인간변화 요인에 대한 연구와 지식의 증가와 상담 과정에 있어서 영성에 대한 강조 등도 이러한 변화들에 포함된다. 우리는 새로운 10년, 새로운 세기에 들어섰을 뿐 아니라 새로운 시대와 미지의 물결 속으로 들어가고 있는 우리 자신을 발견하게 된 것이다.

2001년 9월 11일에 일어난 테러의 충격은 아직도 가시지 않았다. 행동건강 영역은 개인정보 열람과 비밀보장에 관한 새로운 규제들을 만들어 냄으로써 관리자, 직원, 내담자 모두를 불안하게 했다. 무엇보다 안타까운 것은 9 · 11 사건 이후 불안과 신경과민의 시대가 시작되었다는 것이다. 사람들은 안전감을 줄 그 무언가를 추구하게 되었고, 어떤 것을 염려해야 하고 어떤 것은 걱정할 필요가 없는지 구별하기 어려워하고 있다. 바로 그 9월 11일, 우리는 우리 모두의 인생에서 스스로 통제할 수 있는 것이 얼마나 미약한지를 극적으로 깨닫게 되었다 (Powell, 2003). 이처럼 받아들이기에는 너무도 어렵고 복잡한 질문들의 해답을 얻기 위해 많은 이들이 신앙과 종교에 의지하거나 상담을 받고 있다. 이 개정판이 강조하고 있는 임상 슈퍼비전 통합모델은 당신이 내면의 자아와 가치 그리고 스스로의 목소리를 회복하도록 초대하고 있다.

1993년 이 책의 초판이 출판되었을 때부터 많은 사람들이 나의 슈퍼비전 수업에 참여하면서 끊임없이 변화하는 슈퍼바이저의 역할과 관리업무의 압박에 대해 토로했다. 나에게 변화하는 슈퍼바이저의 역할에 대해 깨닫게 해 줌으로써, 새로운 개정판을 탄생시킬 수 있도록 해 준 나의 학생들에게 감사한다.

행동건강 영역에서의 변화

슈퍼바이저의 책임과 역할은 지난 10여 년에 걸쳐 적어도 7개의 영역에서 변화하고 있다.

관리자와 슈퍼바이저의 역할

무엇보다도 관리자와 슈퍼바이저의 역할이 급격하게 변하고 있다. 예전에는 슈퍼바이저가 직원교육과 개개인의 임상 기술의 정교화를 돕기 위한 충분한 시간을 가질 수 있었다. 연방 정부 및 주 정부의 규제, 관리의료 체계로부터의 감독 결과로, 슈퍼바이저들은 여러 사람들의 호응과 협응을 이끌어 내는 문제, 재정관리('병상을 채우고 내담자 수를 늘리는 것'), 여러 가지 법률 문제, 끝없는 서류 작성 등으로 허우적거리고 있다. 현재에는 극소수의 슈퍼바이저만이 임상 지식과 상담 기술에 신경 쓸 여유가 있다. 그렇기 때문에 그 어느 때보다 양질의 임상 슈퍼비전과 직원교육을 위해 관리자들이 충분한 시간을 할당하는 것이 중요해졌다.

카운슬러의 경제적 측면

경제적 · 재정적 측면은 관리의료 체계에 의해 돌이킬 수 없는 변화를 경험해 왔다. 의료서비스에 대한 비용 부담자들이나 구매자들의 영향력이 증대된 반면, 내담자들은 오히려 어떤 치료를 받을 것인가 또는 누구에게 받을 것인가에 대한 선택권을 상실하게 되었고, 재정 문제는 더욱 심각해지는 양상을 보이고 있다. 1990년대 중반 새로운 관리감독 규제들이 시행되면서 정신건강 및 약물남용 분야의 임상가들이 대거 다른 분야로 직장을 옮긴 이후, 남겨진 임상가들은 자신들에게 부여된 방대한 양의 업무와 제공된 서비스에 대한 비용상환의 부족으로 정신을 차릴 수 없게 되었다. 서비스 비용 부담자 측은 관리자들에게 서비스 제공을 위한 까다로운 자격 갱신 요건을 부과하고, 서비스 이용도에 대한 심사를 강화했으며, 임상가들에 대한 정보를 요구하는 등 끝없는 조사를 통해 재정적 압박을 가해 왔다. 이 또한 관리자와 슈퍼바이저들의 업무에 큰 변화를 가져오도록 만들었다. 관리의료 체계의 영향과 재정 압박은 행동건강 영역만의 특수한 일이 아니라 전 세계 의학, 경영, 정치계 모두에서 일어난 일이라는 점 또한 간과할 수 없다.

다양한 분야들의 합병

각 지역의 정신건강 영역과 알코올 · 약물남용 영역의 프로그램들이 합병되고 있다. 의료서비스 시스템은 내담자들의 이중장애—정신장애와 약물남용장애—를 치료해 주고 있다. 이러한 변화에 부응하기 위해서는 새로운 지식과 기술들이 요구된다. 시스템이 합병될 때 두 전문가—정신보건전문가 자격증을 가진 사람과 알코올 · 약물남용 카운슬러 수료증을 가진 사람—가 하나의 직업을 놓고 경쟁을 벌이는 경우도 생겨난다. 자격증이 주도하는 현실에서 알코올 · 약물남용 전문가는 자신의 것보다 더욱 높이 평가되는 자격증을 지닌 정신보건전문가들에 의해 밀리고 있다고 느끼는 경우가 생겨날 것이다. 그러므로 약물중독 분야의 관리자와 슈퍼바이저들에게 있어서 직원들의 지식과 기술을 향상시키고 자격을 개선하는 것은 매우 중요한 일이다.

다양한 규정들

9 · 11 이후 인적서비스 제공자들은 급변하는 요구사항에 압도당하고 있다. 그날 일어난 미국에 대한 공격 이후 미국인들의 시민권적 자유에 대한 개념에 급진적 변화를 가져왔다. 건강보험/의료보장 영역에서 비밀보장의 권리와 관련하여 과감한 개정이 있었다. 예를 들어, 2002년 미국의 보건인적서비스부는 사법당국이 내담자의 사전동의 없이 임상기록 열람을 할 수 있도록 허용하는 새로운 규정을 제정했다. 이는 원칙적으로 내담자의 비밀보장과 사생활보장을 보호하기 위해 규정된 연방정부법 제42장에 저촉되는 것이다. 조만간 이러한 개정에 대한 가치판단이 이루어질 것이라고 본다. 어찌되었건 이는 내담자 권리와 관련한 기본 의료윤리와 법제들이 주목할 만큼 변화하고 있음을 나타내는 것이다.

판례법의 영향

판례법은 카운슬러와 슈퍼바이저의 자질—책임 권한, 슈퍼비전 계약 관련 요구사항, 슈퍼바이지 선택/선정 및 연계, 임상 감독(동의, 관계, 비밀보장), 슈퍼바이저의 평가 및 기록 등—에 대한 여러 가지 기준에 영향을 미치고 있다.

전문자격 기준

미국 내 대부분의 주들과 다른 나라들에서는 알코올 · 약물남용 분야의 슈퍼바이저의 전문자격에 대한 기준을 마련해 놓고 있다. 많은 주들이 국제 자격증 및 상호교환협회(International Certification & Reciprocity Consortium: IC&RC)에 의한 규정을 따르고 있다. 이러한 전문자격 기준이 확실하게 시행되도록 하기 위해 각 주와 연방 정부의 재정당국은 서비스 기관 인가를 받을 수 있도록 카운슬러들이 자격 있는 전문 임상 슈퍼바이저들에게 슈퍼비전을 받을 것을 규정하고 있다. 몇몇 주는 현재 알코올 · 약물남용 카운슬러들에게 주 정부 인가 자격증을 주고 있다. 슈퍼바이저들에 대한 자격 인가도 조만간 이루어질 것이다. 이러한 자격 강화는 훈련에 대한 필요를 증가시키고 카운슬러 자격을 유지하고자 하는 경향을 지속시킬 것이다.

치료의 영적 측면

기존의 통합모델은 상담의 인지, 행동, 정서적인 면을 강조했다. 지난 20년 동안 임상가들은 개인변화에 있어 영적인 면에 대해 많은 관심을 갖기 시작했다. Gorden Allport, Carl Jung, Abraham Maslow와 같은 각 이론의 창설자들과 M. Scott Peck, Gerald May, Thomas Moore 등의 저자들 역시 의학계와 심리학계가 치료와 건강에 있어 영성의 중요함을 인정할 것을 촉구하고 있다.

임상 슈퍼비전의 변화

행동건강 영역의 변화의 결과로 도래한 임상 슈퍼비전의 변화를 논의할 때 우리는 다음과 같은 부가적 측면들을 고려해야 한다.

훈련과 교육

현재의 슈퍼바이저들은 저자가 이 책의 초판을 쓸 당시에 비해 양질의 교육과 훈련을 받고 있다. 자격 강화에 대한 요구사항의 증가는 1990년대부터 훈련의 양적 증가를 초래하고 있다. 15년 전 저자는 거리에 나가서 슈퍼비전 워크숍에 참가할 사람들을 찾으러 다녀야 했지만 지금은 동일한 워크숍에 사람들이 넘쳐난다.

개인변화의 이해

상담과 슈퍼비전 관계의 변화요인에 대한 지식이 증가하고 있다. Hubble, Duncan 그리고 Miller(1999)의 공헌으로 우리는 치료적 관계의 변화를 설명하는 4가지 주요인에 대해 명확한 이해를 하게 되었다. 변화의 30%는 카운슬러와 내담자 혹은 카운슬러와 슈퍼바이저의 치료적 관계의 질과 관련이 있다. 변화의 40%는 치료변인의 외부요인에 의해 비롯된다. 이러한 외부요인의 예로, 내담자의 실제 생활환경 및 카운슬러의 평소 작업환경, 혹은 변화에 대한 내담자 또는 슈퍼바이지의 준비 정도가 있다(Prochaska, Norcross, & DiClemente, 1994). 위약효과—희망 혹은 기대의 발현—는 변화의 15%를 설명한다. 결국 변화의 15%만이 카운슬러 혹은 슈퍼바이저가 사용하는 기법에 기인한다.

물론 상담과 슈퍼비전의 기법이 중요하지만 관계에 있어서 내담자와 카운슬러가 유발하는 변화요인, 희망의 내적 발현이야말로 긍정적인 결과를 얻는 데 결정적인 역할을 할 것이다. 개정된 통합모델은 Hubble, Duncan 그리고 Miller(1999)와, Prochaska, Norcross 그리고 DiClemente(1994) 등의 저서와 Yalom이 쓴 『치료의 선물(*The Gift of Therapy*)』(2002)과 같은 책들의 영향을 받았다.

새롭게 개정된 모델

오래전에 개발된 상담과 슈퍼비전 모델의 초석—정신역동이론, 기술이론, 가족치료모델—들은 여전히 슈퍼비전과 관련한 문헌들의 토대를 이루고 있다. 게다가 Shulman의 상호작용모델(1993), Holloway의 체계모델(1995), Taibbi의 네 단계 과정모델(the four-stage process model; 1995), van Ooijen의 이중나선모델(the double-helix; 2000)과 같은 많은 양의 새로운 저서와 슈퍼비전 모델이 1990년대 중반부터 집필되고 있다. 이러한 저서들이 이전의 기본적인 이론들에 근거하고 있듯이, 이 책은 1993년 초판의 제3장에서 제6장까지의 초기 통합모델을 토대로 하여 개정 · 확장되었다.

개정된 부분

부록의 일부분이 빠지고 새로운 슈퍼바이저 평가지나 소시오그램 사용에 대한 논의 등 보다 새로운 내용으로 바뀐 것 이외에는 1993년 초판 내용의 대부분이 이번 개정판에 그대로 옮겨졌다. 각 장의 끝부분에 가장 최신의 정보를 전달하기 위해 새로운 내용들이 추가되었다.

이 책은 다음과 같이 개정되었다.

① **새로운 통합모델**: 1993년 초판에 제시된 통합모델에 근거한 새로운 통합모델은 치료 과정 중에 일어나는 변화에 대한 지식과 함께 슈퍼비전의 영성적인 측면을 통합하였다. 새로운 통합모델은 슈퍼비전의 숙고적 모델이라고 명명될 수 있다. 새로운 통합모델은 초판의 마지막 부분 제10장 '알코올 · 약물남용 영역을 위한 임상 슈퍼비전의 통합모델'에서 논의되었다.

② **슈퍼비전 관련법과 윤리적 이슈**: 관리자들과 슈퍼바이저가 당면한 법과 윤리적 이슈—특히 비밀보장, 카운슬러 자질, 계약, 임상감독, 평가 및 기록—에 있어서 많은 변화들이 있었다. 이러한 변화들은 초판 제15장 '윤리와 법적 이슈'에서 언급되었다. 슈퍼바이저가 당면한 윤리와 법적 이슈에 대해서 자세히 알기 원한다면 Janet Elizabeth Falvey의 『임상 슈퍼비전의 관리: 윤리의 실제와 법적 위험관리(*Managing Clinical Supervision: Ethical Practice and Legal Risk Management*)』(2002)를 참고하라.

③ **미래를 향한 새로운 길**: 1993년부터 행동보건 영역은 카운슬러들과 슈퍼바이저들이 알아 두어야 할 재정, 정치, 사회, 프로그램 경향에 있어 명백한 변화를 겪어 오고 있다. 초판 제17장 '미래를 향한 길'에서 새로운 10년에 대한 비전을 제시하였고 지금 그 대부분이 실현되었다. 결국 개정판의 결론은 '미래를 향한 새로운 길'이라는 새로운 이름을 가지고, 도래하는 10년의 경향을 예측하며 새롭게 쓰였다.

④ **최신 부록**: 이전의 양식을 생략하고 카운슬러 자격요건과 법적 · 윤리적 이슈 및 이번 개정이 포함한 다른 영역을 반영하며 새로운 형식으로 교체하였다.

⑤ **최신 참고서적**: 이번 개정판은 초판에 인용된 기본 서적들에 새로운 문헌들이 추가 인용되었다. 이 책은 본문에 인용된 모든 자료를 포함하여 현대 임상 슈퍼비전의 방대한 참고서적을 제공하고 있다.

자격증시험, 증명서 교부, 훈련, 학회 등에 관련된 사람들은 이번 개정판이 초판의 주요 내용을 포함하고 있음을 알 수 있을 것이다. 초판은 슈퍼바이저들에 의해 실제 훈련에서 사용되었고 자격증시험을 위해서 알코올 · 약물남용 분야의 주요 교재로 사용되었다. 이번 개정판은 통합모델의 발전, 법적 · 윤리적 이슈의 변화, 매니지먼트의 요구사항과 의학 및 정신치료 영역의 경향 모두를 반영하였다. 이 책의 대부분의 내용이 개정되지 않았으므로, 초판이 쓰인 시간적 배경을 염두에 두기 바란다.

이 책의 사용법

이 책은 임상 슈퍼바이저와 관리자 그리고 슈퍼바이저가 되고자 하는 사람들을 위해 쓰였다. 즉, 임상 영역에서의 슈퍼바이저의 역할에 대해 좀 더 이해하고자 하는 모두에게 도움을 주고자 의도하였다.

이 책은 독자가 자신만의 슈퍼비전 모델을 확립하도록 지속적인 탐색과 실제에 관여할 것을 요구하는 전문서적이다. 저자는 훈련회기를 진행하면서 참가자들에게 자신의 상담과 슈퍼비전 모델을 정의하도록 요구한다. 몇몇은 좌절감 속에서 "저는 통합주의자예요."라고 말하곤 하는데, 이는 "나는 언제나 무언가 다른 것을 하고 있기 때문에 나조차도 무엇을 하고 있는지 몰라요."라는 대답이다. 즉, 자신만의 상담과 슈퍼비전 모델을 정의하는 것은 이전에 이러한 도전을 받아본 적이 없는 사람들에겐 곤욕이다. 이 책을 단순히 재미있게 읽어 내려갈 수도 있겠지만 독자가 자신만의 슈퍼비전 모델을 정의하는 단계에 스스로를 적용하고 진지한 고민을 하지 않는다면 별다른 도움이 되지 못할 것이다.

부록에 있는 자기평가를 시작으로 이 여정을 출발할 수 있다. 변화는 당신이 모든 질문들에 응답을 하고, 창의적인 기법을 시도하며, 이 책에서 제안하는 기법들을 적용할 때 일어날 것이다. 하지만 변화는 단순히 정신적이거나, 혹은 행동적인 절차가 아니라는 점을 유념하라. 당신이 실천하는 슈퍼비전의 토대가 되는 태도의 변화를 중심으로 일어날 수 있다. 궁극적으로 새로운 통합모델은 당신의 영성과 임상 슈퍼비전 실제에 관한 기초적인 질문을 던지도록 그리고 당신 자신보다 위대한 존재와 접촉하도록 북돋울 것이다.

이 책을 읽어 가면서 일지를 쓰기를 권한다. 일지를 쓰는 것은 이 책에서 얻는 지식을 실제의 슈퍼비전과 상담에 적용할 수 있도록 한다. 지속적으로 변화하는 상담과 슈퍼비전 모델에 대한 당신만의 정의를 세워 가면서 당신의 책상에 일지를 놓고 읽었던 것을 묵상하며 기록하라.

모든 사람은 특별하다. 이 책은 기본 안내서로 사용될 수 있지만 이 세상에 하나뿐인 특별한 당신에게 알맞게 수정하여 적용해야 한다. 슈퍼비전과 상담에 대해서 추상적으로 생각하기보다 실생활에서 드러나는 당신과 슈퍼바이지와의 관계를 잘 살펴보기를 권한다. 임상의 실제에 대하여 어렴풋이 관념적으로 접근하기보다 당신이 실제로 하고 있는 일과 되고 싶은 이상적인 슈퍼바이저의 전형에 대해서 배워 나가길 바란다. 슈퍼바이저로서 성장하기 위해서는 적극성이 필요하다. 이렇게 한다면 점차 당신의 슈퍼비전이 새로운 통합모델의 도움으로 빛을 발하는 긍정적인 변화를 경험할 것이며, 당신만의 슈퍼비전 패턴이 자리 잡을 수 있다. 이렇게 경험하는 변화는 슈퍼바이저로서 그리고 카운슬러로서 당신의 성장을 촉진하는 자양분이 될 것이다. 이 책은 당신의 성장을 유도해 줄 것이다. 이 개정판은 행동보건 영역에서 일어나는 변화와 발전 그리고 변화 과정에 관한 지식을 최대한 반영하였다. 앞으로의 변화 역시 임상 슈퍼비전의 새로운 통합모델 발전 과정에 추가될 것이다.

차례

PART 02
모델

부록

제1부

원리

제1장 슈퍼비전의 역사적 재고

임상 슈퍼비전 자체가 하나의 직업으로서 인지되기 위한—양질의 슈퍼비전을 치료장면에 지속적으로 포함하기 위한—첫 번째 단계는 뚜렷하고 간결하고 포괄적이며 광범위하게 적용시킬 수 있는 슈퍼비전의 정의를 확립하는 것이다. 임상 슈퍼비전이 사용되는 분야가 많은 만큼 슈퍼비전의 정의도 다양하다. 어쩌면 슈퍼비전에 대해 글을 쓰는 사람의 수만큼이나 많은 슈퍼비전의 정의가 있는 것 같다. 이 장에서는 정신건강전문가 및 사회에서 일반적으로 사용하는 정의들에 대한 간단한 요약을 바탕으로 약물남용 분야에서의 슈퍼비전에 대해 정의할 것이다.

전통적 정의

슈퍼바이저란 단어는 라틴어에서 유래한다. 이 단어의 뜻은 'look over', 즉 '검토하다'라는 뜻이다. 이 단어는 원래 기능공집단의 책임자(master)에게 적용되었던 말이었다. 100년 전에 뉴잉글랜드 지방의 직공 책임자들은 고용된 노동자들을 전적으로 지배하였다. 직공 책임자들은 자신들의 노동자들을 직접 고용했고, 자기가 원하는 만큼 일을 시켰으며, 자신이 정한 월급과 노동가치의 차액으로 살아갔다.

슈퍼바이저의 어원에 대한 또 다른 견해는 밧줄을 끄는 사람이나 노동자를 관리하는 책임자라는 뜻에서 유래되었다는 것이다. 그 사람은 말 그대로 foreman[십장(什長)]이었다. 그의 일은 주로 노동자집단 맨 앞에서 '하나, 둘, 셋' 같이 다른 노동자들의 일의 속도를 조정하는 구령을 외치는 것이었다. 독일에서는 슈퍼바이저를 아직도 Vorabeiter(fore worker)이라 부른다. 영국에서는 유사한 뜻을 가진 charge hand라고 부른다.

오늘날 슈퍼바이저들은 숙련공들의 십장 또는 책임자(foreman or leader)의 능력 · 재능을 겸비한다. 일반적으로 슈퍼바이저는 중간 지위에 있는 관리자들에게 일을 보고하는 선두 관리자를 뜻한다. 일반적인 슈퍼바이저들은 계획을 세우고, 동기를 부여하고, 지시하고, 자기 지배하에 있는 고용인들을 일하는 현장에서 통제 · 조절한다. 그들의 의무는 직원들이 중간 관리자와 그 위의 경영진의 계획과 정책을 잘 따르게끔 하는 것이다.

법적 정의

슈퍼비전의 법적 정의는 사회적 인식, 적법성과 권위의 척도를 통해 알아볼 수 있다. 1947년의 Taft-Hartley 법에 따르면, 슈퍼바이저의 정의는 다음과 같다.

> 고용주를 대신하여 권위를 가진 사람으로서 직원을 고용, 이동, 정직, 해고, 소환, 승진, 면직, 임명, 보상, 훈련하며, 직원들의 불평불만을 조절하고 그들에 대한 직접적인 책임을 가지며, 단순히 일상적이거나 사무적인 일이 아니라 독립적인 판단을 할 수 있는 능력과 권위를 지녀야 했다(Biddle & Newstrom, 1990: 507-508).

더 자세한 필요조건이나 자격은 1938에 제정된 Fair Labor Standards 법에서 찾을 수 있다. 이 법에는 "슈퍼바이저란 단순한 일과 관련되지 않은 활동에 20% 이상의 시간을 쓰는 사람을 말하며 일하는 시간에 상관없이 월급을 받는다."라고 명시되어 있다. 위의 두 법에 따르면, 슈퍼바이저는 관리 분야를 확립하고 성실한 기능을 수행하는 목적을 가진다.

행정적 정의

슈퍼비전의 행정적 영역은 전통적이고 법적인 정의를 강조한다. 임상적인 정의들이 이 장의 핵심이므로 행정적 영역과 임상적 영역을 명백하게 구별하는 것이 중요하다. 대표적으로 이 선을 분명하게 그은 예로는 카운슬러 교육 및 슈퍼비전협회(The Association for Counselor Education and Supervision, 1989), Falvey(1987), Borders와 Leddick(1987) 등이 있다.

행정적 슈퍼비전은 대학으로부터 인적 서비스 기구에 이르는 모든 장면에 나타난다. 행정적 슈퍼바이저는 조직이 원활하게 운영되도록 돕는 궁극적인 목적을 갖고 조직 내에서 슈퍼바이저의 기능이 좀 더 효과적으로 발휘되도록 돕는다. 마지막으로 행정적 슈퍼바이저는 사례기록, 의뢰 과정, 돌봄의 지속성, 책임, 고용과 해고, 수행평가 등과 같이 관리에 필요한 사항을 중요시한다(Abels & Murphy, 1981; Hart, 1982; Simon, 1985; Slavin, 1985).

행정적 슈퍼비전과는 달리, 임상적 슈퍼비전은 상담관계, 내담자의 복지, 임상적 사정, 중재방법, 임상기술, 예후 등과 같은 영역에서 슈퍼바이지와의 실제적 작업과 관련되어 있다. Hart(1982)는 행정적 슈퍼비전과 임상적 슈퍼비전의 차이점을 다음과 같이 요약·설명하고 있다. "행정적 슈퍼비전은 슈퍼바이지를 조직의 한 분야로서 돕는 데 목표를 두는 한편, 임상적 슈퍼비전은 특별히 슈퍼바이지의 발달에 초점을 두고 대인관계에서 효과적인 임상가로 발달하는 데 초점을 둔다." (p. 13) 다른 말로 하면, 임상적 슈퍼비전은 내담자의 복지에 직접적으로 영향을 미치는 슈퍼바이지의 전문적이고 개인적인 요구에 부합되어야 한다.

임상적 정의

정신건강 분야에서는 임상 슈퍼비전의 정의가 다양하다. 그리고 이러한 정의들은 여러 이론적 모델로부터 형성되었다.

치료로서의 슈퍼비전

슈퍼비전은 치료의 한 유형, 혹은 적어도 치료 과정으로 정의된다. 예를 들면, Abroms(1977)는 슈퍼비전과 치료가 서로 다르지만 평행적 과정이라고 본다. 이 둘 사이의 차이점은, 슈퍼비전은 치료의 치료이지 치료자의 치료가 아니라는 것이다. Abroms는 비록 슈퍼바이저가 슈퍼바이지의 치료자는 되지 말아야 하지만 치료적 이슈들은 슈퍼비전에서 언급될 수 있고 언급되어야 한다고 말한다. 즉, 만약에 카운슬러가 자신의 임상적 기능을 방해하는 문제를 경험한다면 그런 문제는 슈퍼비전에 이익이 된다. 슈퍼바이지가 개인적, 전문적 성장 이슈들을 안전하게 탐색할 수 있는 곳이 슈퍼비전 장면이다. 이러한 장면에서 슈퍼바이저의 행동은 어떻게 치료회기가 수행되어야 하는지에 대한 모델이 될 수밖에 없다.

Lane(1990: 10)은 슈퍼비전을 카운슬러의 내적, 대인관계적 역동성과 내담자의 관계에 초점을 둔 치료적 과정으로 정의한다. 슈퍼비전의 초점은 개인적 · 전문적 성장, 전이, 역전이, 방어기제, 분석 과정 그리고 치료에서 정서적 힘으로서 자기 자신을 이용하는 데 있다. 이러한 정의로 미루어 볼 때 슈퍼바이지는 학생보다는 내담자같이 보인다. 슈퍼비전은 슈퍼바이지가 임상가로서 성장하도록 하기 위한 기본 수단으로 전이관계를 활용한다.

교육으로서의 슈퍼비전

교육과정으로서의 슈퍼비전은 기술을 습득하는 것으로, 전문가로서의 능력을 개발하는 것이다. Bartlett(1983)은 상담 슈퍼비전을 "처음 공부하기 시작한 학생이나 상담을 배우는 과정의 경험이 적은 치료자를 돕는 경험 있는 카운슬러의 과제"라고 정의한다(p. 9). Blocher(1983)에 의하면, 슈퍼비전은 "카운슬러 준비 과정 중의 학생이 어느 정도의 전문적이고 윤리적, 도덕적인 책임감을 갖고 진정 내담자의 복지를 위해 기본적인 상호관계를 갖도록 성장 과정을 촉진시키는 특수화된 교육과정이다." (p. 27)

다음은 교육으로서의 슈퍼비전에 대한 다양한 정의들이다.

① **Brammer & Wassner(1977: 44)**: "슈퍼비전은 초보학생의 사례자료를 이용하여 상담을 배우기 시작한 학생을 돕기 위한 경험 있는 사람들의 과제이기도 하다."

② **Saba & Liddle(1986: 111)**: "가족치료 슈퍼비전은 가족을 다루는 상황에서 훈련받은 사람의 치료적 기술의 특정한 발전을 뜻한다."

③ **Stoltenberg & Delworth(1987: 34)**: "슈퍼비전은 대인관계에 초점을 두고 일대일의 집중적인 관계를 통해 한 사람이 다른 사람의 치료적 경쟁력 발달을 촉진시키기 위해 고안된 것이다."

④ **Hart(1982: 12)**: "슈퍼비전은 한 사람이 슈퍼바이지의 전문적 행동에 대한 시험을 통해 적합한 전문적 행동을 배우는 슈퍼바이지의 역할을 하는 다른 한 사람을 돕는 과정이다."

Hart의 정의에 따르면 슈퍼비전의 핵심적 요소는 슈퍼바이저와 슈퍼바이지가 서로의 전문적인 역할의 정체성을 개발하고자 하는 목표를 갖고 상호관계를 유지하는 것이다.

가장 이상적인 교육 중심의 슈퍼비전은 사회복지학에서 유래되었다고 볼 수 있다. Kadushin(1976)은 행정적, 임상적 과정은 모두 내담자에게 최상의 서비스를 제공하기에 용이하게 하는 것이고 질적, 양적인 측면에서 볼 때는 카운슬러와 내담자 사이의 긍정적 관계, 기관의 정책이나 과정 등에 달려 있다고 정의하였다. 이러한 정의가 의미하는 것은 기본적으로 임상적 의미를 지닌 행정적인 것에 초점을 두지 않고 교육(기술 개발)에 초점을 둔다는 것을 말한다.

복합적 정의

카운슬러 교육 및 슈퍼비전협회(Association for Counselor Education and Supervision: ACES)는 학교라기보다 하나의 조직으로서 그들의 다양한 멤버십을 포용할 수 있는 폭넓은 정의를 채택해 왔다. Borders와 Leddick(1987)은 카운슬러 슈퍼비전은 슈퍼비전 방법 학습에 의해 과업을 준비하는 경험 있고 성공적인 카운슬러와 슈퍼바이저에 의해 수행된다고 규정하였다. ACES에 의하면, 슈퍼비전이란 내담자의 복지를 위한 카운슬러의 능력을 증진시키는 것뿐만 아니라 카운슬러의 개인적이고 전문적 능력 개발을 촉진시키는 것이다. 슈퍼바이저는 자문, 상담, 훈련, 교수, 평가 등을 통해 카운슬러의 업무를 감독한다. 상담과 개인의 발전에 대한 언급은 슈퍼비전의 교육적 영역만큼이나 치료적인 것을 포함하기에 충분히 광범위한 정의다.

실제적 정의

위의 다양한 정의를 종합해 보면 슈퍼비전의 목적은 슈퍼바이저보다 경험과 기술이 적은 개인의 지식, 기술, 행동의 변화를 가져오는 것을 의미한다고 볼 수 있다. 이러한 정의는 5가지 중요요소를 지닌다.

① 경험 있는 슈퍼바이저 혹은 적어도 슈퍼바이지보다 좀 더 경험이 많은 사람

② 임상장면의 실제 내담자
③ 최고 중요한 관심사는 슈퍼바이저와 내담자의 복지다. 상담과 슈퍼비전의 가장 첫 번째 규칙은 절대 피해를 주어서는 안 된다는 것이다.
④ 카운슬러의 수행에 대한 직 · 간접적인 모니터링
⑤ 카운슬러의 행동을 변화시키는 목표

치료와 상담의 다양한 학교들은 슈퍼바이저나 기관에 잘 맞는 성격이나 행동을 요구하고 만드는 정도에 따라 달라진다. 어떤 학교는 슈퍼바이저를 그대로 닮게 하고 상담 과정 대신 슈퍼비전을 보는 것, 본질 자체로서의 교육을 하기 위한 어떤 생각도 거부하는 경우가 있다. 2부에서 분명하게 보여 주듯이, 슈퍼비전을 (기술훈련뿐 아니라) 치료 혹은 상담으로 간주할지에 대해 전문가와 전문분야에 따라 견해를 달리하고 있다.

슈퍼비전은 단순히 치료나 상담을 수행하는 것을 배우는 것이 아니고 임상적 상황에 맞게 원리를 변화시켜 수행하는 것을 말한다. 슈퍼비전에서 성공적인 카운슬러는 슈퍼바이지의 전문적 능력을 개발하도록 이끌고, 그로 인해 슈퍼바이지는 가장 필요한 기술을 터득하고 타당한 임상적 이론과 판단력을 통해 독립적인 기능을 배우는 것이다. 슈퍼바이저는 카운슬러가 전문적인 업무를 수행할 수 있도록 그리고 상담 방식이 인격적으로 치료 스타일과 통합될 수 있도록 돕는다.

제2장 슈퍼비전의 임상적 정의

카운슬러 슈퍼비전은 세 가지 중요한 목적을 가진다.

① 카운슬러의 전문적(적절하고 개인적인) 능력 개발을 양성한다.
② 측정 가능한 결과를 가져올 수 있는 특정한 기술과 능력 개발을 증진시킨다.
③ 상담서비스와 프로그램에서 책임 수준을 높인다.

위의 세 가지 필수적인 요소는 좀 더 폭넓은 의미의 전문적 능력 개발 측면에서 볼 때 기술을 발달시키는 것으로 간주된다. 이러한 폭넓은 의미에서의 슈퍼비전은 카운슬러(상담의 가장 중요한 요소)가 자기 자신이나 상담 과정을 이해하고 자신의 일을 수행하기 위해 꼭 필요한 지식이나 기술을 숙달하는 것이다(Wrenn, 1962). 평생 동안의 전문적인 발달에는 단호함, 내재화, 전문적인 자기 이미지로 사는 것이 포함된다(Hart & Prince, 1970). 정신건강이나 준비된 전문적 정체성이 없는 알코올과 약물남용 카운슬러에게 이러한 약물남용전문가로서의 자기 정체성은 매우 중요하다. 카운슬러는 전문적 책임감과 기능에 대해 명확한 지각을 갖고 자신의 역할을 잘 수행해야 한다. 따라서 전문적인 연합체를 만들고, 더 나아가 지역, 주, 국가적인 카운슬러 협회를 형성하는 것이 도움이 된다. 마찬가지로 카운슬러는 자신이 일하는 기관의 목표에 공헌해야 한다. 마지막으로 그들은 개인, 집단, 기관, 사회를 위하여 전문적으로 기여해야 한다. 전문적 책임성은 자기 자신을 이해하고 욕구를 인식하는 것 그리고 그러한 욕구에 맞는 전문적인 영향으로부터 시작된다.

카운슬러의 개발에 대한 확장된 관점은 어떻게 슈퍼비전의 치료 중심의 개념이 기술 중심의 개념과 맞는지를 보여 준 1장에서 설명한 다양한 개념과 함께 통합하여야 한다. 이것이 슈퍼비전의 복합적인 실제적 정의가 되는 것이다.

슈퍼비전의 통합적 정의

임상적 슈퍼비전의 많은 영역과 특성을 포함한 다음의 정의는 이 책에서 제시하는 통합적 모델의 기초가 된다.

> 임상 슈퍼비전은 원칙을 실제적 기술로 변형시킬 수 있는 훈련되고 개인지도적인 과정으로 행정적, 평가적, 임상적, 지지적인 4가지의 중복된 초점을 갖고 있다.

위의 정의에서 네 가지 핵심 단어, 즉 '훈련된(disciplined)', '개인지도적(tutorial)', '과정(process)', '원칙(principles)'에 대해 살펴보자. 첫째, 슈퍼비전은 훈련되는 것이다. 이것은 특정한 일정표와 기대를 갖고 있으며 정규적인 스케줄에 의한 시간제한이 있는 것을 의미한다. 이러한 필수사항들이 결여되는 경우가 종종 있다. '마구잡이식'의 슈퍼비전은 위기 중심적이면서 무작위적이다. "카운슬러에게 슈퍼비전을 해 주는 데 1주일에 얼마나 시간을 사용하는가?" 하고 물으면 어떤 임상 슈퍼바이저는 종종 이렇게 대답한다. "1주일에 40시간이요." 이러한 대답은 명백하게 슈퍼비전의 첫 번째 시험에서 실패했음을 나타낸다. 이렇게 대답하는 사람들은 구조화되고 계획된 슈퍼비전을 주지 못하는 경우다. 이와는 반대로 효율적인 임상 슈퍼비전은 훈련된 것을 의미한다. 카운슬러는 사례발표할 자료를 위한 준비를 시키고 임상적 자료를 가져오도록 한다. 즉, 슈퍼바이저는 카운슬러가 발표한 사례를 다시 검토하여 훈련시키는 것이다.

둘째, 슈퍼비전은 개인지도적인(tutorial) 것이다. tutor의 사전적 의미는 "다른 사람을 지도하고 가르치는 데 책임이 있는 사람", "개인교수"로 정의되어 있다(Merriam-Webster's Collegiate Dictionary, 10th ed., 1988). tutorial은 학습자로서 수업시간에 배우는 것과는 다른 의미다. 교실수업에서는 학생 개인의 특별한 교육적 요구가 강조되는 것이 아니고 모든 학생들의 교육적 요구에 맞추는 것이 필요하다. 그러나 tutorial training은 개인의 교육과정을 평가하고 개별화된 교육계획을 포함한다. 훈련의 정책이나 내용은 카운슬러가 내담자와 함께 일하는 것을 관찰하는 것으로부터 나온다는 것이다. 즉, 효율적인 임상 슈퍼비전은 카운슬러의 수행을 직접 감독하는 것이다.

셋째, 슈퍼비전은 과정(process)이다. 슈퍼비전은 신뢰와 존경하는 관계로서 상호적으로 관계를 수립하는 것에 기본을 둔 일련의 과정이다. 즉, 슈퍼바이저란 코치, 응원단, 멘토, 친구, 교육가, 동료와 같은 의미다. 이러한 관계는 슈퍼바이저와 슈퍼바이지 간의 인지적 조화가 있어야 한다는 점에서 필수적이다. 이러한 신뢰적인 관계는 시간과 인내심을 갖고 발전시켜야 하며 이는 슈퍼비전의 과정에 매우 중요하다.

넷째, 슈퍼비전은 원칙(principles)이다. 원칙은 실제 수행하는 것으로 변형된다. 알코올이나 약물남용 분야에서 대부분의 카운슬러들은 직관적인 기술이 뛰어나다. 그들은 공감, 진심, 확고함, 설득력을 갖고 있다. 하지만 이제 갓 상담을 시작한 카운슬러들은 그들이 무엇을 했는지, 왜 했는지를 확인하기 위한 기초지식이 부족하다. 그 이유는 치료계획을 세울 만한 배경지식이 적고 특수한 임상 중재 방안에 대한 근거가 불충분하기 때문이다.

이러한 개인들은 그들의 실제적인 기술을 수행할 수 있는 개념이나 원칙을 필요로 한다. 그들은 자신들이 직감적으로 수행한 일에 대한 적절한 근거를 배울 필요가 있다. 이것은 초등학생이 성인이 되기 위해 어떻게 배우는가와 본질적으로 같다. 그들은 일에 필요하거나 필요하지 않을 수도 있는 중재를 시도한다. 그리고 다시 뒤로 돌아가서 이렇게 묻는다. '왜 그 일을 했을까?' '잘한 일이 무엇일까?' 혹은 '왜 그 일을 하지 않았을까?' '무엇이 잘못된 것일까?' 이러한 상황에서 슈퍼바이저는 개입에 대한 하나의 개념, 이론, 원칙을 설명하고 이것은 카운슬러에게 그 상황에 대한 새로운 관점을 주게 된다. 카운슬러는 원칙을 찾게 되고 그다음에 일을 하게 된다. 이러한 연습을 하게 되면 카운슬러의 지식이 쌓이기 시작한다.

그러므로 임상 슈퍼비전의 중심 기능은 수행을 원리로, 원리에서 수행으로 전환시킬 수 있도록 돕는 것이다. 또한 교육, 조언, 모델링, 학습 등을 포함한 훈련되고 개인지도적인 과정이다. 임상 슈퍼비전은 취약하거나 독립적인 상황에서 둘 혹은 그 이상의 관계로서 집중적이고 평가적이며 진행적이고 요구적인 관계를 포함한다(Holloway, 1987). 이것은 내담자의 좀 더 넓은 관심 영역에서 특정한 기술을 숙달하기 위한 목적을 가진 업무적 동맹이며 이론을 실제 수행으로 변형시키는 상담 과정이다(Bordin, 1983).

슈퍼비전의 4가지 초점

임상 슈퍼바이저는 관리활동을 통해 카운슬러의 업무를 감독하면서 자연히 교육자, 카운슬러의 카운슬러, 평가자가 된다. 다음은 슈퍼비전의 정의에서 네 가지 중복된 초점인 행정적(administrative), 평가적(evaluative), 임상적(clinical), 지지적(supportive) 기능에 대해 알아보겠다.

행정적 기능

종종 임상 슈퍼비전의 정의에서 행정적(administrative) 기능을 경시하곤 한다.

그러한 이유는 대부분의 정의가 학문적인 훈련 과정이나 인턴십의 카운슬러를 위해 쓰였기 때문이다. 서비스를 제공하는 실제 현장에서 대부분의 임상 슈퍼바이저는 그들의 카운슬러의 기능을 위해 수직적인 책임감을 갖고 있다. 슈퍼바이저는 카운슬러의 업무를 구성하고 월급 인상, 진급, 인증 등을 위해 카운슬러를 평가하게 된다. 그러므로 대부분의 임상장면에서 임상 슈퍼바이저의 행정적 기능은 매우 중요하다. 슈퍼바이저는 치료계획이나 사례관리 외에도 계획, 조직, 조정, 업무 위임, 직원 채용, 임상적 · 행정적 권리를 결정한다. 특히 알코올이나 약물남용 부분의 슈퍼바이저는 행정적 기능이 잘 훈련되어 있어야 한다.

이 책에서는 임상 슈퍼비전의 행정적 측면을 임상 슈퍼비전 훈련의 한 부분으로 확장시켜 분류하였다. 이러한 임상적, 행정적 영역 밖에 행정적 슈퍼비전이라고 하는 또 다른 지식체제가 존재한다. 조직적인 슈퍼비전을 포함하는 이 부분은 특히 알코올중독과 약물남용 영역에서 잘 훈련되어야 한다.

평가적 기능

임상 슈퍼비전의 평가적(evaluative) 기능을 수행하기 위해서 슈퍼바이저는 직업 수행 장애나 기술 부족 등에 대한 적절한 제재를 활용하고, 학습목표를 결정하며, 수행 표준안을 명확히 하고, 카운슬러의 기술을 사정해야 한다. 평가는 ① 목표 설정(수행한 것을 검토할 수 있도록 실현 가능하고 측정 가능한 목표 설정) 그리고 ② 피드백(얻어진 결과에 따른 수준에 맞게 명확하고 건설적이고 도리에 맞는 의사소통을 제공하는 것) 등 두 가지 주요 영역에서 일어난다. 임상 슈퍼비전의 효과적인 평가의 걸림돌은 카운슬러 수행능력 평가의 기술 부족, 슈퍼비전과 평가의 양립성에 대한 혼동, 평가에 대한 불안 조장 등 세 가지가 있다. 평가는 에너지를 떨어뜨리고 위기방어를 못하게 해서 향상되는 수행능력을 방해하기보다는 성장을 위한 긍정적 동기를 반든다.

일반적으로 물질남용 카운슬러는 필사적으로 자신의 상담기술에 대한 피드백을 원할 것이다. 카운슬러는 "내가 어떻게 하고 있죠?" 하고 묻기를 원하면서도 대답을 듣는 것을 두려워한다. 그동안 슈퍼바이저는 일반적으로 어떻게 피드백을 주는 것인가에 대한 훈련을 조금만 하거나 아예 하지 않았다. 이해와 평가 모두 공포와 불안을 야기하지 않도록 해야 한다. 평가는 위기 해결을 못하게 하거나 에너지를 감소시켜 향상된 수행을 방해하기보다는 성장을 위한 긍정적 동기를 생성해 내도록 해야 한다.

카운슬러는 반드시 평가 과정이나 슈퍼바이저와의 관계에 참여해야 한다. 슈퍼바이저와 슈퍼바이지 관계를 긍정적으로 하기 위해서는 두 사람 모두 평가하여 평가 과정을 확실히 하는 것이 필요하다. 카운슬러는 자신이 받은 슈퍼비전에 대해 질적인 평가를 할 수 있다.

평가는 항상 처벌이나 교정을 하는 것이 아니고 카운슬러에게 지식이나 기술을 가르쳐 카운슬러의 강점을 사용하는 것이다. Abraham Maslow는 다음과 같이 말했다. "만약 당신이 가진 것이 망치밖에 없다면 모든 것이 못처럼 보이기 시작할 것이다." 평가는 망치처럼 보이면 안 된다. 평가의 목적은 원하는 목적을 달성함에 있어 성공한 부분을 서류화하도록 하는 것이고 향상을 위한 길을 알려 주는 것이다. 다시 말하면 지식과 기술이 확장되도록 하는 것과 같이 카운슬러의 강점을 사정하는 것이다. 그러므로 임상 슈퍼바이저의 책임은 건설적이면서 적시에 무비판적인 피드백을 제공하는 것이다. 슈퍼바이저는 카운슬러가 업무상 수정을 필요로 할 때 돕는 과정에서 칭찬과 긍정적 보상을 제공한다. *The One Minute Manager*(Blanchard & Johnson, 1982)에서 보듯이 "어떤 일을 잘 수행할 때 잘한 일을 포착하라."

임상적 기능

슈퍼비전의 임상적(clinical), 교육적인 훈련 기능은 상담의 지식과 기술을 발전시키고, 학습 이슈와 문제를 확인하고, 카운슬러의 강점과 약점을 확인하며, 전문적이고 개인적인 자기 인식을 증진시키고, 실제적인 목적에 맞는 지식을 전달하는 것이다. 임상 슈퍼바이저는 선생님, 멘터, 훈련하는 사람, 전문적 역할모델이 되어야 한다.

슈퍼바이저의 역할 영역에서 관리적 상호작용의 초점은 카운슬러로서의 슈퍼바이지에 있고 슈퍼비전의 목적은 가르치기 위한 것이다. 특별히 가르치는 사람으로서의 슈퍼바이저는 관찰된 임상적 상호작용을 평가하고 슈퍼바이지가 적절한 행동을 했을 때 확인하고 보상해 주며, 상담기술을 가르쳐 주고, 시범을 보여 주며, 상담 과정에서의 의미 있는 사건을 중재하고 해석하는 것이다. 가장 좋은 슈퍼바이저는 모델이 될 임상적 능력을 보여 주는 예를 가르치는 것이다.

저자가 일본에 주둔해 있는 미군들에게 임상 슈퍼비전을 했을 때 슈퍼비전했던 첫 번째 카운슬러는 학교를 갓 졸업하고 첫 번째 내담자를 상담하는 사람이었다. 카운슬러가 상담하기 전날 밤 내담자는 술에 취해서 아내를 때리고 자살하려고 하였다. 이 내담자의 감정 표현의 강도가 너무 강했기 때문에 저자는 슈퍼바이저로서 피드백과 충고를 주려는 충동을 반복해서 자제해야 했다. 저자는 앉아서 내담자의 이야기를 들으며, 스스로 말하기를 "Powell, 입 다물어. 아무 말도 하지 마. 내버려 둬. 그렇지 않으면 카운슬러에게 위협적인 상황이 될 수 있어." 그러나 상담이 안 좋게 진행되고 있었기 때문에 5분 내지 10분 이후 저자는 말을 해야 할 필요성을 느껴 개입하였다. 상담 끝에 이 심각한 상황을 기억하며 카운슬러가 물었다. "어떻게 그렇게 할 수 있으셨어요?" 나중에 보니, 저자의 적시의 개입으로 카운슬러와 저자가 생산적인 슈퍼바이저 관계를 형성하게 되었다. 저자는 카운슬러에게 굳이 저자의 실력에 대해 말하지 않아도 되었다. 왜나하면 행동으로 실력을 보여 줬기 때문이다.

학생들에게 일하는 모습을 보여 주는 것은 가장 효과적인 교육법이다. 그런 모델링을 용이하게 하려면, 임상 슈퍼바이저는 항상 어떠한 형태로든지 임상적인 책임감을 갖고 있어야 한다. 예를 들면, 사적인 상담이나 기관에서의 적은 담당 건수나 몇몇 안 되는 상담의 상호촉진이 있다.

또한 슈퍼바이저의 임상적 역할 중 자문의 기능은 슈퍼바이지의 내담자에게 초점을 두고 정보를 수집하는 것이다. 이러한 능력을 갖출 때 슈퍼바이저는 슈퍼비전에 사례관리 이슈를 통합시킬 수 있다. 명확히 말하자면 자문가로서의 슈퍼바이저는 슈퍼바이지의 욕구를 명백히 해 주고, 임상적 문제에 대한 토론을 자극하며, 슈퍼바이지가 해결방안이나 중재를 고안하도록 북돋아 주고, 대안방법을 제시해 준다.

슈퍼바이지의 발전은 슈퍼바이저와 상담자의 공동책임이지만, 근본적인 책임은 자기개발을 하고자 하는 슈퍼바이지에게 있다. 자문 슈퍼바이저는 슈퍼바이지와 함께 설정한 목표를, 서로 동의한 방법으로 지도한다. 슈퍼바이저는 함께 협상한 교육 계약을 통해 슈퍼바이지의 불안감을 조절해 준다. 평가는 이어지는 상담 관리의 한 부분으로 실시된다. 그러므로 자문 슈퍼바이저는 대화를 위해 위험성이 적은 환경을 제공함과 동시에 슈퍼바이지의 수행능력을 평가하며 보기에는 대조적인 두 역할을 겸비해야 한다.

지지적 기능

임상 슈퍼비전의 지지적(supportive) 기능은 손을 잡아 주는 것, 응원, 코치, 사기 진작, 소진 예방, 개인적 성장을 위한 격려 등을 포함한다. 슈퍼바이저와 슈퍼바이지 사이의 사적인 관계는 부적절하나, 공적인 관계 안에서는 친구관계가 될 수 있다.

특히 초보 카운슬러에게는 슈퍼비전의 지지적 기능이 중요하다. 상담은 외로운 직업이다. 카운슬러는 일단 일대일로 내담자와 얼굴을 맞대기 위해 상담실 문을 닫게 되면 외로운 방랑자가 된다. 그러나 내담자를 지지하기 위해 외로운 방랑자에서 원주민으로 변신한다. 카운슬러는 힘들 때 누구에게 의지하는가? 카운슬러는 누구에게 이런 질문을 할 수 있는가? “내가 무엇을 해야 하는지 모르겠어요. 도와주세요!” 임상 슈퍼바이저는 이러한 상황에서 중요한 기능을 하는 것이다.

슈퍼비전은 치료는 아니지만 슈퍼바이저와 슈퍼바이지의 관계는 치료적인 면을 포함한다. 이에 대한 설명으로 저자가 워크숍에서 즐겨 사용하는 말이 있다. “슈퍼바이저가 아닌 치료자가 슈퍼비전을 하기 때문에 슈퍼비전은 일종의 치료처럼 보인다." 다른 비슷한 용어 중 인격, 훈련, 기법, 치료자의 스타일은 슈퍼비전의 역할에 속한다. 비록 슈퍼바이지가 내담자처럼 취급되지 않을지라도 슈퍼바이저는 여전히 치료자(치료의 특수한 모델에 잘 훈련되어 있고 정신 내적 혹은 대인관계 역동에 대한 지각과 감정에 예민한 사람)의 눈으로 보게 된다. 치료자가 하는 일이 거의 치료로 느껴질 수 있지만, 경영관리를 하는 전문가에 의한 슈퍼비전은 다르게 느껴질 것이다.

슈퍼바이저는 한 인간으로서 슈퍼바이지에게 초점을 둔 카운슬러로서 역할을 하고, 슈퍼바이저의 목표는 슈퍼바이지의 상담 역할과 관련하여 슈퍼바이지의 성장을 촉진시키는 것이다. 특히 슈퍼바이저는 상담 시간과 슈퍼비전 시간 동안 슈퍼바이지의 감정을 탐색하고 그들의 정서에 영향을 주는 과정과 방어할 수 있는 기회를 제공하며, 자신을 개발하기 쉽게 하고 자신의 개인적 문제나 성장을 확인시켜 준다.

상담의 지지적 기능은 경계선 문제를 가져온다. 슈퍼바이저가 카운슬러를 어디까지 상담하는 것이 적절한가? 알코올과 약물남용 분야에서 일하는 많은 사람들은 그들 스스로 회복 경험이 있거나 알코올중독 부모를 둔 성인 아이(그 밖에 어떠한 방식으로든 알코올 혹은 약물중독에 의해 영향을 받은 이들)들이기 때문에 그들 개인의 발전과 회복이 약물중독 카운슬러가 하는 일들과 연관되어 있다. 만약 슈퍼바이저가 카운슬러의 개인적 발전 결과에 중점을 두어 다루지 않는다면 그 카운슬러는 자신의 문제를 임상환경 안에서 행동화할 수 있다.

일반적으로 임상적 내용이 슈퍼비전의 중심이 되어야 한다. 그러나 카운슬러가 임상 과정을 방해하는 사적인 문제를 갖고 있다면 이를 해결할 수 있게 슈퍼바이저가 지지해 주어야 한다. 경계선 문제는 언제, 어디서나 그리고 어떻게든 상담이 마련되어야 하는 것이다. 이 문제는 슈퍼비전의 모델의 조건 중에 하나이므로 2부에서 자세하게 기술할 것이다.

그러나 대부분의 임상 슈퍼비전의 환경에 해당되는 일반적인 지침은 (특히 슈퍼바이저가 카운슬러와 수직관계를 형성할 때) 임상 슈퍼바이저는 슈퍼바이지에게 사적인 상담을 안 해 줘도 될 뿐 아니라 하지 말아야 한다고 말할 수 있다. 대신

직원 보조프로그램이나 외부의 치료자에게 보내는 것이 적절하다. 이런 의뢰(진료 후 내담자를 전문의 등에게 보내기)는 이중관계(슈퍼바이저-슈퍼바이지의 관계에 해가 되는 역할대립)를 피하기 위해서 필요하다. 특히 치료적 관계는 대체적으로 슈퍼비전 영역을 벗어나 어느 정도의 의존성을 포함한다.

요약

임상 슈퍼비전은 유일하고 독특한 교육과정이다. 업무를 감독하는 것을 포함하기는 하나 이것이 슈퍼비전의 중점적인 일은 아니다. 카운슬러 자신, 직업 그리고 업무에 관한 갈등이 다뤄지거나 더 나아가 상담을 위탁할 수도 있지만, 그렇다고 해서 임상 슈퍼비전이 카운슬러들만을 위한 것도 아니다. 슈퍼비전은 단순히 가르침을 위한 교육 또한 아니지만 본질적인 내용은 이러한 교육을 통해 전달되어도 된다. 임상 슈퍼비전은 단순히 실제적인 지침은 아니지만 임상 슈퍼비전이 이 목적을 달성하는 데 도움이 될 수 있다. 이 책에서 개발된 모델을 따르자면, 임상 슈퍼비전은 위의 모든 것을 조직적(학교에서 배우는) 혹은 비조직적(생활을 통해 배우는)인 배움을 통해, 또 업무적인 성장과 개인적인 성장을 포함한 포괄적인 프로그램으로 혼합한 것이다. 이것은 위의 통합적 개념을 통해 자기이해, 적절한 이론과 본질적인 지식 그리고 실습기술을 가능케 하는 교육방법이며 슈퍼바이지들이 핵심적인 준비학습 이후 실생활에서 실천할 수 있도록 도와줄 수 있다. 동시에 임상 슈퍼비전은 슈퍼바이지가 처음 상담에 종사하는 사람으로서 사회의 일원이 될 수 있도록 준비시킨다.

여기에 참고설명과 함께 자세히 서술되어 있는 임상 슈퍼비전의 정의는 슈퍼비전의 근본적인 기초지식을 마련해 준다. 이 정의는 평가의 기준과 앞으로 나올 내용에 대한 간략한 개요에 불과하고, 앞으로의 내용에서는 슈퍼비전의 모델에 대해 충실히 설명해야 할 부분들이 남아 있다. 더 보충해야 한다는 것에는 또 다른 의미가 있다. 임상 슈퍼비전의 정의에 대해 연구 분야에서의 빠른 발전을 기대하며 노력한다는 것이다. 슈퍼바이저들, 훈련받는 사람들 그리고 책임자는 이미 앞에서 설명한 다양한 모델들과 그들을 위해 만든 2부의 궁극적인 모델을 갖고 그들 각자의 슈퍼비전 모델을 개발시켜야 할 것이다. 책을 통해서 저자와 독자는 더 완전한 임상 슈퍼비전의 정의를 위하여 같이 지향하며 노력하게 될 것이다.

제3장 슈퍼바이저를 위한 리더십 원칙

이 책에서 지지하는 슈퍼비전의 원칙과 방법들은 봉사자로서의 리더십, 이해당사자로서의 리더십, 참여하는 관리자, 효과적인 작업환경 등과 같이 조직의 리더십에 관한 기본적 개념들에 기초하고 있다. 최근 제기되고 있는 팀 기반 조직 협력 체제는 이러한 개념들을 도입하는 매개가 되고 있다. 역으로 말하자면, 이 장에서 기술되고 있는 방법으로 리더십을 훈련하는 것은 새로운 경쟁의 장에서 생존하는 데 필요한 조직 구성에 도움이 될 것이다.

리더십, 관리 그리고 슈퍼비전

정확하게 말하면 리더십은 관리가 아니며 관리는 또한 슈퍼비전이 아니다. 그럼에도 불구하고 슈퍼바이저들이 개발하고 발전시키고 실제 사용할 수 있는 리더십 능력을 가져야 함을 알아차리는 것은 중요하다.

리더십이란 자유, 정의, 평등, 정직, 책임, 공정, 약속을 지키는 신의 등과 같은 중요한 가치들을 제공하는 데 필요한 교육을 하고, 조언을 하고, 지도를 해 주는 것이다. 리더십은 시야를 넓히고 열정을 이끌어 내어 목표에 대한 기대감을 높임으로써 사람들을 변화시킨다. 리더십 능력은 부모들, 교사들, 동료들, 목사들, 임상 슈퍼바이저들 등 누구에게나 있다. 리더로서의 능력을 얼마나 개발시킬 수 있는지는 개개인들이 용기를 가지고 주도적으로 얼마나 노력하느냐에 달려 있다. 현재 반드시 슈퍼바이저의 자리에 있어야만 리더가 되는 것은 아니다. 슈퍼바이저라고 해서 반드시 집단 구성원들에게서 존경을 받는 것도 아니다. 집단을 이끄는 리더십을 배우거나 집단 구성원들에게 긍정적인 영향력을 미치기 위해 슈퍼바이저들은 특수한 리더십 기술과 방법을 훈련해야 한다.

마지막으로, 슈퍼바이저의 리더십 능력은 그가 집단에 얼마나 기여했는가 그리고 그 결과로 조직이 얼마나 변화하였는가로 평가된다. 조직의 변화는 집단의 동기와 가치로부터 창출된 목표에 대한 기대감이 얼마나 성장하였는가로 측정된다.

리더십, 관리 및 슈퍼비전에 필요한 능력의 차이점은 다음과 같다.

리더십 능력

① 동료나 하위직원들과의 신뢰를 쌓는다.

② 팀 리더로 봉사한다.

③ 각 부서와 조직의 목표를 정의, 정립하고 이 목표를 공개적으로 논의한다.

④ 스태프를 격려하고 동기를 부여함으로써 용기를 북돋운다.

⑤ 열정과 재능을 전파한다.

⑥ 자신은 물론 스태프의 도덕성을 유지한다.

⑦ 위험을 적절히 감수하고 당당하게 행동한다.

⑧ 조직과 현장의 필요에 부응하여 변화할 수 있는 능력을 가진다.

⑨ 비전, 추진력, 명쾌한 판단력, 균형감각 및 성숙한 인격을 보유한다.

⑩ 열정, 충성심, 정직, 정중함, 신뢰를 필요로 한다.

⑪ 명령보다는 격려를 통하여 조정하는 법을 훈련한다.

관리 능력

① 스태프를 시켜서 과업을 달성한다.
② 각 부서의 자원을 효과적으로 활용한다.
③ 정해진 목표와 목적을 달성한다.
④ 명령을 통해서 통제한다.
⑤ 문제를 규명하고 분석하고 해결한다.
⑥ 조직의 변화에 적응하고 점증하는 조직의 욕구를 충족시킨다.
⑦ 일이 되도록 하는 데 필요한 방향으로 업무를 조정한다.
⑧ 긍정적인 결과를 가져오도록 개입한다.
⑨ 모든 관점에서 검토하여 시행한다.

슈퍼비전 능력

① 스태프의 책임을 알고 있다.
② 이러한 책임을 스태프에게 명확하게 전달한다.
③ 작업평가 시스템을 효과적으로 활용하여 스태프의 생산성을 극대화한다.
④ 직무명세서와 분기별 및 연간 목표 그리고 각 스태프의 작업지침서를 작성한다.
⑤ 자신과 스태프들의 시간을 효과적으로 관리한다.
⑥ 모든 스태프들에게 책임을 위임한다.
⑦ 고용인 모두의 전문적 발전을 증진시킨다.

유능한 슈퍼바이저들은 동료들과 비전을 공유한다. 비전을 언어로 명백하게 기술하면 '슈퍼바이저가 왜 필요한가?' 에 대한 답이 될 수 있다. 이것은 한 팀의 재능과 능력을 활용할 수 있도록 의도적으로 선택하고 정밀하게 체계화하기 위한 지침이며 그렇게 함으로써 조직의 기능이 성공적으로 작동하게 하고 구성원들은 만족감을 성취할 수 있다.

리더십의 핵심은 서로 다른 역사적 계기에서 발원한 두 가지 질문으로 요약된다. Walter Lippmann은 Franklin Delano Roosevelt에 관한 저서에서 "리더로서의 자격에 대한 마지막 관문은 그가 다른 사람들에게 확신과 실행하고자 하는 의지를 심어 주는가다."라고 기술하였다. Roosevelt는 사람들로 하여금 성장하도록 도와줌으로써 그렇게 할 수 있었다. 평범한 슈퍼바이저들은 사람들에게 무엇을 하라고 지시하고 우수한 슈퍼바이저는 무엇을 할 것인가를 설명해 준다. 그리고 뛰어난 슈퍼바이저는 무엇을 해야 할 것인가를 스스로 알아차리도록 격려해 준다. 기원전 6세기에 노자는 다음과 같이 말했다. "우수한 리더는 아주 사소한 신체의 움직임만으로도 목적을 성취한다. 말을 많이 하지 않고도 단 몇 가지 행동만으로 가르침을 준다. 모든 것을 알고 있지만 전혀 개입하지 않고 단지 촉매 역할만 한다. 자신이 자리에 없어서 일이 잘 안 되었을 경우 또는 자신이 없었는데도 잘된 일에 대해 자신의 공이라고 주장하지 않는다. 그러나 자신의 공이라고 내세우지 않는다고 해서 그 공적이 사라지는 것도 아니다."

신 조직환경

최근까지만 해도 사적, 공적 조직들이 모두 상하의 위계질서가 있는 군대조직과 같이 만들어졌다. 따라서 이러한 조직은 하향식 의사소통 구조를 가지고 있어 고용인들에게는 아무런 권한이 부여되지 않았다. 전후 미국의 작업환경에서는 이러한 구조가 의미가 있었으나, 20세기 후반에 들어서 참여하는 관리, 네트워크화된 의사소통, 자발적 작업 팀을 기반으로 하는 새로운 조직 형태가 나타나기 시작하였다.

명령-제어 구조

우선 회사의 조직도는 [그림 3-1]과 같이 상하의 위계 구조로 되어 있다. 과거의 정설에 따르면, 관리란 작업자들이 작업하는 동안 통제와 조직을 통해서 이루어

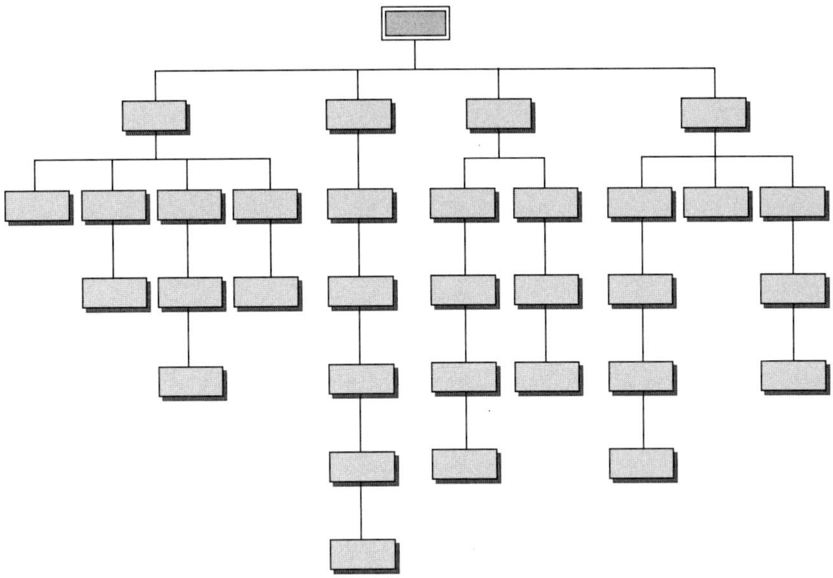

[그림 3-1] 명령-제어 구조

진다고 생각했다. 회사들은 주어진 과업을 명확하게 하기 위하여 위계 구조를 만들고, 그렇게 함으로써 직능에 따른 조직 내의 접촉을 차단하였다. 정보는 항상 위에서 아래로, 최고 관리자로부터 중간 관리자를 통하여 일선 작업자들에게 전달되었다. 이와 같은 전통적인 구조에서 슈퍼바이저들은 명령과 통제에 의해 하위직을 관리하였다. 이 과거의 조직도에서 고용인은 고객을 만족시키거나 이익을 증대시키는 것이 아니라 조직 내의 최고위직에 올라가는 것만을 목표로 하였다.

전통적인 조직도에서 고용인은 누가 최고위직이고 누구에게 보고할 것인가를 스스로 알게 된다. 고용인은 그저 우러러보고 '시키는 대로 한다'는 자세를 취한다. 정당한 태도인 것처럼 생각되겠지만, 이것은 가장 나쁜 태도다. 왜냐하면 이것은 그 사람이 모든 책임을 포기했다는 의미이기 때문이다. 이것은 고객을 기쁘게 하는(조직의 장기적 목표) 대신에 상사를 기쁘게 하는 데에만 초점을 맞추고(단기간의 개인적 목표) 있는 것이다.

네트워크화된 팀 기반 구조

1990년대에 미국 기업들이 세계시장에 진출하면서 회사들은 경쟁력을 제고하기 위한 새로운 접근을 추구했다. 관리이론의 오랜 권위자인 Peter Drucker와 W. Edward Deming이 각각 80세와 90세가 되었을 무렵, 사회의 전반적인 분위기는 과거 어느 때보다 급격하게 변하고 있었다. 경쟁은 점차 전 세계로 확산되고, 기술 발전은 가속도가 붙었으며, 노동인구는 심각하게 변하고 있었다. 이러한 압박들로 인해 새로운 접근이 필요하게 되었다.

조직에 관한 진보된 해법들은 패러다임의 변화를 나타내고 있었다. 1990년대에 기업들이 새로이 사용하기 시작한 용어들로 학습조직(learning organization), 조직 재충전(reengineering), 핵심경쟁(core competencies), 조직의 구성(organizational architecture), 시간제한경쟁(time-based competition) 등이 있다.

이러한 신 조직의 특성은 새로운 방법으로 회사를 재구조화하는 것이다. 기업의 리더들은 과거의 박스형 구조가 소용없다는 것을 깨달았다. 미래에 경쟁에서 살아남으려면 조직상으로 집중적이고 빠르고 우호적이고 유연하고 수평적인(위계 구조가 아닌) 새로운 구조가 요구되었다.

새로운 구조를 위한 첫걸음은 관리라는 큰 그림을 보고, 선(線)형 사고를 초월하고, 상관관계의 민감함을 이해해야 한다. 이러한 필요성 때문에 조직의 구조는 기능이 분산되고 평형화되었다. [그림 3-2]와 같이 조직도에서 각각의 선은 수직선상에서만 오르내리지 않고 여러 부서를 연계하는 모든 방향을 향하게 되었다. 관리자는 통제하는 대신에 작업의 흐름을 지도하게 되었다.

통합된 전략은 생산이나 시장보다도 기술과 지식에 근거하게 되었다. 직무는 과업이나 기능이 아니라 성과를 중심으로 다시 고안되었다. 회사는 각자의 적성을 명확하게 규명하고 사람들이 무엇을 가장 잘하는지에 따라 조직을 구성하였다. 품질을 향상시키는 데 있어서 시장에 보다 빠르게 반응함으로써 경쟁사회에서 조직에 이익을 가져다주었다. 기업에 있어서 주요한 자원은 자본이나 사람이나 공장시설이 아니고 정보의 흐름이다. 어떤 회사가 소비자의 발걸음을 빠르게 따라가고자 한다면 정보의 흐름을 촉진하는 '새로운 추세'가 매우 중요하다.

조직들은 자율적인 작업 팀과 전략적 동맹관계를 맺음으로써 작업에 대해 보다 유연하게 대처하고 있다. 통상적으로 작업 팀은 작을수록 더 좋다. 관료제도나 계급제도는 과거의 유물이다. 회사들이 직책, 지위, 계급이 아니라 전문적 지식이나 인간관계로부터 나오는 권위를 기반으로 하기 때문이다. 전통적인 관리는 절차를 자세히 기술하고 그것을 잘 지키면 상을 주는 등 규칙에 중점을 두는 반면, 기업가적인 관리는 공식적인 지위에 상관하지 않고 결과에 대해 보상하고 기여한 정도에 따라 임금을 지불한다. 관료조직은 질서정연한 구조를 만들어 정보가 전달되는 통로로 사용하고 정보의 흐름을 통제한다. 새로 등장하는 조직은 유연하여 정보를 널리 수집하고 의사소통의 연계, 연합, 동맹을 극대화함으로써 기회를 포착한다.

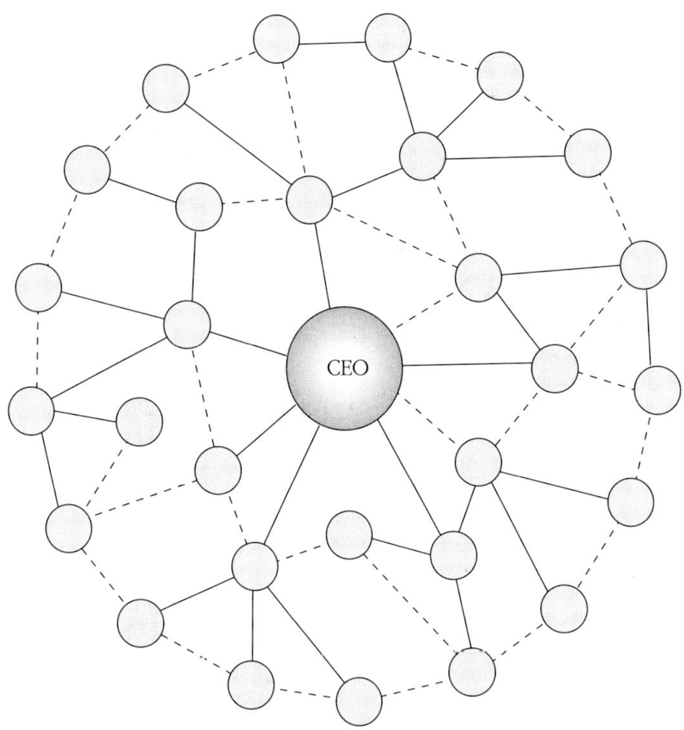

[그림 3-2] 네트워크화된 팀 기반 구조: 의사소통 패턴

오늘날의 조직에서 의사소통은 직선적이 아니고 스스로 방향을 정하는 작업 팀을 통하여 정보가 전달되는 네트워크로 이루어진다([그림 3-2]). 신입 고용인은 일정한 틀 없이 상호연결되어 있는 도표를 보면 무슨 일이 진행되고 있는지, 누가 누구에게 보고하는 것인지, 또는 조직 내에서 누가 상위직이고 누가 하위직인지 알기가 어렵다. 그것이 바로 요점이다. 서류정리함은 더 이상 필요 없다. 모든 고용인들은 고객의 만족과 이익을 위한 역할을 하고 전체 작업의 관점을 이해해야 한다. 고객과 회사 사이의 정보는 신속하게 소통할 필요가 있기 때문에 모든 고용인들은 고객들과 직접 접촉하도록 권장된다.

이와 같이 팀을 기반으로 하는 조직은 의사소통의 흐름이 변화됨은 물론 전통적인 부서별 또는 수직선상의 관계와는 달리 기능적 상관관계에 의해 작동한다. 작업은 고객이 필요로 하는 것을 충족하기 위하여 무엇을 해야 하는가에 중점을 두고 고안된다. 이 조직 구조의 중심에는 서비스로 인한 고객 만족이 내적, 외적 지배력으로 존재한다([그림 3-3]).

미래에 성공할 가능성이 있는 조직은 서로 상관관계가 있는 기능과 변화의 양

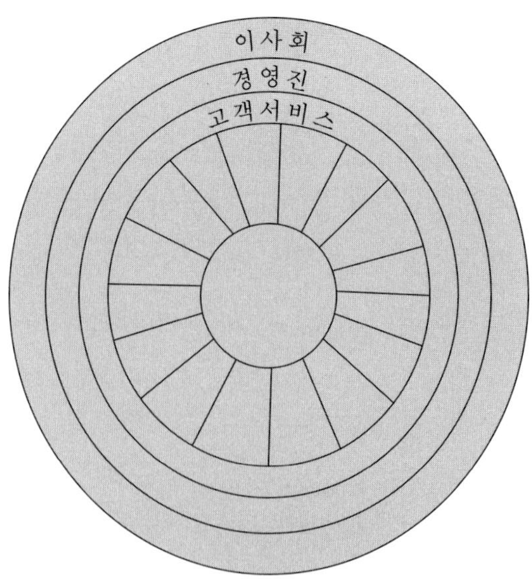

[그림 3-3] 네트워크화된 팀 기반 구조: 기능적 관계

상에 대한 이해를 바탕으로 의사결정을 한다. 이렇게 되면 조직은 팀 내의 모든 작업 기능을 고객 만족에 맞추고, 각 팀이 의사결정에 대한 책임을 지고, 과업이 시작될 때부터 끝날 때까지 재정을 관리하도록 운영된다. 이 새로운 패러다임에서 관리는 비전, 가치 그리고 지적 모델을 제시한다. 슈퍼바이저는 어떤 특정한 사안보다는 체계적 사고를 통하여 변화의 시발점이 되는 구조나 체계의 기초를 다져야 한다.

신 조직환경에서의 리더십 능력

새로운 조직환경에서 리더십을 훈련하기 위한 10가지 원칙이 있다. 이것은 어떤 형태의 조직에서든 리더들에게 필요한 것이지만, 비선형적이고 위계적이 아닌 조직에서 특히 필요하다.

① 당신이 내린 결정에 대해 전적으로 책임을 져라. 당신이 실수한 어떤 일에 대해서도 다른 사람을 비난하지 말라.
② 당신 자신의 안녕보다는 당신에게 보고하는 사람의 안녕을 우선시하라.
③ 하급자에게 항상 성공할 것이라는 확신을 주라.
④ 조직이나 고객이 관심을 가지고 있는 일이라면 위험을 무릅쓰기를 두려워하지 말라.
⑤ 당신에게 슈퍼비전을 받는 사람이 부당하게 공격받거나 처벌받으면 상급 관리자에게 그들을 변호하고 보호하라.
⑥ 당신의 스태프들의 복지에 관심을 가지라.
⑦ 결정은 신속하게 하라. 때때로 충분한 정보 없이 결정을 해야 할 때도 있다. 이런 경우에 당신이 할 수 있는 최선의 결정을 해야 한다.
⑧ 본보기가 되라. 일을 올바르게 하려면 어떻게 해야 하는지를 다른 사람에게 보여라.

⑨ 편애하지 말라.
⑩ 누가 상사인지를 입증하기 위한 명령을 하지 말라. 당신이 상사라는 것을 증명하고 싶어 한다면 당신은 더 이상 상사 자격이 없다.

이상은 리더십의 기본 원칙이다. 이 모든 항목들은 너무 평범한 것들이어서 슈퍼바이저가 되기를 바라는 사람들이 간과하기 쉽다. 이 원칙들을 실천하기 위해서 반드시 필요한 리더십 능력의 핵심이 있다. 이 핵심이란 돌보는 마음과 사명감이며 이러한 능력은 신 조직환경에서 좋은 슈퍼비전을 하기 위해 필수적으로 필요한 기초가 된다.

좋은 슈퍼비전은 주로 스태프를 돌보는 일이다. Autry(1991: 15)의 말에 의하면, "관리란 사실상 다른 사람이 깨어 있는 대부분의 시간 동안 당신이 그 사람의 안녕을 돌보아 주어야 한다는 신성불가침의 의무다." 슈퍼바이저가 된다는 것은 사람들과 관계를 맺고 그들과 얽혀서 스스로 빠져나올 수 없는 책임을 지게 되는 것을 의미한다. 슈퍼비전이란 구조에 대한 것이 아니라 사람에 대한 것으로 그들의 욕구, 관심사, 성장 등이 대상이다. 이것은 슈퍼바이저라는 가면 뒤에 자신의 인간성을 숨기는 것이 아니라 드러내어 인정하는 것이다. 결혼, 출산, 질병, 죽음 등과 같은 자신의 인생여정을 받아들이고 위기에 처한 다른 사람의 삶을 지지해 주는 것이다. 리더십의 궁극적인 목적은 같은 일을 하는 사람들 사이에 일체감을 조성하는 것이다. 돌보는 마음을 표현하는 방법은 여러 가지가 있다. 고용인이나 그 가족이 아플 때 꽃을 보내고, 고용인이 병원에 입원하면 문병을 가고, 생일이나 기타 기념일에 따뜻한 인사말을 적은 카드를 보내고, 스태프에게 결혼이나 장례식 같은 중요한 행사가 있으면 같이 참석해 주고, 고용인에게 의논할 상대가 필요할 때는 기꺼이 응해 주는 것이다.

다른 사람의 성장에 도움을 주고자 하는 슈퍼바이저는 사명감이 있어야 한다. 즉, 자신의 지도 능력에 대한 믿음, 일에 대한 열정, 사람들과 기관에 대한 헌신 그리고 기관의 목적에 대한 분명한 비전을 가지고 있어야 한다. 기관의 목적에 대한 비전과 인식을 논할 때에는 자신과 다른 사람들에게 꾸밈없이 정직하게 말할 수 있어야 한다. 강력한 리더십 능력을 가지고 있는 유능한 슈퍼바이저는 자신의 할 일이 무엇인지를 안다. 그러한 사람은 전문적인 지식이 깊고 자신의 숙련도를 신뢰한다. 자신이 다른 사람에게 무엇인가 나누어 줄 것이 있다고 믿는다. 그러한 슈퍼바이저야말로 실제 상황에서 매우 적절하다.

대부분의 슈퍼바이저들은 정도의 차이는 있을지라도 이러한 능력을 가지고 있다. 리더십의 핵심은 자신이 접촉하는 사람 또는 만나는 사람의 삶에 긍정적 변화를 가져오게 하는 능력이다. 사상이나 격려를 통하여 학생의 삶을 변화시키는 교수들, 고용인이 자기 자신을 신뢰하지 못할 때 고용인을 믿어 주는 관리자 또는 돌봄의 삶을 사는 공동체의 봉사자들에게서 이러한 능력을 찾아볼 수 있다. 리더십의 점수는 그를 따르는 사람들의 삶에 새겨진 흔적으로 평가된다.

봉사적 리더십

신 조직 구조의 기본이 되는 원칙은 소속기관 전반에 걸쳐 의사결정 과정에 참여하는 상향식 관리다. 고용인들이 참여하고 권한을 부여받도록 하기 위한 봉사 원칙은 상위직 관리자와 조직선상의 슈퍼바이저들이 지켜야 할 중요한 요소다. Greenleaf(1977)는, 리더는 먼저 봉사자가 되어야 하며 이것이 바로 리더의 영향력을 높일 수 있는 열쇠가 된다고 주장하였다. 리더는 과업을 설계하고 수행하는 팀에게 지시를 하기보다는 지지를 해 줌으로써 기업의 초석이 된다.

리더는 좋을 때나 궂을 때나 추종자들에게 단기적 또는 장기적 안목에서 방향을 제시해 준다. 리더는 추종자들에게 봉사함으로써 그들의 신망을 얻을 수 있다. 권력에 대한 개인의 욕구를 포기하고 집단에게 봉사할 때 비로소 진정한 지도력을 인정받을 수 있다는 것이다.

리더십은 전체를 보면서 창조적으로 도전하는 방법을 솔선하여 보여 주는 것이다. 리더는 다른 사람의 위에 있거나 다른 사람보다 더 나은 사람이 아니라 집단의 짐(예를 들면, 상급 관리자에게 스태프를 대신해서 변호해 주는 것과 같은)을 떠

맡는다. Max De Pree(1989: 3)는 "리더는 고통을 감내하고 이를 괴로워하지 않는다."라고 말했다. 슈퍼바이저는 슈퍼바이지의 비전이나 발전을 방해하지 않고 그와 함께 간다. 리더는 추종자들의 한 발 앞에 서서 그들의 비전을 명확하게 해주고 그들이 행동할 때는 뒤에 서서 지켜본다.

이와 같은 방법으로 유능한 슈퍼바이저는 집단과 능력을 공유하고 필요한 최소한의 지배력을 사용하여 그들을 지도한다. 한 개인이 스타가 되면 개인의 총명함이 비전을 약화시키고 조직의 사명을 퇴색시킬 우려가 있다. 도교(道教)에서는 "가장 우수한 리더는 리더의 과업이 완료되었을 때 사람들이 '그런 일이 우리에게 저절로 일어났어.' 라고 말할 정도로 사람들에게 존재가 거의 알려지지 않은 사람이다."라고 가르친다.

마지막으로, 봉사적 리더는 사람들을 배려해 준다. 사람들은 리더가 얼마나 알고 있는지 개의치 않지만 나중에야 리더가 얼마나 그들을 배려해 주었는지를 알게 된다. 봉사적 리더는 추종자들 각자의 잠재능력을 파악하고 그들의 능력과 지식을 존중하고 그들의 마음속에 무엇이 있는지를 살펴 돌보아 주어야 한다. 사람들이 자신이 원하지 않는 방향으로 가도록 내버려 두어서는 안 된다. 기업 관련 서적들을 보면 리더의 목표는 사람들에게 동기를 부여하는 것이라고 한다. 그러나 사람들은 이미 동기화되어 있기 때문에 더 이상 자극이 필요하지 않다. 리더의 목표는 이러한 동기들을 규정하고 활용하는 것이다.

보다 중요한 일은 사람들로 하여금 가치를 창출하고, 욕구를 충족하고, 그들이 성장하고 성공하도록 도와주는 일련의 관계를 맺는 것이다. 슈퍼바이저들은 깊은 배려와 뚜렷한 목적을 가지고 헌신적인 스태프들이 기관의 장면에서 무엇을 함께 성취할 수 있는지에 대해 새로운 관점을 제공하겠다는 계약을 맺는다. De Pree(1989: 5)에 의하면, "계약은 사람들로 하여금 서로의 욕구를 충족함으로써 기관의 욕구도 충족할 수 있도록 하나로 묶어 준다." 이것이 슈퍼바이저의 봉사적 리더십의 본질이고 신 조직환경의 핵심이다.

슈퍼바이저가 봉사적 리더십의 원칙을 적용할 수 있는 방법은 무수히 많다. 예를 들면, 복사할 일이 있을 때 비서가 바쁘면 자청해서 복사를 대신 해 줄 수도 있고, 금요일에 스태프를 한 시간 일찍 퇴근시키고 자신이 전화를 받을 수도 있다. 스태프들에게 점심을 차려 줄 수도 있고, 상자를 차로 운반해야 할 일이 있을 때 (만일 자신의 차에 여유가 있다면) 자진해서 도와줄 수 있다. 일을 잘한 스태프에게 칭찬이나 감사의 쪽지를 건네는 것은 감사의 표시이고 서비스다. 휴가기간에 스태프에게 개인적인 편지를 보내어 관심을 나타낼 수도 있다. 봉사자로서 돌보는 마음을 나타내는 것이다. 슈퍼바이저가 마음만 먹으면 봉사적 리더십을 발휘할 수 있는 기회는 무한하다.

이해 당사자

기업은 누구의 이익을 위해 경영하는가? 모든 형태의 조직에서 가장 관련이 깊은 사람은 주식을 보유하고 있는 이해 당사자들이다. 네트워크화된 신 조직은 이것을 운영했을 때의 수익이나 보상의 범위가 훨씬 넓다고 본다. 조직들은 이해 당사자(회사와 이 회사가 서비스를 제공하는 사람들 사이의 기능적인 상호작용을 암시하는 용어)라고 하는 많은 개인이나 집단들을 대상으로 봉사한다.

한 기관에는 보통 소유주, 고용인, 고객, 판매자, 경쟁자, 지역사회 등 6가지 주요 이해 당사자가 있다. 이들 모두는 상품이나 서비스의 설계 및 전달에 영향력을 가진다.

소유주

기관은 공공기관이든 사립기관이든 비영리조직이든 상관없다. 비영리기관의 경우 관리직 임원들이 그들의 행정구역을 대표하여 신탁을 받은 이해 당사자가 된다. 그 기관의 성격이나 소유주가 누구든 간에 관리는 그 기관에 맡겨진 자금에 대하여 책임감을 가지고 현명하게 운영함으로써 기관 이해 당사자들에게 봉사하여야 한다.

고용인

고용인에 대한 고용주의 책임은 서비스를 행한 데 대해 작업자들에게 정당한 보상을 해야 할 의무로부터 시작된다. 보상에는 건강보험, 연금보장, 업무의 탄력성, 깨끗하고 안전한 작업환경, 의미 있는 고용기회 등과 같은 것이 포함된다. 이러한 기본적인 공약들 이외에 노사관계, 적극적인 행동, 직업 보장 등에 관련되는 법적 · 윤리적 사항들이 있다.

약물남용 상담 분야는 기타 정신건강 분야와 마찬가지로 고용인 이해 당사자들에게 부당한 서비스를 하는 경우가 세 가지 있다. 첫째, 무계획적인 해고, 강제휴업, 불공정한 노동 훈련을 들 수 있다. 이러한 부당한 처우는 건전한 조직에는 있을 수 없다. 둘째, 상냥하고 참을성 있고 친절하고 고용인의 욕구를 이해하는 것처럼 가장하는 부적절한 업무행위도 위험하다. 이러한 쉬운 길을 택하는 슈퍼바이저는 책임감에 대해 훈련받지 못한 것이다. 마지막으로, 임금을 부적절하게 지불한다면 그 분야는 고용인 이해 당사자에게 잘못하고 있는 것이다. 기관은 정기적으로 봉급 체계를 재검토하여 고용인들이 정당하게 대접받고 있는지 확인해야 한다.

고객

1990년대는 '고객들에게 좀 더 가까이'라는 말로 경종을 울리기 시작했다. 고객이 없으면 기관은 존재할 이유가 없다. 실제로 고객 정보에 대한 중요도 때문에 시장에 관한 활발한 연구와 대중의 여론조사가 실시되었다. 자동차 구매자들이 컵 홀더를 원하면 생산자는 이것을 차에 장착하는 방법을 찾아내었다. 정치가들도 그들의 '고객들'이 원하는 것을 주는 데 전문가가 되었다.

약물남용이나 기타 정신건강 분야에서 고용인 보조프로그램, 위탁기관, 지역사회 기관 등의 고객은 서비스를 받는 내담자들과 이 내담자들을 돌보아 달라고 맡긴 사람들이다. 한 기관 내의 각 부서에는 그 자체 내부의 고객들도 있다. 예를 들면, 그 기관에 필요한 재정 및 회계부서와 내담자들을 돌보는 데 필요한 일상 관리업무 부서가 있다. 모든 부서들은 서로에게 고객이 된다. 이런 넓은 의미에서 고객에 대한 서비스는 한 기관이 존재하는 데 가장 중요한 요소이고 슈퍼바이저가 관심을 가져야 할 가장 중요한 점이다. 슈퍼바이저는 끊임없이 반문해야 한다. '만일 내가 이것을 했다는 것을 알면 고객은 불만 없이 비용을 지불할까?' 그 대답이 '아니다' 라면 슈퍼바이저는 그 일을 중단해야 한다.

판매자

건강관리 기관에는 기기, 종이류, 살림살이 및 식품류 등의 공급자가 있다. 새로운 스타일의 조직들은 판매자들과 계약을 맺고 책임지고 대금을 신속하게 지불할 것을 약속하고 신뢰와 존중을 바탕으로 명확하고 개방된 의사소통을 한다. 기관과 판매자들은 고객들의 욕구를 충족하기 위하여 공동 협력을 한다.

경쟁자

비슷한 서비스를 제공하는 다른 회사들이 비록 투자자로 간주되지는 않지만 상호 간의 책임과 같은 이슈가 경쟁적인 관계로 들어간다. 어느 기관이 경쟁자에게 부정적인 언급을 했는가? 회사는 경쟁사의 정보, 교역비밀, 가격 데이터, 기술제안서를 어떻게 다루었는가? 오늘날의 서적들에서는 관리를 전쟁이라고 말한다. 경쟁적인 환경에서 전쟁에 비유하는 것은 어감이 지나치게 적대적이어서 적절할지는 모르겠다. 그러나 전쟁에서조차도 전투의 협약이 있다. 경쟁자를 열린 마음으로 공정하게 대하는 것은 중요하다. 왜냐하면 기관이 견제하는 경쟁자를 향한 윤리적 기준은 이 기관이 다른 이해 당사자들(스태프나 고객들)을 다루는 방식, 즉 궁극적으로는 기관 자체를 반영하기 때문이다.

전체 지역사회

사회에 대한 일반적인 개념은 기업을 운영하는 좁은 지역을 의미하기도 하고 세계적 규모의 사회를 의미하기도 한다. 미국의 기업들은 대기오염, 위험한 작업환경, 기름 유출 등에 대해 지금까지 최소한의 책임만을 지려고 해 온 입장을 벗어나야 한다.

건강관리 기관들이 임상서비스를 제공함으로써 사회에 기여하고 있지만 그들의 책임은 내담자를 돌보는 것에서 그치지 않는다. 이들은 폐지 재활용이라든가, 필요한 가정에 차량을 제공하는 것과 같은 프로그램도 포함한다. 지역사회가 학교를 후원하거나 길거리의 안전유지를 도와주고 지역개선 프로그램에 참여하는 것과 같이 기관을 도와주는 만큼 기관도 지역사회에 기여하기를 요구한다. 따라서 슈퍼바이저들은 고용인들로 하여금 지역사회를 위해 활동하도록 격려하고 선거에도 적극 참여하도록 권유한다.

이상의 6가지 이해 당사자들은 슈퍼바이저가 일하는 환경을 말해 준다. 신 조직 구조에서 유능해지기 위해서 슈퍼바이저는 모든 이해 당사자들의 이익에 균형을 맞추어야 한다. 이러한 요구는 지금까지 무엇이 좋은 치료프로그램인가라는 포괄적인 지식만을 주장해 온 상담가들과 전문가들의 분야에 새로운 개방성을 도입하지 않을 수 없게 하였다. 조직들은 과거에 하향식 지시나 확신에 찬 설교가 특징이었으나 이제는 대내외적으로 개방적이고 참여적이어야 한다. 핵심이 되는 가치를 지향하고 모든 이해 당사자들의 이익을 생산하는 기관이 성공을 할 것이다. 이러한 기관을 접하는 개인이나 집단은 상호 유대와 성장 그리고 그들 내면의 잠재력이 실현되는 것을 경험할 것이다.

신 작업환경

Levering(1988)에 의하면, 고용인들을 의사결정에 참여시키고, 상향식 관리구조를 만들고, 봉사적 리더십을 훈련시키고, 모든 투자자들의 욕구에 균형을 맞출 수 있게 해 주면 그 조직은 '매우 좋은 일터'가 된다. 비교적 새로운 개념이기는 하지만, 이들은 Delta Air Lines, Pitney Bowes, Disney, Hewlett-Packard, W. L. Gore and Associates, Quad/Graphics, Tektronix 등 몇몇 회사에서 (어느 정도까지) 이미 채택 · 실행되고 있다. 이러한 성공적인 회사들의 운영을 관찰해 보면, 슈퍼바이저와 책임자(실제로 모든 직위의 고용인들)들은 어떤 공통된 주제를 발견하여 그들의 조직에 도입하였다.

동지애

친근한 농담이나 비공식적인 담소는 작업에서 일상의 부분으로 용인되어야 한다. 긍정적인 작업환경에서 사람들은 동지애를 즐긴다. 사무실 내에 웃음이 퍼지고 사람들은 직원식당과 같은 장소에서 자연스럽게 모인다. 이렇게 사교적이고 편안한 분위기는 사회적 위계가 없는, 비교적 좋은 작업 장소에서 가능하다.

네트워크화된 회사에는 중역 전용식당이나 전용 주차영역이 없고 하향식 조직에서 주로 행해지는 임원 특혜 같은 것도 없다. 그 대신 사회적 평등주의가 지배적이다. 사람들은 과거의 구식 작업장에서보다 이런 회사에서 더 열심히 일한다. 왜냐하면 그들은 좋은 직업이라는 혜택을 받았고 기관의 비전과 가치를 공유한다고 느끼기 때문이다. 함께 파티를 한다는 것은 이러한 바람직한 분위기가 조성되는 좋은 징조다. ETP(*저자가 진행했던 프로그램임)에서 우리는 공휴일, 생일, 임신, 창립기념일, 계약의 성사 등과 같은 일들을 축하하기 위하여 파티를 열었다. 할로윈데이에 사장은 항상 가장 멋진 의상을 입었다. ETP에 우리는 '오락위원회'를 두고 함께하는 휴게시간을 운영하고, 아픈 직원들에게 꽃을 보내며, 생일이나 창립기념일을 축하해 주고, 매년 단체 피크닉과 파티를 개최한다. 예를 들면, 비슷한 시기에 40세가 된 직원들이 많으면 위원회는 베이비 붐 시대에 태어난 사람들의 가슴에 그리움으로 남아 있는 로큰롤 음악을 중심으로 '40세 파티'를 기획하였다. 옛 속담을 조금 바꾸어 말하자면, '직원들과 함께 파티를 하는 회사는 더불어 승리한다.'고 할 수 있다.

정치활동에 대한 무관심

좋은 작업장에서 정치는 최소한이어야 한다. 건전한 경쟁과 권력투쟁은 모든 조직에서 흔히 발생하는 풍토병과 같다. 그러나 이들은 상호 존중하는 분위기에서 목표를 공유하고 있어서 상호 불신하거나 뒤에서 험담하거나 유리한 입장에 서려고 획책하거나 파업할 필요가 없다. 비정치적 환경을 만들어 내는 열쇠는 팀워크, 모든 이해 당사자들과의 협조, 그리고 회사 전반에 걸친 신뢰감, 개방성, 공정성 등이다. 사람들은 그들이 하는 일이 의미가 있고 전체 이해 당사자들의 생활 전반에 걸친 개선에 기여한다는 생각이 들면 정치를 할 필요를 느끼지 않는다.

성장가치

슈퍼바이저는 어떤 방법을 써서라도 기관으로 하여금 전통적 보호가치들, 안일, 자아 방어, 역할 과시, 타인을 억누르거나 조정하려 하는 것, 고통을 회피하기 위하여 안락함을 선택하는 것 등을 성장가치로 변화시키는 데 기여해야 한다. 건강한 조직에서는 성실, 자발성(위험 감수), 상처받기 쉬움, 진정한 의사소통 그리고 다른 사람과의 유대감 등의 가치가 나타난다. 유능한 슈퍼바이저가 되려면 말로 하기는 쉽지만 실천하기는 어려운 이러한 가치들을 반드시 모델로 삼아야 한다.

성장가치 중에 가장 중요한 것은 회사에서 스태프들이 고용인들에게 한 목소리로 말할 수 있도록 권한을 주는 것이다. 하향식 관리에서는 고용인들에게 무엇을 하라고 지시한다. 반면 상향식 조직에서는 고용인들에게 회사 내의 인사정책과 훈련, 예산책정과 가격 결정, 시행, 마케팅과 판매 그리고 경영 등에서 발언할 수 있는 권한을 준다. 고용인에게 권한을 주는 것은 정책이 변경될 때, 건강보험을 재검토할 때, 예산이 삭감될 때 등과 같은 시기에 팀을 새로 결성하면서 시행된다. 고용인의 삶에 영향을 미칠 수 있는 어떤 것도 비밀로 하지 않는다. 고용인들에게는 회사의 재정적 상태에 대한 정보를 정기적으로 알려 주어 필요하다면 운영에 변화를 줄 수 있는 권한을 준다. 고용인에게 권한을 줌으로써 회사는 훨씬 큰 이득을 얻을 수 있다.

어떤 조직이 자신의 조직원들을 얼마나 존중하는가는 가치의 또 다른 기준이 된다. 성장가치를 실천하는 회사는 스태프들을 회의석상에서 공개적으로 칭찬하고, 성공을 한 모든 작업자들에게는 상을 준다. 슈퍼바이저는 잘한 일에 대해서는 보고서의 맨 위에 '고맙습니다'라고 쓸 수도 있다. 칭찬을 받은 작업자는 '이번 분기의 최우수직원' 또는 '올해의 우수직원'으로 인정해 준다. ETP에서 우리는 허락을 받아 출입문 밖 주차장에 '이번 분기의 최우수직원' 표지판을 놓아 우수한 직원임을 알렸다. 이렇게 하는 데 회사는 아무런 비용도 지불하지 않았다. 매섭게 추운 한겨울 뉴잉글랜드 지방의 이곳 주차장은 자랑스러운 곳이 되었다. 신입사원들은 첫 스태프 미팅에서 기념 머그잔과 ETP 가치를 적은 교본을 받아들고 그들의 맡은 임무에서 탁월한 역할을 해야 한다는 인식을 각인하였다. 슈퍼바이저가 머리를 쓰기만 한다면 스태프를 존중해 주는 방법은 무궁무진하다.

가족과 지역사회

마지막으로, 네트워크화된 환경은 사람들에게 가족의 일원이 된 듯한 기분을 느끼게 해 준다. 그러나 사람들은 각기 다른 형태의 가정(어떤 사람은 건강한 가정, 또 다른 사람은 건강하지 못한 가정)에서 왔기 때문에 누구나 그럴 것이라고 생각해서는 안 된다. 특히 과거의 기업 지도자들(예: Henry Ford)과 같이 전통적 가부장 중심 형태의 가정도 있을 수 있다. 그러나 어떤 사람들은 사랑이 충만하고 서로 배려하는 축복받은 가정에서 왔으며 이것이 바로 신 조직환경이 추구하는 것이다.

건강한 가정의 가장은 돌보고 가르치는 환경을 만들어 사람들을 존중하고 가족들은 이런 환경을 유지하고 증진하기 위해 그들의 본분을 다한다. 각 개인들은 장기간에 걸쳐 서로에게 책임감을 가진다. 이와 마찬가지로 참여적인 조직도 그 구성원들에게 책임을 지고 또한 조직도 구성원들로부터 책임감을 요구한다. 만일 사람들이 규범을 지키면 그들에게 일이 주어진다. 어떤 회사도 고용인에게 평생 직업을 보장해 줄 수는 없다. 그러나 건강한 회사는 그들의 구성원들을 돌보고 좋을 때나 어려울 때에도 쓸 만한 일자리(가능한 한 최대로)를 제공하고자 노력한다.

이런 방법으로 건강한 조직은 공동의 가치에 대한 공유감을 증진시킨다. 조직은 투자자들에게 미래에 대한 비전을 주고 복지담당 부서(caring group)로 하여금 이것을 실행하게 한다. 이와 같은 작업환경에 들어오는 고용인은 유대감과 배려를 느낀다. 슈퍼바이저의 역할은 성장과 수용과 상호 책임을 촉진하는 이 가치중심 환경에 기여하는 것이다.

Curran(1983)에 의하면, 건강한 가정환경은 식사시간에 같이하는지의 여부로 평가된다. 한 가정의 건강한 정도는 저녁식사 시간의 대화를 들어 보면 알 수 있다. 가족들이 무엇에 관해 이야기하고 있는가? 식탁 주변의 분위기가 어떤가? 회사도 마찬가지다. 고용인들이 얼마나 자주 같이 식사를 하는가? 식사시간에 무슨 얘기를 하는가? 대화의 내용은 불평, 중상모략, 험담, 속임수 등과 같은 수준에 머무르는가? 아니면 내용이 명랑하고, 재미있고, 배려하는 것이고, 유용한 정보를 교환하는 자리인가? 실내에 웃음소리가 있는가? 사람들은 동석한 사람들과 즐거운 시간을 보내고 있는가? 이러한 것들이 건강한 가정, 건강한 회사 그리고 주제를 중심으로 팀을 구성하고 네트워크화한 조직의 특성이다. 고용인들을 위해 이러한 환경을 만드는 것이 슈퍼바이저의 역할이다. 지도하고, 용기를 주고,

지지적인 관계의 모델이 되고, 사람들이 자신의 목표를 달성할 수 있는 기회를 만들어 줌으로써 슈퍼바이저는 조직을 긍정적인 작업장으로 변화시킨다.

ETP에서 회사 공동체 내의 꼭대기부터 모든 직위의 관리자들이 전향적인 감독자 역할을 모방하는 훈련을 하였다. 나는 라자냐(*lasagna: 이태리 음식)를 준비하고 모든 스태프를 초청하여 함께 둘러앉아 즐겁게 해 주고 싶었다. 구성원들과 개별적으로 아침식사를 하는 것도 서로의 경계를 허무는 한 방법일 수 있고 그들이 자도록 내버려 두는 것이 더 좋을 수도 있다. 나는 새로 고용된 비서가 채용된 첫날 사장이 만들어 주는 스파게티를 서비스받았을 때 그녀의 반응을 결코 잊을 수 없다. "난 사장님이 나를 위해 점심을 요리해 주셨다는 것을 믿을 수가 없어요. 여기는 도대체 어떤 곳인가요?" 이것이 식사시간을 공유하는 데서 나타나는 돌봄의 예다.

실천하기

이 책에서 주장한 임상 슈퍼비전의 모델은 네트워크화된 체계, 돌봄의 리더십, 참여하는 관리 그리고 이해 당사자의 관여 등과 같은 새로운 작업 조직의 원칙에 기초한 것이다. 한 개인이 실천할 수 있는 슈퍼바이저의 종류는 여러 가지 변수에 따라 다를 수 있다. 특히 이 책의 2부에 있는 모델들 중에서 그들이 선택하는 상담이나 슈퍼비전의 모델들에 따라 다르다. 그러나 개인이 슈퍼비전에 접근할 때 가장 중요한 관점은 그가 신봉하는 리더십의 원칙이다.

슈퍼바이저들은 자기방어의 가치를 가지고 있는 관료적 기관에서 일하고 있기 때문에 때때로 이 장에 있는 리더십의 원칙들을 적용할 수 없다고 안타까워한다. 건강관리 산업은 확실히 관료적이고 성장가치를 억제하고 참여적 관리를 금한다. 많은 기관들이 정신과의사들이 주도하는 의료모델에 기초하고 있다. 이런 이유로 건강관리 분야는 신 조직 구조의 가치를 깨닫지 못하고 기업에 뒤처진 모습이다.

이런 조직에서 슈퍼바이저는 무엇을 할 수 있는가? 첫째, 그들은 희망을 잃지 말아야 한다. 여기서 개략적으로 기술한 관리 원칙들은 비교적 새로운 것이다. 조직들은 오늘날의 경쟁사회에서 생존하기 위하여 그들의 사업하는 방식을 변화시켜야 한다는 것을 깨닫기 시작하였다. 정신건강 분야는 이런 면에서 느리기는 하지만 긍정적인 변화가 나타나고 있다.

둘째, 1960년대에 우리는 '암흑을 저주하기' 보다는 세상의 한 귀퉁이에서 '촛불을 밝힐' 책임을 각자가 가져야 한다는 것을 알았다. 기관에서 일하는 모든 사람들은 가능한 방법으로 불만을 표시하고 기관이 나아가야 할 길에 대해 목소리를 높여야 한다. 기관의 소규모집단에서 일하는 임상 슈퍼바이저도 기관에 영향을 줄 수 있다. 슈퍼바이저는 기관의 최고위급 정책을 변화시킬 수는 없다. 그러나 슈퍼비전의 새로운 기준과 과정을 시범적으로 보여 줌으로써 기관 환경에 변화가 시작되도록 할 수 있다. 기관의 한 구석에서 긍정적인 변화의 조짐이 보이면 전체 조직에 보다 큰 변화의 물결이 일어난다.

셋째, 슈퍼바이저는 관리에 대한 신 개념을 직접 실천해서 보일 수 있고, 또는 상위 지도자들이 참석한 세미나에서 읽을거리를 추천하거나 설명해 줌으로써 소개할 수도 있다. 슈퍼바이저는 관리에 여러 가지 장애가 있더라도 원칙을 견지하면서 필요한 행동들을 시범적으로 보이고 조직 내에서의 변화를 주장함으로써 변화를 초래할 수 있다. 그리고 비록 변화가 일어나지 않는다고 하여도 이런 슈퍼바이저들은 오늘날 훈련받는 다음 세대 슈퍼바이저들을 위한 건강한 조직 모델을 제공하면 되는 것이다.

제4장 효과적인 임상 슈퍼바이저의 특성

섬기는 리더십과 멘터십, 참여적 관리의 원리들이 임상 슈퍼비전에서는 어떻게 드러나는 것일까? 조직의 확장 면에서 임상 슈퍼바이저가 되려면 어떠한 자질을 가지고 있어야 하는가? 효과적인 임상 슈퍼비전의 특성이란 무엇일까? 저자의 워크숍에서 슈퍼바이저들은 다음과 같은 슈퍼바이저로서의 자질에 관해 자주 언급한다.

① 임상적 지식, 기술, 전문적 경험
② 슈퍼비전을 받은 적이 있고 누군가를 슈퍼비전한 적이 있어야 함
③ 전문 분야에서의 교육과 훈련
④ 누군가로부터 그 일을 물려받았고 직함이 주어졌음
⑤ 잘 가르치고, 동기를 이끌어 내고, 의사소통하는 기술
⑥ 지식과 기술을 타인에게 전달해 주려는 욕구가 있음(생성성; Blocher, 1983)
⑦ 유머 감각이 있고, 겸손하며, 제한점을 알고, 삶에 균형감을 가지고 있음
⑧ 관심을 가지고, 민감하고, 보살피려는 천성이 있음

⑨ 조력 기술, 관찰 기술, 정서적인 자질이 훌륭함(공감, 존중, 구체성, 행동 중심, 직면 기술, 즉시성; Blocher, 1983; Patterson, 1983)
⑩ 환상과 상상력에 대한 개방성(Loganbill, Hardy, & Delworth, 1982)
⑪ 편안한 분위기를 조성하는 능력(Bordin, 1983)
⑫ 자신의 태도와 편견을 기꺼이 검토하려는 태도(Hawthorne, 1975)
⑬ 동료들 간에 존중을 받음
⑭ 남들로부터 기꺼이 배우고자 하는 자발성과 내성(자기관찰)하는 능력이 있음
⑮ 시간 관리와 실행 기술이 훌륭함
⑯ 법적 · 윤리적 이슈, 정책과 절차에 대해 익숙함
⑰ 인지 능력과 개념화하는 능력
⑱ 신체적, 정서적, 영적 건강 그리고 에너지와 포부를 가지고 있음
⑲ 열정을 동반한 진지한 결단력(Hart, 1982)
⑳ 슈퍼바이지의 성장에 대한 관심(Hess, 1986)
㉑ 내담자의 복지에 대한 관심(Bernard, 1981; Corey, Corey, & Callahan, 1987; Cormier & Bernard, 1982)
㉒ 책임감(Leddick & Dye, 1987)
㉓ 친밀감에 대한 수용 능력
㉔ 비위협적, 비권위적, 외교적 태도(Allen, Szollos, & Williams, 1986; Worthington, 1984)
㉕ 내구력, 객관성, 공평성, 다양한 스타일에 대한 개방성(Stoltenberg, Solomon, & Ogden, 1986)
㉖ 남에게 전문적, 개인적인 존중감을 전달하는 능력
㉗ 카운슬러, 내담자, 의뢰기관을 대신하여 효과적으로 그들을 옹호할 수 있는 능력
㉘ 조직에서의 생존 기술과 장기근속
㉙ 의사결정과 문제해결 기술
㉚ 위기관리 기술

이렇게 긴 목록을 간단하게 요약하여 초보자가 암기하기 쉽게 만들 수 있는데 다음에 제시하는 '슈퍼비전의 네 가지 A' 는 슈퍼바이저가 어떠한 사람이어야 하는지를 잘 설명한다.

① **Available(효용 가능한)**: 개방적, 수용적, 신뢰 가능, 비위협적
② **Accessible(접근 가능한)**: 접근이 용이하고 자유롭게 대화할 수 있는
③ **Able(유능한)**: 전달할 지식과 기술을 진정으로 가지고 있는
④ **Affable(상냥한)**: 유쾌하고, 우호적이고, 기운을 돋우는

Kaslow(1986b: 6)가 진술한 대로 슈퍼바이저는 "윤리적이고, 정보를 많이 가지고 있고, 자신의 이론적 배경에 대한 지식이 있고, 임상적으로 숙련되고, 정확하게 표현하고, 공감적이고, 훌륭한 경청자이고, 온화하고, 직면적이고, 수용적이고, 도전적이고, 자극을 주고, 유발시키고, 기운을 돋우고, 격려하며, 훌륭한 유머 감각과 적시성을 가지고 있고, 혁신적이고, 견실하고, 활기차고, 느긋해야 한다. 그러나 동시에 전부를 가져야 한다는 것은 아니다." 슈퍼바이저는 활기, 공감, 호기심의 모델이어야 한다. 이러한 것은 오랫동안 꾸며 낼 수 있는 것이 아니다.

동시에 내적이고 개인적인 자질과 전문적 기술을 구별하는 것이 중요하다. Wolf(1974/1975)가 밝힌 바 있는 대인관계에서의 10가지 효과성 차원들을 언급하면서—공감, 존중, 진솔성, 구체성, 직면성, 자기노출, 즉시성, 온정, 효능감, 자기실현—Edelwich와 Brodsky(1980: 42)는 다음과 같이 말한다. "개인의 자질로 간주할 경우 이 중 어느 것도 가르칠 수 있는 것은 없다. 그러나 상담 기술로 간주한다면 이 모든 것은 가르칠 수 있다. 즉, 공감적인 사람이 되도록 훈련될 수는 없어도 공감적 반응을 하도록 훈련될 수는 있다. 온정적이고 구체적인 사람이 되도록 훈련될 수는 없더라도 온정과 구체성을 드러내도록 훈련될 수는 있는 것이다."

슈퍼바이저는 또한 분명한 치료모델을 전달하고, 슈퍼비전의 체계적인 접근을 명확하게 표현하고, 다양성에 대한 수용적 태도를 보여 주어야 한다. 이러한

태도와 신념들은 모두 슈퍼바이저의 행동에 대한 원리를 만드는 슈퍼비전의 구성 틀이 된다. 슈퍼바이저는 다음과 같은 질문에 답할 수 있어야 한다.

① 사람들에게 변화가 일어나는 방법에 대해 나는 무엇을 알고 있는가?
② 훈련과 슈퍼비전에서 중요한 변수들은 무엇인가?
③ 나는 슈퍼비전에서의 성공을 어떻게 측정하는가?
④ 내가 그러한 성공에 어떻게 기여하는가?
⑤ 슈퍼비전에 대한 학습목표로 어떤 것을 가지고 있으며 이러한 목표들을 달성하기 위해 어떠한 기법들을 적용할 것인가?

슈퍼바이저 역할을 맡은 첫날부터 이러한 전문성을 모두 제대로 가지고 있을 것으로 기대되는 슈퍼바이저는 없다. 오히려 경험을 하며 그 분야에서 제공하는 지식들을 활용하면서 이러한 전문성이 만들어질 것이다. 이 책의 2부에서 특히 독자로 하여금 단계적으로 모델을 선정하도록 하여 슈퍼비전에 관한 종합적이고 개인적인 구성 틀을 개발하도록 해 줄 것이다.

효과적인 임상 슈퍼바이저의 필수적인 특성을 밝히는 또 다른 방법은 현재 제공되고 있는 임상 슈퍼비전의 적절성에 대해 슈퍼바이저와 카운슬러가 어떻게 유사하게 느끼고 있는가를 알아보는 것이다. Kadushin(1992)은 사회사업 분야에서 이러한 연구를 하였고 이를 바탕으로 「사회사업 슈퍼비전에서의 옳고 그름(What's Wrong, What's Right with Social Work Supervision)」이라는 제목의 논문을 발표하였다. Kadushin은 슈퍼바이저들의 장단점에 대해 슈퍼바이저와 슈퍼바이지 간에 일반적으로 일치하는 것들을 알아보았다. 슈퍼바이저의 가장 큰 장점으로 인식되는 것은 슈퍼바이저의 지식과 경험, 의사소통 기술과 함께 가르치려는 자발적 태도와 능력, 정서적 특성(공감, 존중, 관계 기술), 경청 기술, 공평성 그리고 잘 조직화된 점 등이었다.

슈퍼비전의 단점 중 슈퍼바이저와 슈퍼바이지가 모두 가장 중요한 결점으로 꼽은 것은 결정을 내리고 건설적인 피드백을 줄 수 있는 관리자로서의 권위를 실행하는 부분에 있었다. 이것은 어느 직업에서나 중간 계층 슈퍼바이저들이 공통적으로 갖는 어려움인데 이른바 '중간에서 어쩌지 못하는 관리자' 라고 명명할 수 있다. 또 다른 결점으로 스태프들을 위해 옹호해 줄 능력이 없음, 슈퍼비전 시간이 불충분함(내담자 과부하), 개인의 성격[완고하고, 비현실적이고, 조급하고, 말이 많고, 소진되어 있고, 과잉보호적이고, 스태프에게 과잉개입하며, 슈퍼비전에 필요한 지식과 기술이 부족함(이 사항을 슈퍼바이저들은 5번째로 중요하다고 보았고, 슈퍼바이지들은 3번째로 보았다)] 등이 있었다. 이러한 반응들을 종합하면, 네 가지 A 중에서 유능함(ability; 제일 우선적으로)과 접근 가능함(accessibility) 등 두 가지가 강조되고 있다.

약물남용 분야에서 비교할 만한 데이터가 있으면 유용할 것이다. 한편, 어느 슈퍼바이저든지 슈퍼바이지들의 피드백을 통해 지속적이고 비공식적으로 이 연구를 재검증할 수도 있다('내가 더 잘하려면 어떻게 할 수 있을까?'). Kadushin의 연구결과에서 보면 슈퍼바이저는 이 질문에 대한 답이 무엇인지 일반적으로 잘 알고 있다.

두 가지 필수적인 자질

Kadushin의 연구결과와 슈퍼바이저들의 반응들이 임상 슈퍼비전에서 필수적인 두 가지 자질들을 지적하고 있다. 그 두 가지는 견고한 임상적 경험과 상담에 대한 열정이며, 둘 모두 네 가지 A에서 '유능한(able)' 이라는 속성으로 설명될 것이다.

임상적 기술과 경험

임상 슈퍼바이저의 첫 번째 필수적인 자질은 훌륭한 임상가가 되는 것이다. 효과적으로 슈퍼비전을 하려면 남에게 전달해 줄 가치 있는 것을 가지고 있다고 믿어야 한다. 자신의 임상적 기술과 판단력에 자신감을 가지고 있어도 아직 성취한 바가 없는 카운슬러라면 슈퍼바이저의 역할에서 자신감과 효율성을 투사할 수 가 없다. 6장에서 제시한 발달적 측면의 맥락에서 보면, 임상 슈퍼바이저는 고급 수준의 카운슬러여야 하는 것이 사실이다.

슈퍼바이저라는 직위를 가진 사람들의 경우 종종 관리 및 행정업무가 과다하여 자신의 임상적 기능을 포기하는 실수를 하곤 한다. 즉, 내담자를 더 이상 만나지 않는 것이다. 이렇게 되면, 실무에서 너무 멀어지게 되고, 임상적인 예리함을 잃게 되며, 카운슬러로서의 신용을 상실할 수 있다. 따라서 카운슬러로서의 삶과 능숙함을 더 이상 보여 주지 못하게 된다. 슈퍼바이지가 종종 이렇게 말할 수 있다. "선생님이 어떻게 아세요? 내담자를 안 보시는데요. 우리가 겪고 있는 것을 선생님은 모르세요." 자기가 모르는 것을 남에게 가르쳐 줄 수 있는 사람은 아무도 없으며 자기가 경험하지 않은 것을 안다고 말할 수 있는 사람은 아무도 없다. 소설가 John le Carré가 말한 것처럼, "책상이란 세상을 관찰하기에는 위험한 곳이다." 또는 그 분야의 실무자들이 때로 이렇게 말할 수 있다. "말로만 하지 말고 보여 주세요."

따라서 슈퍼바이저라면 누구든지 그 기관에서 적은 수라도 내담자들을 만나거나, 가끔 접수를 해 주거나, 개인상담을 함으로써 내담자에 대한 직접적인 책임업무 형태를 유지해야 한다. 어떤 슈퍼바이저의 경우 때로 집단을 인수하여 진행하는데, 유의해야 할 것은 집단원들이 이전에 신뢰했던 카운슬러를 그리워하여 강도 높은 저항을 할 위험이 있고 또는 카운슬러를 불리하게 만드는 정반대의 위험이 있어서 이후에 다시 집단을 인수받는 카운슬러가 매우 힘들어질 수 있다는 것이다(Edelwich & Brodsky, 1992).

지속적으로 내담자와 접촉하면서 슈퍼바이저는 자신의 임상적인 예리함과 신용도를 지켜 갈 수 있다. 임상적 사고 면에서 최근의 지식 정보를 가지면서 슈퍼바이지로부터 전문적 신뢰성을 유지한다. 또한 카운슬러 역할과 슈퍼바이저 역할 모두에 대해 어떤 유형으로라도 스스로 슈퍼비전을 유지해야 한다. 경험 많고 고급 수준인 카운슬러와 슈퍼바이저가 늘 신선한 시각을 가지고 유지하는 것만큼이나 새롭게 보이는 것은 없다. 마지막으로, 승진의 기회가 없다면 슈퍼바이저는 언제든지 상담으로 돌아갈 수 있기 때문에 안심할 수 있다.

상담에 대한 열정

슈퍼바이저는 직업에 대한 열정이 필요하다. 저자의 초기 슈퍼바이저 중 한 명인 Robert Stuckey가 다음과 같이 말한 적이 있다. "여러분이 얼마나 중요한 인물이 되든 간에, 얼마나 많은 공문을 여러분의 이름으로 발송하든 간에, 얼마나 월급이 많든 간에 알코올이나 마약남용자를 돕는 이 분야에서 절대 오래 멀어지지 말아야 합니다. 일단 멀어지게 되면 햄버거 나르는 식의 일밖에 하지 않는다는 거지요." 멀리 있지 않는다는 것은 열정의 원천이며, 도움을 필요로 하는 사람을 돕고자 하는 열망이고, 사람들의 삶에 영향을 줄 수 있다는 신념이다.

리더십은 개인의 열정에서 찾을 수 있다. 왜냐하면 자기가 하는 일을 사랑하는 리더들은 도전하고 고무하고 해낼 수 있고 모델이 되며 격려하기 때문이다. 슈퍼바이저가 자신의 일에 열정을 느끼는 사람이라면 같은 방식으로 카운슬러들을 고무해 줄 수 있다. 이러한 정서적 에너지를 설명하는 많은 낱말들이 있다. 예를 들어, 열정(enthusiasm: '신성의 에너지를 가지고 있는 사람이 되는 것' 이라는 의미의 그리스어 'en theos' 에서 유래함), 열망(desire) 그리고 집착(obsession)도 있다. 꿈을 이루려면 그 꿈을 열심히 사랑하고 열망해야 한다.

정서는 움직이게 하는 에너지다. 스태프에게 영향을 주려면 슈퍼바이저는 이 에너지를 써야 하며, 행동하는 용기가 있어야 하며, 삶에서 열정을 보여야 한다. 슈퍼바이저의 역할 중 하나는 격려하는 것이다. 용기(courage)라는 낱말에 en을 붙이면 용기를 북돋우다(encourage)가 된다. 즉, '용기를 가지고 다가가는 것' 이다. Joseph Campbell은 이것을 "기쁨을 따르는 것이다."라고 하였다. Teresa 수녀는 "우리가 할 수 있는 위대한 일은 없다. 위대한 사랑을 가지고 할 수 있는 작은 일만이 있다."라고 말한 바 있다. 이 사랑은 바로 헌신적인 임상 슈퍼바이저의 작업이 활기를 갖도록 돕는 열정이다.

이러한 열정을 유지하는 것이 어려울 수 있다는 사실은 조력하는 직업에서의 소진에 대해 모두 관심을 두고 있는 것으로 입증된다. Sam Keen(1991)은 오늘날 주로 문제가 되는 것은 소진, 즉 과도한 '야심' 이 아니라 '무용화', 즉 자기가 하고 있는 것에 대한 열정이 결정적으로 결핍된 것이라고 하였다.

자기개입을 위한 다음과 같은 제안이 슈퍼바이저로 하여금 열정을 유지하는 데에 도움이 된다(Edelwich & Brodsky, 1980).

① **내담자에게 집중한다**: 내담자는 모든 상담과 슈퍼비전 활동의 존재에 대한 궁극적인 이유다. 저자는 수년간 내담자와 스태프가 보내온 편지나 글을 보관하고 있다. 스스로 지치고 소진을 느낄 때 보관함을 열고 왜 내가 지금의 일을 하는지 되새긴다.

② **삶의 균형과 다양성을 찾는다**: Peter Drucker는 Fortune 500이라고 하는 회사의 고문인데, 어떻게 하면 보다 나은 관리자가 될 수 있는지 질문을 받은 적이 있다. Drucker는 "바이올린을 배우세요."라고 답했다. 다른 말로 하면, 자신을 돌봄으로써 그리고 직장 이외의 일에 관심을 둠으로써 직장에 대한 견해를 유지할 수 있게 되어서, 일이 너무 소모적이거나 좌절감이 너무 심하지 않게 해 주는 것이다.

균형 있는 삶에 있어서 주원료가 되는 것으로는 적절한 식이요법, 운동, 수면 등이 있으며 가족과 보내는 시간은 직장이 가정생활을 방해하지 않도록 해 준다. 한 슈퍼바이저는 "이번 여름에 등산을 갔어요. 함께 간 사람들은 우리처럼 앉아 이야기만 하지는 않았어요."라고 말했다. 저자는 경영인을 위한 Inc. 잡지사의 연차학술대회에 참석하는 것을 좋아한다. 천여 명의 유능한 사람들과 한방에 있지만, 약물남용 분야에서 일하는 사람이 한 명도 없기 때문에 원기를 회복하고 삶에 균형과 다양성을 제공받을 수 있다.

③ **업무에 다양성과 재미를 곁들인다**: 판에 박힌 일을 하다 보면 우리는 진부함을 느낀다. 근무하면서 정규적으로 모호함과 새로운 것을 소개하면 신선함과 함께 변화에의 욕구를 이끌어 내는 데 필요한 창의적인 긴장감이 조성된다. 위험부담을 가지고 새로운 도전과제를 찾아보고, 다른 종류의 사례들을 맡

아 보고, 독서, 독학, 훈련 경험을 통해 꾸준히 배울 필요가 있다.

직장에도 재미 그 자체인 곳이 있을 수 있다. 생산적인 실무직원들은 재미를 느낄 수도 있다. 어느 기관에서는 스태프가 내담자들을 어떻게 보는가를 극화하여 공연을 하기도 하며 내담자들이 스태프를 놀리고자 무대에 극을 올리기도 한다. 또 다른 기관에서는 '이달의 이야기' 라는 게시판을 만들었다. 게시판에는 내담자나 카운슬러가 신랄한 풍자의 글을 인용하여 올리거나, 유머를 올리거나, 회복을 기원하는 희망의 말을 올리기도 한다.

임상적 전문성과 일에 대한 열정은 임상 슈퍼비전에서 우수성을 갖추는 토대가 된다. 슈퍼바이저의 자격 기준으로 명시된 바는 없으나, 그것은 단순히 슈퍼바이저 직위를 가지는 것과 그 책임을 효과적으로 이행하는 것 간의 차이를 만들어 준다.

학습목표

카운슬러 교육 및 슈퍼비전협회(Association for Counselor Education and Supervision: ACES)에서 개발한 자격 기준(〈부록 1〉)은 정신건강 분야에서 임상 슈퍼바이저들에게 가장 보편적으로 적용되고 있는 지침서다. 알코올과 약물남용 분야가 임상 슈퍼바이저의 역할들을 규정하고 있는 만큼, 콜롬비아 평가서비스(Columbia Assessment Service: 〈부록 2〉)에서는 알코올 및 약물남용 슈퍼바이저들에 대한 역할분장 연구를 실시했고 그 연구를 통해 규정을 만들었다. 역할분장 연구에서의 기술을 자격심사 기준으로 옮기는 과업은 아직 초기 단계에 있다. 약물남용 분야에서 만든 학습목표 대신 미국 결혼 및 가족치료학회(American Association for Marriage and Family Therapy: AAMFT)에서 자격요긴으로 시용하고 있는 기준을 여기에서 검토하려고 한다. 이 기준은 지금까지 정신건강 전문직에서 슈퍼바이서를 위해 가장 잘 규정된 것들이며 결혼 및 가족치료를 넘어 다른 분야에도 적용될 수 있다. 그러나 알코올과 약물남용 분야의 욕구를 충족하도록 만들어진 것이 아니기 때문에 이 분야에 특히 맞도록 고안된 일련의 학습목표들을 여기에서 또한 제안하고자 한다. 슈퍼바이저 훈련과 수행평가에 대한 부가적인 도구들은—슈퍼바이저, 슈퍼바이저의 훈련가 또는 슈퍼바이지의 시각으로부터—〈부록 3, 4, 5〉에 수록되어 있다. 이 도구들 역시 슈퍼바이저를 위한 훈련 프로그램을 고안하는 데도 사용할 수 있다.

AAMFT(미국 결혼 및 가족치료학회)의 학습목표

임상 슈퍼바이저의 자격을 위한 AAMFT의 학습목표는 다음과 같다.

① 슈퍼비전 모델들을 기술하고 이러한 여러 가지 모델들을 비교할 수 있는 능력
② 자신의 개인적 슈퍼비전 모델에 대해서 명확하게 표현하는 능력
③ 그 모델을 슈퍼바이저가 선호하는 상담모델과 관련지을 수 있는 능력(구조 동일화)
④ 카운슬러 기술을 평가하고 슈퍼바이지에게 피드백을 사용할 때에 지각화 기술을 보여 줄 수 있는 능력
⑤ 카운슬러-내담자 관계를 모니터하고 평가할 때에 개념화 기술을 보여 줄 수 있는 능력
⑥ 일련의 양식을 사용하여 슈퍼비전을 구조화할 때에 실행 기술을 보여 줄 수 있는 능력
⑦ 특별히 임상적 기능과 임상적 슈퍼비전 책임에 타당한 윤리적, 법적 문제들에 대해 인식과 민감성을 보여 줄 수 있는 능력
⑧ 자신의 슈퍼비전에 대한 슈퍼비전을 받고 배운 것을 타인에게 전달할 수 있는 능력

알코올과 약물남용 분야에서의 슈퍼바이저를 위한 학습목표

AAMFT 기준의 경우 광범위하게 규정되어 있기 때문에 정신건강 전문 분야 일반에 걸쳐 슈퍼비전에 적합하다. 그렇다고 해도 AAMFT에서 자격을 수여한 슈퍼바이저들이 자동적으로 알코올과 약물남용 분야에서 슈퍼바이저로 자격을 받는 것은 적합하지 않을 수 있다. 이 분야 자체가 나름대로의 전문 지식과 실제를 가지고 있기 때문에 보다 특성화된 슈퍼바이저 기준으로 반영될 필요가 있다. 이러한 요구를 충족하고자 ETP(＊저자가 진행했던 프로그램임)에서는 알코올과 약물남용 분야를 위해 특유의 학습목표를 문서화하였다. 이 목표들은 현재 개발 중인 자격 기준에 매우 가까운 것으로 고려될 수 있다.

적어도 알코올과 약물남용 분야의 임상 슈퍼바이저는 Birch&Davis Co.(1986)가 요구한 바 있는 전문 지식과 기술에 능통해야 한다. 이러한 중심 능력에 더하여 약물남용 임상 슈퍼바이저는 다음과 같은 영역에서 능숙함을 보여야 한다.

① **알코올과 약물남용에 관한 고급 수준의 전문 지식**: 행동과학 분야(사회사업, 심리학, 상담 등)의 대학원 학위 과정에서 약물남용 분야에 중점을 두고 고급 수준의 훈련이나 학업을 완수함으로써 증명된다.

② **약물남용과 관련된 의학적, 행동적, 심리적 이슈에 대해서 사회 및 행동과학의 고급 수준의 지식**: 타 분야(결혼 및 가족상담, 임상 사회사업, 상담 등)에서 고급 훈련 및 학업, 대학원 수준에서 학업을 완수 그리고/또는 전문가 학회에서 논문이나 발표를 함으로써 증명된다.

③ **다양한 치료 양식에 익숙함**: 치료적 배경에 대한 진술과 사례 발표를 함으로써 증명된다.

④ **알코올과 약물남용 분야에서 사용하는 다양한 치료적 접근에 대한 실무적 경험**: 이력서(경력 부분)로써 증명된다.

⑤ **임상 슈퍼비전 모델들에 친숙하고 이러한 모델들을 비교할 수 있는 능력**: 서면이나 구두 발표로써 증명된다.

⑥ **자신의 임상 슈퍼비전 모델에 대해 명확하게 설명하고 이것을 상담모델과 관련지을 수 있는 능력**: 서면이나 구두 발표로써 증명된다.

⑦ **임상 슈퍼비전 지식과 기술**: 임상 슈퍼비전 철학을 진술하고, 슈퍼비전 훈련에 참가하고, 다양한 슈퍼비전 모델들에 친숙함으로써 증명된다. 보여 주어야 하는 기술로는 다양한 슈퍼비전 관리와 개입 방법[전화지도법(phone-ins),[1] 녹음 또는 녹화, 무선지도법(bug-in-the-ear),[2] 또는 일방경(one-way-mirror)[3]]에 대한 익숙함이 포함된다.

⑧ **슈퍼바이지와 교육적, 자문적, 지지적, 치료적 관계를 성립하기 위해 필요한 정서적 자질들**

⑨ **슈퍼바이지의 수행에 대해 언급할 때에 특히 회복과 개인적 성장 과정과 관련하여 슈퍼바이지의 심리적 · 정서적 이슈를 다루는 능력**: 임상 슈퍼비전 회기를 요약하고 슈퍼바이저의 능력이 증명될 수 있는 참고문헌을 통해 증명된다.

⑩ **슈퍼바이지의 기술을 평가하고 평가결과를 슈퍼바이지와 의사소통하는 고 수준의 능력과 기술**: 건설적이고 교육적이고 치료적인 방식으로 비평을 제공하는 것은 슈퍼비전에 있어 필수적인 기술이다. 이러한 기술은 임상 슈퍼비전 실제 사례들과(녹음 또는 녹화, 필기록 등) 슈퍼바이지로부터의 추천서로 증명된다.

위의 두 가지 목록에서 보여 주는 기준들은 그 분야에 들어가기 위한 사전 필수 과제가 아니라 작업해야 하는 목표들이자 학습과 성장의 방향을 의미한다. 이와 같이 이러한 기준들은 알코올과 약물남용 분야에서 임상 슈퍼비전 모델 개발을 위한 토대가 되어 준다. 2부는 독자들은 여기에 제시된 학습목표 중 가장 의욕적인 것—통합적인 상담과 슈퍼비전 모델을 만드는 작업—을 완수하는 데 도움을 주고자 고안되었다.

---

1) 역자 주: 상담장면 밖에서 슈퍼바이저가 장면 안에 있는 슈퍼바이지에게 전화를 걸어 슈퍼비전하는 방법

2) 역자 주: 슈퍼바이지가 귀에 수신기를 꽂은 채 슈퍼바이저로부터 슈퍼비전을 받는 방법

3) 역자 주: 한쪽 면에서만 보이는 창문을 통해 슈퍼바이저가 슈퍼바이지를 관찰하는 방법

제2부

모델

제5장 임상 슈퍼비전 모델의 구축

상담과 슈퍼비전은 어디로 갈 것인지 계획하는 모델에서 출발하여 그곳으로 가는 경로인 방법으로 이어진다. 다음의 장들에서는 몇몇 주요 치료학파들의 슈퍼비전 모델에 대한 일반적 개관 및 역사적 배경을 설명하며 10장에서는 알코올 및 약물남용 분야를 위해 개발된 통합모델이 제시된다. 또한 다양한 모델의 실천가들이 사용하고 있는 방법들을 탐색하며 이 방법들은 이 책 3부에서 슈퍼비전의 새로운 통합모델의 지침으로서 상세히 설명된다.

모델의 청사진

주어진 상황에서 특정 개인이 실천하는 슈퍼비전 모델은 어떤 단일 특성이 제공할 수 있는 것보다 더 복잡한 설명을 필요로 한다. 여기서는 그 모델을 원칙과 상황의 독특한 상호작용을 함께 보여 주는 일련의 층들로 그렸다.

여러 층의 구조를 [그림 5-1]과 같이 그려 보면, 슈퍼비전 모델은 다음과 같은 층들로 구성된 피라미드와 같다.

① **철학 기반**: 사람에 대한 그리고 그들이 상담의 도움을 받아 어떻게 변화할 수 있는지에 대한 근원적인 관점
② **서술 차원**: 철학 기반에 따르는 치료 및 슈퍼비전 실천의 구체적 특성
③ **발달 단계**: 슈퍼바이지의(그리고 슈퍼바이저의) 훈련, 경험, 지식 및 기술의 수준
④ **환경 요인**: 슈퍼비전 환경에 영향을 미치는 내담자, 카운슬러, 슈퍼바이저 그리고 장면의 특성

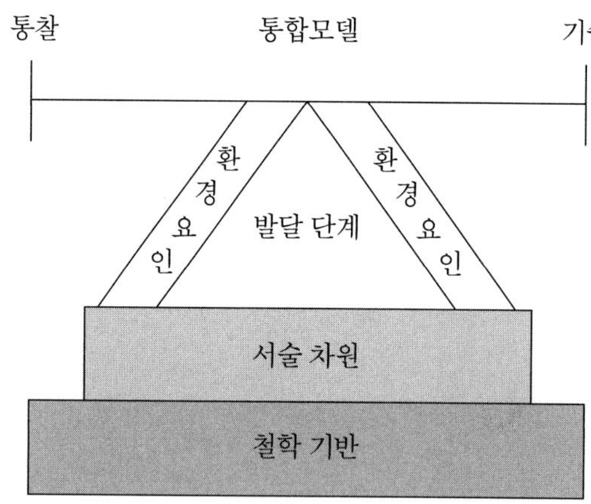

[그림 5-1] 슈퍼비전 모델: 구성 층

Haley(1976)에 의하면, 치료 및 슈퍼비전 모델은 (태도 변화를 가져오는) 통찰과 이해의 과정을 촉진시키는 모델과 (행동 변화를 가져오는) 대화기술 훈련을 강조하는 모델 사이의 연속선상에 있다. 상담 및 슈퍼비전의 실천에서 두 모델은 기본적인 양극단을 형성한다. 어느 모델이나 궁극적으로는 철학적인 기반에 의거한다고 하지만, 각각의 이어지는 층들은 통찰지향 슈퍼비전과 기술지향 슈퍼

비전의 연속선상 어디에 위치하는지를 정하는 데 기여한다. 그러므로 근원적인 철학을 고수하는 슈퍼바이저는 그와는 철학이 다른 슈퍼바이지와 함께 일하거나 철학이 다른 기관에서 일할 때 아마도 연속선상에서 어느 정도 다른 지점에 위치하게 될 것이다.

연속선의 왼쪽에서, 상담은 실험, 발견, 인지와 정서의 탐색 그리고 해석의 과정이다. 상담의 목표는 내담자의 자기개발과 삶의 질 향상이다. 카운슬러는 자기인식을 통해 내담자가 통찰과 이해를 얻을 수 있도록 돕는다. 변화는 자발적으로 일어나며 예측할 수 없다. 변화에 대한 책임은 활동을 제안한 내담자에게 있으며 카운슬러의 과업은 지지적이고 해석적이며 교육적이다. 치료에서는 언어적 내용이 가장 중요하며 통찰이 행동 변화에 선행한다. 이 과정에서 내담자는 성격의 변화를 경험할 수도 있다.

이 치료모델을 슈퍼비전에 적용할 때, 슈퍼바이저는 치료의 언어적 내용에 초점을 맞춘다. 상담과 마찬가지로 슈퍼비전도 설명(unfolding), 개방(uncovering), 해석, 발견의 과정이 되며 상호작용, 역동, 과정, 전이, 역전이 그리고 선입견에 초점을 맞춘다. 기술 습득은 이 지속적인 탐색 과정에서는 부차적인 것이다. 훈련을 통한 성장은 행동 변화에 선행하는 통찰, 자기발견 그리고 감정 이해를 통해 증진된다. 훈련을 받고 있는 치료자는 종종 훈련 과정의 한 부분으로서 개인치료에 참여하도록 격려된다.

이 모델에서의 슈퍼비전은 슈퍼바이지의 행동책임성을 위해 자발적이며 다소 예측할 수 없게 진행된다. 슈퍼바이저는 카운슬러의 실행을 직접 관찰하기보다 카운슬러의 자기보고와 간접적으로 전해지는 임상 자료에 의지한다. 통찰지향의 슈퍼바이저는 슈퍼바이지의 개인적 이슈들을 밝힘으로써 임상적 기술을 다룬다. 슈퍼비전의 목표는 상담의 목표와 동일하게 성격의 변화다.

연속선의 오른쪽에서, 상담은 변화 촉매제로 활동하여 새로운 행동을 습득하게 하는 과정이다. 상담의 목표는 문제해결, 증상 완화 그리고 기술 개발이다. 상담의 특성은 문제지향적이며 지시적이다. 변화는 계획되며, 언제, 어디로 가야 할지 알고 있는 카운슬러에게 달린 계획책임성에 의해 이루어지고, 카운슬러가 활동을 주도한다. 여기서는 언어적 및 비언어적 과정이 모두 중시된다. 자기 이해는 행동 변화에 뒤따르거나 동시에 발생하고 변화를 증진한다는 점에 주된 가치가 있다.

슈퍼비전에 이 상담모델이 적용되면 행동 변화와 기술 습득에 초점이 맞추어진다. 이는 내담자의 행동 변화를 증진시키기 위해 상담 과정에서 자신을 어떻게 사용할 것인가 하는 것이다. 전이나 역전이 혹은 카운슬러의 심리내적 이슈와 같은 역동적 요인에는 거의 혹은 전혀 주의를 기울이지 않는다. 임상 슈퍼바이저의 주된 관심은 카운슬러가 내담자에 대해 특정한 방식으로 느끼는 이유에 있는 것이 아니라 변화 과정을 방해하는 카운슬러 측의 행동을 없애는 방법에 있다. 구체적인 기술을 가르치는 것이 목표이고 카운슬러는 효과적이라고 여겨지는 이론에 한해서 배울 필요가 있다. 만약 카운슬러의 감정이 그 과정을 방해한다면 슈퍼바이저는 카운슬러가 그런 감정을 다루는 데 필요한 기술을 개발하도록 돕는다. 슈퍼비전은 직접적이고 예측 가능하고 계획되며 슈퍼바이저에 의해 주도되는데, 카운슬러의 실행에 대해 정기적으로, 직접, 구조화된 관찰을 함으로써 이루어지며, 전화지도법(phone-ins), 일방경(one-way-mirror), 녹화 및 녹음, 공동촉진(cofacilitation), 무선지도법(bug-in-the-ear) 등이 사용된다.

이와 같은 설명은 개인이 선택하는 치료모델과 슈퍼비전 모델 사이의 동일 구조 관계(isomorphic relationship)를 보여 준다. 이종 동형체(isomorph)는 복잡한 두 구조에서 한 구조의 각 부분과 유사한 부분이 다른 구조에도 있으며 그 부분들이 두 구조에서 유사한 역할을 하는 것으로 설명될 때 존재한다. 비록 배경은 다양할지라도 구조나 형태는 동일하게 유지되는 것이다.

여기서 사용된 바와 같이 특정 모델에서의 이종 동형(isomorphism)이란 상담과 슈퍼비전이 동일한 이론과 원칙들에 의해 이끌어지기 때문에 카운슬러-내담자 관계와 슈퍼바이저-슈퍼바이지 관계가 여러 측면에서 유사하다는 것을 의미한다. 전통적인 정신역동 배경을 가진 슈퍼바이저의 슈퍼비전은 분석지향 치료와 공통된 경향이 있을 것이다. 만약 슈퍼바이저가 인지치료나 행동치료를 실천한다면 슈퍼비전은 매우 다른 색깔을 지니게 될 것이다. 이러한 동일 구조적 관계는 다음의 장들에서 제시되는 상담 및 슈퍼비전 모델들에서도 나타난다.

이 책의 끝부분에서는 여러 모델들을 요약 검토함으로써 역사적, 이론적, 방법론적 맥락에서 알코올 및 약물남용 분야를 위한 슈퍼비전 통합모델을 제시할 것이다. 그러나 다양한 모델들을 설명하는 용어들을 이해하려면 ([그림 5-1]에 지시된 바와 같이) 슈퍼비전 모델을 구성하고 있는 층들에 대한 충분한 논의가 필요할 것이다.

철학 기반

몇몇 다른 분야와 마찬가지로 약물남용 분야에도 훌륭한 상담 기술을 지녔지만 이론적 기초가 없거나 자신들이 왜 그런 일을 하는지에 대한 이해가 거의 없는 임상 전문가들이 종종 있다. (8장과 9장에서 설명되는 모델과 같이) 비록 몇몇 슈퍼비전 모델들은 철학적, 이론적 이슈들을 거의 생각하지 않지만, 임상적 경험이나 이 책에서 개발된 슈퍼비전 통합모델은 그러한 편협한 시각이 전문적 기술을 위해 불필요하게 비싼 대가를 치르게 한다고 주장한다. 몇몇 사람들이 직관에 의존하여 일을 꽤 잘하고 있는 것도 사실이다. 그럼에도 불구하고 인간 행동의 변화와 카운슬러의 개발은 본질적으로 기술의 기계적 적용을 벗어나는 복잡성을 지니고 있기 때문에 카운슬러와 슈퍼바이저는 자신이 하는 일에 대해 이론적 근거를 가지는 것이 바람직하다.

상담 및 슈퍼비전 모델은 임의로 선택되는 것이 아니다. 그것은 우리가 알고 있는 것을 어떻게 아는지, 무엇이 사람을 동기화시키는지 그리고 사람은 어떻게 변화하는지에 대한 기본적인 신념으로부터 구축된다. 인간의 동기와 행동에 대한 신념이 있기에 임상가는 통찰지향 치료를 할 수 있다. 또한 이와는 다른 신념에서 행동기술 훈련을 선택할 수 있다. 이러한 기본적인 신념의 층은 피라미드형 모델의 제일 아래층에 철학 기반으로 그려져 있다. 치료의 목표, 방법, 수단에 대한 핵심적 교훈들은 이종 동형의 원칙을 따르면서 임상 슈퍼비전의 이론과 실천에도 영향을 미친다. 치료적 변화의 본질과 그 변화 과정에 있어서의 카운슬러의 역할에 대한 가정을 명확히 함으로써(즉, 인식론적 선언을 함으로써) 슈퍼바이저 또한 분명한 지표가 되는 전제와 원칙으로 훈련 및 슈퍼비전의 틀을 확립한다. "고유한 측면과 일반적 측면을 모두 가지고 있는 이 개인적인 틀은 슈퍼비전 환경의 구성에 있어서 없어서는 안 되는 것이다."(Liddle, 1988: 156) 이는 피라미드가 세워지는 토대인 것이다(14장에서는 슈퍼바이지가 개인적인 상담모델의 철학 기반을 명료화하는 것을 돕기 위하여 상세한 설문을 제공한다).

서술 차원

Bascue와 Yalof(1991)는 치료와 슈퍼비전에 대한 개인적인 신념을 이해하는 데 중요한 이론과 실천의 10가지 차원을 확인했다. 이는 본질적으로 철학적인 기반에 대한 상세한 분석이다. 즉, 특정 차원들은 그 모두의 기초가 되는 기본적인 양극단인 통찰 대 기술 연속선의 변형으로 여겨질 수 있다. 그와 동시에 상이한 모델들은 이론과 실천의 이러한 각각의 차원들에 그들의 핵심 원칙을 적용하는 데 다소 차이가 있을 수 있고 또는 어떤 차원이나 다른 차원에 대해 특유의 접근법을 개발할 수도 있다. 어떠한 경우에도 서술 차원은 실천에서 모델의 기본 신념이 어떻게 나타나는지에 대한 이해를 돕는 귀중한 도구를 제공한다.

여기 약술된 9가지 차원은 Bascue와 Yalof의 차원을 다소 수정해 제작한 것이다. Bascue와 Yalof의 10가지 차원 중 2가지 차원이 제외되었는데, 발달적 차원은 피라미드 모델을 형성하는 별개의 층으로서 보다 강조되었고, 정체성 차원은 약물남용 분야에서는 적용되지 않는 전문가와 기술자를 구분하고 있어서 제외되었다. 그 대신 이 책에서는 9번째 차원으로 전략이 새로이 추가되었다. 9가지 차원 각각에서 연속선의 왼쪽 끝은 통찰지향 상담 및 슈퍼비전에 해당되며 오른쪽 끝은 기술지향 모델에 해당된다.

이러한 차원들은 7장부터 10장까지 소개될 슈퍼비전 모델들의 틀을 잡는 데 사용될 것이며 9가지 차원 각각에서 논의의 대상인 모델이 위치할 추정 장소에 X를 표시할 것이다. 정신역동모델, 기술모델 그리고 세 가지 가족치료모델을 깊이 있게 분석하는 것은 이 책에서 다룰 범주가 아니므로 간단한 도표 형식으로만 이루어질 것이다. 실제로 이 해석들은 인상에 의한 것에 지나지 않는다. Bascue와 Yalof의 안(scheme)이 아직은 다양한 모델의 실천가들에 의해 채택되고 있지 않기 때문이다. 실천가들만이 그들의 모델이 다양한 차원에서 어디에 위치하는지에 대해 권위 있는 결정을 내릴 수 있다. 한편, 10장의 새로운 알코올 및 약물남용 슈퍼비전 통합모델에서는 9차원 각각에 대해 상세한 설명을 할 것이다. 이러한 기준은 각 모델이 전체의 안(scheme)에서 어디에 부합되는지를 이해하는 데뿐 아니라 독특하고 개인적인 슈퍼비전 모델을 개발하는 데도 사용될 수 있다.

영향력

영향력 차원(influential demension)은 내담자나 슈퍼바이지가 정서적 수준에서 영향을 받는지 인지적 수준에서 영향을 받는지를 사정한다. 물론 모든 카운슬러들과 슈퍼바이저들이 두 수준 모두에서 일을 하고 있지만, 변화를 가져오는 감정과 인지에 부여하는 상대적인 중요성에 있어서는 매우 다르다. 정서적인 쪽에는 무의식적인 정서적 힘과 내담자-카운슬러-슈퍼바이저 관계의 역동에 초점을 맞추는 정신역동지향의 실천가가 있다(Ekstein & Wallerstein, 1972; Lane, 1990). 인지적인 쪽에는 구체적인 기술과 과제를 교육하는 실천가들이 있다(Boyd, 1978; Haley, 1976).

정서적	영향력	인지적

상징

상징 차원(symbolic demension)은 상담과 슈퍼비전에서 다루어지는 내용이 잠재된 것인지 표현된 것인지와 관계가 있다. 정신역동지향의 카운슬러나 슈퍼바이저는 잠재되거나 내재된 이슈인 무의식적 갈등, 전이와 역전이, 원가족을 '슈퍼비전 제분소를 위한 곡물' 로 간주한다(Mueller & Kell, 1972). 반대로 인지치료나 행동치료를 실천하고 기술지향의 슈퍼비전을 하는 사람들은 주로 명백하고 표현된 이슈를 중시한다(Mead, 1990).

잠재적	상징	표현적

구조

구조 차원(structural demension)은 치료와 슈퍼비전이 자발적인가 계획되는가를 나타낸다. 반응적 방식의 치료자(슈퍼바이저)는 내담자(슈퍼바이지)가 제시한 자료에 반응한다. 내담자중심 치료가 반응적 방식의 좋은 예다("오늘 어떤 이야기를 하고 싶으신가요?"). 구조가 유동적이고 논의 주제에 융통성이 있고 변화를 인식과 내적 성찰의 기능으로 간주한다(Charny, 1986). 적극적 방식의 치료자나 슈퍼바이저는 논의 주제나 활동계획을 사전에 세운다(Worthington, 1987). 행동주의 성치료는 고도로 구조화된 치료접근법의 예다('일주일 동안 연습을 해 보시고 어떻게 하셨는지 제게 말씀해 주십시오').

반응적	구조	적극적

반복

반복 차원(replicative demension)은 슈퍼바이저 자신이 관찰한 상호작용을 동일 구조 과정의 표상으로 보거나(Kaslow, 1986a; Liddle, 1988), 혹은 다른 경우들과 무관하거나 독립적인 것으로 보는 정도를 가리킨다. 정신역동 치료자의 경우는 내담자가 치료에서 하는 것처럼 카운슬러도 슈퍼비전에서 행동할 것이기 때문에 내담자의 문제가 반복되고 있는 것이다(Yalom, 1995). 반대로 기술지향의 슈퍼바이저는 슈퍼비전에서 일어나는 일로부터 치료적인 추론을 할 것이며 그와 같은 관찰된 사건을 근원적인 역동과 유사한 것으로 해석하지 않는다. 연속선에서 '분리된' 쪽 끝에 있는 이들에게는 카운슬러가 슈퍼비전에서 한 말과 행동이 그 자체로서 중요할 뿐이며, 상담관계에 대응하는 것으로나 근원적인 무의식적 요인들의 노출로서 중요한 것이 아니다.

평행 모사 분리

카운슬러 치료

카운슬러 치료 차원(counselor in treatment demension)은 훈련과 개인치료를 관련 있는 활동으로 보는지 관련 없는 활동으로 보는지에 대한 것이다. 명백하게 모든 치료자들은 치료의 가치를 인정할 것이며 그렇지 않은 사람이 있다면 다른 전문직임에 틀림없다. 사실상 전통적인 분석지향 정신치료자에게는 훈련 과정에서 치료를 받는 것이 치료자가 되기 위한 필수 과정이라고 할 수 있다. 기술지향 슈퍼바이저는 그러한 요구를 강요하지 않는데, 그들이 제공하는 훈련방식과 개인치료가 관련 없다고 보기 때문이다. 이와 같은 양극단 사이에 치료자를 위한 치료는 개인의 특정 욕구에 따른 개인적 선택이라는 또 다른 신념이 있다.

연관 있는 카운슬러 치료 연관 없는

정보수집

정보수집 차원(information gathering demension)은 정보를 얻는 간접 방법과 치료 회기의 직접 관찰을 대조하는 것이다. 내담자용 소파(couch)에 누워 있는 내담자를 직접 쳐다보지 않는 분석지향 치료자는 필기록, 사례 메모, 구두 보고와 같은 간접 자료로부터 정보를 수집하는 슈퍼바이저와 마찬가지다. 슈퍼바이저가 정보의 단독 원천인 슈퍼바이지와의 개인적 상호작용에만 의지하는 것은 더욱 간접적인 방법이다. 이 경우 슈퍼바이저는 슈퍼바이지가 제시한 주관적 인상에 따라 판단하며 초점은 내담자가 아닌 카운슬러에게 온전히 맞춰진다. 연속선의 다른 극단에 있는 슈퍼바이저는 녹화, 일방경(one-way-mirror), 또는 공동 촉진을 통해 카운슬러의 활동을 직접 관찰한다.

간접적 ——————————————————— 직접적

정보수집

사법

사법 차원(jurisdictional demension)은 누가 내담자의 보호에 책임이 있는가에 관계된다. 이 차원에서는 전문적 훈련이 중요한 역할을 한다. 심리학의 예를 들면, 미국심리학회(American Psychological Association)는 슈퍼바이저에게 내담자와 슈퍼바이지를 위한 법적 책임을 전적으로 부여했고, 그 임무는 주 법률에 반영되어 있다. 다른 전문직에서는 치료자나 슈퍼바이저의 역할을 자문으로 보며 내담자와 슈퍼바이지에 대한 법적 책임을 상대적으로 적게 부여한다. 전문직 간의 이러한 차이에도 불구하고 최근의 판례법은 훈련이나 철학에 관계없이 슈퍼바이저에게 내담자의 보호에 대한 책임 소지가 있음을 명시하고 있다(책임 소지란 다른 사람의 행동에 대한 권위를 가진 사람의 책임을 의미한다). 그러므로 대부분의 교육 및 실천 현장에서 슈퍼바이저는 법적 책임을 가지고 양적인 보호를 확보하는 데 필요한 일들을 해야 하는데, 치료를 관찰하고, 임상기록이 정확한지 검토하고, 개인적으로 내담자를 면담하고, 상담 과정에 영향을 미치는 슈퍼바이지의 심리치료적 이슈를 다루는 것 등이 포함된다. 책임 소지는 슈퍼바이저에게만 국한되는 것이 아니라 근무하는 기관으로까지 확장되므로 슈퍼바이저에게는 법률뿐 아니라 기관에 대한 책임도 있는 것이다.

치료자	법률적 책임	슈퍼바이저

관계

관계 차원(relationship demension)은 카운슬러(혹은 슈퍼바이저)의 기능이 내담자(혹은 슈퍼바이지)에 대해 촉진적 역할인지 위계적 역할인지를 결정한다. 치료 및 슈퍼비전의 모든 모델에 있어서 공감, 존중, 진실성은 관계의 핵심 구성요소다. 이런 기본적인 정서적 자질 이외의 관계를 살펴보면, 치료학파에 따라 현저하게 상이한 특성들을 보인다. 치료 및 슈퍼비전에서 상대적으로 평등한('촉진적') 분위기는 통찰지향 치료와 몇몇 통합 접근법들의 특징이다(Caplan, 1970; Carkhuff & Truax, 1965). 반대쪽 극단에 위치하는 구조적 가족치료와 전략적 가족치료의 훈련프로그램에서는 슈퍼바이지가 슈퍼바이저의 선험 경험과 기술적 전문 지식을 따르도록 기대되는 위계적 관계를 형성한다(Haley, 1976).

촉진적	관계	위계적

전략

전략 차원(strategy demension)은 슈퍼비전에서 이론과 기법 가운데 어떤 교육에 중점을 두는가 하는 것이다. (영향력 차원에서) 정서가 인지에 선행한다고 믿는 사람은 기법보다는 이론을 우선적으로 가르치려 할 것이다. 반대로 인지가 정서에 선행한다고 믿는 사람은 기법을 강조할 것이다. 9장에서 논의되는 가족치료학파들이 이 연속선의 좋은 예시다. 통찰지향 모델(정신역동모델과 Bowen 모델)은 치료행동을 조직화하는 삶에 대한 포괄적인 이론을 익히도록 하고 슈퍼바이지를 교육시키는 데 있어서 기법을 중시하지 않는다. 연속선의 가운데에 위치하는 Minuchin의 구조적 모델에서는 이론과 기법을 동시에 교육한다. 마지막으로, 가장 기술지향적인 전략적 모델은 훈련생에게 하고 있는 일에 대한 폭넓은 이론적 이해를 교육하기보다는 훈련생과 가족의 상호작용 결과를 변화시키고자 한다(Haley, 1976).

이론 전략 기법

발달 단계

어떠한 상담 및 슈퍼비전 모델에서나 카운슬러의 전문성 발달 수준은 슈퍼비전 실천의 주요 결정요인이 된다. 예를 들면, 카운슬러의 경험이 쌓여 감에 따라 슈퍼바이저는 종종 오른쪽(기계적 기술훈련)에서 왼쪽(상호탐색과 이해)으로 적어도 얼마간 이동할 수 있다. 발달론적 고려사항들의 섬세한 조율 효과를 시사하기 위해서 발달 층(layer)은 [그림 5-1]에서 포인터의 형태로 그려졌다.

모든 슈퍼비전 접근방법은 발달론적 패러다임 위에서 구축되었다(Stoltenberg & Delworth, 1987에서 가장 잘 알 수 있음). 슈퍼비전의 발달론적 접근이 그 자체로 모델로서의 입지를 다질 수 있든 없든 이 책에서는 모든 모델들이 공통으로 가지는 필수적인 층으로 다루어진다. 일단 모델의 기초가 형성되면 슈퍼바이지의 발달 수준은 슈퍼비전에서 모델이 어떻게 실행되는지에 영향을 미친다. 또한 슈퍼바이저 자신의 발달 수준도 슈퍼바이저와 슈퍼바이지의 관계를 좌우하는 방식으로 슈퍼바이지의 발달 수준과 상호작용할 것이다.

6장에서는 발달론적 접근의 개관을 살펴볼 것이다. 이는 Stoltenberg와 Delworth(1987)에 의해 정교하게 고안되었고 10장의 알코올 및 약물남용 통합 모델을 포함하여 이후에 제시될 모델들에 있어 필수적인 부분이다.

환경 요인

임상 슈퍼바이저들은 어떤 유형의 훈련 상황을 어떻게 다루는지에 대한 질문을 받으면 종종 '때에 따라 다르다'고 말한다. 무엇에 의해 때에 따라 달라지는가? 내담자의 특성, 기관 환경과 목표, 훈련 요구(needs), 자격요건들을 포함한 많은 상황적 변수들이 영향을 미친다. 이 변수들은 대부분 5가지 유형으로 분류될 수 있다.

① **슈퍼바이저**: 배경, 훈련, 철학, 슈퍼비전 신상 자료나 성격
② **슈퍼바이지**: 공식 훈련과 자격, 회복력, 성, 연령, 인종, 민족, 전문적 목표
③ **내담자**: 기능 수준, 임상 자료
④ **장면**: 입원 또는 외래, 보호 유형(급성, 만성), 기관 철학, 조직 분위기, 재원, 예산상의 제한
⑤ **훈련프로그램(affiliation)**: 학력 조건, 자격 또는 증명프로그램, 인턴십

이러한 요인들은 환경 요인으로서 가장 잘 언급될 수 있다. 철학 기반, 서술 차원, 발달 단계에는 포함되지 않는 이러한 다양한 관련 이슈들에 대한 슈퍼바이저의 민감성은 슈퍼바이저로서의 성공 여부에 상당한 역할을 한다. 환경 요인들은 [그림 5-1]에서 슈퍼비전 모델을 형성하는 선반받이나 보조물로 보인다. 가장 중요한 환경 요인 몇몇은 16장에서 다루어질 것이다.

이 책에서 다루어지는 슈퍼비전의 모든 측면을 실제로 결정하는 주요 변수들은 작업장면의 특성에서 비롯된다. 학문적 훈련 환경에서 쓰인 슈퍼비전 관련 서적들은 끝없는 행정적 요구, 예산상의 타협, 과중한 사례 수 그리고 슈퍼바이저의 원기와 창의력을 극도로 고갈시키는 저항적인 카운슬러 등 일선 치료장면의 일상적 실천 환경에는 적합하지 않다. 슈퍼비전 모델들은 본래의 순수성을 지닌 공공 치료기관이나 민간 치료기관에서 드물게 존재하는데, 대부분의 약물남용

카운슬러들은 바로 그와 같은 기관에서 슈퍼비전을 받고 있다.

역사적 관점에서의 통합모델

약물남용 분야에는 지금까지 슈퍼비전 모델이 없었지만 정신건강 전문직의 역사를 조명함으로써 이해될 수 있는 상담모델은 있다. 1950년대에 심리치료는 Freud와 그의 많은 추종자들의 분석지향적인 접근과 같은 의미를 지니고 있었다. 동일구조관계 내에서 슈퍼비전은 치료를 따르는 경향이 있기 때문에 슈퍼비전의 초기 모델들은 정신역동을 강조했다(Eitington, 1937; Ekstein & Wallerstein, 1972). 1960년대와 1970년대에는 두 가지 모델이 크게 부상하였다. 하나는 Rogers(1951)의 내담자중심치료에 근거하여 Truax와 Carkhuff(1967)에 의해 고안된 촉진모델이다. 촉진모델을 적용한 치료와 슈퍼비전은 전통적인 심리치료보다는 정신역동에 덜 집중하지만 그럼에도 불구하고 여전히 상호탐색, 통찰, 개인적 성장에 중점을 두었다. 한편, 인지치료(Ellis, 1973), 행동치료(Horan, 1972; Krumboltz, 1966) 등이 보다 급진적으로 전통을 깼으며 슈퍼비전 기술모델을 이끌었다(Ivey et al., 1968; Mead, 1990). 1980년대에는 de Shazer(1988)의 해결중심치료, Mead(1990)의 과업지향모델, Haley(1988) 그리고 Minuchin과 Fishman(1981)의 기법지향 가족치료에 의해 상당한 영향을 받으면서 연속선의 오른쪽으로 추(pendulum)가 기울었다.

주도적 모델들이 한 극단에서 다른 극단으로 이동하고 있는 동안 연속선을 따라 다양한 모델들이 출현했다. Caplan(1970)은 슈퍼비전을 치료관계라기보다는 심리내적 이슈에 관여하지 않는 협력관계인 자문 과정으로 설명했다. Caplan의 모델은 연속선의 기술 극단 쪽 어딘가에 위치한다고 할 수 있다. 연속선의 중간에는 대인관계회상모델(Kagan, 1975)이 있는데, 이 모델은 정서적 반응과 대인관계역동 그리고 자기발견에 초점을 맞춘 행동주의 자극-반응 도식을 결합시킨 것이다. 정신역동 측에 가까운 모델은 Mueller과 Kell(1972)의 갈등모델로서 카운슬러가 내담자, 슈퍼바이저 그리고 자기 자신과 겪는 갈등에 의해 야기된 감정들을 탐색했다(이 세 모델은 Powell, 1980a에서 보다 상세히 논의되고 있다).

알코올과 약물남용 상담은 행동주의와 인지치료가 주도했던 1970년대에 시작되었다. 따라서 12가지 핵심 기능(12장)에서 표현된 것과 같이 기술지향적인 요소의 특징이 강하게 두드러졌었다. 1980년대의 풍조는 카운슬러가 갖추어야 할 기술 260가지가 수록된 Birch&Davis Co.(1986)의 보고서 「상담 자격을 위한 전문적 기준 모델의 개발(Development of Model Professional Standards for Counselor Credentialing)」에 나타나 있다. 동시에 이 새로운 분야는 영성과 자기이해 탐색의 전통에 뿌리를 내렸다. 실제로 AA의 12단계(10장 참조)는 기술 발달뿐 아니라 통찰도 필요로 한다. 태생적으로 언제나 상담 실천에서의 통합이 이루어져 온 이 전문직은 슈퍼비전 통합모델을 위한 비옥한 지반을 제공하고 있다.

실천을 하고 있는 카운슬러들과 슈퍼바이저들, 특히 다양한 스태프와 내담자 집단이라는 특성을 지닌 기관에서 일하고 있는 이들은 극단적이고 독단적인 모델들에 불편함을 보이며 실용적인 대안들을 찾는 경향이 있다. 뿐만 아니라 이러한 이유 때문에 약물남용 상담 분야는 정신건강 전문직 내에서 치료와 슈퍼비전의 통합모델을 지향하는 경향에 동조하고 있다. 기법 및 기술 기반의 접근방법만을 향해서 추가 너무 기울었기 때문에 1980년대 후반 이후로 양극단 사이에서 균형을 맞추려는 시도가 있었다(예를 들어, Stoltenberg & Delworth, 1987의 발달모델). 심지어 정신분석모델에 기술훈련 요소를 추가한 새로운 세대도 출현했다(Lane, 1990).

이런 역사적 발달은 7장부터 9장까지 정신역동모델, 기술모델, 가족치료모델을 통해 개괄할 수 있다. 각 모델에 대해서는 분야에 대한 전체적 지도, 모델의 발달과정에 대한 설명, 개인적 슈퍼비전 모델 구축을 위한 요소 등이 개괄적으로 요약된다. 또한 통찰지향 슈퍼비전과 기술기반 슈퍼비전의 요소들을 발달적 관점에서 통합하고 있는 알코올 및 약물남용 슈퍼비전 통합모델에 이 모델의 부분들이 어떻게 통합되었는지를 보여 준다(10장).

4장에서 언급된 임상 슈퍼바이저를 위한 학습목표 가운데 하나는 개인적 슈퍼비전 모델을 명확하게 하는 것이다. 독자들은 원칙과 실천을 개인의 고유한 통합물로 창안하기 위한 자료로 이 책에 있는 정보를 활용하기 바란다. 치료와 슈퍼비전의 개념적 모델은 무엇을 하고 있으며 왜 하고 있는지에 대한 이해 방법을 제공할 때 확실하게 검증된다. 또한 모델이 내담자와 카운슬러에게 실제적으로 작용하는지 아닌지에 의해 검증된다. 슈퍼바이지의 능력 증진에 도움이 되는가? 일을 보다 원만히 다룰 수 있는가? 숙련과 성장을 증진시키는 데 있어 지지적이며 도전적인가? 슈퍼바이저로서의 효과성을 향상시키는가? 내담자, 카운슬러, 기관, 인증 기구, 훈련 기관들의 기대에 부합하는가? 이러한 것들이 슈퍼비전 모델을 실천에서 검증할 수 있는 몇 가지 기준이다.

제6장 슈퍼비전에 대한 발달적 접근

사람들이 어떠한 슈퍼비전 모델을 선택한다고 해도 슈퍼바이저는 슈퍼바이지의 훈련 과정, 경험 및 숙련 정도를 고려할 필요가 있다. 카운슬러의 전문성 발달 단계에 따라 슈퍼비전 접근이 달라진다. 그리고 슈퍼바이지의 발달적 요구에 대해 이해하는 것은 모든 슈퍼비전 모델의 본질적인 부분이다.

[그림 5-1]에서 발달 단계는 각각의 모형에 특정한 철학 기반 및 서술 차원이 위치한 최상위층에 있다. 기술지향으로 훈련받은 카운슬러는 발달의 초기 단계에서 기본적인 '요리책' 양식을 사용할 것이다. 통찰중심 접근법을 배우는 카운슬러는 신뢰와 전이 또는 역전이에 대한 기본적인 질문들에 집중할 것이다. 비록 두 양식하에서 다르게 드러난다고 해도 발달과 관련한 고려사항들은 두 양식 모두에서 어떠한 작업, 방법 또한 목적을 추구할 것인지를 결정하는 데 기여한다.

그것은 슈퍼바이저에게도 마찬가지다. 경험이 없는 슈퍼바이저는 자신이 카운슬러로부터 성장해 온 한참 후에도 틀에 박힌 과정으로 일시적으로 돌아갈지 모른다. 더욱이 특정 발달 단계에 있는 슈퍼바이지는 어떤 단계의 카운슬러와는 조화롭게 작업하지만 또 다른 단계의 카운슬러와는 그렇지 못할 수도 있다. 따라서 발달적 관점에 따라 슈퍼바이저와 슈퍼바이지의 적절한 조합을 결정할 수 있다.

발달적 접근의 근원

임상적 슈퍼비전에 대한 발달적 접근법은 묘사, 설명 그리고 일생을 통해 나타나는 개인적 행동수정 등을 포함한 발달심리학에 근거한다. 개인의 과거, 현재 그리고 미래 잠재력은 행동에 특정한 변화를 가져오는 맥락이 된다. 발달에 기여하는 요소들은 유전, 환경, 학습 과정, 나이, 그 사람의 인생에서의 결정적 기간, 발달의 지속 또는 중단, 구조적 고려사항들을 모두 포함한다. 발달심리학의 이론적 토대는 Baltes, Reese 그리고 Nesselroade(1977), Bruner(1963), Dewey(1963), Gibbs(1977), Kuhn(1978), Loevinger(1977), Miller(1977), Perry(1968), Piaget(1971) 및 Rest(1973) 등의 저술들에서 발견할 수 있다. 현재 통용되는 발달단계 이론의 가장 진화된 공식은 Alexander와 Langer(1990), Colby와 Kohlberg(1987), Commons 등(1989), Commons 등(1990), Commons, Richards 그리고 Armon(1984), Kohlberg(1981/1984/1987) 등이 있다.

인격의 발달 모형은 변화이론, 임상 실무(예를 들어, Commons, Demick & Goldberg, 1995), 알코올남용과 중독(Denton & Krebs, 1990; Koplowitz, 1984) 그리고 카운슬러 훈련 및 슈퍼비전 등에 적용되어 왔다. 이 장에서는 훈련과 슈퍼비전 과정을 통해 슈퍼바이지들에게 일어나는 변화들에 대해 묘사, 설명, 예측하는 발달 관점에 대해 다루며 그들의 경험 습득에 따라 슈퍼바이저에게서 관찰 가능한 유사 변화들에 대해서도 다룬다.

슈퍼비전의 발달 모형: 개요

1980년대까지 성격발달 모형들은 임상 슈퍼비전 이론들로 통합되었다. Worthington(1987)은 카운슬러의 행위 및 수행을 발달적 용어로 설명하는 16가지 슈퍼비전 모형을 수립하였다. 이 모형들에 따르면, 훈련은 슈퍼바이지의 전문적, 인성적 발달에 맞추어진다(Alonso, 1983; Blocher, 1983; Grater, 1985; Hart, 1982; Heppner & Roehlke, 1984; Hess, 1986; Sansbury, 1982; Stoltenberg, 1981; Stoltenberg & Delworth, 1987; Wiley & Ray, 1986). 이러한 접근법의 모든 편차들의 핵심은 모두 각각의 카운슬러에 대한 자기관리의 개별화된 훈련 계획이다. 슈퍼비전에 관한 대표적인 발달 모형들의 역사를 개괄하면 다음과 같다.

Hogan(1964)은 카운슬러의 성장을 네 단계의 발달 과정으로 요약했다. 1단계는 카운슬러가 슈퍼바이저에게 의존하는 것이 특징이다. 2단계는 슈퍼바이저에 대해 자율-의존이 충돌하는 단계로 정의할 수 있다. 3단계에서 카운슬러는 생각에서나 행동에서 높은 수준의 자기확신과 자율성을 보여 준다. 마지막 4단계에서 카운슬러는 높은 정도의 자율성, 통찰, 안정감 및 동기를 갖추고 개인적으로나 전문적으로 발달에 대한 지속적인 요구를 인식하는 전문 임상가의 역할을 한다. Hogan에게 슈퍼비전의 목적은 훈련생을 학생에서 동료로, 전문가로 이동케 하는 독립성을 키우는 것이다.

Littrell, Lee-Bordin 그리고 Lorenz(1979) 또한 발달을 네 단계로 세분하였다. 1단계는 무비판적이고 지지적인 슈퍼바이저 역할로 특징지어진다. 슈퍼바이저는 슈퍼바이지를 인도하기 위한 4가지 질문을 한다. 당신은 지금 어디 있는가? 어디로 가고 싶은가? 어떻게 그곳으로 갈 것인가? 그곳에 도달하면 무엇을 하고 싶은가? 2단계는 슈퍼바이지의 전문적 성취를 방해하는 생각, 느낌, 행동을 설명하는 슈퍼비전에 대한 상담치료적 접근법으로의 이동이다. 3단계는 자기평가와 슈퍼바이저에 의한 탐구를 동반하는 자문 단계다. 이러한 준비를 통해 훈련자는 4단계인 자기 슈퍼비전의 단계로 이동한다.

Hess(1986)는 발달의 과정을 도입(불안정, 의존, 부적절함으로 특징지어짐), 기술 발달(의존에서 자율 및 충분으로의 이동), 공고화(자기확신 및 조건적 의존에서 개별화로의 이동) 그리고 성숙(창조의 시기이며 독립적인 활동) 등 네 단계로 요약했다. Hess 또한 슈퍼바이저가 되어 가는 발달 과정에 대해 언급했다. 즉, 초기(구조를 만들고 슈퍼비전 기술을 배우는 것에 강조점이 있는), 탐구(슈퍼바이지의 배움에 대한 욕구가 슈퍼바이저의 욕구보다 더 중요한) 그리고 슈퍼바이저의 정체성 확정(지식과 슈퍼비전 기술에 대한 자신감으로 특징지을 수 있는) 단계 등 세 단계로 구분하였다. 이러한 슈퍼비전 발달의 단계들은 이 장의 후반부에서 다시 다룬다.

Ralph(1980) 역시 슈퍼비전 과정을 ① 비지식적인 전문가의 지도, ② 내담자/내용 중심의 접근법 채택, ③ 관계 중심의 접근법 그리고 ④ 요법 중심의 슈퍼비전 등 네 단계로 보았다. 따라서 Ralph는 전문가로서의 역할에서 내담자 중심/로저스식의 지향에로, 그다음 강한 치료적 관계의 상호인격적 관점으로, 최종적으로 정신역학적 지향에로 전문가의 발전 과정으로 나아간다.

Rice(1986)는 형성(준비와 만남의 시간으로 정신내적인 문제를 해결한다), 발달(힘과 통제의 문제들이 해결된다), 안정화(슈퍼비전 팀원들이 안정적이고 밀접한 작업관계로 통합된다), 원기 회복(슈퍼비전 관계가 안정되고 효과성과 효율성이 향상된다) 등의 카운슬러 발달 4단계를 제시하였다.

Yogev(1982)은 기술 습득, 공고화 그리고 행위의 평가 등 역할 정의에 대한 세 단계 모형을 우선적으로 대학원 1학년 학생들에게 맞게 제시하였다. Yogev의 모형은 기술 발달, 자기이해 그리고 내담자의 문제점에 대한 이해 등을 강조하고 있다.

D'Andrea(1989)의 '성격-과정 모형(PPM)'으로 불리는 슈퍼비전(감독)에 대한 발달 모형은 세 단계로 Loevinger(1976)의 자아 발달 단계의 응용이다.

Loevinger의 단계 구분에서 첫 번째 단계는 전순응 단계로 불리는데, 즉흥성과 자기방어로 특징지어진다. 카운슬러는 최소의 문제해결 능력을 갖고 있을 뿐이며 타인에 대해 무심하고 단순하게 사고한다. 매우 즉흥적이고 조작적이며 남을 이용하는 성향이 있고 대체적으로 우수한 팀플레이어는 아니다. 이러한 전문적 발달의 초기 단계에서 슈퍼바이지의 요구를 충족시키기 위한 PPM의 우선적인 요소는 슈퍼바이지가 사람이라는 점에 집중한다. 순응 단계의 슈퍼바이지는 명확한 기대사항과 보상체계 그리고 문서상의 슈퍼비전 계약 등 일대일 슈퍼비전을 필요로 한다. D'Andrea는 이것을 슈퍼비전의 초기 단계로 불렀다. 슈퍼바이지는 자신감과 신뢰를 키우고, 일에 뿌리를 내리게 되고 슈퍼비전의 목적을 설정하기 시작한다.

Loevinger의 자아 발달 두 번째 단계는 순응 단계다. 사회적 행동과 협동에 만족하고, 타인에 대해 예민하고, 타인의 수용과 인정 그리고 비판에 훨씬 개방되어 있으며, 규칙과 절차에 대해 훨씬 순응하는 특징을 가지고 있다. 순응적인 슈퍼바이지에게는 그룹 슈퍼비전과 슈퍼바이저의 언어를 통한 피드백, 역할 시연, 팀워크가 필요하며 전순응 단계에서만큼 체계적일 필요는 없다. D'Andrea는 이것을 예비적 슈퍼비전 단계로 불렀다. 슈퍼바이지는 이 단계에서 기술 발달을 위한 보다 넓은 전문적 토대를 마련한다. 또한 전문가적인 자율성과 자기결정 그리고 새로운 작업 방법들을 체득한다.

Loevinger의 체계에서 자아 발달의 세 번째이자 마지막 단계는 자각/탈순응 단계로서 지적 성숙, 공감, 타인에 대한 정확한 인식과 평가, 건설적 비판 능력, 관계에 있어서의 공정성을 중시하는 것으로 특징지어진다. 탈순응은 성과 중심으로 창조적이고 자발적이다. 이 단계의 사람은 슈퍼비전이 성장을 위한 경험이 될 것이라는 기대감이 크고 이들에게 슈퍼비전은 자문, 협동, 보다 큰 책임, 창조성, 리더십 훈련 그리고 동료 슈퍼비전으로 확산된다.

D'Andrea는 이 단계를 통합과 성숙 단계라고 하였다. 이 단계에서 슈퍼바이지는 명확한 전문가적 정체성, 보다 세련되고 효과적인 리더십 스타일과 자신의 창조적 잠재력 그리고 보다 높은 수준의 능력을 펼칠 조건들을 개발한다. 슈퍼바이저는 이 단계에서 동료가 된다.

Bradley(1989)는 발달 단계를 네 가지의 한정적인 단계와 지속적으로 학습하는 한계가 없는 한 단계로 정의하였다. 1단계에서 카운슬러는 전문성을 얻는 데 요구되는 입문 단계의 기술과 기초적인 토대적 지식을 학습한다. 2단계는 카운슬러가 보다 넓은 능력 기반을 가지지만 기술에 있어 한계를 가지는 단계로 완전한 기능을 발휘하는 데까지 발전한다. 대부분은 카운슬러 실습 첫해가 가기 전 두 번째 단계에까지 도달한다. 실습 2년째에 카운슬러는 보다 정화된 능력을 습득하게 되는데, Bradley는 이를 3단계로 불렀다. 3년차가 되면 카운슬러는 4단계로 이동하게 되는데, 이 단계에서는 앞선 기술과 일부 슈퍼비전의 책임이 필요하다. 4단계를 넘어서면 제한 없는 수준의 지속적인 전문성 발달의 과정에 이르게 된다.

Loganbill, Hardy 그리고 Delworth(1982)는 훈련생의 발달 과정을 정체, 혼동, 통합 등 세 단계로 세분하였는데, 슈퍼비전에 있어서 경쟁, 감정적 의식, 자율성, 이론적 정체성, 개인적 차이에 대한 존중, 목적과 방향, 개인적 동기부여 및 직업윤리 등 여덟 가지 문제를 다루기 위한 틀을 제공한다. 저자들은 훈련생이 여러 다양한 영역의 배움을 통해 순환, 재순환되는 과정을 묘사한다. 그렇게 함으로써 내담자의 안위를 지속적으로 확인하고, 발단단계를 통해 성장을 보상하며, 단계의 이전을 촉진하고, 카운슬러를 평가하는 등의 네 가지 슈퍼비전 기능을 설명한다.

이 체계에서 1단계는 경험이 없고 아무것도 모르는 단계다. 2단계는 불안감, 혼란, 충돌 그리고 변동으로 이루어진다. 3단계는 통합, 재조직, 유연함, 안정감 그리고 새로운 개념 이해 등으로 특징지어진다. 슈퍼바이저는 슈퍼바이지가 자신과 세계, 슈퍼바이저 그리고 상담에서 가치를 추구하는 것에 대한 태도를 형성하도록 인도한다. Loganbill, Hardy 그리고 Delworth는 또한 가능성[Wolf(1974/1975)에 의해 알코올중독과 약물남용 분야에서 친숙해진 용어], 진솔성, 낙관주의, 용기, 유머감각, 시간을 선물로 여기는 것, 친밀함의 수용, 환상과 상상에 대한 개방성 및 존중과 배려에 대한 수용 등의 슈퍼바이저 변수를 제시하고 이에 대해 설명한다.

Hess(1986)는 여러 모형들과 함께 이러한 모델들과 슈퍼바이지의 발달을 발달의 네 단계(초기, 기술발달, 공고화, 성숙화)에 의거해 분류하였다. 〈표 6-1〉은 이러한 분류를 보여 준다(Hess, 1986: 54).

슈퍼비전에 대한 발달모델의 타당성에 대한 경험적 증거들은 Heppner와

표 6-1 Hess의 슈퍼비전 모델 발달의 분류

	슈퍼바이지 단계			
	A: 발단	B: 기술 발달	C: 공고화	D: 상호성
Hogan(1964)	1. 불안정감-의존	2. 의존-자율성	3. 자기확신	4. 창의성
Delaney(1972)	1. 초기 회기	3. 선택적 전략과 정체성목표		
	2. 슈퍼비전의 촉진관계	4. 전략의 교수, 재모델링과 보상		
		5. 종료와 후속관리		
Gaoni와 Newmann(1974)	1. 실습생	2. 도제	3. 치료적 인격	4. 상호적 보상
Yogev(1982)	1. 역할 정의	2. 기술 습득	3. 공고화, 실무 평가	
Loganbill, Hardy 그리고 Delworth(1982)	1. 정체	2. 혼란	3. 통합	
Blount와 Glenwick(1982)	1. 적절성-부적절성	2. 의존성 대 자율성	3. 조건적 의존성 대 개인주의	4. 독립적 수행과 동료 간의 자문

Roehlke(1984), Hill, Charles 그리고 Reed(1981), McNeill, Stoltenberg 그리고 Pierce(1985), Miars 등(1983), Reising과 Daniels(1983), Worthington(1984)의 보고서에서 드러난다. 슈퍼비전 발달이론의 주요 개념은 많은 경우 이런 연구결과를 통해 지지된다. 슈퍼비전이 발달할수록 슈퍼바이지는 자기인식 및 상담 기술 수준이 지속적으로 증가하고, 슈퍼비전에 대한 의존성이 줄어들며, 상담을 할 때 훨씬 더 높은 수준의 자율성을 보여 준다.

Stoltenberg와 Delworth의 통합발달적 접근법

Hess가 명료하게 요약했듯이 여러 다양한 발달모델에 공통으로 보이는 주제가 있다. 그러나 어떤 모델도 슈퍼비전에 대한 충분한 표현이나 실행모델이 되지 못한다. 대부분의 모델들이 간략한 논문에서 파생되었다. 그래서 충분히 발달되지 않은 상태이거나 슈퍼비전 모델의 핵심적인 요소를 생략하고 있다(예를 들어, 치료나 훈련 이슈).

이러한 결점들은 이전 모델들의 공통요소들을 종합적이고 정교하게 통합한 Stoltenberg와 Delworth(1987)의 슈퍼비전을 위한 통합발달적 모델(intergrated developmental model: IDM)로 개선되었다. IDM은 이론, 실습 및 연구를 통합하여 슈퍼비전의 목적을 정의하고, 그 특성들을 요약하며, 이것이 어떤 변화를 가져오는지 설명한다. Loganbill, Hardy 그리고 Delworth(1982: 14)가 슈퍼비전을 "강도 높은 대인관계에 초점을 두는 일대일 관계이며 그 관계 안에서 상대방의 치료 능력 발전을 용이하게 한다."라고 정의한 것에 시작점이 있다.

이 모델에서 카운슬러와 슈퍼바이저의 발달 수준은 세 가지 기본적인 구조에 따라 정해진다.

① **자율성**: 권위자에 대한 의존, 독립적 결정 능력, 슈퍼비전 필요 수준, 자신감과 관련된다.
② **자기 자신 또는 타인 인식**: 자기 자신과 타인들에 초점을 두는 지각적이고 감정적인 구성요소들, 즉 두려움, 불안 및 불확실성들과 어떻게 특정한 행동들이 내담자와 타인에게 영향을 주는지와 관련된다.
③ **동기**: 카운슬러의 역할과 조력이라고 하는 상담 과정에 대한 이해, 내담자의 고유한 장단점을 배우는 것과 관련된다.

각각의 발달 단계에서 Stoltenberg와 Delworth는 여덟 가지의 능력 영역 내의 세 구조에 의거해 카운슬러의 향상 정도를 추적하는데, 그것은 알코올중독과 약물남용 분야의 12가지 핵심 기능(12장)과 비교 가능하다.

Stoltenberg와 Delworth의 영역	12가지 핵심 기능
중재기술	선별
평가 방법	평가
대인관계 평가	오리엔테이션
내담자 개념화	초기면접
개인차	상담
이론적 적응	치료 계획
치료목표와 계획	위기 개입
전문가 윤리	내담자 교육
	의뢰
	보고서와 기록
	내담자와 관련한 타 전문가들의 자문/서비스
	사례관리

Stoltenberg와 Delworth는 정신건강전문가들 일반을 위해 저술하면서 발달이 모든 영역에서 같은 비율로 일어나는 것은 아니지만 비교적 체계적으로 다양한 영역에서 계획된 발달 순서를 그린다. 그러나 한 개인의 발달이 고르게 진행되지 않는다 해도 대체적으로 선형적이며 예상 가능한 안정 상태로 기술하는 것이 가능하다. 예를 들어, 대학에서 기초가 확립된 훈련 과정에서, 실전에 앞서 과목들을 들어야 하고 임상적 책임은 등급이 매겨진다. 예를 들어, 심리학 또는 사회복지학 학위 과정에서 초급 임상가는 집단 리더보다 보조적인 일에 배정된다.

한편, 알코올과 약물남용 상담에서는 학교식의 훈련은 거의 없다. 모든 교육, 훈련, 경험 단계에서 카운슬러들은 곧바로 임상장면에 처하게 되고 동시에 상당수의 영역에서 임상적 책임을 부여받는다. 실전에서 카운슬러는 (부득이하게) 가장 빠르게 발달한다. 이러한 조건 하에서 카운슬러의 발달 경로를 정확하게 예측하는 것은 불가능하다. 대신 슈퍼바이저는 카운슬러가 요구되는 작업을 하는 데 필요한 훈련과 지시 그리고 피드백을 받는지 확인하기 위해 각각의 카운슬러의 특정한 발달 경로를 자세히 관찰해야 한다. 이런 부분이 물질남용 분야의 슈퍼비전에서 특별한 도전과제가 된다.

비록 물질남용 분야에서 Stoltenberg와 Delworth의 모델을 적용하는 것이 다른 정신건강 전문 분야와 비교할 때 이례적이지만, 세 단계의 카운슬러 발달모델은 여기서도 동일하게 잘 적용된다. 슈퍼비전의 초기 발달모델들에서처럼 세 단계는 대체적으로 인간 발달 단계에 근거한다. 1단계의 카운슬러는 (전문적으로) 어린아이로 생각될 수 있다. 이들은 의존적이고, 호기심이 많고, 순수하며, 아직 속박되어 있지 않고, 자기중심적이고, 열정이 넘치고, 쉽게 좌절하고, 주목받고 싶어 한다. 2단계에서 카운슬러는 직업적으로 사춘기로 들어선다. 그들은 불안하고, 자기의식적이고, 판단하기 좋아하고, 반항적이고, 자율성을 바라고 정체성의 혼란을 겪는다. 3단계의 카운슬러는 성숙한 전문가로 성장한다. 감정적으로 안정적이고, 자기확신이 있고, 내재적 동기가 있으며, 책임감 있고, 친절하고, 목표지향적이고, 방법에 있어 유연하고, 한계를 알며, 좌절을 감당할 줄 알고, 만족을 지연시킬 줄도 안다.

물론 성인이라고 해서 반드시 인간으로서 완전한 것은 아니다. 직업적으로 발달 과정이 평탄하고 선형적으로 완성되리라는 보장이 없다. 카운슬러가 얼마나 빨리 발달 단계를 거쳐 이동하는가는 적성뿐 아니라 개별적 성장과 개인적 문제들에 달려 있다. 카운슬러로서의 나이, 성별, 인종 및 경험 등이 또한 발달에 영향을 미친다. 카운슬러 발달의 단계 내에 단계들이 있다. 이것은 마치 2세 된 어린아이가 10세 된 아이와 다르고 13세의 사춘기 아이가 18세의 사춘기 아이와 다른 것과 같다. 따라서 3단계의 일반적 특성을 설명하는 것에는 보다 세부적 단계에 대한 설명이 필요하다.

마지막으로, 삶의 다른 모든 분야처럼 두 단계를 전진한 후엔 한 단계 후퇴할 수도 있다. Stoltenberg와 Delworth(1987: 36)에 따르면, "단계들을 역전 가능한 구조적 변화를 대표하는 것으로 보는 한 모델은 훈련생이 새롭거나 애매한 임무에 직면했을 때 겪을 수 있는 단기간의 퇴행에 대비하도록 한다." 실망스러운 임상결과나 신경 쓰이는 대인관계에서의 충돌이 퇴행을 일으킬 수 있다. 카운슬러의 개인적 통합, 건강, 업무 재배정에 따라 퇴행기간이 달라진다.

많은 변수가 모든 단계에서 카운슬러의 발달에 영향을 미치기 때문에 카운슬러의 행동을 일반화하는 것은 어려운 일이다. 모든 영역에서 또는 지속적으로 카운슬러가 2단계에 머물러 있을 것으로 보기는 어렵다. 오히려 카운슬러는 끊임없이 변화하고 성장하는 상태로 보아야 한다. 카운슬러는 발달을 통해 여러 영역 내에서 발전을 하고 퇴행한다. '2단계에 있는 카운슬러들은 이와 같다.' 라고 주장하는 것은 정확하지 않으며 공정하지 않다. 대신 '이 카운슬러는 오늘은 이것과 같다. 내일은 저것과 같을 것이다.' 라고 말하는 것이 현명한 것이다.

카운슬러 발달의 단계

1단계

1단계(입문기) 카운슬러들은 자아가 강한 정도, 일에 대한 경험, 감정적인 성향 그리고 도움의 기술 면에서 서로 다르다. 또한 그들의 개성이 활동에 영향을 주므로 개성과의 타협이 이루어지지 않은 상태이다. 전형적으로 회복의 경험이 그들의 배경에 매우 중요하게 여겨진다. 조력하는 직업을 갖게 하는 것은 이타주의와 남을 돕기를 원하는 마음 때문이다. 알코올과 약물남용 분야에서 이러한 도덕적 헌신은 종종 개인 또는 가족의 물질남용 경험을 토대로 한다. 그러한 경험들은 보다 깊은 이해와 헌신을 가능하게 하는 반면 오직 실습이라는 현실에서 펼쳐질 때만 통하는 역전이의 문제를 만들어 낼 수 있다.

Edelwich와 Brodsky(1980)는 입문기 단계의 카운슬러들이 자신들의 경력 초기에 갖는 열정을 상세히 묘사하였다. 세상을 구하겠다는 임무는 창조적 에너지와 보살핌의 근원이다. 불행하게도 그 열정은 실망으로 이어질 수 있으며 이것은 카운슬러의 소진을 초래할 수 있다. 그러므로 슈퍼바이저의 책임 중 하나는 1단계 카운슬러들이 자신들의 열정을 조절하고 기대감을 조절하도록 돕는 것이다.

- **구조:** Stoltenberg와 Delworth가 확인한 기본적인 구조상의 문제들, 자율

성, 자기 및 타인에 대한 인식 및 동기와 관련하여 1단계 카운슬러들은 다음과 같은 특성을 드러낸다.

① **과도한 의존성**: 1단계 카운슬러들은 자신들의 멘토를 모방하고 슈퍼바이저들에게서 '맞는' 답을 얻고 싶어 한다. 그들은 모든 것을 알고 있다고 믿으며 우러러보는 슈퍼바이저들의는 충고를 과도하게 받아들인다. 그 결과 그들은 임상적인 문제에 요리책식의 해결책을 적용하고 기계적인 상담 스타일을 채택한다.

② **자기 자신 및 타인에 대한 인식 부족**: 자기인식(self-awarness)을 하는 대신 그들은 자기의식적(self-conscious)이다. 그들은 자기 자신에 대해 강하게 집중하는 경향이 있으며 세상이 자신들의 요구를 중심으로 돌아간다고 여긴다. 그들은 비교적 자아개념이 낮고 임상 능력에 대해 자신감이 부족하다. '내가 지금 뭘 하는 거지?' 라는 질문을 많이 하는 만큼 평가에 대해 두려워한다. 과정을 촬영하거나 녹음하고 관찰하는 것이 불편하다. 특히 촬영하는 것은 입문기 카운슬러들에게는 커다란 두려움을 불러일으킨다(Duval & Wicklund, 1972).

③ **범주적 사고**: 한두 가지 낱말로 개념화를 최소화하며 내담자에 대한 이해가 경직되고 유형화되어 있다. 일화적 설명이 분석을 대신한다.

④ **매우 의욕이 있고 일에 헌신함**: 이상주의와 결과에 대한 비현실적인 기대, 그들의 능력에 대한 걱정이 합쳐져 일을 잘하고자 결사적이다.

• **묘사**: 적절하게 개입하는 능력에 대한 자신감이 결여되어 1단계 카운슬러는 걱정과 두려움을 초래한다. 그들은 올바른 개입이 내담자의 문제에 대한 충분한 이해 없이도 선택될 수 있는 것처럼, '제대로 하라'는 요구에 고무된다. 특정한 치료모델에 노출되어 있는 카운슬러는 그 모델을 과용하는 경향을 보일 것이다. 예를 들어, 어떤 카운슬러는 모든 내담자에게 '현실요법' 이 필요하다고 결정할 것이다. 즉, '이렇게 하라고 학교에서 배웠다. 그래서 나는 그렇게 한다.' 는 식이

다. 그런 카운슬러는 슈퍼바이저가 제안할 때조차 다른 여타의 개입 방법들을 피한다. 이러한 근시안이 발달 초기 단계에서 항상 비생산적인 것은 아니다. 이것이 카운슬러에게 행위의 기초를 마련해 주기 때문이다. 그 모델은 카운슬러에게 힘을 줄 수 있다. 이 모델이 제대로 작동하면 카운슬러는 내담자들에게서 변화를 이끌어 낼 수 있다.

어떤 카운슬러들은 '일시적인 유행' 에 열중하여 잘 팔리는 상담을 한다. 뭐든 그들이 최근에 읽은 책에 따르면 된다는 식이다. 이러한 '극단적인 선정주의' 는 이론적 이해에 근거하는 것이 아니라 일종의 원시적인 경험주의에 근거하는 것이다. 카운슬러는 그것이 지속적으로 통하지 않을 때까지 한 모델에 집착할 것이다. 그것이 통하지 않을 때, 슈퍼바이지는 그들이 의존하고 있는 슈퍼바이저로부터 배울 준비가 된 것이다. 이러한 과정이 우연적이고 비효율적이라 할지라도 경험이 없는 카운슬러가 새로운 접근방법에 자신을 개방하는 방법을 보여 준다. 일단 그들이 새 지평을 열면 1단계 카운슬러는 임상 경험과 긍정적인 피드백, 슈퍼바이저들에 의한 모델링과 스태프들이 제안하는 도서목록을 공유하는 것을 선호한다(Worthington & Roehlke, 1979). 그들은 슈퍼바이저들과 동료들과의 관계 정립에 관심을 가진다.

임상 슈퍼바이저 프로그램의 경험에서 1단계 알코올, 약물남용 카운슬러들은 특히 적절한 대면과 자기노출을 시도할 때 슈퍼바이저의 도움을 필요로 한다 (Powell, 1980a). 한쪽 극단에서 그들은 과도하게 직접적이고 간섭적인 태도로 대결하고 노출한다. "들어보세요. 이것이 내가 극복하는 과정에서 시도한 방법입니다. 그러니 당신도 이렇게 하세요." 또 다른 극단에서 그들은 마치 내담자들이 대면하기에는 너무 유약한 것처럼 행동한다. 이러한 '인간 정신의 유리섬유이론' 의 자세에서 내담자들은 약간만 건드려도 깨질 것이고 입문기 카운슬러들은 내담자들에게 접근하는 방법에 있어 교과서에서 조금만 벗어나도 두려워한다.

입문기 카운슬러들이 단언적 사고의 경향을 보인다는 점에서 기본적인 평가 기술에 대한 훈련이 역시 필수적이다. 민감한 평가 기술이 없으므로 1단계 카운슬러는 자신의 고유의 경험을 타인에게 투사한다. 모든 사람들이 음주 단계에 있었을 때의 모습을 상기시켜 준다. 그것을 넘어서 그들은 내담자를 분류하고 문제점들을 개념화하는 데 슈퍼바이저에게 매우 많이 의존해야 한다. 그들의 개념화된 틀이 아직 발달이 되지 않았기 때문이다.

1단계 카운슬러들은 임상적 개념을 내담자의 개인력이라는 단순한 측면에 기초하여 구성하는 경향이 있다. 그들은 '초기 회복 단계에서 모든 내담자들은 ……' 과 같은 공식에 의해 행위한다. 결론은 내담자의 말과 같이 맥락에서 떼어 온 최소한의 정보와 완성된 임상적 전체 그림의 조각들에 근거해 내려진다. 데이터 조각들은 그것들이 그 사례를 전체적으로 조명하기 때문이 아니라 카운슬러의 이론적 성향에 맞기 때문에 취해지는 것이다. 개념화는 단순하고 다차원적이지 않다. 내담자는 '반사회적', '주변적' 또는 '종속적'이다. 1단계 카운슬러는 특히 95%의 내담자가 종속적이며 나머지는 스스로가 종속적임을 부정할 뿐이라는 그럴듯한 주장과 같이 성급한 일반화에 빠지기 쉽다. 명백하게도 그들은 성별, 인종적 · 문화적 차이와 같은 임상적으로 연관성 있는 맥락적 변화요인을 잘 고려하지 못한다. 1단계 카운슬러는 광범위한 관련 정보를 모으고, 이것을 올바르게 개념화하고, 치료를 계획하는 것을 통해 이론적인 틀로 통합하기 위한 배움에 있어 확실한 슈퍼비전을 받는 것이 좋다.

초보 카운슬러들은 올바른 치료 계획을 세우는 방법을 알지 못한다. 그들은 개입에서부터 끝날 때까지 받아들인 것으로부터 치료 과정을 시각화하고 명확하게 할 수 있다. "종종 초보 훈련생들은 자신들이 내담자로 하여금 회기 대부분의 시간 동안 얘기하도록 하면 만족하고, 내담자의 관심들을 다루기 위한 계획을 고안해 낼 수는 없는 것처럼 보인다." (Stoltenberg & Delworth, 1987: 58) 1단계 카운슬러들의 치료 계획은 단순하고 일화적이며 상세한 개입과 테크닉으로 옮기기 어렵다. 장기의 치료목표는 명확하지 않다. 상담의 단기 목적은 대체적인 치료 계획과 관련성이 없다.

마지막으로, 입문기 카운슬러들은 책에서 말하는 도덕적, 전문적 가이드라인을 반복한다. 표준의 실제적인 함의에 대한 이해가 적고 그것을 응용하는 데 경험이 없다. 문제가 발생하면 명백한 윤리적 딜레마에 빠져 꼼짝 못하게 되므로 슈퍼바이저(감독자)가 해결해 주어야 한다. 1단계 카운슬러들의 전형적인 특성들은 〈표 6-2〉에 요약되어 있다.

표 6-2 1단계 카운슬러의 특징

기본 기술에 초점
불안, 열정에 의한 동기화
역할모델의 모방
한 단어의 기술, 범주적 사고의 명료화
정도의 학습, 상세한 설명서의 답변
자기초점을 수반한 고도의 의존
개념 형성의 어려움
자기인식의 결핍
무엇인지 모르는 무지
모델의 남용 시야의 협착증
난관의 직면과 자기개방
설명되는 개념의 사용
범주적 진술
계획적 방법의 제한적 사고
통합적 윤리의 부족

카운슬러의 발달에 관한 대부분의 연구는 입문기 카운슬러들과 연관된다. 왜냐하면 그들이 접근하기 쉽고 연구하기 흥미롭기 때문이다. 그들의 초기 기술 발달과 지식 습득에 대한 것은 자주 연구의 주제가 된다(Hogan, 1964; McNeill, Stoltenberg, & Pierce, 1985; Miars et al., 1983; Raphael, 1982; Stoltenberg, 1981; Stoltenberg, Pierce, & McNeill, 1987; Stoltenberg, Solomon, & Ogden, 1986; Wiley, 1982).

• **슈퍼비전 환경**: 1단계 카운슬러들에게 최적화된 교육환경은 자율성을 고취시키고 한편으로는 지도, 지원하고 구조화된 환경 내에서의 모델링을 제공하는 것이다. 입문기 카운슬러들은 그들의 걱정과 강한 동기를 조절할 구조를 필요로

한다. 슈퍼바이저는 성장과 자율성을 위해 필요로 하는 카운슬러의 욕구를 좌절시키지 않고 기능하도록 카운슬러가 필요로 하는 지원을 제공해야 한다. 특히 물질남용에 대한 경험이 제한적이거나 회복 중에 있지 않은 슈퍼바이저들은 자신의 신뢰성이나 전문성에 대한 도전에 대비해야 한다. 그러한 도전에도 불구하고 슈퍼바이저는 칭찬, 격려와 함께 향상을 위한 충고로써 카운슬러에게 긍정적인 피드백을 제공해야 한다.

'Primum non nocere(첫째, 해를 끼치지 말라)'라는 의학적 교훈에서처럼 슈퍼바이저의 우선적인 책임은 항상 내담자의 요구를 보호하는 것이다. 슈퍼바이저는 자율성 쪽으로 이동하는 카운슬러로 하여금 위험을 감수하도록 독려할 의무가 있다(뒤의 12장에서 논의된 것과 같이). 슈퍼바이지의 행동을 비디오, 일방경을 통해 관찰하는 것뿐 아니라 시뮬레이션, 집단 사례 발표와 역할극 등을 해 볼 수 있다. 슈퍼바이저는 다양한 도구들을 이용하여 카운슬러가 정보를 자기 것으로 흡수하고 범주화하여 올바른 치료 계획을 세우고 개념화하도록 도와야 한다. 이러한 데이터를 시의적절한 방법으로 요약하면 카운슬러가 일화적인 정보의 홍수에 빠져드는 것을 막을 수 있다.

성장을 촉진하기 위해 슈퍼바이저는 카운슬러가 애매함과 충돌에 익숙해지도록 도와야 한다. 이러한 애매함은 도전이 되지만 무기력하게 하지는 않는다. 이러한 불균형(disequilibrium)은 정기적으로 도입되어야 한다. 중요한 것은 지원과 불확실성, 자율성과 의존성의 균형점을 찾는 것이다. 카운슬러가 자신감을 얻고 보다 안정적으로 느끼면 슈퍼바이저에 대한 초기의 의존성은 줄어들 것이다.

마지막으로, 1단계 카운슬러들과 일하는 슈퍼바이저는 슈퍼바이지의 학습 스타일을 고려해야 한다. 어떤 사람들은 행동하는 것을 통해 배우며 이들에게는 보다 독립적인 학습과 도서목록이 주어져야 한다. 다른 이들은 대리 경험을 통해 흡수하고 직접적인 기술 훈련과 슈퍼바이저의 모델링을 통해 학습한다. 학습 스타일은 또한 개념적 기술, 통제 소재(locus of control) 및 구두 대 문어 처리 과정(oral vs. written processing)과 같은 세 가지 변수들의 영향을 받는다.

Stoltenberg와 Delworth는 훈련자의 개념적 수준을 고려하면 적절한 슈퍼비전 환경을 형성하는 데 도움이 된다는 것을 보여 준다. 비교적 낮은 수준의 개념적 기술을 지닌 카운슬러들에게는 체계가 학습을 수월하게 하는 데 필요하다. 보다 높은 수준의 개념적 기술을 가진 사람들은 정보를 학습하고 통합함에 따라 초기 단계에서 슈퍼비전 과정을 명확하게 하기 위해 필요했던 체계에서 급격히 벗어나게 된다.

내적 통제력을 가진 슈퍼바이지들(스스로 일이 일어나게 할 수 있다고 생각하는 사람들)은 정보를 처리하는 것으로 학습할 수 있으며 스스로의 결론을 도출해 낼 수 있다. 외적 통제를 가진 훈련생들은(외부로부터의 힘이 사건을 통제한다고 생각하는 사람들) 직접적인 피드백과 안내를 선호한다. 그들은 스스로 연역적으로 결론을 도출할 수 없기 때문이다(Bernstein & LeComte, 1979; Handley, 1982).

마지막으로, 어떤 슈퍼바이지들은 문서 정보로부터 학습하는 것을 제일 잘하며 어떤 사람들은 대화와 토론을 통해 배운다. 읽는 것을 통해 배우는 사람들에게는 숙제를 내고 읽을거리를 제공해야 한다. 말하는 것을 선호하는 사람들에게는 동료들과 사례에 대해 토론할 기회를 주어 학습한 정보를 체화할 수 있도록

표 6-3 1단계 카운슬러의 슈퍼비전 이슈

수많은 소개에 노출
훈련생의 불안함에 대한 민감성
자율성 증진
위험부담 감수
모델에 대한 노출의 증진
모호성과의 대면
불확실성에 대한 균형 지지
역할모델, 적용, 공개의 사용
개념화에 대한 요청
최초 강점 소개
지나친 통제를 하지 않는 것
훈련자 학습양식의 인식
- 활동적인 것 대 대치적인 것
- 통제의 근원
- 개념 수준
- 구두와 문어 처리 과정

해야 한다(슈퍼비전에 관한 문제들은 〈표 6-3〉에 요약되어 있다).

1단계에서 2단계로의 전환 과정이 항상 명확하고 선형적인 것은 아니다. 개별적 차이, 배경과 내담자 변수, 훈련 과정상의 필요사항이 수행에 영향을 준다. 1단계의 마무리에서 훈련생의 두려움은 덜하지만 여전히 효과적인 치료 전문가가 되기에는 인식이 부족하고 경직되어 있으며 의존적이다. 비록 전보다 더 안정적으로 느끼기는 하지만 여전히 통찰의 한계가 있으며, 자신이 얼마나 부족한지를 모른다. 이러한 전환기에 카운슬러를 돕는 가장 효과적인 방법은 '자신과 내담자에 대한 의식에 집중하는 훈련생의 감정적 직면'을 사용하는 것이다. 이러한 개입은 슈퍼바이저에 의한 과정에 대해 비평의 형태를 띨 수 있으며 슈퍼바이지와 내담자 또는 슈퍼바이지와 슈퍼바이저 간의 상호작용이라는 중요한 측면을 강조한다(Stoltenberg & Delworth, 1987: 69). 불확실성과 의구심을 자극하여 카운슬러로 하여금 일종의 탄생 과정을 거쳐 발달의 다음 단계로 이행하도록 하는 것이다.

어떤 카운슬러들은 1단계를 벗어나지 못한다. 가능하다면 이러한 단계의 카운슬러가 지속할 수 있는 업무로 한정해야 한다. 그들은 스태프들에게 귀중한 자산이 될 수 있다. 그러나 대부분의 기관(병원 또는 상담소)들은 1단계 카운슬러들을 무한정 지원할 수 없으며 2단계 혹은 3단계로 성숙한 스태프가 필요하다. 따라서 대부분의 기관에서 1단계 카운슬러들은 성장하거나 제외될 수 있다. 슈퍼바이저들은 이러한 성장에 대한 당위성에 직면하고 1단계 카운슬러들이 도전할 용기를 갖고 성장하도록 할 책임이 있다. 어떤 카운슬러들은 이 분야를 떠나야 한다.

2단계

1단계 카운슬러들이 기술 발달이란 여정의 시작점에 있다면, 2단계 카운슬러들은 그 여정에서 시험과 고난의 시기에 있다. 직접적 의미에서 사춘기는 카운슬러 발달에서 가장 어려운 시기일 것이다. "동기가 흔들리고, 독립성을 얻기 위해 애쓰고, 보다 자기주장이 강해지고, 모방이 줄어든다." (Stoltenberg, 1981: 60) 그들은 양키 스타디움(Yankee Stadium)에서 집단치료를 진행하지 않을 것이고, 세상을 구할 수도 없다는 현실을 깨달으며, 어려운 문제들을 해결할 수 없다는 무력감에 좌절한다. 빛나는 열정으로 이 분야에 들어섰으므로 이들은 Edelwich와 Brodsky(1980)가 정의한 소진의 두 번째, 세 번째 단계, 즉 정체와 좌절(네 번째 단계는 무감동이다)에 처하기 시작한다. 반면 1단계의 의존성은 의존성과 자율성의 전면전으로 발전하게 된다. 2단계 카운슬러는 모든 상황에서 임상적으로 스스로 설 수 있는 상태는 아니지만 자신의 고유한 정체성을 찾기 위해 노력한다. 이것은 성장의 혼란 단계이며 불안과 모순으로 대변된다(Allen, Szollos, & Williams, 1986; Reising & Daniels, 1983; Zucker & Worthington, 1986).

• **구조**: Stoltenberg-Delworth 체계(자율성, 자기 자신과 타인 인식, 동기)에서 2단계 카운슬러는 다음과 같은 구조적인 성격을 드러낸다.

① **자율성과 의존성 사이에서 동요함**: 2단계 카운슬러들은 보다 큰 자율성을 갈구하며, 그것으로 독립적으로 기능하게 되고 독립적인 지위를 얻기를 바란다. 그러나 어려운 순간에는 슈퍼바이저의 보호 아래로 들어간다.

② **자기 자신과 타인에 대한 인식의 상승**: 이 단계에서 카운슬러들은 상담 과정에 대해 보다 뚜렷하게 이해한다. 그러나 내담자와의 상호작용의 복잡성에 대한 두려움이 커져 좌절을 겪을 수 있고(내담자에 지나치게 감정이입하거나 거리를 두는 등) 역전이가 일어날 수도 있다.

③ **동기 수준의 비일관성**: 치료결과에 따라 카운슬러의 동기가 변화하고 내담자의 성공 여부가 자기효능감에 영향을 준다.

• **묘사**: 2단계 카운슬러들은 성장하고, 자신의 능력을 확대하고, 자신감을 발달시키고자 하는 욕구에 의해 동기화된다. 이때까지 그들은 기초적인 도움의 기술을 습득하였고 임상장면에서 어느 정도의 성공을 경험하였다. 그들은 수많은 상담 기법을 학습하였고 내담자에게 주는 영향력이 명백하다(McNeill, Stoltenberg, & Pierce, 1985). 동시에 내담자에게 정해진 기법만으로 접근하는 것이 적절하지

않음을 깨닫고 요리책 방식으로 해답을 찾으려는 시도를 중단한다. 그들은 기술 개발이 자동으로 일어나지 않는다는 것과 긴 시간을 필요로 하는 과정이라는 것을 알고 있다. 그들은 보다 어려운 사례들을 접하고 좌절하여 자기 자신의 효율성에 대해서 의문을 가질 뿐만 아니라 직업을 제대로 선택했는지 고민한다. 한때 명백하던 것이 안개에 휩싸이고 더욱 복잡하게 된다. 2단계 카운슬러들이 보다 다양한 해결책을 가지고 있지만 한 가지 해결책이 모든 상황에 적합하지 않기 때문에 어떤 내담자에게 어떤 방법을 왜 시도해야 하는지 모른다.

사춘기 청소년처럼 2단계 카운슬러들은 성장하고 모험한다. 그리고 일반적으로 골칫거리가 된다. 그들은 1단계 카운슬러들보다 더 자기주장이 강하지만 스트레스 상황에서 안정감과 슈퍼바이저에 대한 의존을 더 필요로 한다. 2단계 카운슬러는 "충고를 거부하는 부정적인 의미의 독립적인 존재가 되는 것과, 부모와 다른 어른의 도움을 받으며, 위안과 보호가 절실한 두렵고 의존적인 아이 사이에서 동요한다." (Stoltenberg, 1981: 21) 이는 보다 완전하게 사회화되고 감정조절 능력을 얻어 전문적으로 성숙하기 위한 싸움이다.

초심자보다 어려운 사례를 더 많이 다루어야 하므로 2단계 카운슬러들은 이전에 쉽게 성취했던 만큼은 성공적이지 못할 수도 있다. 이전에는 충분했던 단도직입적인 개입이 2단계 카운슬러들이 직면하는 보다 복잡한 상황에서는 충분하지 않다. 그 결과 그들의 동기가 1단계에서 보여 주었던 열정과 직업의 미래에 대한 실망, 심지어는 절망 사이에서 변화한다. 1단계 카운슬러들이 뭘 모르는지조차 알지 못한다면 2단계 카운슬러들은 자신의 약점에 대해 더 잘 알게 되지만 어떻게 해야 할지를 모른다. 불충분한 소득은 그들이 느끼는 좌절과 두려움을 증가키신다. 상담에 대한 초심자적 열정을 가졌을 때 받았던 낮은 급여는, 업무에 좌절감을 느끼면서 더 이상 받아들이려고 하지 않는다(Edelwich & Brodsky, 1980). 궁지에 몰렸다고 느끼며 카운슬러들은 그 분야에서 떠나는 것을 고려하거나, 일을 돌보지 않고 내담자를 마지못해 대하거나, 학술적인 연구에 집중하는 등 업무로부터 감정적 거리를 두게 될 수도 있다. 결국 2단계 카운슬러들은 자신과 직업세계에 대해 보다 현실적인 인식을 갖게 되는 것이다. 이러한 인식이 항상 도움이 되는 것은 아니며 문제를 해결할 기술이 부족하다고 인식하는 만큼 좌절하고 곤경에 빠졌다고 느낀다.

2단계 카운슬러는 1단계 카운슬러보다 자기도취 경향이 적고 보다 내담자중심적이다. 실제로 그들은 지나치게 내담자중심적이어서 과도하게 내담자에 공감한다. Peabody와 Gelso(1982)은 이러한 반응을 '극단적 역전이'라고 불렀으며 Hoffman(1984)는 이것을 '정서적 감염'이라 불렀다. 이것은 카운슬러들로 하여금 내담자에게 빠져들게 하거나 그들로부터 정서적으로 거리를 두게 하며, 이는 모두 치료에 도움이 되지 않는 반응들이다. 이러한 맥락에서 이종 동형의 문제들이 2단계 카운슬러에게 중대한 것이 된다.

2단계 카운슬러들은 대개 특정의 이론적 방침에 고착되지 않는다. 그들은 자신만의 상담모델을 만들기 시작하고, 특정한 내담자에게 다양한 방침을 사용하는 데 보다 능숙하게 된다. 부족한 것은 주어진 상황에서 무엇을 그리고 왜 사용해야 되는지에 대한 이해다. 그들은 특정한 사례에 그들이 사용하는 접근법과 특정한 개입이 왜 필요한지를 정당화하는 데 어려움을 느낄 것이다(Heppener & Roehlke, 1984). 이러한 결점을 보이는 카운슬러는 자신의 기술을 이론적인 방침으로 통합시키지 못한 경우다. 이러한 카운슬러는 새로운 기법과 기술을 배우고 통합하고 싶어 하며 이는 슈퍼바이저의 지시에 의해서가 아니라 자신의 고유한 결단에 의해 학습될 때 가장 잘 이루어진다. 따라서 2단계 카운슬러들에 대한 슈퍼비전의 주요 목표는 사례들을 개념화하고 전체적인 임상 기술을 고도화하는 카운슬러의 능력을 보상하는 한편, 이때까지 발달 측면에서 얻은 요소들을 공고히 하는 것이다.

2단계 카운슬러는 내담자의 요구가 무엇인지를 더 잘 알지만 아직은 내담자에게 어떻게 응대해야 할지 확신하지 못하며 당황하여 특별한 태도로 반응한다. 2단계 카운슬러들은 1단계 카운슬러들보다 임상적인 문제들을 개념화하거나 정교화하는 데 더 낫고 세련된 평가 기술을 가지고 있다. 그들은 미국정신의학회(American Psychiatric Association)의 진단 및 통계 매뉴얼(DSM-III-R, 곧 DSM-IV로 개정)에 정통하기는 하지만 진단 분류의 사용에 대해서 늘 명료하지만은 않다. 일반적으로 내담자의 진단명을 특정 치료 계획 목표나 개입에 부합시키지 못한다.

2단계의 카운슬러들은 '모든 흑인들은 이렇다.' 또는 '그것은 여성 내담자의 전형적인 행동이다.'와 같은 판에 박힌 판정을 하는 경향이 여전히 있긴 하지만 성별, 문화적 변인에 대해 높은 인식을 가지고 있다. Stoltenberg와 Delworth(1987: 77)에 의하면, "개인적 차이의 영역인 2단계에서 가장 생산적인 작업이 이루어진다. 훈련생들은 이제 혼란스러워하거나 동요하기는 하지만 개인의 차이에 대한 깊이 있는 인식을 가지고 다양한 인간의 경험을 보고 이해하는 데 매우 개방적이다."

마지막으로, 2단계 카운슬러들은 직업윤리에 대한 보다 복합적인 이해를 한다. 그들은 1단계 카운슬러들이 상상하듯이 윤리 기준이 상황에 맞춘 듯이 들어맞지 않는다는 것을 깨닫는다. 내담자를 지나치게 수용하는 경향으로 인해 2단계 카운슬러는 모든 윤리적 딜레마 상황에서 기관에 대항하여 무비판적으로 내담자의 입장에 설 수도 있다. 이러한 반응으로 슈퍼바이저와 슈퍼바이지가 충돌할 수 있다(Reising & Daniels, 1983)(〈표 6-4〉는 2단계 카운슬러의 특성을 요약하고 있다).

표 6-4 2단계 카운슬러의 특징

내담자에게 더 많은 중점을 둔다.
보다 많은 인식, 좌절, 혼란을 보인다.
1단계처럼 진전을 보이지는 못한다.
불확실성과 이상주의를 나타낸다.
어려운 내담자를 경험한 후 동기를 잃어버린다.
의존성/자율성으로 슈퍼바이저와 갈등한다.
모방이 적어지고 보다 자기주장적이 된다.
조언을 구하는 횟수가 줄어든다.
내담자 분류에 대해 보다 명확해진다.
문화적 인식이 증대한다.
더 많은 절충적 이론을 사용한다.
보다 정형화된 윤리의식을 보인다.

• **슈퍼비전 환경**: 슈퍼바이저는 1단계와 3단계 카운슬러들의 차이를 고려하여 슈퍼비전의 접근법을 달리해야 한다. 1단계 카운슬러들이 구조, 지원 및 특정한 지시를 필요로 하는 반면, 2단계 카운슬러들은 지지와 제한적 지식과 양가감정의 명확성을 통해 중간 수준의 지시(덜 규범화된)로서 보다 많은 자율성을 허용하는 환경이 필요하다. 이 단계에서 슈퍼비전은 투명한 안전망을 제공하고 카운슬러들에게 그들이 실패할 경우 누군가가 지키고 있어 잡아 줄 것이라는 점을 아는 가운데 모험할 수 있는 용기를 주어야 한다. 슈퍼바이저는 설교보다는 많은 모델링의 기회를 제공해야 한다. 카운슬러들이 스스로 고치도록 장비를 제공할 필요가 있다.

2단계 카운슬러들은 도덕적이고 어려운 사례와 성공할 가능성이 높은 사례를 균형 있게 배정받아야 한다. 어려운 사례만을 배정받는 카운슬러는 좌절을 경험한 후 제대로 된 일을 할 수 없다는 결론을 내릴지도 모른다. 다른 한편의 극단에서 단순한 사례만을 받은 카운슬러는 전문가로서의 성장 기회를 박탈당할 수 있다. 카운슬러들이 자기 자신의 사례를 선택할 수 있는 한 슈퍼바이저들은 그들의 선택에 주의를 기울여야 한다. 카운슬러가 성공할 수 있는 내담자만을 찾는가, 아니면 자신의 능력에 부치는 내담자를 선택하는가? 카운슬러는 동료들과 슈퍼바이저 앞에서 능력 있게 보이고 싶어서 어려운 사례를 내놓지 않을 수 있다. 그러나 카운슬러에게 어려운 사례들을 통해 작업하도록 독려해야 한다. 그래야 전문가적 성장과 만족을 얻을 수 있기 때문이다.

2단계에서 카운슬러는 보다 자율적으로 기능할 필요가 있지만 슈퍼바이저의 슈퍼비전은 사례를 할당한 후에도 지속된다. 내담자뿐만이 아니라 카운슬러를 위해서 슈퍼바이저는 카운슬러를 저버리면 안 되며 아직은 불안정한 카운슬러의 상담 수행을 모니터해야 한다. 2단계 카운슬러는 자유롭게 모든 영역들을 경험할 필요가 있다(Rabinowitz, Heppner, & Roehlke, 1985). 카운슬러들은 더 이상 요리책 방식을 고수하거나 문책받을 것을 두려워하지 않으므로 1단계보다 2단계에서는 슈퍼바이저가 세세하게 간섭하지 않아도 된다. 2단계 카운슬러들은 전문가적 역할에서 자아감을 성장시키므로 슈퍼바이저는 더 자유롭게 지적해 줄 수 있다. 슈퍼바이지가 과다한 불균형 상태를 만들지 않는다면 어느 정도의 불협화음은 필요하다.

한편으로, 슈퍼바이저들은 2단계 카운슬러들이 슈퍼바이저의 말을 복음처럼 여기지 않는다는 것을 알고 자신들의 지식과 권위를 뛰어넘으려는 도전에 대비해야 한다. 자신의 임상 기술에 대해 안정감을 느끼는 슈퍼바이저들은 자신의 전문성에 대한 권위에서 한 발 물러나 카운슬러들의 도전을 들어 보고 그에 대응할 것이다. 안정적인 슈퍼바이저들에게 그러한 도전은 성장의 기회다.

Hill, Charles 그리고 Reed(1981)는 입문 단계의 카운슬러들이 그들의 슈퍼바이저들은 거의 모든 것을 다 안다고 믿는다는 사실을 발견하였다. 시간이 흐름에 따라 그들은 슈퍼바이저들도 사람이고 그들의 지식과 판단에 현실적 한계가 있다는 점을 인정하게 될 것이다. 그러나 슈퍼바이저들에 대한 이러한 성숙한 이해에 자연스럽거나 선형적으로 도달하는 것은 아니다. 대신 2단계 카운슬러들은 슈퍼바이저에 대해 상반된 의견을 가지곤 한다. 많은 청소년이 자신들의 부모에 대해 그러하듯이, 카운슬러가 슈퍼바이저를 무능하다고 볼 때 곧 카운슬러가 슈퍼바이저의 기술에 대한 보다 현실적인 지각을 할 것임을 알아야 한다. Mark Twain은 청소년이었을 때 자기 부모가 아무것도 모른다고 생각했다고 적었다. 그는 21세가 되어서야 부모가 얼마나 많은 것을 알고 있었는지 깨닫고 놀랐다고 한다.

1단계 카운슬러들이 수평적인 성장으로 특징지어진다면, 2단계 카운슬러들은 보다 들쭉날쭉한 발달 경로를 그린다. 선형보다는 순환적인 그림을 그리며 발전하는데, 때로는 초기 발달 문제로 퇴행하기도 한다. 2단계 카운슬러는 1단계 카운슬러보다 덜 안정적이고 미숙하게 보이기까지 한다. 슈퍼바이저는 이러한 과정을 확인해 주고 카운슬러들에게 좌절, 염려, 퇴행의 시기는 흔하게 일어나는 것이라는 점을 확인시켜 주어야 한다. 이렇게 확인해 줌으로써 카운슬러들이 '정상' 적임을 알게 해 준다. 따라서 슈퍼바이저가 해야 하는 작업은 성숙 과정의 역경과 방황기를 두고 카운슬러들을 인도하는 것이다.

2단계 카운슬러들의 수많은 도전이 슈퍼바이저의 일을 흥미롭고 보람 있고 때론 좌절하게 한다. 도전의 성격은 사용된 슈퍼비전 모델에 따라 다양하다. 그것이 치료지향 모델이라면 슈퍼바이저는 명확한 한계를 정해야 한다. 충고하고자 하는 유혹은 2단계에서 보다 지속적으로 일어난다. 2단계 카운슬러들의 슈퍼바이저들에게는 유머감각이 필요하며 자신뿐만 아니라 때로는 카운슬러에 대해서 웃어넘길 필요도 있다. 2단계 슈퍼바이지들은 같이 일하는 것이 어려울 수 있지만 결국에는 매우 만족스러울 수 있다. 사춘기 청소년이 성인으로 성숙해 가는 것을 보는 것은 매우 큰 기쁨이다. 풋내기 카운슬러가 완전한 전문가로 발전하는 것을 보는 것도 마찬가지다. 카운슬러의 좌절은 그들이 3단계로 접어들면서 줄어들 것이다. 다행스럽게도 대부분의 카운슬러들은 빨리 사춘기를 극복하고 3단계로 이동하거나 아니면 이 분야를 떠난다. 2단계에 계속 머무는 사람들은 거의 없다. 좌절감이 너무 커지기 때문이다(〈표 6-5〉는 슈퍼비전(감독)의 문제를 요약하고 있다).

표 6-5 2단계 카운슬러의 슈퍼비전 이슈

카운슬러가 상담 시 기법에 구애되는 정도가 줄어들다는 점을 이해해야 한다.
카운슬러가 직면에 준비가 되어 있고, 대안을 배울 필요가 있음을 알아야 한다.
슈퍼바이저 능력에 도전받을 준비를 해야 한다.
전이에 초점을 두어야 한다.
독립적이 될 수 있도록 격려해 주어야 한다.
카운슬러가 자신의 잘못을 알더라도 그것을 고칠 수 있는 기술이 부족하다는 것을 알아야 한다.
내담자에 대해 다각도에서 볼 수 있도록 도와야 한다.
이론적 근거에 확신을 가지고 상담하는 것이 필요하다는 것을 깨닫도록 도와야 한다.
슈퍼비전과 치료를 확실히 구별해야 한다.

3단계

2단계 카운슬러들이 발달의 시험과 고난의 시기에 있다면, 3단계 카운슬러들은 폭풍 후의 고요를 즐길 수 있다. Yalom(1995)이 치료집단의 발달단계를 참고하여 사용한 용어를 적용하면 1단계는 형성기(forming), 2단계는 폭풍기

(storming), 3단계는 규범기(norming)라고 묘사할 수 있다. 경험이 많은 카운슬러에게 규범화(norming)는 자기 자신의 치료모델을 확립하고 여러 임상적 상황에서 접근법을 일반화하는 것과 관련이 있다. 3단계에서 동기는 안정적이다. 또한 자율성과 상호의존성이 2단계 카운슬러의 내적 갈등을 대체한다. 3단계 카운슬러는 모든 영역에서 안정적인 수행 능력을 보여 준다. 카운슬러들은 보다 넓은 범위의 내담자들에게 노출되어 성숙하고 다양한 맥락의 문제들에 적응할 수 있다. "성공적인 작업이 이루어질 것 같지 않은 내담자와 대면할 때라도 카운슬러의 동기는 잘 꺾이지 않는다." (Stoltenberg & Delworth, 1987: 40)

이들은 상담 분야에서 성인이 되었고 통상적인 사람의 일생에서 성인기가 가장 긴 기간인 것처럼, 3단계도 통상적인 경력 기간 중 가장 긴 시기다. 일단 기초적인 기술을 습득하면 카운슬러는 그들의 경력 기간을 두고 성숙하기를 지속한다. 그것은 생애를 지속하는 발달의 긴 여정이다(Powell, 2003).

• **구조**: 다음은 Stoltenberg와 Delworth의 발달 단계에서 3단계 카운슬러의 두드러진 특징들이다.

① **안정적으로 자율적임**: 3단계 카운슬러는 슈퍼바이저 및 동료들과 상호의존적인 관계를 형성할 만큼 충분히 안정적이다. 대부분의 임상활동에서 자율적으로 기능하면서 다른 스태프와의 관계에서 적절하게 지원하고 의존한다.

② **자기 자신과 타인을 인식하고 받아들임**: 3단계 카운슬러들은 자신들의 약한 부분에서 성장할 능력이 있다는 현실적인 자신감과 더불어 자신의 강점과 한계에 대한 성숙한 인식을 갖고 있다. 마찬가지로 그들은 상호작용 과정에서 충분히 객관성을 유지하면서 내담자에게 감정이입한다. 그 결과 그들은 자신과 내담자의 반응을 치료적으로 사용한다. 타인에 대한 인식이 커지면서 슈퍼바이저와 보다 평등하고 상호지원적 관계를 형성한다.

③ **안정적으로 동기화됨**: 3단계 카운슬러들의 동기는 지속적이고 항상적이며 현실적이고 균형을 이루고 있다. 그들은 자신이 세상을 구할 수 없다는 것을

알고 있다. 그들은 사무실 '문 앞에서 자아를 확인하고' 업무 후에는 업무를 집으로까지 가지고 가지 않는다. 의문점이 남아 있어도 그것 때문에 무력해지지 않는다. 대신 그들은 '의문점에도 불구하고 헌신'한다(Reising & Daniels, 1983: 241).

• **묘사**: 3단계 카운슬러들은 점증하는 자기인식, 자신감과 일에 임하는 감정적 안정감을 보여 준다. 그들은 인격적으로 그리고 전문적으로 차별되며 자신의 고유한 전문적 정체성을 키워 간다. 더욱이 3단계의 카운슬러들은 상담의 한계에 대해 현실감을 가지고 있다. 결과적으로 그들은 모호함과 의문점에 대해서도 보다 편안하다.

카운슬러들은 자신의 일에 대한 균형 잡힌 관점에 도달해 이제 자신을 이 분야로 이끈 동기에 대해서도 이해하기 시작한다. Loganbill, Hardy 그리고 Delworth(1982)는 조력하는 전문가로서 입문하도록 사람들을 동기화하는 6가지 일반적 요인을 열거하였는데, 그것은 친밀감, 힘, 경제적 성공, 인격적 성장, 지적 자극 그리고 이타주의다. 이에 더해 재활 과정에서 타인을 돕는 것으로 얻는 희열이 있다. 카운슬러들이 이러한 동기들과 그것들이 임상 활동에 미치는 영향을 이해하는 것은 발달의 모든 단계에서 매우 바람직하다. 그러나 1단계 카운슬러는 그러한 통찰을 발달시키고 적용할 처지가 아니다. 2단계 카운슬러는 때때로 그렇게 할 수 있으나 발달의 폭풍기에서 편견 없는 자아 확인은 대개 불가능하다. 카운슬러들이 자신의 동기를 인정하고, 임상적 관계를 통해 작업하고, 그것을 건설적으로 연결시킬 만큼 충분히 침착하고, 반영적이며, 수용력이 있는 것이 바로 3단계다. 슈퍼바이저의 인도는 이러한 문제들을 대면하는 데 매우 중요하다(Hill, Charles, & Reed, 1981; McNeill, Stoltenberg, & Pierce, 1985; Reising & Daniels, 1983).

이론적 지향과 관련하여 3단계 카운슬러들은 (편의주의나 임시방편 등에 매달리는 등의) 임의적인 절충주의에 매달리거나 이론과 접근법에 대해 엄격하고 독단적으로 추종하지 않는다. 그들이 자신들의 치료모델을 절충적이라고 묘사할 때는 그것이 특정한 상담모델에 근거하는 것이라 해도 특정한 맥락에서 내담자에게 맞도록 다양한 모델에서 이끌어 낸다. 명확한 답에 집착하는 대신 그들은 창의적으로 일반적인 접근법들을 내담자 개개의 변수에 적용한다.

확고하지만 유연한 이론적 지향은 개념, 치료 목적 그리고 기법의 명확한 관계를 설명한다. 3단계 카운슬러들은 치료 계획을 그들의 평가, 개념화 그리고 특정한 임상적 개입을 함께 묶는 고정핀으로 사용한다. 이러한 치료 계획들은 집중적이고 일관성 있고 잘 조화된 기록들이다.

3단계 카운슬러들의 상담 기술은 매우 숙달되어 있다. 그들은 다양한 접근법을 실험할 수 있고 임상목표를 향한 길이 막히면 쉽게 다른 길을 선택한다. 그들은 면담하고 진단하고 평가하는 과정을 완전하게 이해하고 있으며 어떤 분야에서 부족하다고 생각하면 훈련 방법을 찾는다. 1단계의 전형적으로 판에 박히거나 범주적인 사고에서 벗어나 각각의 내담자들이 고유하다는 점을 깨닫는다. 더욱이 그들은 나이, 성별, 인종과 진단상의 범주와 같은 광범위한 변수들과 관련하여 고유성을 이해할 수 있다. 이러한 심도 있는 이해는 임상적 개념화를 향상시키고 치료목적을 명확하게 할 수 있도록 한다.

3단계 카운슬러들은 전문가적 윤리를 잘 이해한다. 그들은 도덕적 딜레마에 대해 교과서식의 해답을 기대하지 않는다. 왜냐하면 현실에서는 명확한 분류가 가능하지 않으며 도덕적인 자기만족이 어렵다는 것을 경험으로 알고 있기 때문이다. 예를 들어, 제대로 슈퍼비전을 받은 카운슬러들은 모든 수준에서 내담자를 향해 역전이를 갖는 것과 성적으로 행동화하는 것 간에 경계를 짓고 존중하는 것을 학습했다. 대부분의 카운슬러들은 성적인 유혹이 느껴질 때 불편하지 않은 방향으로, 그러한 감정을 치료적이고 교육적인 소득으로 변하게 하는 특성을 3단계에 이르는 과정에서 내재화한다. 그런 다음 이전의 내담자와 개인적인 관계를 위해 선을 넘을 것인지 등의 부분에서 생겨나는 애매한 질문이나 회색지대의 문제를 처리하기 시작한다(Edelwich & Brodsky, 1991)(이러한 윤리적 복잡성은 12장과 15장에서 더 자세하게 다룬다).

3단계 카운슬러들에 대한 훈련과 슈퍼비전은 일생 동안 지속되며 멘터십에서 상호지원적 동료관계와 자문에 더 가까운 서로 간의 대화로 발달한다. 그러나 이러한 낙관적이고 진취적인 틀에서 슈퍼바이저들은 주의해야 한다. 왜냐하면 카운슬러가 2단계의 표면적인 혼란을 벗어남으로써 전문적인 성숙의 기미를 보이는 유사 3단계에 있을지도 모르기 때문이다. Stoltenberg와 Delworth (1987: 103)는 그러한 사례를 다음과 같이 묘사하고 있다. "경직되고 이원론적인 1단계에 뿌리를 두고 겉으로는 관심사항들의 치료 과정을 보다 세련된 방법으로 보여 주기만 할 뿐이다." 이와 같은 개인들을 구별하기는 어려울 것이다. 게다가 슈퍼바이저들은 모든 영역에서 동일한 발달 단계에 이르지 못한 카운슬러들을 주의해서 관찰하여야 한다. 예를 들어, 카운슬러는 평가에 능숙하지만 집단상담에는 취약할지도 모른다. 슈퍼바이저는 모든 영역의 숙련도에 대한 잘못된 인상을 주는 후광 효과가 일어나지 않도록 해야 한다.

마지막으로, 3단계 카운슬러는 근무 환경, 담당 사례건수 부하량, 개인적 스트레스 요인, 기관의 방침과 절차, 여타 상황 변수 등으로 인해 일시적으로 이전 발달 단계로 퇴행할 수 있다. 적절한 개입(자발적이고 감독적이거나 제도적인)과 과도하거나 해결이 어려운 문제들이 없다면 카운슬러는 빨리 회복하고 3단계로 돌아올 것이다. 그러나 현실적으로 카운슬러와 슈퍼바이저는 (열정에서 침체 혹은 좌절로) 소진의 주기가 반복되는 경험이며 정상적인 직업 생활의 일부라는 사실을 인식해야 한다. 개입은 장기적인 무관심이라는 4단계로 떨어지지 않도록 계획되어야 한다(Edelwich & Brodsky, 1980)(〈표 6-6〉은 3단계 카운슬러의 특성들을 요약한다).

표 6-6 3단계 카운슬러의 특징

내담자에 대한 깊은 이해가 있다.
의혹에 압도당하지 않고 한계를 이해한다.
시간에 구애받지 않고 일관되게 동기화되어 있다.
자신의 치료 스타일을 가지고 있다.
여섯 가지 요소에서 인정되어 있다.
- 친밀감
- 능력
- 재정적 근심거리

- 개인적인 성장
- 지적 능력
- 이타주의

방어적이지 않다.
자기를 적절하게 사용할 줄 안다.
상담 중 자신의 가설이 틀렸을 때 다른 방식으로 전환할 수 있다.
내담자와의 상담시간을 되도록 변경하지 않는다.
치료적 지향이 다른 슈퍼바이저의 견해를 받아들인다.
사정에서 중재로, 중재에서 개념화로 부드럽게 진행한다.
폭넓은 윤리적 관점을 가지고 있다.

• **슈퍼비전 환경**: 1단계 카운슬러를 슈퍼비전하는 이들의 슬로건이 인내이고 2단계의 경우 유연성이라면, 3단계에서는 현명함이다. 자아와 임상 활동의 실제에 대한 이해를 모델링하는 동안 슈퍼바이저는 슈퍼바이지가 추후관리를 위한 방법, 평가에 의한 모든 영역에서 숙련된 통합성을 얻도록 이끈다. 슈퍼바이저는 카운슬러를 직면할 때 지지적이고 촉진적이며 탐구적이고 적절한 방법으로 직면하는 것이 현명하다. 슈퍼바이저들의 촉매와 같은 의견은 선행학습의 증가와 심도 있는 개념 발달로 이끌어 자기탐구를 장려한다는 점에서 특히 유익하다.

이론적인 지향에 있어서 보다 안정적이므로 3단계 카운슬러들은 다른 지향을 가진 슈퍼바이저들을 받아들일 수 있다. 그들은 대화, 다양성, 발견을 가치 있게 여긴다. 동시에 그들은 자신에게 가르칠 것이 있는 노련한 슈퍼바이저들을 필요로 한다. 이 발달 단계에서 카운슬러는 존경할 수 있고, 지평을 열어 주고, 도전 상황에서 적절하게 지도할 수 있는 슈퍼바이저를 찾는다. 다음 절에서 다루는 슈퍼바이저들을 위한 발달 체계와 관련하여 3단계 카운슬러는 3단계 슈퍼바이저에게 슈퍼비전을 받을 필요가 있다. 그렇지 않다면 카운슬러는 슈퍼바이저의 크지 않은 기대에 머물러 성장의 기회를 잃어버리고 지도와 자극을 다른 곳에서 찾게 된다.

3단계 카운슬러들은 경력상의 변화를 경험하기 쉽다. 세련됨과 전문성이 높은 수준에 이르러 다른 기관이 데려가거나 내부에서 승진하기에 충분하다. 자연스럽게 그들이 슈퍼바이저의 역할로 옮겨 갈 수도 있다. 3단계 카운슬러는 슈퍼바이지들과의 미해결 문제들을 무의식적으로 행위화하지 않으려면 슈퍼비전에서 이들과의 문제들을 마무리하는 것이 중요하다.

슈퍼바이저의 자기노출은 1단계와 2단계 카운슬러들보다는 3단계 카운슬러와의 관계에서 더 적절하다. 1단계 카운슬러들은 그들의 슈퍼바이저들의 자기노출적인 말을 듣는 것에 대해 불편해하는 경향이 있다. 2단계 카운슬러들은 슈퍼바이저의 자기노출이 생색내거나 권위를 손상시키는 것이라고 볼 수 있다. 3단계 카운슬러들은 자기 자신과 타인에 대한 인식의 수준이 높아 슈퍼바이저의 자기노출을 덜 민감하고 자연스럽게 받아들인다. 전체적으로 자아의 욕구를 버리고 카운슬러가 그들의 속도와 방식대로 성장하도록 한다면, 3단계 카운슬러들을 슈퍼비전하는 것은 매우 보람 있는 경험이다.

표 6-7 3단계 카운슬러의 슈퍼비전 이슈

3단계의 카운슬러/슈퍼바이저를 요구해야 한다.
내담자 중심의 접근을 사용해야 한다.
지지적인 동료/친구, 현실 검증자, 경험의 공유자가 되어야 한다.
지도할 때 지혜를 사용해야 한다.
카운슬러에게 자극제가 되고 도전할 수 있도록 격려해야 한다.
도움이 된다면 자기개방을 해야 한다.

슈퍼바이저 발달 단계

Stoltenberg와 Delworth의 모델은 카운슬러 발달단계와 병치되는 3단계의 슈퍼바이저 발달 단계를 제시한다. 유아기에서 사춘기를 거쳐 성인기로 이르는 발달 경로에 대한 유추는 여기에도 잘 적용된다. 슈퍼비전 발달의 3단계를 상세하게 묘사하는 것은 슈퍼바이저 훈련과 평가뿐 아니라 슈퍼바이저와 슈퍼바이지를 연결짓는 데도 유용하다.

슈퍼바이저들은 카운슬러들처럼 여러 영역에서—선생으로, 슈퍼비전으로,

치어리더로, 조언자로, 평가자로, 행정가로, 역할모델로 그리고 멘토로—다양한 역할로 활동한다(때로는 괴롭히는 사람으로까지). 보다 앞선 슈퍼바이저들은 슈퍼바이지의 요구에 따라 자유자재로 각각의 역할을 수행해 나간다. 입문기 슈퍼바이저들은 입문기 카운슬러들처럼 한두 가지 기량만을 이용하거나 남용하는데, 그러한 경험과 실력이 자라나면서 선택할 수 있는 더 많은 수단과 기술과 전략을 습득한다. 1단계 대 3단계 카운슬러의 경우에서처럼, 이것은 타자가 누군지에 상관없이 한 가지 종류의 좋은 공을 던질 수 있는 하위 팀 투수와 타자에 따라 다양하게 공을 던질 수 있는 최고 컨디션의 메이저리그 투수와의 차이와 같다.

물론 임상 슈퍼바이저는 숙련된 카운슬러여야 한다. 슈퍼바이저의 책임을 맡을 준비가 되어 있는 지원자는 3단계 카운슬러라고 생각된다. 그러나 슈퍼비전이 필수 기술과 숙련됨을 요구하는 분야이므로 높은 단계의 카운슬러조차도 초급 또는 중급 수준의 슈퍼바이저가 될 수 있을 뿐이다. 슈퍼바이저로서 자기 자신 또는 타인의 발달 단계를 평가하기 위한 지침은 〈부록 1~6〉에서 참고할 수 있다.

1단계

1단계 슈퍼바이저는 불안과 솔직함으로 특징지어진다. 그들은 옳은 말을 하려 하고 옳은 답을 내려고 하며 요리책 방식으로 슈퍼비전하고자 한다. 그들은 기계적이고 숙련가의 역할을 흉내 낸다. 그들은 자주 자신들의 슈퍼바이저에게서 도움을 구하고 자신의 경험에 종속된다. 새로운 작업에 대한 도전에 흥분하고, 매우 높은 수준으로 동기부여되어 있으며, 훈련생의 성공이 그들에게 매우 중요하다. 성공할 필요를 매우 강하게 느끼고, 슈퍼바이지들이 자신의 상담모델을 받아들이도록 하는 데 지나치게 노력하는 입문기의 슈퍼바이저들은 슈퍼비전에 대한 구조가 필요하다.

1단계 슈퍼바이저는 높은 단계의 카운슬러이므로 좋은 임상가로부터 많은 것을 배우고자 하는 1단계 카운슬러에게 도움이 될 수 있다. 그러나 1단계 슈퍼바이저는 슈퍼바이저의 권위에 도전하기 좋아하는 2단계 카운슬러와는 잘 맞지 않는다. 슈퍼비전에 대한 이론적 접근에 있어서 안정적이지 않은 1단계 슈퍼바이저에게 도전적인 카운슬러는 위협이 될 수 있다. 그러한 도전은 슈퍼바이저가 전문적으로 성숙하게 하는 압력이 된다. 그러나 Stoltenberg & Delworth(1987: 156)에 따르면, "1단계 슈퍼바이저가 2단계 카운슬러의 갈등과 혼란을 다룰 수 있는 방법은 없다. 둘 다 슈퍼비전의 시간이 지나기를 기다리는데, 얻을 수 있는 결과가 별로 없다." 둘 다 '좋은 게 좋은 것이다.' 라는 공무원의 생존 방식을 택해야 한다(〈표 6-8〉 참조).

표 6-8 1단계 슈퍼바이저의 특징

기계적인 접근을 한다.
강력한 전문가의 역할을 한다.
자신의 슈퍼바이저에게 의존한다.
매우 높게 동기화되어 있다.
구조화가 많이 되어 있다.
수련자에게 한 모델에 몰두하도록 가르친다.
2단계 카운슬러와 마찰을 일으킨다.

2단계

2단계 슈퍼바이저는 혼란, 갈등, 좌절로 특징지어진다. 그들은 슈퍼비전이 생각했던 것보다 복잡하다는 것을 깨닫는다. 이것은 더 이상 그들이 생각하던 위대한 모험도 고상한 경험도 아니다. 월급을 더 받는다고 해도 부가된 책임, 근무시간, 좌절에 비하면 보상이 되지 않는다. 그 결과 슈퍼바이저의 목적의식을 잃어버릴지도 모르고 회기마다 동기가 다를지도 모른다. "종종 범하는 실수에 대해 신뢰받는 슈퍼바이저나 동료들의 도움을 얻으면서 슈퍼비전에서 자기 식대로 가려는 경향이 있다."(Stoltenberg & Delworth, 1987: 156) 2단계 슈퍼바이저들은 자기의 좌절이 행정이나 카운슬러들 때문이라고 탓하면서 스태프들 간에 상호작용을 하지 않으려 할 수 있다.

다행히도 슈퍼바이저들은 이 단계에 오래 머물러 있지 않는다. 그들은 성장하든지 나가떨어진다. 대부분의 경우, 특히 적절하고 지속적인 훈련 경험이 주어진다면 그들은 통찰력과 인식을 가지고 선임 슈퍼바이저가 된다(예를 들어, 공동 슈퍼비전은 기법을 배우고 기술에 대해 보다 안정감을 갖게 되는 소중한 방식이다). 그러나 '사춘기' 슈퍼바이저들은 3단계 슈퍼바이저로 성장하기에 충분히 긴 기간 동안 자신들의 역할에 몰입되어 있을 수 있다.

2단계 슈퍼바이저들은 사춘기와 상급 카운슬러들과 잘 맞지 않는다. 그들은 슈퍼바이저의 권위에 도전하지 않고 그들의 임상적 경험을 배우는 입문기 카운슬러들과 가장 잘 맞는다. 그러나 2단계 슈퍼바이저들과 2단계 카운슬러들은 솔직한 분위기에서 그들의 유약함과 성장에 대한 욕구를 공유한다면 잘 맞을 수도 있다(〈표 6-9〉 참조).

표 6-9 2단계 슈퍼바이저의 특징

혼란과 갈등을 보인다.
슈퍼비전과 상담을 더 복잡하고 다차원적으로 본다.
슈퍼바이저 역할에 대해 보상이 없을 때 동기가 오르락내리락한다.
슈퍼바이지에 초점을 둔다.
객관성을 상실한다.
자신의 문제를 보지 못하고 슈퍼바이지를 비난한다.
1단계 카운슬러에게 가장 잘 맞고 2단계 카운슬러와는 그런대로 괜찮다.

3단계

슈퍼바이저들 대부분은 3단계로 이동하여 안정적이고 자율적으로 기능한다. 일관되게 동기화되고 슈퍼비전을 별로 필요로 하지 않는다. 이러한 슈퍼바이저들은 솔직한 자기평가를 할 수 있고 비교적 모든 영역에서 노련하다. 비록 그들이 (그들의 상담모델과 다른 요소들에 따라서) 일반적으로 선호하는 단계가 있다 해도 모든 단계의 카운슬러들을 슈퍼비전할 수 있다(〈표 6-10〉 참조).

표 6-10 3단계 슈퍼바이저의 특징

자율적으로 역할을 수행한다.
자신과 슈퍼바이지에게서 일어나는 것들을 자각한다.
경계와 역할을 구분할 수 있다.
항상 슈퍼비전이 가능하다.
카운슬러에게 특정한 수준으로 대한다.

슈퍼바이저의 발달 단계 평가

슈퍼바이저의 전문적 발달 단계는 슈퍼바이지의 평가와 자신의 슈퍼비전(〈부록 5〉), 자기 슈퍼비전의 평가(〈부록 6〉), 자기평가 도구(〈부록 3, 4〉)와 다음과 같은 질문을 검토하는 것을 통해서 평가할 수 있다.

① 슈퍼바이저의 카운슬러로서의 발달 단계는 (1, 2, 3단계 중) 어디인가?
② 교육이나 경험적 훈련 등 어떤 슈퍼비전 경험을 했는가?(〈부록 3〉)
③ (카운슬러나 슈퍼바이저로서 모두) 자신이 받고 또 제공한 바 있는 슈퍼비전의 분량이나 유형은 무엇이며 슈퍼바이저로서 그리고 슈퍼바이지로서의 개인적인 경험은 무엇인가?
④ 슈퍼바이저의 역할에 관련하여 한 개인은 자율성/의존성, 자기 자신과 타인에 대한 인식, 동기 등 세 가지 구조 안에서 어떻게 기능하는가?

발달적 관점의 적용

카운슬러들은 시간이 지남에 따라 1단계의 순박함으로부터 3단계의 임상에 대한 자신감 부족으로, 그리고 또한 3단계의 현실적인 자기평가와 노련함의 단계로 성장하고 적응한다. 슈퍼바이저들은 변화하는 슈퍼바이지들에 적응해야 한다. 슈퍼바이저들은 카운슬러들이 기능하는 단계를 조심스럽게 평가해야 하며 단계에 맞게 정보를 제공하고 이끌어야 한다. 이것은 그들이 슈퍼바이저로서 그들 자신뿐 아니라 그들이 관리하거나 고용한 카운슬러들의 발달 단계를 평가하는 것을 배우는 데 필수적이다.

이러한 발달적 관점은 10장에서 전개되는 알코올과 약물남용 분야에 대한 새로운 모델을 포함하여 다음 장에서 제시하는 모든 모델들의 기초가 된다. 이것은 마치 색깔 있는 렌즈를 통해 모델을 보는 것과 같다. 치료와 슈퍼비전 모델이 기술중심 모델이든 역동성 모델이든 간에 임상가와 슈퍼바이저의 발달 단계는 반드시 고려되어야 한다.

제7장 정신역동모델

수십 년간 슈퍼비전 분야의 기초였던 슈퍼비전의 정신역동모델은 한 세대 전에 그 인기를 잃고 난 후에 다시 떠오르고 있다. 이런 상황의 변화는 심리치료의 정신역동 학파가 겪는 상황적 변화와 관련되어 있다. 왜냐하면 슈퍼비전 모델은 그 시대의 심리치료나 상담모델을 따르기 때문이다. 정신역동적 관점과 기술 훈련을 강조하는 관점 사이의 균형이 필수적이기 때문에, 상담과 슈퍼비전을 하는 틀을 제시하기 위해서 매우 많이 사용되는 모델을 무시하는 것은 근시안적인 태도다. 내담자 선정으로부터 시작해서 치료적 상호작용을 통해 지속해 나가면서 카운슬러-내담자 관계 역동에 대해 알 필요가 있는 만큼 우리는 정신역동모델에 관심을 가져야만 한다.

여기서 사용하는 정신역동적(psychodynamic)이라는 용어는 심리치료적(psychotherapeutic) 슈퍼비전 모델과 정신분석적(psychoanalytic) 슈퍼비전 모델을 모두 포함하는데, 이 두 용어는 중요한 뉘앙스의 차이가 있음에도 불구하고 본질적으로 비슷하다. 정신역동모델은 슈퍼비전을 카운슬러가 내담자, 동료, 슈퍼바이저나 다른 중요한 타인들과 맺는 관계에서 개인내적인 역동과 개인 간의 역동에 초점을 둔 치료적 과정으로 여긴다. 이 모델의 목표는 역동을 알아차리는 것(dynamic awareness: 역동 인식)으로 그것은 역동의 발생 가능성(현재 상황에 다시 떠오르는 과거 학습 경험들)을 이해하는 것과 역동의 변화를 관찰하는 것 그리고 상담에서 역동을 치료적으로 사용하는 것을 포함한다. 정신역동적인 태도를 취하는 슈퍼바이저들에게 슈퍼비전의 제1목표는 기술을 가르치는 것이 아니다. 그보다는 슈퍼바이지의 경청 양식을 다듬어서 치료에 관한 특정한 태도를 내면화할 수 있도록 하는 것으로 이것은 전이, 역전이, 욕구 그리고 방어기제에 대한 민감성을 필요로 한다.

이 모델의 기저에는 치료와 슈퍼비전 사이에는 구조적이고 역동적인 유사성이 있다는 가정이 있다. 카운슬러, 내담자 그리고 슈퍼바이저는 동일한 구조를 가진 관계 속에 연결되어 있는데, 그것은 곧 유사한 역동 사이의 일련의 복잡한 상호작용이다. 사람은 어떤 한 관계에서 경험한 것을 다른 관계에서 똑같이 경험하는 경향이 있다(Gediman & Wolkenfeld, 1980). 내담자와 카운슬러 사이에서 발생하고 카운슬러와 슈퍼바이저 사이에서 발생하는 이 평행 과정(parallel process)에 대한 해석이 정신역동모델 슈퍼비전의 핵심이다. 이 역동에 대한 해석에서 제1과정(현재 의식상에 나타난 관찰 가능한 상호작용의 내용)은 단순히 제2과정(덜 분명하고 잠재된 의미)의 표현으로 여겨진다. 무엇을 말하고 행하였나 하는 것은 단순히 밑에 깔려 있는 경험을 발견하기 위한 시작점일 뿐이다(Wilner, 1990).

정신역동모델은 임상적 슈퍼비전을 실시하는 데 중심이 되는 질문들을 다루는데, 다음과 같은 질문들이 없다면 포괄적인 슈퍼비전 모델은 불완전할 것이다.

① 슈퍼바이지의 저항(예를 들어, 슈퍼바이저를 기쁘게 하고 싶은 바람이나 또는 공격적이거나 성적인 내용을 피하고자 하는 마음)에 기여하는 정서적이고 성격적인 갈등은 무엇인가?
② 슈퍼바이저는 어떻게 이런 갈등들을 다루어야 하는가?
③ 해결되지 않은 개인내적인 심리적 갈등들이 슈퍼비전 과정에 끼어들도록

허용해야 하는가?

④ 슈퍼비전에서 슈퍼바이지의 역동이 얼마나 다루어져야 하는가?

⑤ 어느 위치에 슈퍼비전과 치료 사이의 경계를 두어야 하는가?

⑥ 슈퍼바이지에게 개인 심리치료를 권하는 것이 슈퍼바이저의 역할에 포함되는가?

슈퍼비전에 대한 정신역동적 정의

Lebovici(1970)는 슈퍼비전을 전이가 전치되는 것을 다루는 두 개인 사이의 관계 발전으로 정의한다. 그러므로 여기서 언급되는 슈퍼비전 관계는 슈퍼바이저와 슈퍼바이지의 성격 특성들과 그들 두 사람 간의 상호작용을 일컫는다. Emch(1955)는 슈퍼비전을 (비유적으로) 어느 시점에 그 공간에 있었던 다른 누군가와 그 상호작용에서 겉으로 일어나거나 내적으로 은밀히 발생하고 있는 다른 무엇을 다루는, '두 사람 사이에서 명백히 일어나는 경험'으로 정의한다(p. 299). 정신병리학(psychopathology)은 슈퍼바이저-치료자로부터 일정 범위의 감정과 반응을 불러일으켜서 슈퍼비전에서 그것이 무엇인지를 명백히 할 것이다.

성격과 상호작용에 대한 강조로 정신역동적 관점에서 임상적 슈퍼비전은 정신치료와 매우 유사한 역동적 과정이 된다. 이와 같은 맥락에서 Fleming과 Benedek(1966)은 '학습동맹'을 창조하는 슈퍼바이저의 역할을 강조한다. 신뢰와 협동의 분위기가 형성되고 신경증적인 갈등들로부터 자유로워야만 학습이 가능해진다(Cherniss & Egnatios, 1977; Friedlander & Ward, 1984; Levenson, 1984; Rosenblatt & Mayer, 1975).

정신역동 슈퍼비전 모델은 슈퍼비전의 핵심으로서, 다양한 개인내적 이슈를 다룬다. 슈퍼비전에서의 상호교류는 슈퍼바이지와 슈퍼바이저 모두에게 오이디푸스적 갈등과 자기애적 갈등을 다시 불러일으킨다. 이런 신경증적 갈등은 슈퍼비전 중에 슈퍼바이지가 슈퍼바이저를 실망시킬지도 모른다는 두려움으로 내담자에 대한 정보를 거를 때 나타난다. 슈퍼바이저는 슈퍼바이지와 경쟁하는 것을 느끼면서 그 슈퍼비전 회기에 공격적이거나 갈등적인 내용을 끌어들일 수 있다 (Searles, 1965).

슈퍼비전에서의 평행적 과정

슈퍼비전에 대한 정신역동적 접근은 정신역동이론가가 아닌 사람들과 정신역동적인 입장이 아닌 임상가들의 생각에도 크게 영향을 끼쳤다. 예를 들어, 슈퍼비전에서 평행 과정에 대한 일반적인 인식이 있다. 슈퍼바이저들과 그들의 슈퍼바이지들은 통상적으로 발생하는 중요한 심리적 사건들에 대한 평행적 재현을 관찰하고 이것을 고려할 수 있도록 훈련받는다. 그래서 평행 과정은 슈퍼비전의 중심적인 특징이다. Gediman과 Wolkenfeld(1980)는 평행적 재현들은 신경증의 전체 범위를 포함하기 때문에 슈퍼비전에서 다차원적이고, 어디에나 편재해 있으며, 필연적인 것이라고 주장한다.

Wolkenfeld(1990)은 슈퍼비전이 슈퍼바이지의 심리분석적 경청 양식을 더 정교하게 하는 과정, 즉 '심리분석적 태도'의 내면화라고 보았다. 경청, 숙고, 판단중지, 모호함에 대한 인내 그리고 망상 거부를 통해서 분석가는 성장하고 성숙한다. 평행적 과정들은 경청의 적용이며, 슈퍼바이지는 내담자-슈퍼바이지-슈퍼바이저의 삼자관계에서 우선적인 초점을 갖게 된다. "더 많은 학생들이 슈퍼비전의 경험에 교육적으로 접근하기보다는 참회적인 방식으로 접근한다." (Schwartz, 1990: 89)

슈퍼비전에서의 자기탐색

다른 정신역동적 슈퍼바이저들은 카운슬러가 자신의 역동을 이해하고, 그들 자신을 치료에서 중요한 정서적인 힘으로 사용할 수 있는 능력이 중요하다고 주장한다. 예를 들어, Newirth(1990)는 슈퍼비전이 버텨 주는 환경 조성, 카운슬러의 지속적인 성장 그리고 자기와 상호 대인관계의 발달을 포함하는 것이라고 한다. Singer(1990)는 슈퍼비전을 가리켜 상담이 약동하는 경기장이라고 하면서 상담이라고 하는 사회적, 대인관계적 현실이 슈퍼비전 관계에서 모두 활용된다고 하였다. 비록 그렇다고 하더라도 슈퍼바이저의 관심 영역은 내담자에 대한 카운슬러의 역전이에 한정된다(Issacharoff, 1982).

어떤 슈퍼비전 모델을 이해하려면 그것에 대한 철학적 기반을 이해해야 하는데, 정신역동모델도 그 한 예다. 예를 들어, Caruth(1990)는 '삼자관계 관점(triadic aspects)' 그리고 '중복되는 삼각관계(overlapping triangles)'와 관련된 '자기애적 취약성을 가진 이원적, 오이디푸스 이전의 부분(dyadic pre-oedipal area of narcissistic vulnerability)'과 '오이디푸스 문제(oedipal issue)'와 같은 이해하기 어려운 심리분석적 개념들을 통합시켰다. 이런 평행적 과정들은 상담관계에서 조화와 비조화의 문제를 불러일으키는 것으로, 분석적 정체성을 얻기 위해서 그 자신을 '치료(cure)'하고자 하는 슈퍼바이지의 바람 안에서 진행된다(Oberman, 1990). 슈퍼바이저마다 이 난해한 전문용어를 배우고 사용하고자 하는 의욕이 다르다.

정신분석이론은 신비롭게 여겨지기 쉬운데, 이런 신비로움은 슈퍼비전에서 이 모델을 거부하도록 하였고 기술지향적인 접근을 선호하게 하였다. 물질남용 분야는 특히 정신역동적 치료자들에 대해 비난의 목소리가 높은데, 왜냐하면 그들에게 가장 중요한 질병인 알코올중독과 약물중독을 치료하는 데 실패했기 때문이다. 그리고 많은 카운슬러들은 그러한 실패가 알코올이나 약물의 사용을 조장한다고 본다. 이런 비판이 정당할 수도 있지만, 정신역동모델은 반드시 다루어져야만 하는 중요한 문제들을 제기한다.

정신역동 슈퍼비전의 방법

정신역동 슈퍼비전 모델에서 가장 중요한 관찰 방법들은 비지시적인 것으로,

예를 들어 슈퍼바이지의 과정 메모, 축어록 보고 그리고 구두 발표와 같은 것이다. 역동적 통찰은 그 학습 과정에서 결정적인 것이다. 그것은 통찰을 위한 슈퍼비전에서의 상호작용과 행동, 감정, 태도 그리고 반응들을 알기 위한 내담자와 카운슬러 사이의 상호작용에 대상화된 자신을 포함시키는 것이다. Caligor, Bromberg 그리고 Meltzer(1984), Fleming과 Benedek(1966), Kris(1956), Lane(1985)은 슈퍼비전이 치료와 비슷해지는 정도는 슈퍼바이지의 필요에 따라 달라진다는 것을 분명히 하였다. 슈퍼비전에서 개인 치료(personal therapy)를 덜 강조하는 다른 정신역동적 이론가들은, 아이디어를 제시하고, 치료적 과정에 대한 이해 증진 그리고 공감 촉진에 집중한다(Schwartz, 1990).

슈퍼비전의 첫 번째 단계에서 슈퍼바이저는 슈퍼바이저-슈퍼바이지 관계에서의 기대, 희망, 두려움, 불안을 탐색한다. 카운슬러는 모델링 테이프(modeling tapes)와 구조화된 연습을 통해서 상담 경험에서의 역동을 탐색하는 것을 배울 때, 개인 간의 그리고 개인내적인 심리상태에 초점을 둔다. 슈퍼비전이 진행됨에 따라 임상적 작업에서의 치료적 도구로서 슈퍼비전에서 주고받은 내용들을 사용하고 자기탐색과 통찰을 통해서 카운슬러 자신만의 스타일을 발달시키는 것으로 초점이 옮겨진다.

슈퍼비전을 받을 대상 내담자 선정

정신역동모델은 슈퍼바이지가 슈퍼비전을 받기 위해서 내담자를 선택하는 것의 유용성을 분명히 하였다. 만약에 평행적 과정이 슈퍼비전에 결정적이라면, 즉 동일 구조가 슈퍼비전 상호작용의 특징이라면, 내담자 선정은 신중하게 다루어져야만 한다. 게다가 입문 단계의 카운슬러는 넓은 범위의 내담자들을 다루고 싶어 하기 때문에 내담자 선정은 근본적인 윤리적, 법적 문제를 제기한다. 각 내담자들은 새롭고 다양하고 독특한 문제들을 가지고 오는데, 그것들은 슈퍼비전 프로그램을 구성할 때 고려되어야만 하며, 특히 시작 단계의 카운슬러들에게는 더욱 그러하다. 슈퍼바이저는 카운슬러들이 종종 선호하는 내담자들에게 보이는 호의를 감독하고 탐색하며 교정할 준비도 되어 있어야 한다.

내담자 선정은 그것의 중요성에 대한 광범위한 일반화를 제외하고는 논문에서 거의 주목받지 못했다. 정신분석적 논문은 제외하면, 내담자의 독특한 특성들이 슈퍼비전에 미치는 영향에 대한 연구는 거의 이루어지지 않았다(Ekstein & Wallerstein, 1972; Fleming, 1967). 이 학문적인 침묵은 정신건강전문가들 사이에 내담자 선정에 대한 편견이 있다는 것을 인식하고 그 기저에 있는 요소들을 밝혀내기 싫어하는, 만연된 저항을 반영할 수도 있다. 슈퍼바이저들은 모든 내담자들에게 무조건적인 긍정적 관심을 보이고 수용하는 것이 말처럼 쉽지 않다는 것을 인정하기 싫어할 수도 있다. 게다가 이 문제를 다루는 것은 치료의 성공 여부를 측정하기 어렵게 하는 문제들에 대해서 관심을 가지게 할 수 있다. 만약에 좋은 결과라고 정의된 종속변인들이 쉽게 구체화되지 않는다면 내담자 선정 기준과 같은 독립변인의 효과를 어떻게 평가할 것인가?

더욱이 내담자 선정 편견을 검토하는 것은 역전이의 문제를 불러일으키는데, 이는 기술적인 발달을 우선시하는 슈퍼비전 모델에서 다루어지지 않는 것이다. 두렵지만 이 문제를 다루는 것은 과거 갈등으로의 퇴행을 허용할 수도 있다. 슈퍼바이저들과 슈퍼바이지들은 똑같이 내담자에게 영향을 미치는 개인적인 문제들을 당연히 인정하기 싫어할 수 있다. "슈퍼바이지 자신들이 비밀스러운 통제의 원천을 보호하고자 할 수 있기 때문에 슈퍼바이저들은 그들의 통제가 무너지는 것처럼 보이는 상황을 허용하고 싶지 않을 수 있고 연구자들은 슈퍼비전의 양자관계에서 이런 논쟁거리가 될 만한 과정 문제들에 주의를 기울이는 것을 피할 수 있다." (Searles, 1965: 591)

특히 선호하는 내담자에 대한 선택적 주의는 가장 심한 논란거리다. 연구는 카운슬러가 성별이 다르고, 젊고, 매력적이고, 말을 잘하며, 지적이고, 성공한 내담자와 일반적으로 더 많은 시간을 함께 보낸다는 것을 보여 준다(Schofield, 1964). 이 내담자들은 더 오랫동안 치료를 받는다(Garfield, 1986; Imber, Nash, & Stone, 1955; Lorr, Katz, & Rubenstein, 1958). 슈퍼바이지가 슈퍼비전을 받을 내담자를 선택할 수 있을 때, 그들이 종종 그러는 것처럼 더 젊고 더 '성공한' 내담자들을 좋아하는 경향이 있다(Burgoyne et al., 1976; Greenberg, 1980; Steinhelber et al., 1984; Wagner, 1957). 이런 연구들에서 약 처방을 받는 내담자들은 슈퍼비전을 받을 내담자로 거의 선택되지 않았다. 집중적으로 철저한 '슈퍼비전은 성격장애, 신경증, 일시적인 상황적 반응 진단을 받은 내담자들에게 더 많이 주어지는 경향이 있었고, 정신병적 정서장애, 정신분열증 그리고 경계성 성격장애 진단을 받은 내담자들에게는 낮은 수준의 슈퍼비전이 주어지는 경향이 있었다(Lane, 1990: 16). 다른 결정적 변인들은 사회적 계급과 미성숙한 치료 종결의 가능성을 포함했다. 카운슬러들은 그들의 슈퍼바이저에게 좋게 보이기를 원하고, 그래서 그들은 좋은 예후를 보이는 문제나 덜 심각한 내담자를 선택할 것이다.

슈퍼비전에 영향을 주는 내담자의 중요한 변인들(나이, 사회경제적 지위, 진단, 교육 정도, 성별, 인종, 성격적 기질, 상담에 대한 태도, 심리적인 관심, 출생순서 그리고 전이요소들)은 지금까지 탐색되어 왔다. 이런 변인들은 성격적 속성들, 치료기술, 동기, 독립성/의존성, 이론적이고 철학적인 준거 틀, 통제 소재, 취약성, 비난에 대한 민감성, 자심감, 공격과 직면을 다룰 수 있는 능력 그리고 자신과 타인에 대한 인식과 같은 카운슬러 변인과 상관지어져야 한다. 이후의 연구는 카운슬러들의 내담자 선정, 내담자 치료결과 그리고 슈퍼바이저가 내담자와 카운슬러를 연결짓는 기준들에 영향을 미치는 이러한 변인들이나 다른 변인들에 대해서 이루어질 필요가 있다.

정신역동적 관점에서의 카운슬러 발달

치료자의 발달은 개인의 아동기에서부터 성인기까지의 성장에서 끌어온 평행적인 개념으로 정신역동적 논문에서 오랫동안 분석되어 왔다. Chazan(1990)과 Winnicott(1971)는 다음과 같은 세 단계를 주장하였다.

1단계: 아동기

첫 번째 단계에서 슈퍼비전은 엄마-자녀 관계와 비슷하다. 출생할 때, 아이는 생물학적으로 엄마 뱃속에서 분리되어 엄마와 공유하는 외부 현실로 들어온다. 놀이는 의사소통의 보편적인 형식이 되고, 엄마와 아이를 모두 성장하게 하고 건강하게 한다. 유사하게 슈퍼바이저는 '어린' 슈퍼바이지가 놀 수 있는 공간을 창조하는데, 이는 탐색하고 실험할 수 있는 본거지다. 인간으로서의 정체성과 전문가로서의 정체성이 긴밀한 유대 과정 중에는 구분되지 않는다.

아동기에 슈퍼바이지와 슈퍼바이저는 서로를 좋아할 수 있고, 이해할 수 있으며, 신뢰하고, 인정할 수 있는지를 질문한다. 그들은 자신들이 가지는 의문점을 공개할 수 있는지 그리고 궁극적으로 그들이 함께 작업해 나갈 수 있는지 보고 싶어 한다. 전이가 이런 상황 판단으로 하여금 슈퍼비전 과정에 반응하게 하기 때문에 과거에 기인한 패러다임들은 이런 질문들에 대한 답을 찾아가는 데 영향을 준다. Mahler, Pine 그리고 Bergman(1975)는 이런 슈퍼비전 단계를 'twinning(결합)' 이라고 부른다. 이러한 대인관계 공간이 분리되어 미래의 성장 가능성이 초보 치료자에게 열리는 경우, 슈퍼비전 관계는 구조화 단계로 옮겨간다.

2단계: 청소년기

구조화하는 단계에서는 Mahler, Pine 그리고 Bergman에 따르면, 슈퍼바이저는 민감한 자아(ego)로서 기능하면서 공유된 이해를 통해서 슈퍼바이지의 자신감을 증진시킨다. '우리는 비슷하다.' 라는 확신이 생기기 시작한다. 슈퍼바이지의 자기애적 문제들이 성장을 촉진할 때, 자신감이 생기고 슈퍼바이지는 새로운 접근으로 자유롭게 모험하고 실험할 수 있다고 느낀다. 슈퍼바이저의 역할은 이제 더 많은 탐색을 할 수 있도록 하는 비지시적인 안내자와 동기부여자가 된다. 작업하고 노는 것이 슈퍼비전 관계에서 서로 연결된 공간을 통해서 통합된다.

이 단계에서 슈퍼바이지는 새로운 영역으로 탐색해 들어갔다가 안전한 '본거지'로 돌아가는 것을 반복한다. 이 과정을 통해서 슈퍼바이지는 자기 자신만의 치료모델을 발달시킨다. 의견의 차이, 실망감, 강도에 대한 시험 그리고 힘겨루기가 나타날 것이다. 변화와 성장에 대한 저항은 이 단계에서 부정적인 요소만은 아니다. 왜냐하면 그것이 성장통이 나타나는 방식이기 때문이다. 슈퍼바이저가 이런 방해물들을 재치와 공감, 인내 그리고 지지로 다루는 것이 매우 중요하다. 자기애적 영역은 반드시 피해야 한다. 내담자의 복지에 꼭 필요한 것이 아니라면 슈퍼바이지에게 권위적이서는 안 된다.

이 단계에서 성장에 대한 표시는 비판을 수긍하고, 피드백에 대해서 심하게 무기력하게 만드는 부정적인 반발을 하지 않으며, 감정을 더 잘 이해하고, 창조적으로 다시 새롭게 변화될 힘이 생기고, 치료에서 '상처'를 덜 받으며, 일관성 있게 이해해서 재통합이라는 슈퍼비전의 마지막 단계를 향해 지속적으로 움직이는 것을 포함한다.

3단계: 성인기

Chazan은 친밀감, 생산성 그리고 통합과 같은 용어로 설명되는 Erikson (1959)의 성인 자아 발달 단계를 지목했다. 성인기에 자아 기능은 갈등으로부터 자유로워지며, 한 사람이 일생 동안 가지고 살아가는 가치가 발달한다. 젊은이와 노인 사이의 상호 의존성이 생기고 그것은 신뢰, 희망, 사랑, 평화, 존경 그리고 조화와 같은 기본적이고 보편적인 가치들로 이루어진 기초 위에 세워진다. 이런 타인과의 상호성에 따라 서로 기댈 수 있다는 내적인 안녕감을 경험하게 된다. 이것은 슈퍼비전의 마지막 단계와 유사한데, 그 단계에서 슈퍼바이지는 안정적으로 자신의 고유한 전문가적 정체성을 가지게 되어 슈퍼바이지의 동료가 되고 다른 사람들에게 슈퍼바이저의 역할을 하게 된다. "다름에 대한 투쟁과 경험은 이제 조직적인 공개 토론이나 지적인 논쟁 그리고 정치적인 간행물의 형태로 이루어진다. 그 장은 양자관계를 넘어서 계속 커져 가고 자기(self)를 넘어 자기(self) 내부의 전문가 정체성의 경계에 대한 정의에까지 확장된다." (Chazan, 1990: 28)

정신역동이론가들이 생각해 낸 이 세 단계는 Stoltenberg와 Delworth(1987)의 세 단계 발달과 대략적으로 일치한다. 정신역동모델이 기여한 것은 근원적으로 자기애(narcissism)와 오이디푸스 발달의 문제에 바탕을 둔 역동적 용어로 이 단계들을 설명해 낸 것이다. 초자아(super ego) 발달은 이 과정에 결정적이다. 왜냐하면 슈퍼바이지가 삶의 어떤 부분에서 발생할 수 있는 발달적 문제를 행동

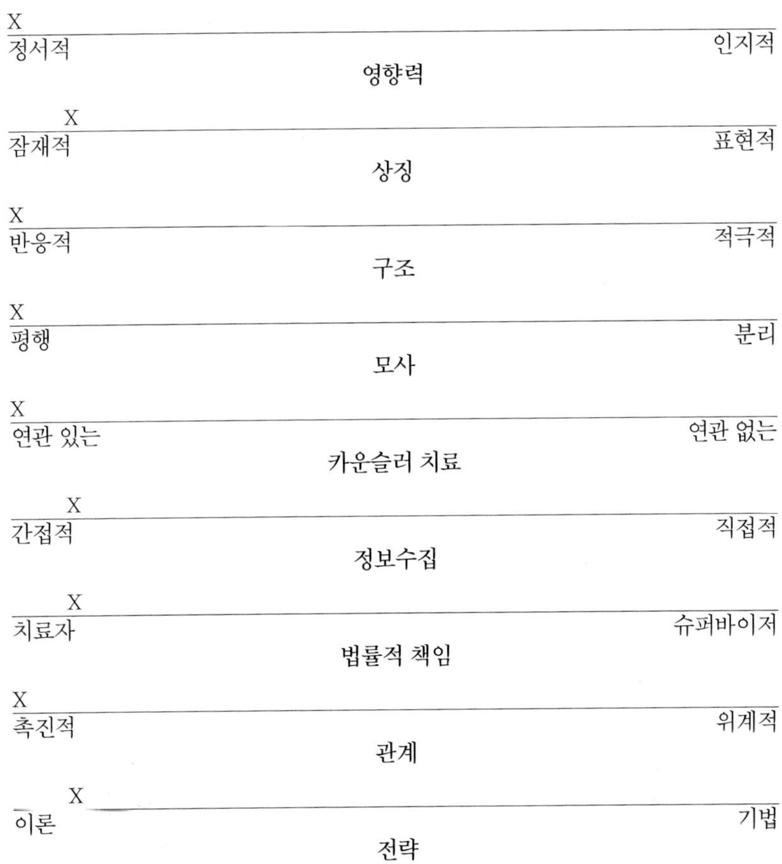

[그림 7-1] 기술적 차원: 정신역동모델

화하기 때문이다. 유사하게 자아와 본능(id) 해석은 슈퍼비전의 필수요소로 여겨진다. 이런 모든 분석적 차원들은 역전이로 명료화되고 이는 슈퍼바이지의 해결되지 않은 성격적 갈등의 핵심이다. [그림 7-1]은 기술적 차원들이 정신역동적 슈퍼비전 모델에서 어떻게 해석될 수 있는지를 보여 준다.

정신역동적 슈퍼비전의 현재 경향

20세기 후반기에 정신분석적 슈퍼비전은 슈퍼비전을 '초자아 훈련(superego training)'이라고 일컬은 Freud의 전통적 접근에서 슈퍼비전이 치료적인지 아니면 교육적인지, 치료인지 아니면 훈련인지에 대한 질문으로 옮겨갔다. 정신역동적 슈퍼비전은 일반적으로 자문적 접근을 지향해 왔는데, 이는 역전이 분석에 반대하여 슈퍼비전을 주로 기법 실습의 과정으로 보는 Ekstein(1960)의 관점과 행동 모델링을 강조하는 Lesser(1983)의 관점을 반영한 것이다.

정신역동모델은 점진적으로 발달하면서 정신역동의 정신에 대한 이론과 역전이와 상호 대인관계에 대한 분석을 강조하는 정신역동의 고유한 강조점을 유지했다(Fiscalini, 1985; Issacharoff, 1982). 심리내적인 문제에 대한 해석은 여전히 슈퍼바이저에게 도움이 된다. 그러나 오늘날 정신역동모델에 집중적으로 초점을 맞추는 경향에 따르면, 이런 해석은 슈퍼바이지의 삶을 함께하는 다른 사람들에 대한 것이 아니라 슈퍼바이지의 내담자에 대한 정서적 반응에 한정된다. 지금은 논의가 슈퍼바이지 자신의 개인내적인 심리 갈등으로 넘어가면 슈퍼바이저는 슈퍼바이지를 치료자에게 의뢰하는 경향이 있다. 정신역동적 입장을 취하는 임상가들 사이에 슈퍼비전과 치료의 경계에 대한 관점에서 여전히 차이가 있다. 어떤 이들은 그 둘을 서로 얽혀 있는 것으로 보는 반면에, 다른 이들은 그 둘을 분리된 과정으로 다룬다. 후자의 관점이 점점 보편화되어 슈퍼바이저가 치료기법의 어려움에 집중할 수 있게 된 반면, 슈퍼바이지의 분석가나 치료자는 역전이와 다른 개인내적인 문제들을 다루게 되었다.

1960년대와 1970년대에는 행동적 방식이 더 우세하고 정신역동적 모델이 공격받고 있었다. 그때 정신역동모델은 Boyd, Nutter 그리고 Overcash(1974)의 심리행동적(psychobehavioral) 모델처럼 실용적, 기술훈련적 차원을 통합함으로써 타당성을 지켜 왔다. 그런 통합모델들은 슈퍼바이지가 임상적 행동들을 수정하고 효과적인 상담 기술들을 획득하며 자기인식을 얻도록 통찰지향적 접근과 행동적 접근을 통합하고자 하였다. 슈퍼바이저는 내담자를 변화시키기 위한 전략들을 고안하기 위해서 임상적인 상황과 슈퍼비전 상황에서의 개인 간 그리고 개인내적인 역동을 탐색한다.

이런 통합모델 중에서 가장 영향력이 있는 것은 Carkhuff의 경험-교육적 접근이었다(Carkhuff, 1969; Carkhuff & Truax, 1965). 이는 Car Rogers의 내담자중심치료에 기초를 둔 것으로, 슈퍼비전 관계에서 평등한 언어를 사용하였다. 관계적 차원에서 그것은 위계적이기보다는 촉진적으로 이끈다. Carkhuff는 슈퍼비전을 카운슬러의 성격과 행동을 조성하기 위한 치료적 관계라고 생각한다. 상담 기술들은 카운슬러가 양육받는다고 느끼는 자유롭고 개방된 분위기에서 배울 수 있다. 이런 방법으로 슈퍼비전 관계는 이해하고 모델링하는 바탕이 된다. Carkhuff의 접근은(Powell, 1980a에 더 자세히 설명되어 있음) 정신역동 슈퍼비전 모델과 다음 장에 소개되는 기술모델 사이의 가장 성공적인 가교였다.

현재 정신역동모델에 대한 관심은 정신역동모델이 행동주의적 기술 훈련에 대한 욕구를 채움으로써 가능했다. 이런 발전으로부터 나온 더 균형 잡힌 모델이 오늘날의 필요에 따라 신중하게 받아들여졌다. 동시에 정신역동모델은 고전적인 완고함을 버림으로써 행동주의적 방향에서 멀어져 간 정신건강학계에서 점점 더 많이 인정받을 수 있었다. 이론가들과 임상가들은 한 세대 동안 간과해 온 개인의 심리적 문제를 새롭게 바라볼 준비가 되었다. 그러므로 역동적 접근과 기술적 접근의 통합은 앞으로 각광받을 것이다. 또한 그것은 10장에서 다루어질 알코올과 약물남용 분야를 위한 슈퍼비전 모델의 근간이 되는 원리이기도 하다. [그림 7-2]는 Carkhuff의 경험-교육적 슈퍼비전 모델에서 기술적인 차원들이 어떻게 해석될 수 있는지를 보여 준다.

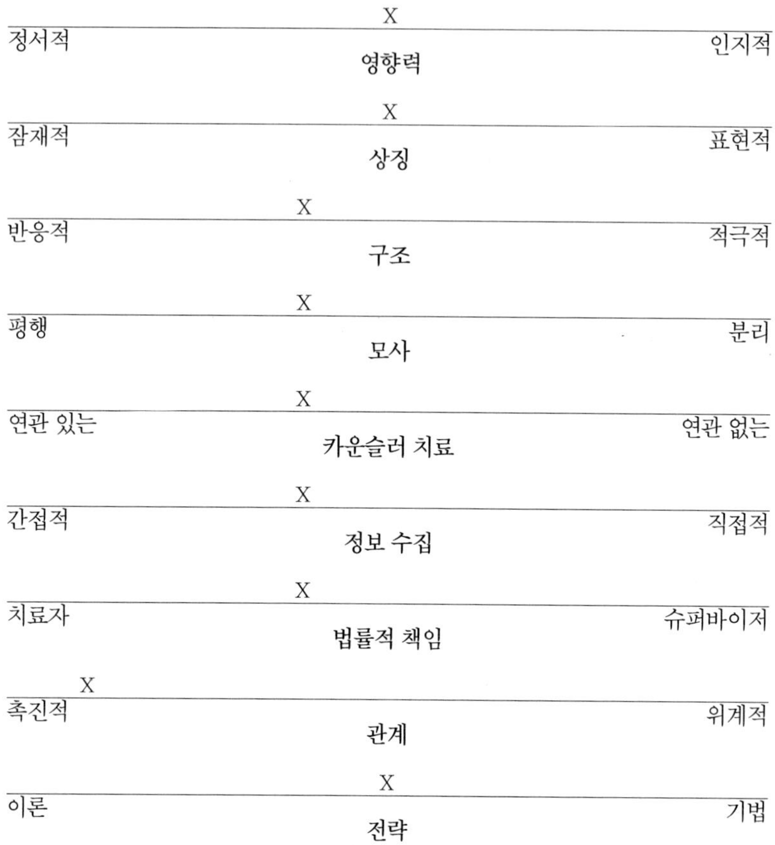

[그림 7-2] 기술적 차원: Carkhuff의 경험-교육적 모델

제8장 기술모델

슈퍼비전의 기술모델은 Delaney(1969), Hackney와 Nye(1973), Jakubowski-Spector, Dustin 그리고 George(1971), Krumboltz(1966) 등의 행동적 상담교육 모델에 근거한다. 행동적 모델 치료가 지배적이었던 1960년대와 1970년대의 당연한 결과로, 기술 중심의 슈퍼비전이 그에 상응하여 이 영역에 큰 영향을 미치게 되었다. 기술모델은 약물남용 카운슬러 훈련, 성(sex)치료 슈퍼비전, 가족치료 훈련 영역과 그 외의 많은 분야들에서 시행 근거가 되었다.

기본 원리

기술모델에는 다음의 세 가지 기본 원리가 있다.

① 카운슬러는 적절한 기술을 배워야 하며 부적절한 행위를 지양해야 한다. 임상적 요구와 관련되든 아니든 개인의 인격을 탐색하고 조정하는 것과는

달리, 카운슬러 실행은 학습 기술과 임상적 능력을 발전시키는 기능을 수행한다. 따라서 기술모델은 인격적 발달보다는 기술적인 발전에 있어서의 발전적인 관점을 허용한다.

② 슈퍼비전은 카운슬러들로 하여금 발전과 특정한 기술들을 흡수할 수 있게 해 준다. 이러한 기술들은 업무를 수행하고 업무 분장에 요구되는 역할들을 수행할 수 있게 한다.

③ Birch&Davis Co.(1986)의 알코올중독과 약물남용 연구 분야의 핵심 내용들처럼 카운슬러 지식과 기술들은 행동주의 용어들로 체계화되어야 한다. 학습이론의 원리들은 행동주의적으로 고안된 기술들을 통해 카운슬러 훈련에 적용된다.

기술 중심의 슈퍼비전은 핵심적인 능력을 학습하는 과정이며 의뢰해 온 내담자의 개선을 위해 사용되는 기술들을 정련하는 과정이다. 슈퍼비전의 초점은 슈퍼바이지의 개별적으로 평가된 요구와 학문적으로 세분화된 용어 그리고 카운슬러가 직무를 수행하기 위해 필요한 기술이다. "일반적으로 슈퍼바이지의 가장 기본적인 목표는 카운슬러로서의 역할과 기능을 충분히 수행할 수 있는 기술 수준에 도달하는 것이다. 이 최소한의 수준을 넘어선 목표는 아직 실제적인 기대 수준에 미치지 못하는 현재의 수행 수준을 넘어서는 것이다."(Bradley, 1989: 126-127) 다른 슈퍼비전 모델과 마찬가지로 내담자의 안녕은 기술을 훈련하는 과정에서도 언제나 지켜져야 한다.

슈퍼비전의 방법

다음의 방법들은 기술모델에서 사용된다.

① 슈퍼바이지와 슈퍼바이저 간의 관계 형성은 학습 과정에서 역동적인 요소

다. 그러나 이 관계는 정신역동적 모델과 동일한 특성이나 기능을 갖지는 않는다. 대신에 각 개인의 전문적 성장을 돕는 발판을 마련해 주는 것이고, 슈퍼바이저와의 관계는 교훈적인 교육과 행동을 배움으로써 학습과 기술 발달을 촉진하는 것이다.

② 슈퍼비전은 효과적인 상담을 하기 위하여 무엇이 필요한가라는 질문에서부터 시작된다. 카운슬러는 무엇을 알아야 하는가? 카운슬러는 무엇을 할 수 있는가? 카운슬러로서의 수행을 위해서 필요한 기술은 무엇인가? 핵심적인 능력을 얻기 위해 무엇을 배워야 하는가? 이러한 기술들을 배우는 가장 효과적인 방법은 무엇인가? 알코올중독과 약물남용 분야에 있어서의 12가지 핵심적인 기능을 사용하든 Borders와 Leddick(1987)의 기술 프로파일을 사용하든 간에 슈퍼비전에서 해야 하는 일은 슈퍼바이지에게 가르쳐야 하는 기술을 명료한 항목들로 옮기는 것이다.

③ 다음 단계는 슈퍼바이지에게 동기를 부여할 수 있도록 현실적이고 측정 가능하며 기간이 분명한 슈퍼비전의 목표를 설정하는 것이다. 상호 간에 합의된 목표를 바탕으로 슈퍼바이저 전략은 이러한 목표에 도달할 수 있는 효과적인 전략과 카운슬러가 선호하는 학습법(귀납적 대 연역적, 시각적 대 청각적) 그리고 목표를 성취하기 위해 필요한 자원들(시설, 도구, 관찰 도구 등)을 포함한다.

④ 모델링(modeling)과 보상(reinforcement)은 기술모델의 기본적인 도구들이다. 슈퍼바이저는 기술을 습득하기 위한 행동을 모델로 삼는다. 그러나 수동적인 관찰만이 효과적인 것이 아니기 때문에 모방은 일방적인 것이 아니다. 오히려 카운슬러는 기술을 슈퍼바이저에게 시연함으로써 학습 과정이 효과적임을 확인시켜야 한다.

⑤ 기술을 감독(monitoring)하는 것은 카운슬러의 적절한 업무 수행을 보장하는 진행적인 과정이다. 상담의 긍정적인 모델과 함께 슈퍼비전은 카운슬러에게 기술적인 발전과 수행에 대한 정확한 피드백을 주어야 한다.

⑥ 역할극(role-playing)과 모의기법(simulation techniques)도 사용된다. 역할

극은 행동을 변화시키려는 목적을 가지고 상황을 연극으로 만들어서 참여하게 하는 것이다. 모의기법은 특정한 임상적인 상황을 만드는 것이다(Carlson, 1980; Spivack, 1972; Ward et al., 1985).

⑦ 미시적 훈련(microtraining)은 명확하게 규명되고 측정 가능하도록 범주화한 특정 기술을 변화시켜서 카운슬러가 매번 작은 시도들을 통해 기술을 습득할 수 있도록 한다(Baker et al., 1983/1985; Ivey et al., 1968). 미시적 훈련에서 임상적인 상황을 모의로 만들고 이것을 녹화한다. 이러한 수행은 피드백을 주는 슈퍼바이저의 평가를 받는다. 피드백은 카운슬러가 녹화 상황에서 무엇을 하는지 규명해 주는 구별 훈련 형태다. 그러고 나서 슈퍼바이저는 다시 한 번 비디오테이프에 녹화된 기술을 확인한다. 미시적 훈련은 바로 그때 사용되고 있는 방법에 초점을 맞추는 것이다. 이 방법이 다루어지고 난 후에 카운슬러는 다음 학습 단계로 넘어가게 되며 이 과정은 핵심적인 능력을 다 습득할 때까지 이루어진다.

⑧ 다른 행동중심적인 방법들은 기술을 훈련하는 데 도움이 된다. 이러한 방법들에는 자기관리 방법(Boyd & LaFleur, 1974; Kahn, 1976; Keller & Protinsky, 1986; Tennyson & Strom, 1986), 자극을 명백하게 주는 방법과 은밀하게 주는 방법(Beck, 1976; Ellis, 1973; Mahoney & Thoresen, 1974) 그리고 자극에 의해 유도되는 이완 훈련(Russell & Wise, 1976; Sanchez-Craig, 1976) 등이 있다.

⑨ 카운슬러가 한 가지 상황에서 배우는 것을 다른 상황으로 일반화할 수 있다. 슈퍼바이저는 '어떤 내담자에게 이 기술(technique)을 사용한다면 다른 어떤 상황에 이 기술이 적합할까?'와 같이 질문할 수 있다.

직무중심모델

직무중심모델의 슈퍼비전은 기술모델 중에서 가장 명확하게 정의되고 기술된 모델이다. 브링엄 영 대학교의 Mead에 의해 개발된 직무 중심의 슈퍼비전은 컴퓨터과학뿐 아니라 행동주의모델에서 파생되었다(Mead & Crane, 1978). 행동변수는 슈퍼비전의 결과에 영향을 주도록 조작되어 슈퍼바이지와 슈퍼바이저의 행동을 통제한다. 카운슬러의 행동변수를 강화함으로써 직무 중심의 슈퍼바이저는 더욱 효율적인 카운슬러를 훈련시킬 수 있다고 믿는다.

Mead에 의하면, 직무중심모델은 특히 복잡하고 서로 다른 이론적 모델의 다양한 슈퍼바이저의 업무들을 독특하게 지도할 수 있다. 이 모델은 상담 훈련이 특정 이론과 긴밀하게 결합되곤 하는 학문적인 관점에 있어서는 일관성이 부족하다. 그러나 직업의 세계에서는 이론적 순수주의가 대체로 존재하지 않는 편이다. 기업들은 임상적으로 능력이 있지만, 자신의 전문 임상모델을 아직 체계화하지 못한 슈퍼바이저들을 고용한다. 이것이 미국 대다수 알코올중독과 약물남용치료센터들의 현실이다. 그들이 수행하는 특별한 상담 유형에도 불구하고, 상담과 슈퍼비전 모델의 일관된 적용이 안 되고 있다. 대신 절충주의가 유행한다. 그 결과 카운슬러들은 그들의 발달 단계마다 다양한 임상적 모델들을 접하게 되었다. 직무중심모델은 카운슬러들에게 그들의 상담모델이나 기술 복잡성, 성과를 위한 명확한 기능에 무관한 틀을 제공한다.

직무중심모델은 필수적인 목표 범주를 식별해 내고 특정 이론에 구애받지 않는 컴퓨터과학으로부터 파생되었다(특별히 전문가용 시스템으로부터). 이러한 직무 과제들은 정신역동적이든, 행동주의적이든 또는 기술중심적이든 간에 일률적으로 적용될 수 있다. 따라서 모든 슈퍼바이저들이 수행할 수 있는 일반적인 절차들로 구성되어 있다. 이 직무들의 미숙함에도 불구하고 기본 토대가 되어 주며 슈퍼비전 과정을 기술해 준다. Mead가 정의한 바에 의하면(1990: 17), "경험 많은 치료자는 임상 환경에서 초보 치료자가 내담자와 함께할 때 숙달된 치료자가 되도록 치료자의 수행을 관찰하며 동시에 내담자의 권익을 보호한다." Mead의 이 정의(관찰, 변화시길 목적, 따라하기 등)에는 많은 주요 단어가 포함되어 있다. 이 주요 단어는 직무중심모델에서의 슈퍼비전이 어떠한 것인지를 잘 나타내고 있다. 직무중심모델에서의 슈퍼비전은 다른 기술훈련모델과 마찬가지로 행동을 형성하는 과정이다.

Mead(1990)는 임상 전문가를 "모든 기법적인 기술들(technical skills)을 터득하고 통합적인 자신의 임상모델이론을 발전시킨 사람"이라고 정의한다(p. 18). 이 정의는 임상모델의 다양한 가능성을 인정하는 동시에 객관성과 논리와 비판적 검증을 요구하고 있다. Mead가 제시하는 슈퍼바이저는 단순히 그 자신이 보유하고 있는 기술적인 요소들을 가르치기만 하는 기술자는 아니다. 오히려 진정한 전문가는 풍부한 자원으로부터 비롯되고 지속적으로 접근 가능한, 잘 다듬어진 이론을 보유하고 있어야 한다. 경험이 풍부한 슈퍼바이저는 컴퓨터 이론에서와 마찬가지로 어떤 정보를 수집할 것인지, 정보가 어떻게 이용되고 조직될 것인지, 치료 계획을 세우기 위해서 어떻게 체계화될 것인지를 결정하기 위해 이론을 이용한다.

직무중심모델은 또한 슈퍼바이저가 어떤 치료모델을 신봉하든 간에 거기에서 독립되어 중립적인 슈퍼비전을 할 것을 요구한다. 이는 슈퍼바이저가 치료이론에서 벗어나서 효과적으로 기능할 수 있도록 하는 슈퍼바이저의 기본 자질이다. 만일 Mead가 주장하는 바와 같이 슈퍼비전의 목표가 슈퍼바이지로 하여금 슈퍼바이저의 모범을 따름으로써 행동을 변화시키는 것이라면, 직무중심모델에 의하면 슈퍼바이지가 누구를 본받든지 상관없는 것이다. 이 과정은 경험과 대응 전략을 조직함으로써 기능한다. 직무 중심 슈퍼비전은 모델링과 대응 전략 구성하기, 치료 과정 동안의 피드백으로 이루어져 있다. 모든 경우에 있어서 치료자의 직접 관찰을 필요로 하는데, 치료자는 슈퍼비전 과정에서 실제 상황을 재료로 이용하는 것이다. 이러한 모델은 Mead에 의하면(1990: 20) "슈퍼비전은 임상 상황에서 지속적으로 내담자와 치료자 간의 상호 작용을 변화시키기 위해 고안된 행위이며 이는 내담자 간의 상호작용이 치료적인 것이 되도록 하기 위함이다."

직무 중심 슈퍼비전은 절충주의적 작업장면이 갖는 혼란 상태에 일관성을 부여해 준다. 그러나 Mead의 주장을 획일적으로 적용 가능한지는 의문이다. Mead가 말하는 치료 과정의 직접 관찰은 Bowen이나 Whitaker의 가족치료(9장 참조)와 같은 다른 형태의 슈퍼비전 모델에는 적용시키기 힘들다. 또한 정신분석 모델과 같이 그 훈련 과정에 끼어들어서 요소들을 분리해 내기 어려운 경우도 있다. 슈퍼바이저가 어떻게 '분석적 태도의 학습'을 일련의 과제로 축소시킬 수 있을까? 지금까지 말한 이유들 때문에 비록 Mead가 그 자체적으로 가치 있는 모델이라고 하였으며 어떤 경우는 다른 이론에 의해 수행된 업무에 대해 일반화시킬 수 있지만, 직무 중심 슈퍼비전은 다른 모든 이론에 대해 중립적인 틀이라고는 볼 수 없다.

슈퍼비전 체계

비록 Mead의 정의는 슈퍼비전 모델에 우수한 기초를 제공했지만, 슈퍼비전 모델의 전체적인 모습을 설명하지는 못하고 있다. 모델을 완전하게 서술하기 위해서 우리는 상호작용의 세 가지 다른 수준(levels) 또는 체계를 살펴볼 필요가 있다. 카운슬러-내담자 수준, 슈퍼바이저-카운슬러 수준 그리고 슈퍼바이저-카운슬러-내담자 수준이 있다(Breunlin, Liddle, & Schwartz, 1988; Tomm & Wright, 1982). 특유한 직무에 의해서 각 수준들을 구별할 수 있다. 모든 필수 직무들을 구별하는 유일한 방법은 각 수준별로 모두 슈퍼비전을 적용시켜 보는 것이다(Mead가 설명하는 직무 수준의 발달은 6장에서 다루고 있으므로 9장에서 다루는 가족 체계와 혼동되지 않을 것이다. 여기에서 사용하는 용어들은 Mead의 고유 용어들이며 다른 슈퍼비전 모델에서 사용한 것이 아니다).

관계에 관한 용어에서 Mead는 세 가지 수준에 서열을 두었다. 수준 3(슈퍼바이저 수준)의 내용은 수준 2(카운슬러 수준)를 지배한다. 슈퍼바이저는 항상 책임을 지는 입장에 있다. 이러한 관점의 슈퍼비전에서 '관계'라는 것은 정신역동이론가들에 의해서 비판을 받는다. 또한 슈퍼비전을 인간 대 인간의 관계로 파악하며 학습이 상호 대등한 관계에서 이루어진다고 보는 보웬주의자 가족치료가들에 의해서도 마찬가지로 비판받는다.

그리나 세 가지 수준의 계층 구조가 가지고 있는 절차나 과정은 단선적인 것이 아니다. 서로 중첩되는 과정이 동시에 일어나며 세 가지 수준이 서로 그 목적을 주고받으며 순환한다. 한 가지 수준에서 다른 수준으로 주고받는 이러한 계속적인 고리모양 환류 과정은 과학의 카오스 이론에서 발전된 수학 및 컴퓨터 이론들과 비슷하다(Gleick, 1987). 의뢰한 내담자의 수준에서 문제가 일단 제시되면 치료자의 수준에서는 치료자 자신을 개입시킨다. Mead는 세 가지 수준이 대등하게 움직이고 동시에 상호작용하는 바를 도식화했다([그림 8-1]). 비록 카오스 이론에서 나왔지만, 슈퍼바이저가 세 가지 수준에 모두 참여해서 자연스럽게 개선할 수 있기 때문에 이 과정은 실제 다룰 수 없을 정도로 혼란스럽지는 않다.

슈퍼바이저의 역할은 세 가지 형태를 이해하고, 일어날 가능성이 있는 사건들을 예견하며, 카운슬러와 내담자의 행동에서 나타나는 임상적 변화들과 결과를 예측하는 것이다. 슈퍼바이저는 슈퍼비전을 받는 카운슬러가 이 사례를 어떻게 개념화하고 있는지 물어보고, 더 필요한 추가 정보가 있는지, 정보를 어떻게 얻을 것인지 등에 대해 물어보는 등 세 가지 수준의 과정에서 능동적이어야 한다. 카운슬러에 의해 그려지는 과정에서 각 단계들을 재검토함으로써 슈퍼바이저는 카운슬러의 임상적인 논리력과 개념적 기술을 평가하고 가능한 대안적 절차가 있다면 제시해 줄 수 있다.

내담자 수준

[그림 8-1]은 상담 과정에서 내담자에게 일어나는 과정을 어떤 치료이론에 근거하는지에 관계없이 보여 주고 있다. 모든 내담자는 이루고 싶어 하는 목표를 가지고 상담하러 온다. 비록 내담자의 마음속에서 짜임새 있게 정리되어 있지 않더라도 내담자는 전보다 더 나아진 느낌을 가지고 돌아가게 되기를 원한다. 그림의 수준 1에서는 카운슬러가 내담자의 목표를 이루고자 할 때 거쳐가는 일련의 사건들을 보여 준다.

슈퍼바이저는 어떤 요법을 통해 의뢰한 내담자로 하여금 이 같은 결과를 얻을 수 있는지 결정하고 내담자-카운슬러 간의 상호작용을 관찰함으로써 카운슬러가 치료 과정을 구성할 수 있도록 내담자의 정보를 이용한다. 슈퍼바이저는 내담자의 수준과 관련되는 카운슬러의 목표를 파악하고 목표와 합치되는 행동을 제안해 준다.

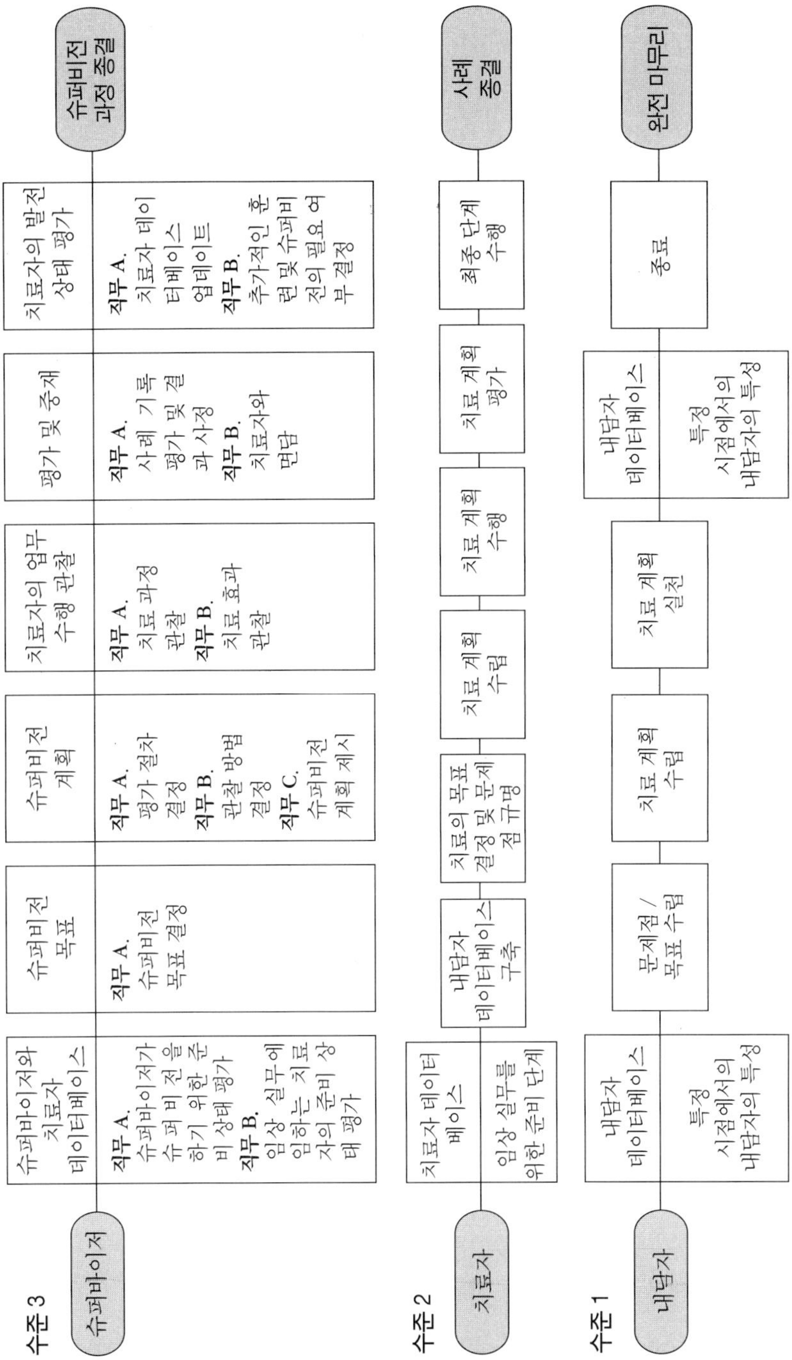

[그림 8-1] 직무중심모델의 수퍼비전

출처: Mead(1990)에서 발췌.

카운슬러 수준

카운슬러들은 다양한 범위의 개인적이고 업무적인 경험들을 가진 상태로 슈퍼비전을 받게 된다. 내담자와 카운슬러의 내력 간의 유사성, 특별히 알코올과 약물중독 경험에 있어서의 유사성을 탐색해 볼 필요가 있다. 또한 슈퍼바이지와 카운슬러가 각자의 과거 경험을 통해서 관련되는 점을 가지고 있는지 알아보는 것도 중요하다. 슈퍼바이저가 첫 번째로 할 일은 (특히 약물남용 분야에서 일하려고 하는 알코올이나 약물중독자의 회복 과정을 슈퍼비전하는 경우에) 슈퍼바이지의 역할을 개인적인 과거와 업무상의 과거 경험에 비추어 보면서 그 준비 정도를 이해하는 것이다. 직무중심의 모델에서 슈퍼바이저가 임상가에게 개인적 상담을 제공하지는 않지만, 방해가 되는 개인적, 전문적 이슈를 해결하도록 돕는 자원을 제공할 필요는 있다.

직무중심모델의 슈퍼비전은 다른 치료모델들과는 다른 성격이 있기는 하지만, 상담 기술에 있어서는 유사한 점이 있다. 기본 기술들은 알코올중독과 약물남용 분야의 12가지 핵심 기능과 유사하다. 직무중심모델에 있어서 임상적 목표를 위해 사용되는 핵심 지식과 기술들은 슈퍼비전을 받는 카운슬러의 수준에서 검토되고 평가된다. 슈퍼바이저는 카운슬러가 설명하는 능력들을 관찰하고 필요한 경우에는 개입해서 카운슬러가 하는 일을 바로잡아 주며 지원해 준다. "어려운 문제가 어떤 것인지 식별함으로써 슈퍼바이저는 치료자가 임상 기술을 발전시킬 수 있도록 돕는 중재를 제공하는 역할을 할 수 있다." (Mead, 1990: 27)

슈퍼바이저 수준

[그림 8-1]의 수준 3은 카운슬러를 훈련시키고 관찰하기 위해 슈퍼바이저에게 요구되는 가장 기본적인 것을 나타내고 있다. Mead에 의하면, 이는 모든 이론적 모델에서 다 마찬가지다. 첫째, 카운슬러의 발달 수준을 토대로 하여 임상 업무의 준비 수준을 슈퍼바이저가 평가해야 한다. 준비 상태에는 기술을 포함해서 자신을 다른 사람과 명확하게 구분짓는 개념적인 능력도 포함된다.

사례가 카운슬러에게 할당되기 전에 슈퍼바이저는 카운슬러와 함께 슈퍼비전의 목표를 정해야 한다. 기대 수준과 결과, 평가, 중재 방법을 정하고 일정 정하기, 결석, 기대에 못 미치는 바에 대한 제재 등 행정적이고 공적인 문제들에 대한 계약이 있어야 한다(슈퍼비전 계약에 대한 추가적인 정보는 11장에 있다).

일단 목표가 정해지면 슈퍼바이저는 카운슬러를 어떻게 관찰할 것인지, 피드백을 어떻게 줄 것인지 정해야 한다. 그러고 나서 슈퍼바이저는 카운슬러의 행동을 관찰하고 기술을 평가하며 피드백을 제공한다. 이 같은 순환이 슈퍼비전 과정 내내 되풀이된다. 관찰, 사정, 피드백의 순환 과정을 여러 차례 거치고 나면 슈퍼바이저는 카운슬러의 기술과 능력 정도에 대한 전반적인 평가를 제공하고 차후에 필요한 훈련과 슈퍼비전을 추천해 준다. 자기학습과 자기 슈퍼비전은 이 지속적인 학습 과정에서 성장을 위한 중요한 과정이기도 하다.

슈퍼바이저가 될 준비

직무중심모델은 슈퍼바이저가 될 준비를 하는 데 관심을 둔다는 점에서 유일하지는 않으나 특이하다. 이것이 이 모델이 가지는 장점 중 하나다. 모든 슈퍼바이저들은 개인적이고 업무적인 과거 경험과 하나의 치료모델을 가지고 있다. 그러나 Mead가 말한 바와 같이 슈퍼바이저들은 여전히 다음과 같은 것들을 훈련할 필요가 있다.

① 슈퍼비전의 기법적 기술
② 내담자, 카운슬러, 슈퍼바이저가 가지고 있는 문제에 관해 조직하는 개념적 능력
③ 슈퍼비전 이론과 모델들의 배경
④ 특히 슈퍼비전과 관련된 윤리적이고 법적인 문제들에 대한 능숙함
⑤ 슈퍼바이저가 되려는 자신의 개인적인 성향과 치료이론 그리고 자신의 전문적이고 개인적인 경험에서 나온 슈퍼비전 이론의 통합적 발전. 이 모델은 슈퍼바이저의 기능과 중개하는 카운슬러의 훈련 정도, 내담자가 처한

상황, 사용되는 치료이론 등의 맥락을 고려하여 이해되어야 한다.

대략적으로 이러한 요구사항들은 4장에 나열된 가족치료와 약물남용 분야에서 슈퍼바이저가 알아야 하는 사항들과 비교될 수 있다.

슈퍼비전을 할 슈퍼바이저의 준비 상태에 대한 평가도 반드시 필요하다. 정신건강 분야에서는 이 준비 상태를 결정하는 슈퍼바이저의 능력이 카운슬러에게 영향을 주는지 또는 내담자에게 영향을 주는지에 대해 논쟁하고 있다(Goodyear & Bradley, 1983; Hansen, Pound, & Petro, 1976). 직무중심모델은 필요하다면 두 수준 모두를 평가하려고 한다. 그러므로 Mead(1990: 30)는 질문한다. '내담자에 대한 치료자의 치료 행위가 슈퍼바이저의 중재결과로 변화했는가?' 평가는 다음과 같은 질문들과 함께 계속된다. 이 변화는 슈퍼바이저의 상담 중 개입으로 인한 것인가, 상담 후 개입으로 인한 것인가? 카운슬러와 슈퍼바이저의 기술 수준에 그 이후로 변화가 있었는가? 내담자의 자기 보고서가 슈퍼바이저의 중재로 인해 나타난 카운슬러의 행동 변화를 평가하는 데에 이용될 수 있다.

직무중심모델의 슈퍼비전은 기술모델의 특별한 예이며 슈퍼비전 분야에 독특한 관점을 제공해 준다. 즉, 치료자의 데이터베이스를 구축하기 위해 필요한 기술모델을 제공하며, 슈퍼비전의 목표를 제시하고, 슈퍼비전을 계획해 주며, 치료자가 일하는 것을 관찰하고, 치료자의 기술을 평가하고, 필요한 경우 치료에 개입해서 중재할 수 있도록 하며, 치료자의 발전 상태를 평가할 수 있게 한다. 직무중심모델은 다른 치료이론이나 슈퍼비전 이론에 구애받지 않고 슈퍼비전 과정의 중요한 일면을 이해할 수 있는 포괄적인 틀을 제시한다. 무엇보다도 슈퍼바이저들은 모든 이론에서 제시하는 기술을 배워야만 한다. Mead가 설명한 대로, 일반적인 기술을 익히는 한 가지 방법은 특정한 과업을 수행하면서 배우는 것이다. 물론 특정한 과업이 Mead가 말하는 것과 반드시 동일하지는 않다.

일반적으로 기술모델의 슈퍼비전은 정신역동이론과 통찰중심적 치료법을 중시하던 초기 정신건강 전문직에 대에 행동주의적 접근을 강화함으로써 균형을 이루고 있다. 기술중심적 접근은 가족치료자들을 훈련하는 데 지대한 영향을 미쳤다. [그림 8-2]는 기술모델 슈퍼비전의 서술 차원에 대해 보여 준다.

		X
정서적	영향력	인지적
잠재적	상징	표현적
반응적	구조	적극적
평행	모사	분리
연관 있는	카운슬러 치료	연관 없는
간접적	정보수집	직접적
치료자	법률적 책임	슈퍼바이저
촉진적	관계	위계적
이론	전략	기법

[그림 8-2] 기술모델 슈퍼비전의 서술 차원

제9장 가족치료모델

가족치료는 임상 훈련을 강조하면서 다른 어느 정신건강 전문직보다도 슈퍼비전 모델 개발에 많은 관심을 보였다. 초기에는 가족치료 훈련은 분명히 언급된 교육과정과 목적에 의해서라기보다는 동일한 개념과 적당한 범위의 영향력을 가진, 위대한 창시자들(great originals)의 임상적으로 뛰어난 능력에 의해 특징지어졌다(Liddle, 1988: 3). 그러나 1980년대 이후 이 분야는 훈련과 슈퍼비전을 중점적으로 보강해 왔다. 그 결과 미국 결혼 및 가족치료협회(American Association for Marriage and Family Therapy: AAMFT)의 지도감독위원회는 전체 정신건강 분야의 리더 역할을 하게 되었다. AAMFT는 그들만의 사명, 내용, 방법들 그리고 자격검증 과정을 통해 슈퍼비전의 전문성을 형성해 왔다. 자격 기준들은 다른 여타 훈련들과 마찬가지로 슈퍼바이저를 위한 학습 목표모델로서 4장에서 제시되었다.

AAMFT의 노력에도 불구하고 가족치료에서는 하나의 모델이 없었기 때문에 가족치료 실천에 있어 가족치료자들을 위한 슈퍼비전 모델을 만드는 것은 현실적으로 불가능했다. 가족치료 분야에서의 독특한 학파들의 새로운 형성을 두고

Minuchin과 Fishman은 "가족치료 분야에 수많은 임상가들이 있는데, Minuchin식으로 의자를 바꾸어 가며 진행하는 임상가, Haley식으로 지시하는 임상가, Whitaker식으로 초기 과정을 중시하는 임상가, 이탈리아식으로 역설을 제안하는 임상가, Satir식으로 가족을 묶어 보는 임상가, Nagy식으로 윤리를 강조하는 임상가, Paul식으로 카타르시스의 울음을 고무하는 임상가, Alger식으로 가족 회기의 비디오테이프를 검토하는 임상가 그리고 한 회기 내 이 모든 방법들을 한데 조합하는 임상가들이 있다."라고 적었다(1981: 9). 오늘날 가족치료 슈퍼비전 모델로는 구조주의적(Minuchin), 기능주의적(Haley), 체계적(Liddle), Milanian(Palazzoli), Bowenian(Bowen), 정신역동적(Nichols) 모델이 있다. 이 모델들은 각각 그들만의 특성과 접근법을 가진 다양하고 이질적인 모델들이다. 더 나아가, 이 모델들은 내용에 따라 달라지며, 특정 장면에서 카리스마가 있는 지도자에 의해 그 적용법들이 달라진다. 예를 들면, Minuchin만이 Minuchin 모델을 실천할 수 있다고 말한다. 그 밖에는 모두 그의 분파 또는 변형이라고 말한다.

그렇다 하더라도 정신건강 전반에 걸쳐 볼 수 있는 것처럼, 가족치료 내에서도 유사한 연속성을 찾을 수 있다. 이러한 접근은 Bowen과 Nichols의 이론지향적이고 촉진적인 슈퍼비전 방법에서부터 Haley와 Minuchin의 기법중심적이고 위계적인 방법에 이르기까지 연속적으로 정렬된다. 이러한 면으로 볼 때 가족치료는 정신건강 분야의 축소판으로 보인다. 가족치료에서의 접근 범위를 정하기 위하여 이 장의 끝에 구조적 가족치료모델(Minuchin)과 기능전략적 모델(Haley)뿐만 아니라 Bowen 모델의 기술적인 차원 표기를 포함하였다([그림 9-1]부터 [9-3]까지). 이들 모델들은 동등한 영향력을 갖는 것은 아니다. Minuchin과 Haley와 관련된 학파들이 일상적인 임상 실제에서는 똑같이 중요할지도 모를 다른 학파들(예를 들어, Framo, Bowen, Whitaker)보다 훈련과 슈퍼비전에 대해 더 많이 집필하였다. 결과적으로 앞의 모델들은 가족치료 슈퍼비전에 있어 많은 영향을 주었고 그 이유로 이 장에서 모델들을 기술하고자 한다.

체계이론

이 분야가 지닌 다양성이 위압적이기는 하나 대부분의 가족치료 학파들이 체계이론(systems theory)이라는 공통의 준거 틀—더구나 공통의 철학적 기반—을 가지고 있다는 것은 놀랄 만하다. 가족치료의 사고를 지배해 왔던 체계이론은 임상 훈련과 슈퍼비전에 중대한 영향을 미쳤다(Bernstein & LeComte, 1979; Blocher, Dustin, & Dugan, 1971; Canada & Lynch, 1975; Horan, 1972; Saylor, 1976; Thoresen, 1969). AAMFT는 체계이론을 슈퍼비전 지침으로 포함하였고 카운슬러 교육 및 슈퍼비전협회(Association for Counselors Education and Supervision, 1989)는 모든 슈퍼바이저가 슈퍼비전의 체계모델 안에서 훈련받기를 권장하였다.

슈퍼비전의 체계모델은 슈퍼비전의 과정에 체계 기술을 적용한 것으로 정의된다. 체계 기술(systems technology)이란 "가능한 한 정확하게 현재 상황을 분석하는 훈련된 방법으로 현재의 상황을 만드는 요소들의 성격이 무엇인지 결정하고, 요소들 사이의 상호관계를 확립하며, 체계 산출의 적정 방법을 제공하는 것이다." (Ryan & Zeran, 1972: 13) 체계이론의 주된 초점은 '특별한 목적의 달성하고자 조직된, 상호관련된 일련의 구성요소(하위체계)' 라고 규정된 체계다(Horan, 1972: 162). 여기에서의 핵심 단어는—더 큰 전체를 구성하는 상호관련된 구성요소—하위체계(subsystem)다. 가족을 가족 구성원들 사이의 관계 네트워크 구성 체계로 보는 가족체계이론은 슈퍼비전 과정을 동일한 복합적 단어로 특징짓는다. 이러한 큰 그림을 보는 관점을 유지하기 위해 카운슬러와 일하면서 슈퍼바이저는 "카운슬러와 슈퍼바이저의 창조적이고 혁신적이고 문제를 해결하는 잠재력을 이끌어 내고자" 한다(Bradley, 1989: 231).

Blocher, Dustin 그리고 Dugan(1971: 3)은 치료적 문제해결을 위한 이러한 복합적인 모델의 이점을 다음과 같이 묘사한다.

> (체계적 접근은) 개인이나 집단에 영향을 미치는 전체 환경인 더 큰 그림에 초점을 맞추는 방법을 우리들에게 제공한다. 그것은 우리로 하여금 전체 과정에서 핵심 변수와 요인들을 정의할 수 있도록 한다. 이렇게 함으로써 주어진 과정으로부터 우리가 기대하거나 희망하는 결과물과 산출을 명확하게 하고 이러한 결과를 얻기 위해 필요한 투입이나 개입을 개념화할 수 있다.

가족 상호작용의 전체 상호연관되는 체계를 분석함으로써 카운슬러는 이 체계의 어디에서 결정적 개입이 일어날 수 있는지 알 수 있다. 그것은 전체의 변화를 이끌어 내기 위해 체계의 어떤 부분이 변화되어야 하는지 말해 준다. 치료와 슈퍼비전에 있어 이러한 접근은 체계 분석을 포함한 의사소통과 학습이론, 의사소통에서의 장애의 진단, 통합(이전에 관련이 없는 부분들과 새로운 전체 사이의 관계의 형성), 플로차트 모델링(flowchart modeling)의 복잡하고 정교한 모델의 탄생을 가져왔다. 임상 전문직의 외부에서 많은 기술들이 유입되었는데, 예를 들어 Ryan(1969)은 카운슬러의 기능을 비행기 제작 과정처럼 들리는 설계(designing)나 상담 원형의 예비검증(pilot-testing)과 같은 용어로 묘사하였다. 그리고 경험 있는 임상가들과 슈퍼바이저들의 손에 의해 엄격하게 적용되어 놀랄 만한 치료적인 결과를 얻어 냈다.

카운슬러가 부모들과 10대 아들 사이에 의사소통의 문제를 겪고 있는 가족과 작업하는 것에 대하여 이야기해 보자. 체계적 접근법을 이용하는 상담 과정의 첫 번째 단계는 가족의 환경(사회적, 문화적, 경제적, 정치적인 상태들)을 연구하는 것이다. 카운슬러는 문제 상황을 정의하고 가족 체계 내에서 의사소통장애에 대한 특정 사실들을 확인한다. 그리고 그다음에 문제 상황을 설명하고 언제, 어디서, 왜 의사소통의 장애가 생겼는지, 요소와 과정변수들 그리고 장애의 핵심적인 관계의 주제를 분석한다. 다음으로 카운슬러는 이러한 체계적 의사소통의 문제, 규제를 결정짓고 문제해결에 압박을 줄 수 있는 부분을 해결할 수 있는 행동 계획을 설립한다. 변화에 대한 기준—카운슬러의 도움으로 가족의 의사소통이 개선될 수 있는 명확한 시나리오—은 확립되었다. 상담 과정 동안에 적극적인 의사소통 유형의 모형이 만들어지고 재평가된다. 그리고 체계의 변화가 추천된다. 이는 의사소통에서 특정 장애가 발생할 때마다 가족은 표준모델을 따르는 것으로 문제를 해결함을 의미한다. 체계적인 변화는 재평가받게 되고 문제행동은 결국 가족 간 의사소통의 패턴에서 제거된다.

가족체계이론은 가족치료에서 사용되는 대부분의 슈퍼비전 모델의 기초가 된다. 이 모델 중 두 가지, 구조적 가족치료모델과 전략적 가족치료모델은 10년 이상 가족치료 훈련과 슈퍼비전의 토대가 되었다.

구조적 슈퍼비전

필라델피아 아동 클리닉(Philadelpia Child Guidance Clinic)에서 시작된 Minuchin의 구조적 가족치료모델은 Minuchin 자신을 비롯하여 많은 실무자들에 의해 수정되어 왔다. 심지어 Minuchin 자신의 저서도 연속적인 근사치 외에는 구조적 슈퍼비전의 어떠한 권위 있는 버전도 제공하지 않았다. 사실 일반적으로 적용될 수 있는 슈퍼비전의 구조적 방법은 없을 수 있다. 핵심 예증을 중심으로 한 Minuchin의 독특한 표현이 있을 뿐이다.

구조적 가족치료모델에서의 슈퍼비전은 가족 문제의 일차 진원지인 가족의 기능적 구조를 탐색하는 가족 구조이론에 바탕을 두고 있다. 가족치료의 체계론적 접근법이 가족 체계에 나타나는 증상(알코올남용 등)을 보는 반면에, 구조적 가족치료는 정보의 명확한 흐름과 의사결정에 저해되는 가족 체계의 구조적 문제를 먼저 봄으로써 정반대 방향으로 문제를 공략해 들어간다. 이들은 가족 구성원 간의 친밀감-거리감, 개개인의 포함-배제, 경계의 유동성-경직성 그리고 위계적 배열과 같은 공간적 형태를 포함한다. 만약 경계들이 지나치게 경직되었거나 지나치게 유동적이고 불분명하다면 또는 권한의 한계와 책임이 모호한 상태로 남아 있다면 의사소통에서의 오해나 갈등이 생길 수 있다. 예를 들면, 가족들은 어떻게 금전적인 문제에 대해 의사소통하고 결정을 내릴지에 대한 명확한 기준을 확립하지 않았을지도 모른다.

가족으로 하여금 내부의 생태계 안에서 이렇게 흘러가 버리고 무효화된 유형을 발견하도록 도와줌으로써 구조적 가족치료자는 가족으로 하여금 그들 스스로의 치료자가 될 수 있도록 한다. 치료자는 가족 구성원의 내면적인 자원을 동원하기 위한 치료 시나리오를 만들어 무력증과 저항력을 극복할 수 있도록 돕는다. 이러한 과정 속에서 치료자는 객관적이고 다소 거리를 둔 관찰자의 역할과 과정에 열정적이고도 직접적으로 참여하는 역할을 하며 끊임없이 변화를 준다. 구조적이고도 물리적인 이런 움직임을 통하여 치료자는 가족을 위한 변화 과정의 모델이 된다.

구조적 모델의 훈련은 기술 중심이지만 기능적 전략모델처럼 경직된 것은 아니다. "가족치료에서의 훈련은 본질이 …… 숙달된 후 …… 잊히는 기법을 가르치는 하나의 방법이다. 목표는 기술을 전달하는 것이다." (Minuchin & Fishman, 1981: 1) 비록 카운슬러의 정신적 이슈들에 대해 관심을 기울이지는 않는다고 하더라도 구조적 가족치료모델은 내담자와 카운슬러 간의 역동에 관심을 기울이는 것을 지향하는 과정이다. 카운슬러는 단지 기술자가 아니라 개인적인 존재, 즉 치료자다. 구조적 모델이 치료적 자발성 안에 자기 자신을 창조적으로 사용할 것을 요구하기 때문에 가족치료자의 훈련은 계획된 자발성의 과정으로 생각될 수 있다. 훈련을 통해 임상가는 기술을 숙달하고 궁극적으로는 별도의 연습 없이도 내담자에 대해 자유롭게 반응하게 될 것이다.

구조적 모델은 기술뿐만 아니라 이론적인 위치를 차지한다. 슈퍼바이지들은 '머리로 배우지 말아야 한다.'는 Minuchin의 충고에서조차도 특히 초보 상담자들을 위한 많은 이론이 있다. '어떻게?'가 아닌 '무엇을 위해서?'라는 질문들에 의해 운영되는 나선형의 학습 유형이 있고 그것은 훈련생들이 그들에게 다가온 가족 상황의 기본을 이루는 구조를 볼 수 있도록 돕는다. 훈련생들은 가족 정황에 대한 정보를 이끌어 내는 것과 가계도와 같은 시각적 보조도구를 사용하는 것 그리고 복잡한 상호작용 유형을 은유적으로 묘사하는 것을 배운다.

이러한 방법으로 슈퍼바이지는 슈퍼비전에서의 두 가지 정보—인간 변화의 역동성(이론)과 치료 경험의 특별한 운용(기술)에 관한 데이터—를 동시에 처리한다. Minuchin과 Fishman에 따르면, "가족치료의 어려운 예술을 가르치는 방법론은 개념적인 부분과 실행적인 부분이 조화되어야 한다."(1981: 5) 따라서 가족 체계에 대한 이론적 구조화와 변화의 방법들을 연역적으로 배울 수 있다. 반면에, 치료자의 자연발생적인 기술들은 관찰과 실습의 단계화된 과정에 의해 귀납적으로 배우는 것이다.

Minuchin의 관점에서는 슈퍼바이지가 아직 알지 못하는 것을 분명히 말할 수 없기 때문에 슈퍼바이저는 슈퍼바이지에게 그가 경험하고 있는 현상적인 사건을 설명하라고 요구하지 못한다. 또한 초기 훈련생은 가족 체계 안에서의 그의 위치를 역할연습할 수도 없다. 자발적인 치료전문가를 훈련시키는 데 있어 슈퍼바이지 스스로에게 통찰을 주는 것은 불필요할 뿐만 아니라 충분하지 않으며, 귀납적인 교수 방법들이 좀 더 효과적이다.

귀납적 방법의 첫 번째 단계에서 슈퍼바이지는 치료 회기의 비디오테이프들을 분석하고 관찰된 기술들을 명료화하면서 슈퍼바이저가 작업하는 것을 지켜본다. 관찰을 통해서 그들은 치료에서 '자기 자신을 이용하는 것'을 배우고 그들 자신만의 치료적 스타일을 점검하고 발전시킨다. 그들은 제스처, 몸의 자세, 의자의 움직임 그리고 구체적인 은유들의 표현을 통해 지지적인 제스처와 독려가 어떻게 번갈아 일어나는지를 배운다. 이러한 방책들은 자발적으로 일어나는 동안에 슈퍼바이지가 그들 자신의 이론모델들을 구축하는 기초가 된다.

이 단계 이후의 슈퍼비전은 일방경(one-way mirror)을 이용한 현장 관찰과 비디오테이프로 녹화된 회기를 통해 이루어진다. 슈퍼바이저는 슈퍼바이지에게 일방경 뒤로 오도록 요구하거나, 방안으로 들어가 직접 슈퍼바이지에게 이야기하거나 또는 전화 지도를 하는 것으로 치료 과정에 개입할 수도 있다. 다른 슈퍼바이지는 일방경 뒤에서 관찰한다. 모든 과정은 비디오테이프에 녹화되고 재검도되며 슈피바이지의 치료 스타일이 드러난다. 슈퍼바이저는 슈퍼바이지의 기술을 확장하기 위한 방법들을 알려 주고 슈퍼바이지의 개인적 치료 스타일을 성숙하게 한다. 상담에는 어떤 한 가지 방법만이 옳은 것이 아니기 때문에 교육은 슈퍼바이지가 치료를 위한 자신만의 방법을 도출해 내는 것을 의미한다. “모든 치료자는 가족의 변화라는 목적을 달성하기 위해 어떤 특별한 기술을 필요로 하지만 각각의 치료자들은 이러한 기술들의 시행하는 데 있어 자신들만의 다른 방법을 가지고 있다.” (Minuchin & Fishman, 1981: 8-9)

우리들의 기술적 차원에서는, 구조적 가족치료모델에서의 슈퍼비전 관계는 위계적 관계와 촉진적 관계의 양극단 사이 어딘가에 위치한다. 사실 오랫동안 슈퍼바이지가 기술과 이론의 통합을 달성할 수 있도록 하는 직접적인 관찰은 덜 강조되었다. 일반화하기에 충분한 연습을 통해 각각의 치료자는 경험에 의해 검

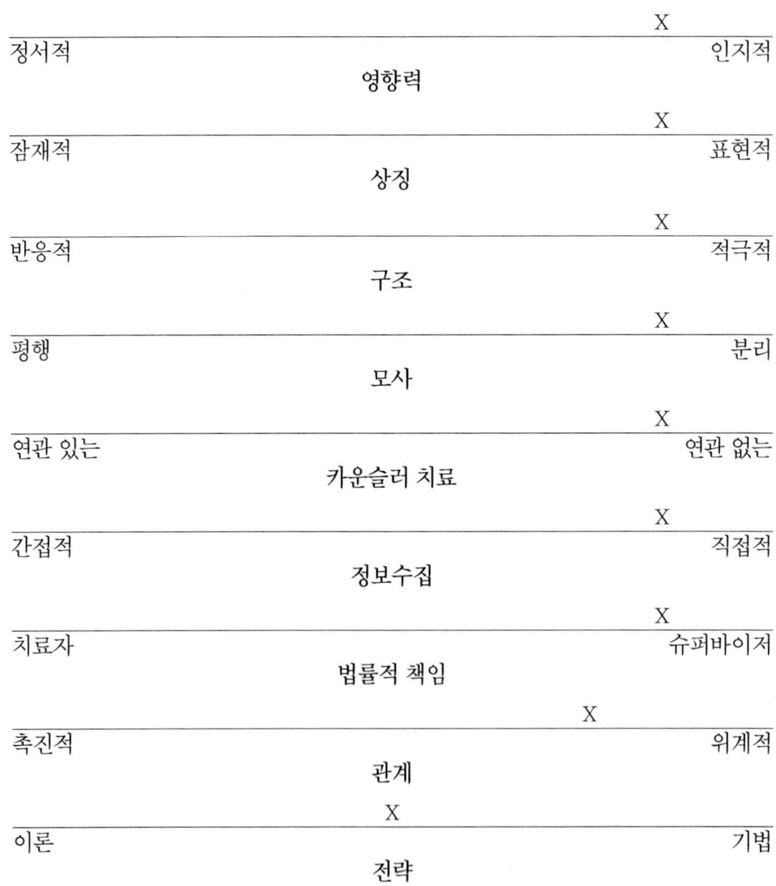

[그림 9-1] 기술적인 차원: 구조적 모델

증된 이론으로 적용된 기초를 만들어 간다.

이러한 슈퍼비전의 기술들은 사전훈련(prior training) 과정과 경험을 가지고 있는 상태에서 추가적인 전문 영역으로 가족치료를 배우기 원하는 전문가를 위해 의도된 것이다. 가족치료 훈련은 전문적인 학위가 없는, 좀 더 집중적인 훈련 구성을 필요로 하는 카운슬러들에게 적합하지 않다. 게다가 이론과 기술적인 기초가 부족한 초보 치료자에게 이질적인 훈련 접근은 미숙한 절충주의를 가져올 수도 있다. Minuchin이 지적하는 이러한 주의점은 알코올중독과 약물남용 카운슬러에게 특히 적용 가능하다. [그림 9-1]은 구조적 가족치료모델에서의 슈퍼비전을 위한 어떠한 기술적 차원이 제시될 수 있는지를 보여 준다.

전략적 슈퍼비전

연속선상에서 행동주의적, 기술지향적 극단에 Jay Haley는 계획된 회기 과정과 활동적인 카운슬러의 단기적이고 문제 중심적인 전략적 가족치료 학파를 설립하였다. Minuchin이 가족 내의 구조적인 관계에 초점을 두는 반면, Haley는 가족 상호작용에서의 전략과 기능 그리고 의미를 추구하였다. 예를 들어, 폭력적인 12세 소년이 그의 부모와 함께 가족치료자에게 의뢰되었다고 하자. 구조적 모델에서 치료자는 가족의 조직적 결점들을 해결하기 위하여 가족의 위계적 배열과 함께 부모와 자녀 사이의 친밀도, 거리감 그리고 경계에 대해 다룬다(부모들의 갈등으로부터의 회피는 아들에 대한 부모역할에 손상을 주었다). 전략적 모델에서 치료자는 증상의 기능에 초점을 맞추면서 가족을 위해서 문제행동을 해결하기 위한 새로운 전략들과 기술을 만들어 낸다(아이의 분노는 부모가 부부갈등으로부터 그들의 관심을 다른 데로 돌리는 역할을 한다).

전략적인 가족치료는 실용적이며 결과지향적이다. 이종 동형의 전형적인 예로, 이 모델에서의 슈퍼비전과 훈련은 같은 특성을 갖고 있다. Haley에 의하면, 임상 슈퍼바이저의 성공에 대한 진정한 테스트는 실제적인 상담 회기의 결과물에 있기 때문에 카운슬러는 사람을 변화시키는 자로서 교육받아야 할 필요가 있다. 훈련의 목표는 자기실현이 아니라 성공적인 치료전문가를 만드는 것이다. 이런 관점에서 Haley는 이 분야의 나머지 부분들에 도전하는 것이다(1976: 178-179). "그 자신이 치료를 받아 왔거나 개인적 가족에 있어서의 그의 개입을 이해했던 치료자가 치료에 있어서 더 나은 결과를 가져왔다는 어떠한 연구도 없었다." 그는 덧붙여 "내 경험에 의하면, 개인적인 치료에 더 몰입한 훈련생들이 더 가르치기 어려웠다. 그들은 자신의 문제에 사로잡혀서 내담자들이 그들의 주의를 이끌어 내는 데 어려움을 겪는다."(Haley, 1988: 361)라고 하였다.

Haley(1976)는 변화가 우발적이지 않고 계획적이어야 한다는 것을 강조한다. 그는 변화를 위한 기폭제로서의 이해와는 대조적으로 치료가 변화를 유발하는 행동의 과정이라고 본다. 전략적 모델이 매우 지시적이기 때문에 이 모델의 훈련 또한 지시적이다. 치료자들은 효과적인 변화를 위한 개입을 실행을 통해 배운다. 전략적 치료의 검증은 실제 회기에서의 슈퍼바이지의 실천에 대한 직접적 관찰을 강조한다. 치료자가 일방경 앞에서 작업하고 있는 동안 일방경 뒤의 관찰자-치료자는 슈퍼바이저로부터 지도를 받는다. 슈퍼바이저는 일방경 뒤의 슈퍼바이지뿐 아니라 상담실 안에 있는 슈퍼바이지 역시 전화 지도를 통해 메타 수준에서 가르친다. 유리한 지점에서 슈퍼바이저는 실천해야 할 특별한 임무를 준다. 예를 들어, "다음번에 내담자가 이것을 말할 것이다. 이것은 내가 당신이 말하기를 원하는 것이다."라는 것과 같다. 슈퍼바이지에게 치료의 모델이 아니라 생각의 방법을 제공하면서 개념적 구조의 발달을 향한 관점과 함께 기술적 기법을 배운다.

Haley에게 치료와 훈련, 두 가지 모두 방법지향적이기보다는 문제지향적이다. 슈퍼바이저는 카운슬러가 일하는 것을 지켜보고, 그의 지식과 기술 수준 등을 규정짓고, 부족한 점을 관찰하고, 기술구축 과정을 조작하는 내담자를 선택하고, 다시 카운슬러의 실행을 관찰하고, 발생되는 문제를 정리한다. 여러 가지 다양한 임상적인 상황에서 슈퍼바이지에게 이러한 집중적인 감독(monitoring)을 제공해야 하는 슈퍼바이저에게는 상당한 유연성이 필요하다. 게다가 사용된 방법은 문제해결이라는 실제적 목적의 부수적인 것이기 때문에 슈퍼바이저는 원하는 기술이 습득되었는지를 확인하기 위하여 끊임없이 결과를 확인해야 한다. 기법 그 자체를 위한 기법은 이론 그 자체를 위한 이론만큼이나 쓸모가 없다. 성공의 유일한 척도는 행동의 변화다.

이처럼 전략적 가족치료 훈련은 기술구축 과정이다. 배움은 그것에 관하여 말하는 것에서 일어나지 않는다. 또한 비록 관찰이 훈련의 어떤 부분에서는 가치있는 것이라 하더라도 누군가를 단지 지켜보는 것만으로 배움은 일어나지 않는다. 치료는 개인적인 경험이며 스스로 치료 그 자체를 행해 보는 과정을 경험하는 것이 필요하다. "이상적으로 훈련생은 치료가 행해지는 순간 슈퍼바이저로부터 지도를 받으면서 실행을 통하여 치료법을 배운다." (Haley, 1988: 362) 실습은 완벽 또는 적어도 성공을 이루어 내고 다른 상황에 대해서도 적절하게 일반화하기에 충분할 만큼의 훌륭한 임상적 행동을 배울 수 있게 한다. Haley는 카운슬러가 훈련기간보다는 그 이후에 보다 명확한 이론의 구축을 발전시켜야 한다고 믿는다. 이것은 Haley가 이론에 반한다는 것을 의미하지 않는다. 치료자들은 그들이 무엇을 하는지 생각해야 하고 그들의 행위를 설명할 수 있어야 한다. 개념상의 발전은 중요하다. 그러나 기술을 배우는 것이 우선이다.

요약하면 Haley는 변화를 위한 기술구축에 치료자들의 개인 문제를 강조하는 훈련 제도에 대해 비판적이며, 집단 치료를 위해 슈퍼바이지 집단을 활용하는 것, 슈퍼바이지가 오직 한 집단과 작업하는 것 그리고 진단 기술에 너무 많은 강조점을 두는 것에 대해서도 역시 비판적이다. 그는 특히 사회 통제, 과잉 진단, '넘을 수 없는 벽'으로 특징지어지는 입원장면을 경멸한다. 그렇다고 Haley가 알코올중독 및 약물남용 분야에서 일하면서 주거재활 프로그램에 강조점을 두고 일할 것인가에 대해서는 의문이다. 하지만 약물남용 분야에서 이 모델을 재고하도록 만드는 비용 통제와 효율성의 문제는 Haley의 방향으로 움직여 가게 될 것이다.

Haley는 긍정적인 훈련 경험은 일방경을 이용한 슈퍼비전, 정례적으로 회기를 녹화하는 것, 전체 가족 구성원들과의 면접, 문제 중심의 다양한 기술을 가르치는 것, 그리고 단순한 치료 과정뿐 아니라 특정한 결과에 주의를 집중하는 것을 포함한다고 생각한다.

슈퍼비전을 위한 기본적인 원칙들이 명확해야 하기 때문에 Haley는 다음 사항들을 권한다.

① 슈퍼바이저는 꼭 필요할 때만 그리고 무선지시기보다는 인터폰을 사용하여 개입할 것이다. Haley는 슈퍼바이저가 직접 치료 과정에 개입하게 되고 슈퍼바이저와 슈퍼바이지의 사적인 대화를 할 수 없기 때문에 슈퍼바이저가 직접 방안에 앉아 있는 것이 효과적이라고 보지 않았다.

② 슈퍼바이저는 많은 제안들 대신 간결한 아이디어를 제공할 것이다.

③ 만약 더 복잡한 권고가 필요하다면 슈퍼바이지는 슈퍼바이저와 말하기 위하여 방 밖으로 불려 나올 것이다.

④ 슈퍼바이저와 슈퍼바이지는 회기 중간의 개입을 줄이기 위하여 상담에 앞서 전략에 대한 논의를 할 것이다.

⑤ 모든 제안들은 오직 제안들일 뿐이다. 치료자는 적절한 판단에 따라 과정을 안내할 책임이 있다. 어쨌든 만일 슈퍼바이저가 무엇인가를 해야만 한다고 카운슬러에게 말한다면 그 지시는 고려된다. 슈퍼바이저가 내담자에 대하여 임상적임 책임을 갖고 있기 때문에 필요하다면 치료 과정에 대한 지시를 내리는 권위를 유지한다. 명백한 것은 회기가 반치료적이거나 파괴적인 경우 또는 내담자를 보호하는 데 필요한 경우에만 지시들이 사용된다는 것이다. 슈퍼바이저는 카운슬러의 무능력 또는 치료자의 영역을 넘어서 개인의 사적 영역으로 침입해 들어가는 것으로부터 내담자를 보호해야 한다.

⑥ 일방경을 이용하여 진행되는 집단 훈련은 치료자를 훈련시키는 데 있어 가장 효과적인 방법이기 때문에 가능하면 사용될 것이다.

정서적	X	인지적
	영향력	
잠재적	X	표현적
	상징	
반응적	X	적극적
	구조	
평행	X	분리
	모사	
연관 있는	X	연관 없는
	카운슬러 치료	
간접적	X	직접적
	정보수집	
치료자	X	슈퍼바이저
	법률적 책임	
촉진적	X	위계적
	관계	
이론	X	기법
	전략	

[그림 9-2] 기술적인 차원: 전략적 모델

[그림 9-2]는 기술적인 특징이 관리감독의 전략적 모델이 될 수 있다는 설명을 보여 준다.

슈퍼비전에 있어서 가족치료의 공헌

가족치료는 상담과 슈퍼비전에 대한 접근에 광범위한 범위를 제공하는 다양한 모델들을 포괄한다(Liddle, Breunlin, & Schwartz, 1988). 그러나 많은 훈련 연구소를 설립하고 슈퍼비전에 관한 폭넓은 학술활동을 펼침으로써 구조주의와 전략모델은 가족치료의 슈퍼비전에서 자신들의 지배적인 경향을 만들어 냈다. 그렇게 함으로써 그들은 정신건강의 전체 분야를 기술 중심 접근법의 방향으로

X
정서적 ———————— 인지적
영향력

X
잠재적 ———————— 표현적
상징

X
반응적 ———————— 적극적
구조

X
평행 ———————— 분리
모사

X (원가족)
연관 있는 ———————— 연관 없는
카운슬러 치료

X
간접적 ———————— 직접적
정보수집

X
치료자 ———————— 슈퍼바이저
법률적 책임

X
촉진적 ———————— 위계적
관계

X
이론 ———————— 기법
전략

[그림 9-3] 기술적인 차원: Bowen의 모델

이끌었다. Minuchin과 Haley의 모델의 영향력이 절정에 달했을 때 등장한 알코올과 약물남용 분야에서 그러한 영향력을 강하게 느낄 수 있었다. 여러 모델들의 근간이 되었던 구조주의와 전략모델 학파들은 그들의 개념을 따르고 조정하고 발전시키거나 반발하기도 하겠지만, 그들을 무시하지는 못할 것이다.

가족치료 분야를 이루는 다양한 범위의 모델의 예로서 [그림 9-3]은 Bowen 모델의 슈퍼비전에서는 기술적 차원들이 어떻게 해석될 수 있는지를 보여 준다.

제10장 알코올중독, 약물남용 분야를 위한 임상 슈퍼비전의 통합모델

알코올중독과 약물남용은 수천 년 동안 문명에 해를 끼쳐 왔다. 그리고 물질남용 치료는 반세기 이상 성숙해 왔지만, 여전히 상당히 짧은 역사를 가진 분야다. 1970년대에 와서야 비로소 알코올중독과 약물남용 상담이 뚜렷하게 인정된 직업으로서 존재하게 되었다. 현재까지 짧은 기간 동안 여러 치료모델들은 의도적이기보다는 자연스럽게 편입되어 왔다. 알코올중독과 약물남용 분야의 12가지 핵심 기능은 철학적 토대를 가진 모델은커녕 상담 기법이라고도 할 수 없다. 임상가들이 잘못 알고 이 12가지 기능을 기법이라고 생각하지만 실제로는 상담 기법을 찾고자 카운슬러가 수행하고 있는 과제들이라고 할 수 있다.

전통적으로 반(反)학문적인 이 분야는 치료모델에 관한 저술을 상당히 필요로 한다. 현재 임상가들은 한정된 범위의 자원으로부터 자료를 모아야 하지만, 그 자원들 중 어느 것도 결정적이지 않다. 그 분야에서 지배적인 치료모델을 찾아내기 위해서는 단주익명단체(Alcoholics Anonymous: AA)의 주요한 구성요소 중의 하나인 12단계와 미네소타 회복모델을 (저자가 이 장에서 검토하듯이) 검토해 보아야 한다. 이러한 모델들은—대부분 치료프로그램들의 토대인데—알코올중독이나 약물남용에서 각 개인들이 회복하도록 도울 목적으로 특정한 행동 원리들을 통찰력 위주의 변화와 통합하고 있다. 이 장에서는 알코올중독과 약물남용 분야를 위한 치료모델을 정의하기보다는(이는 사실 치료프로그램 관리자에게 남겨진 최고의 과제라고 할 수 있다) 현재의 지배적인 치료모델인 미네소타 모델과 12단계 모델을 그 시작점으로 삼고자 한다. 물론 이것들이 알코올중독자와 약물남용자 치료에의 유일한 접근 방법은 아니다. 이 분야가 발전해 감에 따라서 다른 모델들 또한 활용될 것이다. 그리고 슈퍼비전 모델도 치료에 대한 새로운 접근 방식에 있어서 진화하게 될 것이다(혹은 새로운 모델이 등장하게 될 것이다).

현재로서는 그 분야에서 통용되는 실무와 모순되지 않는 슈퍼비전 모델이 이 장에서 기술될 것이다. 저자는 그것을 통합모델이라고 부른다. 왜냐하면 알코올중독과 약물남용 치료 그 자체와 마찬가지로 슈퍼비전 과정도 기술 위주의 접근과 통찰력 위주의 접근을 통합하기 때문이다.

약물남용이란 무엇인가

치료모델이 개념화되기 전에, 먼저 문제의 고유하고 결정적인 속성들을 이해해야 한다. 다음은 알코올중독과 약물남용의 진단과 치료에 대한 간략한 개관이다.

진단적 정의

미국정신의학회(American Psychiatric Association)의 『진단 및 통계 매뉴얼(DSM-III-R)』에서는 알코올의존과 약물의존을, 약물사용의 조절 약화 그리고 그 해로운 결과에도 불구하고 약물을 지속적으로 사용하는 것이라 정의하고 있다. 의존에는 내성의 상승(같은 효과를 유지하기 위해 사용자는 반드시 투여량을 높여야만 한다) 그리고 사용 중지나 투여량 감소에 따른 금단 증상의 상승이 일반적으로 포함되어 있다. 향정신성 약물의존에 대한 진단 규범을 만족시키기 위해서는 약물사용에서 기인하는 인지적, 행동적 그리고/혹은 생리적 증상들 중의 몇몇은 적어도 한 달 이상 지속되거나 오랜 시간에 걸쳐 반복적으로 발생해야 한다. DSM-III-R에 따르면, 향정신성 물질에 의해 유발된 중독과 관련된 증상들에는 인성과 감정의 동요, 감정장애, 의심 그리고 폭력적 행동이 포함되어 있다.

DSM-III-R에서는 또한 향정신성 약물사용에 기인하지만 의존에 대한 진단 규범을 만족시키지 못하는 부적응 행동에 관한 나머지 진단 범주를 찾아볼 수 있다. 부적응 행동은 직업적, 심리적, 혹은 신체적인 문제가 생겨도 지속적으로 물질을 남용하거나 위험성이 많은 심리적 상황에서 반복적으로 사용하는 것이다.

이후 개정된 DSM-IV에서는 '향정신성 약물사용장애'라는 절에서 '물질 관련 장애(Substance-Related Disorder)'라는 절로 관련 영역 이름을 바꿈으로써 물질의 개념을 확장시켰다. 그렇게 함으로써 비록 대부분의 물질 관련 장애가 물질의 의도적인 사용에 기인하지만, "몇몇 물질 관련 상황이 물질에의 비의도적인 노출의 결과로 일어나거나 투약의 부작용으로 일어난다. 그러한 경우들은 '다른(혹은 알려지지 않은)' 물질 관련 장애 범주로 분류할 수 있다." (p. E1)는 입장을 취하게 되었다. 또한 DSM-IV에서는 의존, 남용, 해독 그리고 금단 증후군을 재공식화된 '물질사용장애(Substance Use Disorder)' 영역에 포함하였다. 기타 물질 관련 장애들은 같은 증상을 가지고 있는 장애들을 포함하는 다른 영역들에 분포되어 있다.

고유한 특징

비용

약물남용은 전 역사를 통해 지속되어 왔고, 삶의 모든 부분에 영향을 끼치고 있다. 미국사회에서의 알코올과 약물남용에 의한 경제적 비용은 수천조 달러에 이르며, 이러한 비용의 상당한 부분을 건강관리 비용의 확대 형태가 차지하고 있다.

부정

부정은 문제의 주요한 속성 중 하나다. 종종 치료의 처음 단계는 내담자에게 자신이 아프다는 것을 확신시키는 것이다. 미네소타 모델의 기본 전제는 개인이 미처 깨닫지 못한 것을 받아들이도록 교육하는 것을 치료에 포함한다.

일관된 패턴의 결여

단 한 가지 형태의 알코올중독이 있는 것도 아니며 모든 남용자에게 발견되는 일관된 남용 형태도 없다. 몇몇은 매일 술을 마시며 몇몇은 일시적으로 마시거나 폭음을 한다. 음주 형태마다 다른 종류의 음료를 선택하는 데 차이점이 존재한다. 알코올중독자들은 맥주, 와인, 주정, 럼주, 액화된 구두광택제(예전의 소련에서 젊은이들이 선호한 음료), 알코올 성분이 포함된 음료 등 어떤 것이라도 마실 수 있다. 소비량은 지표로서 불명확하다. 어떤 사람들은 날마다 상당한 양을 마시고 반면에 적게 마시는 사람도 있다.

해로운 결과

대부분 남용자들의 공통분모는 약물남용이 자신들의 삶에 끼치는 영향이다. 남용결과를 식별하는 것이 음주 형태, 마시는 것의 선호도, 소비량 비율보다 더 좋은 지표다. 약물남용은 초기에 일시적 기억상실, 개인관계 긴장, 업무 수행력 손상, 법적 문제(음주운전, 재정적 약화), 건강 손상으로 나타난다. 다른 지표들로는 음주에의 집착, 절제력의 간헐적인 감소, 사회관계 축소 그리고 감정 상태 동요가 있다.

이런 지표가 모든 사람에게 적용되는 것은 아니다. 한 가지 포괄적인 정의는 알코올중독자 혹은 약물남용자들이 '일정 시간 이상 술을 마시는(혹은 약물을 섭취하는) 것을 지속적으로 통제하지 못하고 일단 술을 마시기(혹은 약물을 섭취하기) 시작하면 자신의 개인적 · 사회적 행동을 보장할 수 없다.'는 것이다(Wallace, 1985: 10).

지속되는 영향

약물남용은 한 개인의 삶의 모든 영역—신체적, 심리적, 사회적, 영적 영역—에 영향을 준다.

신체적 영향

알코올중독과 약물남용은 개인의 신체기관의 모든 것, 혹은 대부분에 영향을 미치는 의학적 문제—간질환, 췌장의 심각한 염증, 고혈압, 기타 심장병 위험 요소, 뇌손상, 성기능장애 등—를 광범위하게 일으킬 수 있다. 알코올과 약물의 생리적 영향을 이해하기 위하여 연구자들은 뇌화학, 특히 뇌화학물질 학파가 TIQs과 신경전달물질(세로토닌, 노르아드레날린, 아세트알데히드)에 관심을 돌리게 되었다.

심리적 영향

알코올과 약물남용은 우울, 근심, 공포, 후회, 분노, 자기연민, 자신감 결여, 외로움, 전체적인 감정변화의 결과 등과 같은 심리적 요인에 의해 일어나거나, 혹은 이러한 요인이 우선한다. 약물남용이 감정적인 문제를 야기하는지, 혹은 그 역도 성립하는지에 대한 많은 논쟁이 있지만, 그 연관성은 어떤 경우든 명백하며 일단 악순환이 시작되면 어느 것이 첫 번째 원인인지는 부차적인 문제다.

사회적 영향

알코올과 약물남용은 삶에 있어서의 비관주의, 사회적 관계에서의 이탈, 결혼과 가족 문제, 직장 관련 문제, 법적 · 재정적 문제를 포함한 반사회적 태도와 행동 그리고 적응 문제 등과 관련이 있다.

영적 영향

많은 남용자에게 있어 삶은 의미 없고 목표가 결여되어 있으며 헛된 것이다. 그들은 절망, 슬픔, 두려움, 공허, 자포자기 그리고 의지의 상실 등을 느낀다. 그들의 삶은 즐거움, 일체감, 희망 그리고 성취감이 박탈되어 있다.

1차적 문제

여러 해 동안 심리치료자들은 약물남용을 가족 체계의 문제점, 오이디푸스 발달 단계의 손상, 정신 질병 그리고 그 외 여러 가지 문제의 2차적인 증상으로 여겨 왔다. 정신건강전문가들은 약물남용을 심리치료, 투약, 가족치료, 혹은 어떤 다른 양식을 통해서 사라질 수 있는 행동으로 다루어 왔다. 하지만 미네소타 모델과 알코올중독 치료 분야에 따르면, 알코올중독은 어떤 다른 기저 장애의 증상이 아니라 1차적 질병이다. 확실히 알코올중독은 한 개인의 삶과 사회적 환경의 모든 면에 영향을 주고 있다. 우울, 가족 체계의 문제점, 초기 아동 발달 요인들이 이 질병의 모든 측면들이다. 그러나 간단히 말하면 알코올중독자는 너무 많이 마시기 때문에 알코올중독자인 것이다.

알코올중독자와 약물남용자들이 우울증, 정신분열증, 공포증, 혹은 어떤 다른 정신과적 의미를 가지고 있다는 것을 부정하는 것은 아니다. 약물남용 분야에서 치료를 받는 내담자 중 많은 경우가 이중진단을 받는 것을 인정하게 되었다. 하지만 치료에 있어 첫 번째 단계는 통상적으로 남용 형태를 막는 것이다. 일정 기간 약물남용을 금한 후에 개인에게 영향을 주는—특히 생물학적, 화학적 손상이 있는지에 대해—다른 정신의학적 문제를 평가할 수 있다. 강박적인 연애관계, 도박, 일중독, 성적 강박, 혹은 과도한 관계의존과 같은 강박적 행동을 다루는 것이 회복에 필요할 수 있다.

물질남용은 남용자의 과거와 유전적 혹은 역사적 뿌리를 가진 가족 문제다. 알코올중독자들이 알코올중독 가정에서 나오거나 적어도 다른 무언가를 어떤 방식으로든 남용했던 가정에서 나온다는 것을 여러 연구에서 보여 주고 있다. 그렇지만 가족들이 물질남용을 일으키지는 않으며 어떤 가족 구성원에게 약물남용 발생의 책임을 물어서도 안 된다. 가족 체계의 문제점은 분명 남용을 악화시키는 원인이다. 역으로 알코올과 약물남용은 가족의 삶의 모든 면에 영향을 주는 문제를 일으킨다. 결혼 생활의 불화, 관계로부터의 금단, 난폭한 행동, 행동의 과통제, 언어적 · 물리적 공격 그리고 남용자의 보호, 부정은 중독자 가정에서 광범위하다.

현재 이 분야의 지배적인 패러다임에 의하면, 가족 체계나 구조를 변화시키는 것 자체가 알코올중독 행위를 억제하지는 못한다. 첫 번째 단계는 음주를 중지하는 것이다. 그래야 가족역학에 초점을 맞출 수 있다. 단주만이 다음과 같은 결과를 가져온다. 모든 당사자의 부정을 헤쳐 가기, 자신들의 삶 속의 문제를 인정하기, 비난하지 않고 비난을 받아들이지도 않기, 가족관계를 내몰고 있는 강박 관념을 인정하면서(회복 중인 알코올중독자가 자신의 음주를 통제할 능력이 없다는 것을 인정하듯이) 다른 사람들로부터 도움을 찾기, 그리고 가족 구성원들 각각 자신의 힘으로 책임을 받아들이게 하기 등이다. 가족역학에 대해 물질남용 중심 접근방법을 적용하는 것은 알코올중독과 약물남용 치료 분야에 적용하는 것과 같은데, 가족치료의 정통 학파에서는 실천된 적이 없다.

치료

미국에서 알코올중독과 약물남용 치료는 현재 커다란 사업이 되어 있다. 입원내담자센터든 외래내담자센터든 모두 급속히 증가하고 있다. 하지만 이 사업의 미래는 불확실하다. 왜냐하면 관리 의료와 채무 변제에 대한 압력의 증가가 한때 신성불가침이었던 28일 거주 치료프로그램을 멸절시키려는 위협이 되고 있기 때문이다. 물론 치료서비스에 대한 필요는 항상 크겠지만 그 필요는 보다 효과적으로 또 보다 효율적으로 서비스를 제공하여 변화하는 상황에 대처하려는 기관에 의해 만족되어야만 한다.

1990년 미국에서는 대략적으로 7,000개의 물질남용 치료프로그램이 있었다. 이 프로그램의 대부분은 미네소타 회복모델과 AA의 12단계 프로그램에 근거하여 구성되었는데 일반적으로 중독치료를 위한 다음의 중요 목적에 동의하고 있다.

① 해독
② 정보제공과 직면을 통해 내담자의 부정을 다루기

③ 죄책감, 수치심, 자기비난 그리고 다른 파괴적 감정들을 극복하기
④ 술/약물에 취하지 않은 맑은 정신을 유지시키는 건강한 삶의 방식과 행위를 구축하기
⑤ 자조프로그램 그리고/혹은 진행 중인 치료의 사후관리

회복의 12단계

12단계 운동은 '21세기의 가장 위대한 사회운동'이라고 불렸다(Naisbett & Aburdene, 1990). 12단계 원리에 근거한 자조프로그램이 전 세계적으로 대략 250여 개가 있었고 1992년까지 전 세계적으로 수만 개의 AA 모임이 있었다. 12단계 접근에서는 두 개의 주된 목적—받아들임과 항복—이 알코올중독 혹은 약물중독에서의 초기 회복의 기본을 형성해 준다.

수용(acceptance)은 의지력 자체만으로 약물사용을 조절할 수 있다는 환상의 파괴다. 그리고 만성적이고 진행성인 질병으로 고통받고 있다는 것, 자신의 삶이 알코올 그리고/혹은 약물사용 결과로 통제 불가능해졌다는 것, 의지력 자체만으로 이 약물사용을 조절하는 능력을 잃어버렸다는 것 그리고 남은 단 하나의 선택은 알코올과 약물사용을 완전히 금해야 함을 인정하는 것을 의미한다.

항복(surrender)은 조절 능력 상실의 현실을 받아들이고 회복(술/약물에 취하지 않은 맑은 정신상태의 지속)의 가능성이 있다는 것을 받아들임으로써 도움의 손길을 내미는 것을 포함한다. 항복은 맑은 정신을 계속 유지해 온 중독자와의 공동유대와 더 높은 힘(위대한 힘)에 대한 믿음을 포함한다. 이러한 견해에 따르면, 성공에의 가장 좋은 기회는 12단계 생활을 유지하고 12단계 공동유대감 속에서 능동적으로 관계하는 것이다.

12단계 프로그램에서 회복을 위한 목표를 여섯 범위로 나눌 수 있다.

① **인지적 목표**: 약물남용이 자신의 삶에 어떻게 영향을 주었는지, 부정적 결과에도 불구하고 부정(denial)과 합리화(rationalization)가 어떻게 지속적인 물질사용에 기여했는지 그리고 부정적 결과가 알코올 및 약물남용과 어떻게 연관되어 있는지 남용자가 반드시 이해해야 한다.

② **감정적 목표**: 분노, 후회, 외로움 그리고 수치와 같은 감정들을 인정하고 이러한 감정들이 약물사용이나 남용과 어떻게 관련되어 있는지 이해해야 한다.

③ **대인관계 목표**: 약물남용이 사람들과의 관계에 영향을 준다는 것을 이해하고 약물구입을 도와주거나 약물사용의 부정적 결과를 최소화함으로써 중요한 타인들이 자신의 약물남용을 '가능하게' 했음을 이해한다.

④ **행동적 목표**: 약물남용이 자신이 하는 모든 것에 어떻게 영향을 주었는지 그리고 AA나 다른 자조프로그램의 공동유대감이 중독성 습관을 변화시키는 수단을 어떻게 제공해 주었는지 이해하는 것을 포함한다.

⑤ **사회적 목표**: 자조프로그램에 참여할 필요성, 후원자와의 관계를 형성할 필요성, 음주나 약물사용의 충동이 있을 때 연대감을 가질 수 있는 모임을 찾을 필요성, 조장자(enablers)와 다른 사람과의 관계를 재평가할 필요성을 포함한다.

⑥ **영적 목표**: 중독은 저지될 수 있다는 희망을 경험할 필요성, 자신보다 더 큰 힘에 대한 믿음과 신뢰의 필요성, 자기 자신의 성격 결함과 자신의 행위가 야기한 해악들을 인정할 필요성, 신뢰하는 다른 사람과 면밀한 도덕적 목록을 공유함으로써 자신이 지니고 있는 수치, 죄의식 그리고 부정적 감정들을 다룰 필요성을 포함한다.

몇몇 가설들은—명시적이든 암시적이든—12단계 회복모델과 미네소타 치료모델에서 그것들이 전문적으로 적용된다는 것을 기저에 깔고 있다. 이러한 가설에 따르면, 중독은 예견할 수 있는 증상과 진행을 보이는 만성적 진행성 질병이다. 의지력 자체만으로는 이 문제를 극복하는 데 충분하지 않다. 왜냐하면 남용자는 중독에 대처하기에는 너무 무기력하고 자신의 삶을 통제할 수 없게 되었기 때문이다. 남용자는 영구적으로 그 문제에 대한 통제력을 잃어버린다. 약물남용이 신체, 정신, 영성에 영향을 주기 때문에 지금 현재 중독자이며 앞으로도 계속 중독자일 것이다. 중독에 대한 유일한 선택은 전적인 그리고 평생 동안의 단주다. 한 모금의 음주나 한 번의 약물사용이 약물에 대한 갈망을 유발시켜 남용의 새로운 순환으로 이어질 수 있기 때문이다. 이러한 사실이 '하루에 하나씩' 단주나 약물사용의 충동을 거부하는 목적이 된다. 이것을 이루기 위해 자신보다 더 큰 힘에 대한 믿음을 갖는 것이 힘과 용기를 준다.

이러한 가설들은 과학적인 연구에 의해서가 아니라 12단계 철학에 의해 수혜받은 사람들의 경험에 의해 입증된다. 철저한 연구에 의해 이러한 사실의 타당도가 검증되고 있는 중인데, 이는 12단계에 동의하지 않는 사람들을 위한 대체 회복 모델의 발달을 촉진할 수 있을 것이다(Fingarette, 1988; Katz & Liu, 1991; Peele, 1995; Peele, Brodsky, & Arnold, 1991; Trimpey, 1992).

미네소타 치료모델

미네소타 치료모델은 1940년대 후반과 1950년대 전반에 알코올중독자를 위한 3개의 치료센터 건립에서 유래되었으며, 12단계 원리에 근거한 중독자 치료에 대한 종합적, 다전문적, 금주중심적(abstinence-oriented) 접근이다. 미네소타 치료모델은 약물과 알코올의존자들이 치료되는 건 아니지만 회복된다는 희망을 지닌 질병 개념이다. 미네소타 모델 철학에는 네 가지 핵심 요소가 있다.

첫째, 중독자들이 자신의 신념, 태도 그리고 행위를 변화시킬 수 있다는 확신이다. 이 모델의 지지자들은 프로그램의 개입이 저항과 부정의 와해에 효과적이기 때문에 성공적 결과의 가능성이 초기 동기에 의존하지는 않는다고 주장한다.

둘째, 중독 대상물과 관련된 통제력의 상실이라고 특징지을 수 있는 일차적, 만성적, 다면적인 질병으로서의 알코올중독 혹은 중독의 개념이다. '다면적인(multifaceted)' 이란 말은 위에 기술했듯이 신체적, 심리적, 사회적 그리고 영적인 면을 가리킨다.

셋째, 장단기적 치료목표가 모두 열거된다. 알코올중독이나 남용에 쓰이는 다른 모든 종류의 약물을 끊는 것과 정신건강과 감정적 적응을 향상시키는 것이라 특징지을 수 있는 더 좋은 삶의 형태를 지향하는 것이 장기적인 목표다. 다른 말로 하면, 단지 금주만 가지고는 성공적인 결과를 필연적으로 담보할 수는 없다는 것이다. 다음의 네 가지 단기 치료목표가 장기 목표의 성취를 촉진시킨다.

① 약물의존자에게 그 질병과 질병이 자신의 삶에 어떤 영향을 주었는지 인식하도록 도와주기
② 자신이 도움을 필요로 한다는 것을 받아들이도록 그리고 치료될 수 없는 질병에 맞서 생산적 삶을 살아가는 것에 집중하도록 도와주기
③ 긍정적이고 생산적인 방식으로 질병과 함께 살아가기 위해 어떤 행동변화가 필요한지 확정짓도록 도와주기
④ 새로운 삶의 형태를 개발하여 위의 이해를 행동으로 옮기도록 도와주기

넷째, AA와 NA(Narcotics Anonymous: 약물중독자익명단체)의 원리가 회복에 기본이 된다. 그 원리는 고백(1~3단계), 자아의 재구조(4~11단계), 타인 돕기(12단계)를 강조하고 있다. 이 원리들은 세 가지 핵심 목표를 포함하고 있는데 정신적 자각의 성장, 선택과 개인적 책임성에 대한 인식 그리고 평등관계의 용인이다. 회복을 위한 자원은 주로 약물의존자 내에 존재한다. 이러한 내적인 자원을 발견하고 사용할 수 있는 기회, 변화를 가져올 수 있는 치료 분위기를 만드는 기회 그리고 치료목적을 이루는 데 필요한 전문적인 보조와 지도를 제공하는 기회를 제공한다.

미네소타 모델은 평가에서 사후관리 치료를 제공하는데, 이 치료는 AA와 NA에 규칙적으로 참석하는 것을 통상적으로 포함하고 있다. 광범위하게 많은 분야를 포함하는 이 프로그램은 정보와 위탁, 진단, 해독, 초기 진료, 치료 공동체, 거주 중간 처우(residential intermediate care), 외래내담자 치료 그리고 사후치료

서비스를 망라하고 있다. 이 프로그램은 12가지 기본 요소를 가진다.

① 집단치료
② 강의
③ 다전문적(multiprofessional) 스태프
④ 회복 중인 알코올 · 약물중독 카운슬러
⑤ 치료적 환경
⑥ 과제 할당
⑦ 가족상담
⑧ AA 참가
⑨ 일일 독서 그룹
⑩ 자서전(통상적으로 일기 쓰기)
⑪ 12단계 작업
⑫ 여가활동이나 신체활동

미국 치료프로그램의 상당 부분을 차지하는 미네소타 모델을 지지하는 시설들 사이에서 철학과 실천 사이에는 상당한 유사점이 있다. 미네소타 모델은 알코올중독과 약물남용 치료 분야를 40년 동안 형성시켜 왔고, 그 요소들은 미국에서의 사실상 모든 중독 치료프로그램에 편입되었다. 따라서 알코올중독과 약물남용 분야를 위한 치료와 슈퍼비전 모델의 철학적 토대는 반드시, 적어도 현재 미네소타 모델의 핵심 전제를 가지고 있어야 한다.

통합모델의 철학 기반

치료와 슈퍼비전 모델의 철학 기반은 사람들이 어떻게 변화하고자 동기화되는지에 대한 일련의 가설로 구성된다. 다음의 가설들은 알코올중독과 약물남용의 통합 슈퍼비전 모델의 철학 기반의 기저를 이룬다.

① 사람들은 안내자의 도움으로 자신의 삶에서 변화를 가져올 능력을 가지고 있다. 도움을 찾는 사람들은—회복하길 바라는 알코올중독 내담자이든 전문적으로나 개인적으로 성장하기를 바라는 슈퍼바이지든 간에—으레 성장에 대한 개방성과 변화에 대한 저항을 둘 다 가지고 있다. 다른 말로 하면, 그들은 자신의 개인적, 전문적 삶의 현실을 부정하면서도 변화에 대한 통찰력과 능력을 가지고 있다는 것이다. 그래서 변화 과정 중에 있는 한 개인을 누가 지도하든지 간에 지도하는 사람은 반드시 통찰력과 성장에 영향을 주는 행동 기술들을 통합해야 한다. 이것은 고통을 멈추려고 간절히 바라면서도 자신의 질병을 부정하며 살고 있는 알코올중독 내담자에게 특히 적용 가능하다. 같은 식으로 슈퍼바이지는 성장과 지식을 동시에 갈망하고 두려워한다. 안내자는 변화에 대한 저항과 희망 둘 다 고려하여 작업해야 한다.

② 사람들은 무엇이 자신에게 가장 좋은 것인지 항상 알 수는 없다. 왜냐하면 그 이슈에 대한 부정과 저항으로 분별력을 잃을 수 있기 때문이다. 치료자 혹은 슈퍼바이저의 역할은 개인이 자신의 문제점에 대한 해결책을 찾는 데 도움을 주기 위하여 변화 과정을 증폭하는 일이다. 안내자는 회복에 관한 자신의 경험을 나누거나, 혹은 전문적 훈련 과정에서 습득한 기술을 전달함으로써 문제로부터 벗어나 회복과 발전에 이르는 길을 보여 준다. 슈퍼바이저는 자신이 알고 있는 것과 모르는 것을 통해 슈퍼바이지가 길을 잃어버릴 경우 사용할 수 있는 훈련 도로지도를 제공함으로써 안내한다. 둘 중 어느 경우든 안내자는 개인이 빠져나오는 길을 찾을 때까지 어둠 속에 길을 잃고 헤매는 것을 방관하지 않는다. 또한 슈퍼바이저는 언제 어디서 방향 전환을 해야 하는지 상세히 말해 주지 않는다. 왜냐하면 그렇게 하는 것은 그 개인 안에 변화 능력이 있다는 것을 무시하는 것이 되기 때문이다. 부정과 저항에 직면하는 때라도 반드시 그 개인의 존엄과 자율을 배려하는 자세

로 지도해야 한다.

③ 적당한 시기에 적절한 양으로 통찰력과 행동변화를 통합하는 것이 성장의 열쇠다. 너무 많은 통찰력은 '분석 마비'로 귀결될 수 있다. 이 분석 마비로 인해 개인은 행동할 능력을 잃게 된다. 극단적인 경우 한꺼번에 너무 많은 행동변화는 적용할 수 없는 기술의 범람을 개인에게 야기할 수 있다. AA는 훈련 중인 슈퍼바이지, 그리고 회복 중인 알코올중독자 둘 다에게 적용 가능한 '한 번에 한 걸음씩', '하루씩'이라는 표현을 사용한다. 개인이 성장함에 따라 통찰, 혹은 행동변화 비율은 가속될 수 있다. 왜냐하면 개인은 발전과 더 큰 개념적 기술을 위한 토대를 가지고 있기 때문이다. 더욱이 때때로 사람은 먼저 행동하고 나중에 분석할 때가 있다. '마치 …… 인듯 행동하라.' 고 AA에서는 말한다. 이 말은 특정 행동변화를 먼저 가져오고 그러고 나면 그 행동에 대한 통찰력을 얻는다는 것을 의미하는 말이다.

이 모토가 암시하듯이, 12단계 모델에 기초한 알코올중독과 약물남용 치료는 항상 통찰 혹은 행동변화의 자연스런 통합을 제공해 왔다. 계속 취하지 않은 상태가 되기 위해 '하루씩'은 상당히 실천적인 것이다. 그리고 '90일에 90번의 모임' 을 갖는 것은 현실적으로 가능한 행동이다. 그래도 회복 중인 남용자는 특히 면밀하고 두려움 없는 도덕 목록을 만드는 네 번째 단계와 영적으로 발전하는 열한 번째 단계를 취함으로써 자신에 대한 통찰력과 어떻게 알코올이 자신의 삶에 영향을 끼쳤는지에 대한 통찰력을 얻는다.

슈퍼비전에 있어, 통합모델의 목표는 특히 개인적 회복의 논점들이 상담과정에 방해가 될 수도 있으므로 행동변화(기술 습득), 그리고 정서적 발전 둘 다를 증진시키는 것이다. 통찰력과 행동변화는 환경, 슈퍼바이지의 발달 단계 그리고 관련되어 있는 치료모델에 적합한 방식으로 슈퍼바이저에 의해 통합된다.

④ 변화는 지속적인 것이며 필연적인 것이다. 사람들은 장애물이 있어도 변화하기 마련이다. 예전의 습관적 반응 패턴이 진로를 벗어났을 때, 그리고 우연한 계기가 개입하여 자문의 동기를 부여할 때 긍정적인 변화의 추진력이

될 개방의 순간이 찾아온다. 치료자와 슈퍼바이저들은 이러한 기회의 창문을 찾아내야 한다. 알코올중독과 약물남용 카운슬러들은 '밑바닥을 치다.' '바닥을 차고 올라오다.' '그들이 준비된 상태를 잡아내다.'—안내자가 변화를 초래시키는 것을 가능하게 하는 뿌리 깊은 패턴의 붕괴에 관련된 어구들이다—등으로 말한다. 슈퍼비전에 있어 이때가 가르침의 순간이다. 급격한 변화가 가능하지만 일반적으로 발전은 점진적이다. 진실로 극적인 약진은 종종 긴 기간 동안 준비된 발전의 결정체이거나 눈에 보이는 징조다. 변화에는 물결효과가 있다. 혹은 눈덩이처럼 불어나는 것이다. 효과적인 변화의 주도자가 되는 열쇠로서 무엇이 가능한지, 언제 균열을 발견하고, 기회가 아직 있을 때 언제 '마무리를 개시하는지' 하나씩 아는 것이다. 이것이 임상 슈퍼비전의 기술이다. 점진적이고 발전적인 방식으로 슈퍼바이지의 발달 단계에 의존하면서 변화의 필연성을 보강하는 것이다.

⑤ 치료에 있어서와 마찬가지로 슈퍼비전에 있어서도 안내자는 변화 가능한 것에 초점을 맞추어야 한다. AA에 의해 사용되는 평온함을 청하는 기도문은 영적인 언어로 이런 개념을 설명하였다. '하느님, 어쩔 수 없는 것을 받아들이는 평온함을 주시고, 어쩔 수 있는 것을 바꾸는 용기를 주시고, 이를 구별할 수 있는 지혜를 주소서!' 효과적인 치료자나 슈퍼바이저는 변화할 수 없는 특성적인 논점은 피하면서 개인의 변화할 수 있는 부분만을 처리한다. 만약 변화가 필연적인 것이라면 그 열쇠는 이러한 준비된 계기가 언제 일어나는가를 아는 것과 그것들을 이용하는 것이다. 처음에 변화를 가져오는 데 실패한 사람이라면 주어진 시간의 틀(time frame) 안에서 무엇이 성공을 형성하는가에 대한 자신의 개념을 바꾸어야 한다. 14장에서 약술한 해결 중심의 기법들은 슈퍼비전에 있어 문제들에 머무르기보다는 해결을 향해 일할 필요와 변화 가능한 행동을 처리할 필요에 대해 말하고 있다.

⑥ 문제를 해결하기 위해서 그것에 대해 많이 아는 것이 필요하지는 않다. 치료와 슈퍼비전은 종종 문제로 가득 차 있다. 보이는 모든 것은 '무엇이 잘못되었나' 그리고 '어디서, 어떻게, 언제 잘못되었나'다. 자신의 문제점을 안

꽈으로 모두 안다면 훨씬 더 건강하고 더 효과적일까? 반드시 그렇지는 않다. AA에서 'KISS'라는 표현이 여기에 적용된다. '단순하게 하라(Keep It Simple, Stupid).' '슈퍼바이저여, 단순하게 하라(Keep It Simple, Supervisor).' 너무 많은 세월 동안 치료자들은 왜 자신이 알코올중독자인지에 대해 상당한 통찰력을 가지게 된 알코올중독자들과 함께 작업했다. 그러나 이러한 것이 알코올중독자에게 음주를 계속하게 하는 또 하나의 변명을 제공해 주었다(예를 들어, "만약 당신이 내 아내와 같이 산다면 당신도 마찬가지로 술꾼이 되었을 거야!"). 첫 번째 단계는 문제에 대한 자신의 무기력을 받아들이고 필연적으로 따라오는 해결책을 수용하는 것이다. 열쇠는—항상 그렇듯이—자신에 대한 통찰과 행동변화의 통합이다.

슈퍼비전의 첫 단계는 초보 카운슬러에게 특히 기술을 가르쳐 주는 것이다. 인턴 과정과 초기 자격 과정에서 12가지 핵심 기술을 익히도록 해야 한다. 그리고 명확한 기준에 따라 상담자의 평가가 이루어져야 한다. 상담자에게 효과성을 떨어뜨리지 않는 한 드러나지 않은 내용을 다루는 것은 적절하지 않다.

⑦ 세상을 보는 올바른 길은 많이 있다. 안내자가 변화로 가는 모든 길을 알고 있지는 않다. 그리고 "내가 말한 대로 하세요. 난 당신의 회복과 성장에 대한 길을 알고 있습니다."라고 단언하면서 완고한 독단주의와 계급주의를 강요해서는 안 된다. 효과적인 안내자는 개인의 말에 주의를 기울여 듣고 자신이 가지고 있는 희망, 힘 그리고 경험을 공유한다. 성장으로 가는 올바른 길은 많이 있기 때문에 안내자는 개인이 이미 자신에 대해 발견한 것을 증폭시키는 길을 찾으려 하며 또한 새로운 사고식과 새로운 해법을 찾으면서 그를 지도하려고 한다. 변화의 주도자는 개인이 맹목적으로 헤매고 있을 때 물러서지 않고 그에게 올바른 성장의 방향을 제시함으로써 개인 자신의 내재한 능력에 의지하게 한다.

안내자는 "어떻게 생각하세요? 어떻게 변화하길 원하세요? 이 과정에서 무엇이 일어나는지 보이세요?"라는 질문으로 개인의 자연스런 호기심을 이끌어 낸다. 안내자는 변화에 대한 선택과 대안을 제시하면서 이러한 계기에 개입하게 된다. 지식의 축적 그 자체로는 변화를 가져오지 못하며 지식만으로는 효과적인 카운슬러나 슈퍼바이저를 만들 수 없다. 효과적인 것은 통찰력, 안내 그리고 항구적인 변화를 가져오는 기술의 적절한 통합이다.

서술 차원

서술 차원은 Bascue와 Yalof(1991)로부터 도입된 것으로, 5장에서 설명한 대로 수정을 거친 후에 여기에서는 알코올중독과 약물남용 분야에 대한 슈퍼비전의 통합된 모델의 틀을 형성하기 위해 사용할 것이다. 이 모델이 서술 차원에서 연속선상의 어디에 있는가는 이 모델의 철학적인 토대에 의해 결정적으로 좌우된다. 임상가들이 실제적 상황에서 각 차원 어디에 처하는가는 슈퍼바이지(그리고 아마도 내담자와 슈퍼바이저)의 발달 단계에 따른다. 다음 페이지에서 보여 줄 것이지만, 연속선상의 지점은 발달 단계에 대한 고려를 토대로 결정될 수 있다. 또한 해당 문제들은 슈퍼바이지에게 어떻게 접근할 것인지 정의 내리게 한다.

이러한 점들을 통합하여 서술 차원들은 기존의 확립된 모델이나 개인의 개별적 모델의 경우에서도 그러하듯이, 알코올중독과 약물남용에 대한 통합 슈퍼비전 모델에 보다 명확한 이미지를 덧붙임으로써 그림을 완성하는 것이다. 이들은 치료 및 슈퍼비전 수행에 있어서 본질이 되는 신념과 실제를 특징지어 주는 개념적 틀을 형성한다.

영향력

알코올중독과 약물남용 치료 및 슈퍼비전 통합모델에 있어서 내담자와 슈퍼바이저들이 그들의 개인적인 발달 단계와 욕구, 인식 능력 그리고 상황적 변인에 의하여 정서 및 행동에 있어서 영향을 받는다는 전제가 포함된다. 슈퍼비전 접근에서는 알코올중독과 약물중독 카운슬러들의 발달 단계에 따라, 그리고 카운슬러의 과거의 개인적, 전문적 경험에 따라 정서적, 인지적 이슈에 대한 접근이 달라진다.

3단계	2단계	1단계
정서적	**영향력**	인지적

1단계 카운슬러들은 공식적인 학문적 훈련이 제한적이어서 내담자들과 작업하는 초기에는 교과서적인 해답과 기본적인 지지 기술을 찾고자 할 것이다. 이 단계에서는 슈퍼바이저가 12가지 핵심 기능의 토대와 기본적인 조력 기술(예를 들면, 주의집중하기, 재진술하기, 요약해 주기, 감정을 반영해 주기, 탐색하기, 직면하기, 그리고 자기노출하기)뿐만 아니라 기본적인 조력 기술들(공감, 진솔함, 구체성, 즉시성, 그리고 효능성)에 대한 학습을 강조할 것이다.

카운슬러가 발전해 감에 따라 슈퍼바이저는 좀 더 이론적인 논점을 강조할 것이며 상담 중에 생기는 정서적 (역전이) 관심사를 다루게 될 것이다. 이는 연속적인 일직선상에서 진행되는 과정이 아니다. 알코올 및 기타 약물남용(alcohol and other drugs of abuse: AODA) 슈퍼바이저는 카운슬러의 발달 단계 중 어느 시기든지 그때마다 나타나는 관심사에 따라 정서적, 인식적 논점을 번갈아 가며 적용할 수 있다. 예를 들면, 1단계 카운슬러는 아마도 상담의 임상적 기능을 방해하는 개인적 선입견을 가질 수 있기 때문에 슈퍼바이저는 평소보다는 이른 시기에 이러한 관심사들을 다루어야 한다. 그러나 알코올 및 기타 약물남용 중독 분야에서 자신의 약물남용이나 상호의존성과 같은 기타 관련 문제 등으로부터 회복한 과거 사례를 들어 흥미를 유발하고 있는 경향을 고려해 볼 때, 슈퍼바이저는 반드시 카운슬러 발달의 전체 단계에서 인식적 논점과 정서적 논점 둘 다에 유의하여야 한다. 주어진 순간에 특정 카운슬러와 함께 연속선상의 어느 지점에서 대화해야 하는지를 아는 슈퍼바이저야말로 능숙한 슈퍼바이저다.

상징

알코올 및 기타 약물남용(AODA) 통합모델은 겉으로 드러난 내용을 강조하면서 무의식적 자료에 대해서는 흥미롭기는 하지만 내담자와 슈퍼바이저 양측에 바람직한 행동변화를 야기하는 데 중요한 것은 아니라고 본다.

X

잠재적 —————————————— 표현적

상징

특히 초기 성장 단계에 있는 카운슬러는 역사적인 정보보다는 기술 습득과 외현적 행동 및 인식의 논점에 더 관심을 가져야 한다. 이는 특히 슈퍼바이저가 슈퍼바이지와 직접적인 보고선상에 있음으로 인해 슈퍼바이저가 카운슬러를 위한 카운슬러가 되는 경우 역할혼돈 및 이중관계가 발생할 수도 있다. 카운슬러의 과거에 뿌리를 둔 잠재적 내용의 논점을 다루려면 슈퍼바이저는 반드시 카운슬러로 하여금 기관 내부의 직원 지원프로그램이나 그 밖의 외부 자원으로부터 도움을 얻도록 연계하여야 한다.

구조

알코올중독과 약물남용 분야는 특히 내담자의 회복 및 카운슬러 개발의 초기 단계에 있어서 자발적이기보다는 좀 더 구조적이 되는 경향이 있다. 상담은 해당 내담자로 하여금 자신이 '매일매일' 맑은 정신으로 지내기 위해 실천할 수 있는 구체적인 행동들을 발견하도록 도와주는 것에서 시작된다. 이와 유사하게 1단계 카운슬러 슈퍼비전에는 아주 세부적인 학습목적과 뚜렷한 슈퍼비전 활동을 설정하여 12가지 핵심 기술을 가르치는 부분이 포함된다. ETP는 카운슬러와 슈퍼바이저에게 카운슬러 수련의 첫 1, 2년 동안은 세부적인 학습목표와 지식 그리고 기술 등을 강의하고 알코올중독 및 약물남용 카운슬러로서 자격을 얻을 때까지에 이르는 구조화된 수련 교육과정을 개발하였다

회복 단계에 있는 개인이 성장해 감에 따라 상담의 초점은 개인의 자기성찰 역량과 통찰력을 반영한 보다 융통성 있는 상황으로 이동하며, 카운슬러는 구조화된 수련 기간으로부터 좀 더 협의적이고 동료관계적인 슈퍼비전으로 옮겨 간다. 순향성에서 반응성으로 구조의 변화가 이루어질 뿐 아니라 통제 소재(locus of control) 또한 시간이 경과함에 따라서 좀 더 자기지향적 지시로 옮겨 간다. 카운슬러에게는 교육과 슈퍼비전 과정의 방향을 정할 책임 또한 가중된다(예: 소진이나 지속적인 전문적 성장에 대한 관심도가 높아짐).

3단계	2단계	1단계
반응적	구조	적극적

모사

알코올 및 기타 약물남용(AODA) 통합모델은 상담과 슈퍼비전 과정 모두가 반복적으로 같은 사건이 일어나는 특성을 가지고 있다는 점을 인정하고 있다. 카운슬러들은 카운슬러 치료와의 평행적 방식으로 슈퍼비전에서 행동하는데, 이러한 이종 동형은 임상 및 슈퍼비전의 과정에 있어서 중요하다. 하지만 알코올 및 기타 약물남용(AODA) 모델에서 슈퍼바이저는 카운슬러의 행동과 태도를 기초로 하는데, 무의식적인 동일시나 기타 정신역동적 요인들에 대해서는 이 논점들이 임상적으로 기능하는 데 있어서 장애가 되는 경우를 제외하고는 중요시하지 않는다. (대부분의 알코올 및 약물남용 카운슬러들이 일하고 있는) 기관 상황에서는 역할혼돈이나 이중관계의 위험이 있으므로 슈퍼바이저가 기술 개발과 치료자를 위한 치료 제공 사이의 가상적인 선을 넘지 않도록 권장된다. 언제나 카운슬러가 좀 더 효율적인 임상가가 되도록 돕는 데에 초점을 두어야 한다(효율적

인 임상가란 보다 더 기능적인 사람과는 반대일 수도 있다). 만약 모사(replicative)라고 하는 논점이 계속적으로 치료 과정에 개입하게 되면 슈퍼바이저는 그 카운슬러로 하여금 외부의 도움을 받도록 연계해 주어야 한다. 따라서 본 모델이 상담과 슈퍼비전에 영향을 미치는 평행적 과정이 존재한다는 것을 인정하면서도 실용적이고 윤리적인 이유로 슈퍼비전 과정의 밖에서 이들을 분리하여 다루고자 한다.

X

평행 분리

모사

카운슬러 치료

알코올 및 기타 약물남용(AODA) 통합모델은 치료 자체를 카운슬러의 슈퍼비전에 있어서 필수적인 요소로 보지 않으며 슈퍼바이저가 그와 같은 치료를 제공하는 것은 부적절하다고 주장한다. 하지만 이 분야의 많은 전문가들이 자신이 치료를 받은 배경을 가지고 있거나 아니면 (중독행동에 지배를 받은 가족생활 등) 이와 유사한 인생 경험을 가지고 있기 때문에 그들이 개인적 회복프로그램에 어떤 형태로든 참여하거나 참여했던 것이 중요하다. 이런 회복프로그램은 슈퍼비전 과정에는 속하지 않는 외부적 사항이며 직업 수행에 대한 질문만을 직접적으로 다루는 슈퍼바이저에 의해 의무적으로 수행되는 것도 아니다.

만약 카운슬러가 알코올중독과 약물남용으로부터 회복된 적이 있는 사람이라면 슈퍼바이저는 카운슬러에게 자조모임에 정기적으로 참석하는 등의 회복프로그램에 계속 참여할 것을 상기시켜야 한다. 내담자의 재발 방지에 대해 많이 알고 있는 전문가가 슈퍼바이지의 잠재적 재발에 대해 다루지 않았다면 이는 모순이다(이 질문은 16장에서 다시 논의될 것이다).

또한 카운슬러가 임상적인 기능을 수행하는 데 장애가 될 수 있는 인생의 경험들, 예를 들면 성적 학대, 근친상간, 공동의존성, 또는 알코올중독 가정에서 성장하는 등의 경험을 가지고 있다면 그의 슈퍼바이저는 이런 논점들이 해당 카운슬러의 업무에서 어떻게 나타나는지 지적해 주어야 하며 도움을 받도록 해 주어야 한다. 이런 사적인 치료 논점들은 카운슬러의 기능 수행에 중요할 수 있음을 인식하는 한편, 알코올 및 기타 약물남용(AODA) 통합모델은 이 논점들을 훈련과 슈퍼비전에 있어서 구조적으로 무관한 것으로 다루어야 한다.

X

연관 있는 ———————————————— 연관 없는

카운슬러 치료

정보수집

알코올 및 기타 약물남용(AODA) 통합모델은 카운슬러 발달 과정 중 특히 초기 및 중기 단계(1단계 및 2단계)에서 카운슬러를 직접 관찰할 것을 강조한다. 특정 기술들(12가지 핵심 기술)을 반드시 학습해야 하는 까닭에, 슈퍼바이저가 카운슬러의 활동을 직접 관찰하여 각 개인의 훈련 욕구를 결정하는 것이 필수적이다. 간접적인 방법은 일단 카운슬러가 가진 기초적 지지 기술들이 성숙되면 더 상징적인 논점 및 모사 논점들을 향하여 초점을 맞추는 데 사용될 수 있다. 카운슬러가 세 가지 발달 구조(동기, 자기자신과 타인 인식 그리고 자율성)에서 성장을 보이면 슈퍼바이저는 보다 통찰력 중심의 논점들을 주지시킴으로써 좀 더 간접적인 정보수집 방법에 집중할 수 있다.

3단계 2단계 1단계

간접적 ———————————————— 직접적

정보수집

맥락에서의 관계적 논점들을 반드시 검토해야 한다. 어떤 다른 분야에서보다 더욱 알코올 및 약물남용 카운슬러들의 슈퍼바이저는 직접적인 정보수집에 장애가 될 수 있는, 직장 지원프로그램이나 해독장면에서의 비밀보장과 같은 내담자의 변인들을 고려해야 한다.

법률적 책임

알코올 및 기타 약물남용(AODA) 통합모델은 내담자와 슈퍼바이지들에 대한 관할권이 업무에 따르는 법적, 윤리적 함축성을 피해 갈 수 없는 슈퍼바이저에게 있다고 본다.

X

치료자 슈퍼바이저

법률적 책임

카운슬러, 슈퍼바이저, 또는 고용기관이나 경영책임자 중 일부는 임상 업무와 관련하여 기소될 소지가 있다(종종 소송의 넓은 연계망에 위의 모두가 연루되기도 한다). 카운슬러와 슈퍼바이저에게는 이중적 책임이 주어지지만 기관을 대표하는 슈퍼바이저가 종종 소송의 첫 번째 대상이 되기도 한다. 어떤 경우이든 기관은 사법적 관할의 책임성과 의무성에서 면제될 수 없다.

관계

알코올 및 기타 약물남용(AODA) 통합모델은 상담 또는 슈퍼비전에서 형성된 관계 유형이 환경적 변인과 치료 접근 방식 그리고 내담자 요인들에 부수하는 것임에도 불구하고 비위계적 관계를 지향한다. 예를 들어, 치료공동체 내에서 프로그램은 강한 지시적 요소를 보이고 경험이 가치를 지니고 힘을 갖게 된다. 따라서 치료공동체 내의 회복의 초기 단계에서 내담자는 무엇을 할 것인지 또 언제 할 것인지에 대해 지시를 받게 될 것이다. 치료공동체 내에서 내담자가 취하지 않고 깨어 있으면 프로그램은 보다 덜 지시적이 되며 따라서 보다 덜 위계적이 된다. 이에 따라 슈퍼비전 관계는 카운슬러가 경험을 쌓게 되고 3단계 카운슬러로의 촉진적 마무리를 향해 가게 됨으로써 보다 덜 위계적이 된다. 다른 한편으로는 통원내담자 프로그램과 같이 보다 덜 지시적인 환경에서는 치료 역시 덜 구조화되고, 좀 더 협의적이며, 스태프들이 코치로서 행동하기도 용이하다. 이 점은 치료 단계에 따라 달라지는데, 내담자의 단주 기간이 길어지는 개인 치료 환경의 슈퍼비전은 특히 덜 구조화되고, 더 협의적인 경향이 있다.

3단계	2단계	1단계
촉진적		위계적

관계

전략

알코올 및 기타 약물남용(AODA) 통합모델은 각 슈퍼바이지의 발달 수준에 따라 기술과 이론 교육을 동시다발적 또는 번갈아 가며 제공하게 된다. 우선 슈퍼바이저는 12가지 핵심 기술과 기본적인 조력 기술들을 가르쳐야 한다. 이런 기술들이 카운슬러가 상담모델을 개발하는 기반을 형성해 준다. 카운슬러가 성숙해지면 많은 양의 이론을 교육하여 카운슬러가 그의 기술을 사용할 수 있는 개념적 지지대를 만들어 줄 수 있다.

3단계	2단계	1단계
이론		기법

전략

알코올 및 기타 약물남용(AODA) 통합모델에 따르면 카운슬러들은 공식적으로 학문적 훈련을 받은 후, 혹은 심리학 또는 부부 및 가족치료 등의 훈련 분야에서 수년간의 임상적 경험을 가진 후, 알코올중독과 약물남용 상담의 전문성을 갖게 된다. 이러한 과정을 밟은 개인은 처음에 받는 12가지 핵심 기능 또는 상담 기술에 대한 교육에 대하여 강조할 필요가 경감되면서 이 분야만의 독특한 회복모델과 개입 기술들에 대해 더 많은 강조점을 두게 된다. 또한 사전 교육과 임상 경험에 더불어 다른 발달 요인들도 고려해야 한다. 위에서 살펴본 아홉 가지 차원들은 알코올 및 기타 약물남용(AODA) 통합모델 슈퍼비전에 대하여 광범위한 정의를 내릴 수 있는 개념적 틀을 구성하는데, 이는 기술에 기초한 슈퍼비전의 요소들을 통찰력 중심 접근방식들과 통합시켜 준다. 이 모델 내에서 일하는 슈퍼바이저는 카운슬러의 발달 단계에 의거하여 다양한 서술적 군집들을 따라 전후로 움직이게 된다. 그래서 슈퍼바이지의 욕구와 발달 단계에 따라서 슈퍼비전이 구조적인 동시에 위계적이 될 수도 있고 또는 비구조적인 동시에 조력적일 수 있다. 알코올 및 약물남용 치료처럼, 이 통합형 모델의 슈퍼비전은 인식적 영향과 정서적 영향, 장면에서의 카운슬러에 대한 직접적 관찰과 간접적 관찰 그리고 이론과 기술을 통합해 준다. 또한 이 모델은 상담의 평행적 과정과 슈퍼비전의 상관성을 인정하면서도 그러한 논점들이 슈퍼비전의 구도 밖에서 주지되도록 하고 있다.

보다 중요한 것은 알코올 및 약물남용 상담처럼 알코올 및 기타 약물남용(AODA) 통합모델의 슈퍼바이저는 심리학적, 영적 차원을 포함한 본 질병의 모든 측면에 대한 깊은 이해와 행동 훈련을 통합시켜야 한다는 점이다. 만약 단주 및 단약자조모임의 네 번째 단계가 자기평가를 추구하는 과정이라면, 알코올 및 기타 약물남용(AODA) 통합모델 분야의 슈퍼비전을 받는 카운슬러도 마찬가지로 개인의 도덕성 평가 및 영적 추구 노력을 하도록 격려해야 한다.

그러므로 통합형 모델의 슈퍼비전은 이 분야에서 실행되어 온 상담모델로부터 그 성격을 따온 것이다. 이는 또한 예전의 정신건강 전문직에서 개발한 상담과 슈퍼비전 모델들에서 유익을 얻고 있으며 이들로부터 다양한 원칙과 기술들을 이끌어 내고 있다.

임상 슈퍼비전의 새 통합모델

Lily Tomiln은 "나는 항상 누군가가 되기를 원했다. 지금 나는 내가 좀 더 구체적일 필요가 있다고 생각한다."라고 말했다. 저자 역시 1990년대 초반에 직접 개발해 낸 임상 슈퍼비전의 통합형 모델을 살펴보았을 때 좀 더 구체적이었어야 했다고 본다. 실제로 이 분야에서의 임상 슈퍼비전에 대한 서적이 부족하다. 지난 30년 동안 심리치료적 접근방식과 이론의 확충 그리고 정신건강 분야에서 슈퍼비전의 확산이 있었음에도 불구하고 약물남용 분야는 슈퍼비전 모델과 이론을 모색하는 데 거의 성과가 없었다. '임상 슈퍼바이저 프로그램'과 'Wisconsin 수련프로그램' 등과 같은 프로그램들로 인해 '국제 인증 및 상호 컨소시엄(IC&RC)'의 역할분장 연구(1992)를 토대로 한 수련 접근방식들이 개발되었다. 하지만 약물남용 분야의 슈퍼비전에 대한 이론적 모델들에 대해서는 통합형 모델에 대한 논의 외에는 거의 어떠한 저술도 이루어지지 않았다.

1990년대에 와서 약물남용 치료와 건강관리 체계에 있어서 양쪽 다 상당한 변화가 있었다. 가장 의미 있는 변화 중 하나는, 비록 미묘하긴 해도 신체 및 행동 건강 치료에 있어서 치료에 영적 논점이 추가로 통합된 것이다. 이 새로운 임상 슈퍼비전의 통합모델에서는 약물남용 분야의 가변적인 수요를 채우는 것이 요구된다. 새로운 통합모델은 영성과 치료에 관련된 논점들을 같이 통합하고 있다. 또한 새로운 통합모델은 Hubble, Duncan 그리고 Miller가 저술한 『변화되는 마음과 영혼(*The Heart and Soul of Change*)』(1999)과 같이 사람들의 행동변화를 일으키는 요인에 대한 연구결과들을 통합하고 있다.

심리학적 토대

우리는 새로운 통합모델의 심리학적 토대로부터 시작하고자 한다. 연구자들은 다음에 설명할 '4대 요인(big four)', 즉 변화에 영향을 미치는 우선적 요인들을 파악하였다.

치료외적 요인

치료외적 요인들은 치료 동안에 나타나는 변화의 40%를 차지하고 있다. 이 요인들은 개인의 능력과 환경 내 지지 요소들, 변화에 대한 준비의 정도, 신앙과 인내, 직업 변경과 같은 변화의 사건들로 구성되어 있다. 이들은 모두가 치료자의 행동이 아니라 내담자와 관련되어 있다.

우리는 너무나 오랫동안 변화란 매우 능숙한 전문가, 혹은 임상가의 놀랍고 마술적인 치료나 언어의 결과물이라고 믿어 오면서 변화 과정에 기여한 내담자의 역할을 염두에 두지 않았다. 통상적인 지혜로는 치료가 성공한 경우 그것이 치료자의 행동 때문이며 치료가 실패하면 그것은 내담자의 잘못, 즉 내담자가 동기가 없다거나 부정(denial)하거나 너무 아프거나 혹은 저항하기 때문이라고 여겼다. 실제로 연구를 통해, 만약 변화가 일어난다면 이는 내담자가 바로 마술사이며 내담자 스스로 병의 치유와 변화를 일으키는 독특한 힘을 활용하기 때문임이 지적되고 있다. 치료자나 슈퍼바이저는 내담자의 마술이 통할 수 있는 상태를 만들어 주고 그 여건들을 보호하도록 지원해 주는 것이다.

치료에 영향을 미치는 다른 치료적 요인들은 근본적으로는 인격장애에 있고 그 밖에 중독 기간, 내담자의 신앙심, 개인적 책임감 그리고 인내 등이 있다. 그리고 우울증, 불안감, 공포증, 집착 및 강박적 장애 그리고 중독 등 기복이 심한 조울장애들이 그 요인일 수도 있다. 중요한 것은 내담자의 능력인데, 예기치 않은 사건도 중요하다. 치료결과의 열쇠는 내담자가 무엇을 필요로 하는가를 파악하는 것뿐 아니라 내담자가 이미 자신의 삶에서 소유하고 있으며 또한 자신의 목표에 이르도록 도울 수 있게 해 주는 것이 무엇인지를 파악하는 것이다(예를 들어, Peele, Brodsky 그리고 Arnold가 쓴 1991년 문헌). 실습생들은 "당신은 어떻게 내담자의 동기를 증진시킵니까?" 라거나 "당신은 어떻게 저항적인 슈퍼바이지의 동기를 증진시킵니까?" 라고 묻는다. 사실은 모든 사람이 이미 무언가에 의해 동기증진이 되어 있기 때문에 다른 누구도 그 이상의 동기를 부여하지 못한다는 것이다. 여러분의 과제는 무엇이 개인의 동기를 증진하는지 찾아내는 것이다. Alfred Adler는 "내가 무슨 말을 하든 관계 없다……. 내담자는 자기 자신이 잘 이해하지 못한다는 사실을 나에게서 배우지는 않기 때문이다." (Ansbacher & Ansbacher, 1956: 335)라고 말했다.

관계 요인

치료결과에 있어서 관계 요인은 가장 의미심장한 이슈이며 변화의 30%를 차지한다. Carl Rogers는 이미 오래전에 치료자의 정서적 자질이 치료결과에 영향을 준다는 것을 알고 있었다. 이제 우리는 치료의 효율성에 영향을 미치는 요인들에는 보살핌, 공감, 온정, 수용, 긍정적 관심 그리고 위험감수에 대한 격려 등이 포함된다는 것을 알고 있다. 서로 다른 유형의 내담자들은 다양한 치료적 개입에 다르게 반응하며 이 개입의 충격 영향은 다양한 내담자 요인들에 의해 완화된다. 하지만 중요한 열쇠는 내담자가 치료자의 열정, 보살핌, 온정, 정확한 공감, 일관성, 긍정적인 배려, 진솔함 그리고 수용을 느끼는가 아닌가다. 반대로 내담자들이 적대적인 의견 교환이나 논쟁 또는 부적절한 직면의 상황으로 끌려 들어가면 그들은 변화에 저항한다. 우리는 이 같은 반응들에 대해 내담자 저항, 동기결여, 부정(denial)이라고 비난하는데, 사실은 치료자가 방어적이고 적대적이며 직면적인 환경을 만들어 변화의 가능성을 감소시키는 것이다. 기초적인 규칙은 사람들이 치료자로부터 멀어질 때가 아니라 치료자를 향하여 움직이고 있을 때 변화한다는 것이다. 그리고 가장 중요한 것은 변화를 일으키는 것은 관계성에 대한 치료자의 직관이 아니라 내담자가 치료적 관계의 질에 대해 어떻게 느끼는가에 달려 있다는 사실이다.

결과에 영향을 미치는 불특정적 치료자 요인은 치료자의 인격, 치료자가 대화를 할 수 있는 시간과 안전한 장소를 제공하는 것, 좋은 경청자가 되어 주는 것, 내담자의 욕구를 이해하는 것, 자조를 위한 기회를 제공해 주는 것 그리고 코치로서/교사로서의 역할을 제공하는 것이다. 경험과 훈련을 받음으로써 카운슬러는 내담자의 경험에 대해 더 나은 이해를 할 수 있는 방법을 배울 수 있다.

치료에 있어서 내담자에게 "그는 치료를 받을 준비가 안 되어 있다."라고 말하며 치료의 실패를 내담자 탓으로 돌리는 것은 전혀 효과가 없다. 또한 내담자와 논쟁을 하는 것도 쓸모가 없으며 적대적이거나 수동적 또는 방어적이 되는 것, 내담자의 느낌을 무시하는 것, 내담자와 부정적인 대면을 하는 것, 또는 기계적인 대응을 하는 것도 효과가 없다. 별로 효과가 없어 보이는데도 불구하고 널리 퍼져 있는 치료의 경향은 치료의 의료적 모델을 따르는 것으로, 카운슬러는 내담자의 문제를 질병으로 보고 그 해결책으로 처방을 해 주는 것이다.

이러한 사실들과 함께 슈퍼바이저는 열정으로 인한 피로가 주는 신호에 늘 깨어 있어야 하는데, 과도한 스트레스를 받는다고 느끼는 카운슬러는 비판적이 되고 직면하려는 경향과 함께 공격적이면서 심지어는 가학성을 보이기까지 한다. 이러한 상태에 있는 카운슬러는 내담자의 느낌을 무시하게 되는 등 기계적인 대응을 보일 수 있다.

위약효과 요인

희망과 기대감 같은 위약효과는 치료에 의한 변화에서 약 15%를 차지한다. 희망은 사람들이 그들의 꿈을 성취할 수 있다고 생각하는 방식을 말하며 이는 모든 변화의 공통요소다. 내담자들이 긍정적이고 자기치유 및 자기효능감에 대해 기대하면서 자신의 행동을 성공적으로 수행할 수 있다고 믿을 때 위약효과를 얻을 수 있다. 위약(placebo: 라틴어. '나는 반드시 기쁘게 할 것이다.'라는 뜻)에 반대되는 말로 노세보(nocebo: 라틴어. '나는 반드시 해를 끼칠 것이다.'라는 뜻)가 있는데, 긍정적인 결과에 대한 희망을 갖지 못하는 데서 온다. 기대감에 관한 연구 자료는 내담자가 치료자의 사고방식을 모델로 삼는다는 것을 보여 준다. 치료자로서 우리가 내담자의 치유에 성공할 수 있다고 믿으면 내담자도 이를 감지하지만 그 반대일 경우 희망을 잃게 된다.

약물남용은 약물사용의 재발이라는 질병으로 볼 수 있다. 심장의학자는 내담자가 건강한 식이요법을 실천하거나 유지하지 못한다고 해서 내담자를 포기하지는 않는다. 반면에 알코올과 약물남용 카운슬러들은 내담자의 행동에 대한 실망과 좌절감을 확연하게 또는 미묘한 방식으로 전이하게 되어 내담자의 희망감을 약화시킨다. 치료자가 가장 신속하게 효율적으로 할 수 있는 일은 "당신은 해낼 수 있어요. 전에도 해냈잖아요. 용기를 잃지 말고 계속하세요."라고 내담자를 격려하는 것이다. 치료자들도 지지, 상호동의, 파트너십(동반자 의식), 공감적 대화, 분명한 기대치들 그리고 힘의 부여 등을 통해 위약효과에 기여할 수 있다.

약물남용 치료의 첫 단계는 내담자가 희망을 서서히 느끼는 등 변화의 가능성을 발견하는 것이다. 처음에 이런 위약효과가 나타난 후부터 회복이 일어난다. 카운슬러에게는 내담자의 주관적 세계에 들어가 그의 증상들이 자신에게 개인적으로 어떤 의미를 가지고 있는가를 아는 것이 중요하다. 카운슬러는 치유 의식에 내담자를 참여시키고 긍정적인 미래에 대한 진로를 보여 주어 내담자가 자기통제감을 강조함으로써 희망을 키워 갈 수 있는 적합한 환경을 제공해야 한다. 내담자와 치료 제공자 간에 유대감이 강할수록 위약효과도 더욱 강하게 나타나며 이와 마찬가지로 연대가 강할수록 결과도 더욱 좋다는 것을 연구결과가 분명하게 보여 준다(Hubble, Duncan, & Miller, 1999).

기술적 요인

기술적 요인이 치료에 의한 변화에 차지하는 비중은 15%밖에 되지 않는다. 치료에 관한 기술과 기법들의 학습에 대하여 수년간 강조해 온 이후 자료는 이들이 모두 유사한 결과를 보인다는 것을 지적해 주고 있다. 기술은 인생사 정보 획득, 기밀성 유지, 법적 · 윤리적 기준의 준수, 정확한 내담자 배치 등에 있어서 중요한 역할을 한다. 기술은 진정한 슈퍼바이저나 치료자가 나타나기 전까지 우리가 사용하는 것이기에, 우리는 기술을 배우고 이를 숙달하고 나서 더 나아가 그 기술을 초월해야 한다.

이것은 기술이 중요하지 않다는 의미가 아니다. 대신에 카운슬러는 적합한 모델을 찾아 변화를 가져오는 공통인자를 치료에 반영할 필요가 있다. 카운슬러는 내담자의 변화 단계에 치료 개입을 맞추어야 한다. 기본 기술에 관심을 두지 않은 채 특정 기술만 강조하는 것은 잘못된 착각이다(Hubble, Duncan, & Miller, 1999).

카운슬러가 슈퍼비전에서 배워야 할 것

사람들이 어떻게 변화하는가에 대한 이런 발견들이 나타내는 바는 아주 극적이어서 훈련과 임상 슈퍼비전에서 멀게만 느껴진다. 교육기술과 기법들에 대한 통상적인 초점의 측면에 있어서 우리는 다음과 같은 점들을 강조할 필요가 있다.

① 카운슬러는 내담자의 느낌과 유대감 형성, 배려와 연민 그리고 공감에 자신을 맞추는 훈련을 받아야 한다.

② 카운슬러는 치료를 투쟁적이 아닌 협동적인 것으로 비유해야 한다. 카운슬러는 치료적 관계성이 가진 미묘한 대인관계적 측면들을 배워야 한다.

③ 카운슬러는 치료적 동맹관계가 변화 과정의 기본이 되기에 이에 관련하여 어떻게 치료적 동맹관계를 개발하고 감시하며 동맹관계에 어려움이 있을 때 이를 어떻게 판단하는가 그리고 동맹 불화를 어떻게 개선할 것인가에 대해 배워야 한다.

④ 카운슬러는 성공 가능성을 집결하여 견고하게 하기 위해서 사회적 지지망, 지역사회 서비스 및 가족과 지역사회의 자원들과 친숙해져야 한다.

⑤ 카운슬러는 치료가 바람직한 결과를 보이지 않을 때 이를 내담자의 잘못으로 돌리는 전통적인 사고를 받아들여서는 안 된다. 카운슬러들은 내담자의 방어적 태도, 자기애성, 경계선 인격장애, 공동의존, 비합리적 사고 또는 투사 등을 비난하지 않아야 하고 그것을 치료에 대한 부정(denial)이나 저항으로 단정해서는 안 된다. 이와 반대로 카운슬러는 치료에 어떤 마법이라도 작용했다면 이는 카운슬러가 아니라 내담자가 만들어 낸 마법이라고 이해해야 한다.

⑥ 카운슬러는 내담자가 통제감과 힘을 가지도록 해야 한다. 카운슬러는 항상

긍정적인 기대감과 희망을 보여 주고, 내담자가 더 나아지리라는 것을 기대하며, 스스로 해결책을 찾을 수 있도록 도와주면서 혜택을 볼 수 있도록 격려해야 한다.

⑦ 카운슬러는 미래에 초점을 맞추어 내담자가 과거를 극복하는 능력을 갖도록 주력해야 한다. 중독 분야에서 우리는 너무 흔하게 성공의 가능성 대신 재발과 실패를 예견한다. 약물사용이 재발한다 해도 카운슬러는 내담자가 가능한 해결책을 발견할 수 있고 또 발견할 것이라는 태도를 유지해야 한다.

⑧ 제3자가 비용을 지불한다는 현실을 고려하여 카운슬러는 10회기 이하의 상담을 필요로 하는 내담자에 개입하는 방법을 훈련받아야 한다. 상담 일정을 잡는 것이 변화 과정의 시작이다. 다면적 또는 더욱 심각한 문제를 가진 내담자의 20~30%는 25회기 이상의 치료가 필요하지만, 카운슬러들은 장기적인 내담자들과 작업하는 방식대로 단기적 내담자들과 작업해야 하며 이 둘의 차이를 알아야 한다.

⑨ 카운슬러는 슈퍼바이저로부터 진단법을 배우기 전에 먼저 상담에 필수적인 정서적 자질을 갖추어야 한다. 진단법도 중요하지만 카운슬러 스스로 내담자에 대해 미숙한 평가나 성급한 가치판단을 내리지 않도록 훈련을 받아야 한다.

⑩ 카운슬러는 여러 다른 내담자들과의 관계성 및 그들의 욕구에 맞출 수 있어야 한다. 내담자에게 카운슬러가 물어볼 수 있는 가장 중요한 질문은 "원하는 게 무엇인가요?" 그러고 나서 "원하는 단계에 이르기 위해 내가 어떻게 도와줄까요?" 등이다.

⑪ 치료에서 초기 변화가 나타난다면 긍정적인 결과가 도출될 가능성이 높다. 카운슬러는 이러한 사실들을 기억하고 내담자가 성공하도록 해 준 사람은 치료자가 아니라 내담자 자신이라는 사실을 깨달아야 한다.

새로운 서술 차원

1993년 통합모델의 중심은 앞에서 말한 9가지 차원으로 6장에서 서술한 세 단계의 카운슬러 발달을 고려하여 슈퍼비전의 본질을 정의하고 새로운 통합모델은 앞에서 보여 준 내용에 다음에 설명하는 4가지 서술적 차원을 추가한다. 추가된 차원들은 각각 다음에서 숙고적 슈퍼비전의 원칙을 알려 주는 상세한 설명을 하고 있다. 앞에서 보여 준 도해들처럼, 다음의 도해들도 카운슬러의 3가지 발달 단계를 참조한다.

여행 영역

슈퍼비전이란 주로 심화시키는 과정(반영과 자기성찰을 위한 내면적인 과정)인가, 아니면 발달시키는 과정(전문적 발달 면에 있어서 외현적으로 성장하게 하는 과정)인가?

3단계	2단계	1단계
심화		발전적

내면화 영역

슈퍼바이저는 슈퍼바이지들의 지혜가 발달하고 치료적 행동과 태도가 통합되는 것을 도와주어야 하는가, 아니면 계획된 과정을 통해 외적인 사상을 격리시켜야 할까?

3단계	2단계	1단계
지혜의 통합		외부적 철학 분리

경청 영역

슈퍼바이저는 마음으로 들어야 하는가, 아니면 머리로 들어야 하는가?

3단계	2단계	1단계
마음으로 듣기		머리로 듣기

질문 영역

슈퍼바이저의 마음가짐은 질문에 있는가, 아니면 대답에 있는가?

3단계	2단계	1단계
질문		대답

이 새로운 차원들은 변화에 영향을 주며 치료적 동맹을 증진하고 내담자나 슈퍼바이지가 갖고 있는 치료외적 요인 등과 같은 네 가지 공동요인을 고려한다.

영적, 숙고적 토대

Plato는 다음과 같이 말했다. "질병치료에 있어서의 가장 큰 실수는, 신체를 위한 의사가 있고 정신을 위한 의사가 있는데 이 둘이 분리되지 않는다는 것이다." 이 말처럼 우리는 임상 슈퍼비전의 영적인 측면에 대해 알아볼 것이다.

이 새로운 임상 슈퍼비전의 통합모델은 변화의 영적 측면을 통합한다. 영적 문제의 통합은 '숙고적 슈퍼비전(contemplative supervision)'이라는 단어를 만들어 냈다. 이 통합은 사람들이 어떻게 변화하고, 사람들이 치료와 슈퍼비전에서 무엇을 원하며, 그리고 어떤 것이 치료에서 가장 진실적으로 중요한 것인지에 대한 데이터를 토대로 이루어졌다. 이것은 Carl Jung, Gordon Allport, Abraham Maslow, M. Scott Peck, Sam Keen, Irvin Yalom, Thomas Moore, Jerry May, Mary Pipher 그리고 Kend Wilbur와 같은 유명하고 핵심적인 여러 학자들의 업적과 초월적 심리학을 바탕으로 그려졌다. 이것은 또한 12단계 프로그램의 영적인 원칙들을 융합했다. 상담과 슈퍼비전의 영적인 측면에 대한 강조가 마음, 몸, 영혼의 전인적 치료를 추구하는 심리치료의 성장 성숙도를 보여 주게 될 것이다.

물론 몇몇 사람에게는 상담과 슈퍼비전에 있어서의 한 요인으로 임상 슈퍼비전의 교과서적인 일반적인 문제가 아니라 영적인 요소에 관해서 토론하는 것이 이상하게 보일 수 있다. 그러나 저자의 경험을 통한 많은 증거들과 훈련 수업에서 치료와 슈퍼비전의 영적 측면에 대한 슈퍼바이저들의 이성적 이해—비공식적인 검증을 거침—에 따르면 영적인 문제는 분명히 치료와 슈퍼비전의 변화에 있어 중요한 부분으로 보인다. 그러므로 새로운 통합모델은 많은 카운슬러들과 슈퍼바이저들의 임상 수행에서 이미 무슨 일이 일어나고 있는지 보여 줄 것이다.

왜 그럴까? 모순적인 것은 오늘날 상담과 슈퍼비전의 실제적 부담에도 불구하고 강도 높은 상호적 교류가 증가하고 있다는 점이다. 결과중심적이든 또는 입증된 증거 토대이든 단기 치료 영역에서는 상담과 슈퍼비전 관계 형성에 있어서 변화의 가장 중요한 요소인 치료적 동맹관계를 형성하기 위한 시간이 별로 없다. 대화시간이 적어지고, 서로 의사소통이 줄어들고, 라포를 급하게 형성해야 하는 긴급한 필요성을 가진 세상에서 숙고적 상담과 슈퍼비전을 구축하는 것이 필요한 것이다. 왜냐하면 치료개체들과의 치료적 동맹관계를 형성하는 데 있어서의 장애물이 더 많은 오늘날 경청, 유대감 그리고 관계 형성에 대한 집중적 주목이 필요하기 때문이다.

마지막으로 7장에서 시사했듯이, 서로 분리된 평행적 단계의 슈퍼비전에서는 슈퍼바이저가 유효한 상담 모형을 모방하고 있다. 만약에 숙고적인 접근을 하는 상담이 중요하다면 치료 슈퍼바이저가 카운슬러를 위해서 그러한 접근을 하는 것 또한 중요하다.

숙고적 슈퍼비전은 슈퍼바이저가 카운슬러에게 모든 답을 해 주는 전문가가 될 필요성을 줄여 준다. 그리고 카운슬러가 자기 고유의 해답에 접근할 수 있도록 도와준다. 이것은 카운슬러와 내담자 사이의 관계와 같은 맥락으로 슈퍼바이저가 카운슬러에게 헌신하게 한다. 이것은 치료관계에 있어서 상담과 슈퍼비전의 범위를 더 크게 만들며 한 사람의 인생이 결국은 크나큰 인간사의 한 부분이라는 것을 깨닫게 한다.

전통적인 슈퍼비전에서는 한 인간이 어떻게 살아야 하는지에 대한 기능의 효율성을 다루었다. 숙고적인 접근은 이러한 동적인 과정을 지켜보고 한 개인이 치료에서 원하는 것이 무엇인지를 살펴본다. 이 과정의 기초적인 것은 몸, 마음 그리고 영혼의 통합이다. 항상 그 사람이 변화할 준비가 되어 있는지를 살펴보고 도와주는 것이다. 슈퍼비전 효과에서 열쇠가 되는 것은 사람이 필요한 것을 찾는 것이 아니라 그 사람과 함께 그리고 그 사람을 위해, 할 수 있는 것과 이미 한 것을 찾는 것이다.

숙고적 슈퍼비전의 원칙

우리는 단순한 질문으로 이 부분을 시작한다. '건강이란 무엇인가?'는 기본적인 질문처럼 보이지만, 이것은 우리가 어떻게 건강을 성취해야 하는 것인가에 대한 중요한 질문이다. 건강이라는 것은 그 사람의 마음, 몸, 영혼까지도 설령 아주 잠시 고통을 겪더라도 전체가 평화로운 단계, 즉 현재 잘 통합되어 있는 상태를 말한다. Jean Vanier는 다음과 같이 말한 바 있다. "인간이 되기 위해 우리는 단지 우리가 무엇인지 받아들이고, 우리의 역사를 받아들이며, 타인들도 받아들여야 한다. 역사를 받아들이려면 두려움 없이 개방적인 태도로 타인을 사랑하는 마음과 이해하는 태도로 진실하게 대하는 방법을 찾아야 한다." (Vanier, 1998: 15)

답을 제공하려고 답을 찾지 말라. 너무나 많은 슈퍼바이저들이 자기 스스로가 전문가가 되어야 한다고 생각한다. 답을 제공하기보다는 신비로움, 동정, 경외감, 개방적인 태도, 현재 상황, 기다림의 미학을 제공하라. 많은 삶들을 모두 설명하는 것은 불가능하다. 오직 우리가 경험한 삶만이 설명 가능하다. 대답을 제공하기보다는 상대적으로 신성한 영역을 만들어서 북돋아 주고 격려하여 직관적인 관계를 통해 그 영역에 대해 경험하고 표현할 수 있게 하라.

1999년에 저자는 코소보 전쟁이 끝난 직후 보스니아에 사는 사람들을 보호한 적이 있다. 캠프에는 약 1,200명의 코소보인들이 있었고 그중 84세의 한 남자가 있었다(그의 이름은 Alji였다). 그는 전쟁으로 농장이 불타 버렸고 가족을 모두 잃은 상태였다. 저자의 과거 상담 경험은 당시 상황에서 전혀 도움이 되지 못했다.

할 말을 찾을 수 없었고 할 수 있는 것이라곤 그의 손을 붙잡고 함께 우는 것이었다. 지금 저자는 슈퍼바이저가 슈퍼바이지의 손을 잡고 함께 흐느끼라고 제안하는 것이 아니다. 하지만 가장 중요한 것은 공감과 사랑이다. 슈퍼바이저들은 자주 치료적 질문에 대해서 정확한 답을 해야 한다고 걱정한다. 만약에 진실한 마음으로 상대를 배려한다면 그가 하는 말은 보다 깊은 내면에서 흘러나오게 된다. 슈퍼바이저는 그들을 믿고 항상 그들을 관리하고 공감하며 그들을 보살펴 주는 사람이어야 한다.

라틴어에서 '듣다' 라는 말은 '따르다', '선물을 주다' 라는 말과 어원이 같다. 숙고적으로 듣는 태도는 무언가 그 문제에 대해 의식을 가지고 도움을 줘야 한다는 부담감 속에서 듣는 것이 아니다. 숙고적 경청은 보다 자연스럽고, 몸이 생리반응에 반응하는 것처럼 직관적으로 듣는 것이다.

숙고적 경청은 세상을 보게 한다. 불교도들이 말하는 것처럼, 초심자의 눈을 통해서 눈을 뜨고 인생의 숨겨진 의미를 받아들이는 것이다. 이러한 방식은 삶의 목적을 찾는 데 도움이 되고, 현재 이 순간을 보다 염두에 두게 만들며, 의사소통의 숨겨진 메시지를 잘 인식하게 한다. 이것이 슈퍼비전 체제에서 공감 능력과 협동 능력을 찾는 길이다.

슈퍼비전은 여러 기술과 관련되어 있는 만큼 사랑과도 관련이 있다. 전문적인 치료는 경험과 상처를 함께 공유하는 데서 온다. 적절한 자기노출을 배워야 한다. 자신의 인생과 상처에 대해서 세세히 이야기하라는 뜻이 아니다. 사랑을 가지고 나긋나긋한 목소리로 믿음을 주고, 적시에 그 경험을 공유하라는 것이다. 슈퍼비전에서의 열정은 상대방에게 진심으로 영향을 주며 마음을 열게 한다. 이것은 조용한 마음 및 오해하지 않는 마음, 단순히 치료결과에 초점을 맞추는 것이 아니라 함께 치료하는 여정 그 자체에 초점을 맞추는 데서 온다.

모든 치료 과정 전에 한 개인은 잠시 동안 타인의 인간성을 기억하고 인지할 필요가 있다. 이렇게 함으로써 상대방은 치료자가 자신과 함께 공감할 수 있을 것이라고 생각하게 된다. 슈퍼비전 단계 전에 슈퍼바이저는 '뭐가 급한 거지?' '내가 해결해야 할 문제는 뭐지?' '지금 내가 어떻게 해야 이것들을 극복할 수 있을까?' '내가 어떻게 나 자신을 컨트롤할 수 있을까?' 등을 스스로 질문해야 한다.

슈퍼바이저들이 배우는 가장 중요한 문장은 '난 모르겠어요.' '제가 틀릴 수도 있겠네요.' 등이다. 대답하지 못하는 질문들은 종종 함께 공감 여정을 시작하게 만든다. 상담이 매우 친밀해지면 그 친한 사이가 다시 약점이 될 수 있다. 질문을 통해 숙고하는 시간을 줌으로써 상대방과 충돌이 일어날 잠재적인 위험에 빠지지 않게 된다. 변화는 항상 사람들이 서로 연결되는 단계에서 시작되는 것이지, 질문에 답하지 못한다고 오는 것이 아니다. 슈퍼비전은 그 사람이 참여하는 것이 가장 중요하다. 가장 좋은 선물은 질문을 질문 자체로 잠시 동안 놓아두는 것이다.

숙고적인 슈퍼비전은 비판단적인 것에서 출발한다. 그 상황 자체로부터 교훈을 얻게 하고 공감과 이해 능력을 증진시키는 것을 받아들이게 한다. 개방된 태도와 의지로 그가 관리하는 사람의 감성적인 면, 심리적인 면, 신체적인 면, 사회적인 면, 정신적인 면까지 그들의 건강에 영향을 준다는 것을 인식해야 한다.

슈퍼바이저가 슈퍼바이지에게 공감을 가질 경우 그들은 보다 가까운 관계가 된다. 슈퍼바이지는 (슈퍼바이저가 그를 얼마나 관리하고 배려하는지를 깨달을 때까지) 그들의 슈퍼바이저가 얼마나 아는지에는 보통 신경 쓰지 않는다. 숙고적 슈퍼비전은 모든 깨달음이나 아는 것에서 통합적이고 근본적인 지식을 찾아낸다. 관찰, 논리적 추론, 행동적 배움, 직관력이 그것이다. 슈퍼비전의 목표는 한 개인의 자율성을 없애는 것이 아니라 그들의 중요한 근본과 뿌리에 관련된 것을 찾아내 그것을 확장시키면서 문제를 해결하는 것이다. 남을 위해 자신의 의지를 굽히고 상황을 의도적으로 정복하려고 해서는 안 된다. 슈퍼바이지에게 줄 수 있는 가장 훌륭한 선물은 총체적인 것(wholeness)으로 신체, 정신, 영혼의 통합이다.

성장은 모순적이다. 어떤 때는 적은 것이 많은 것이 된다. 사람들은 자신이 성취하는 것과는 달리, 포기한 것을 통해 성장한다. 슈퍼바이저들은 단순한 행동 변화만이 아니라 자기와 타인들의 변화를 추구해야 한다. 변화는 고통을 통해서 나타나는데, 자신의 고통을 변화시키지 않으면 자기와 남들을 향한 행동 변화가 있을 수 없다.

슈퍼바이저는 슈퍼비전에서 침묵하며 배우고 편안해하는 자세가 필요하다. 슈퍼바이지를 믿고 슈퍼바이저와 내담자 사이에 생길 수 있는 신뢰와 그에 수반되는 행동 변화를 믿어야 한다. 숙고적 슈퍼바이저는 그들의 업무를 침묵으로 시작하고 업무를 확장하기 전에 그 개인의 고유함을 존중하는 공간의 여지를 남기게 된다. 능숙한 슈퍼바이저는 평온하게 자신과 자신이 일하는 환경을 인식하고 눈에 보이지 않고 부드럽게 노래 부르듯이 일을 처리해야 한다. 능숙한 슈퍼바이저는 항상 일에는 어떤 변수가 존재하며 그것이 변화를 촉진시킨다는 것을 믿는다.

숙고적 슈퍼바이저는 걱정, 두려움, 분노, 슬픔 등과 같은 중요한 감정들을 어떻게 슈퍼비전해야 하는지 배워야 한다. 그리고 지혜, 교훈, 잠재적 가능성에 대해 항상 열려 있는 마음을 취해야 하며, 그와 관련된 현재지향적이고 동적인 처방을 해야 한다.

스스로에게 다음의 질문들을 물어볼 필요가 있다. '나는 누구에게 오늘 나의 공감과 동정을 보여 주었고 내가 제시한 것의 목적은 무엇이었을까? 무엇이 나를 계속하게 만드는가? 나는 왜 내가 하는 일을 하는가? 나는 오늘을 위해 무엇을 찾아야 하는가? 내가 한 개인, 카운슬러, 전문가로 어떻게 기억되기를 원하는가? 나는 내 인생에서 지금 어떤 것이 일어나기를 기대하고 기다리는가?' Rumi라는 13세기의 수피교 지도자는 "당신을 진정으로 사랑하는 곳에 던져 놓고 침묵을 지켜라."라고 말했다. "당신은 오늘 무엇을 사랑하는가? 어떤 것이 당신의 인생에 있어서 중요한 것인가?" (Powell, 2003)

숙고적 경청 기술을 발전시키기 위해 한 개인은 깊이 듣는 경청 기술 훈련을 포함해서 영적 훈련을 해야 한다. 슈퍼바이저는 그들이 아직 가 보지 못한 곳으로 내담자를 데려갈 수 없다. 그러므로 '내가 내 심장에서 들리는 소리를 들을 수 있을 만큼 내 인생에서 가장 조용하고 명상적인 시간이 언제였는가?' 라고 스스로에게 물어봐야 한다.

숙고적 관리자는 그들의 영적 여행을 명상, 고요, 숙고 등을 통해 확장하고 탐험해야 한다. 숙고적 청취를 위한 여러 가지 프로그램이 있는데, Shalem 협회에서 나온 영적 교육이 대표적이다(Shalem Institute for Spiritual Formation, Spiritual Directors International, Organizations that offer Buddhist meditation 등). 이런 것을 통해서 숙고적 경청을 지지할 수 있고 배울 수 있으며 조언을 구할 수 있다.

숙고적 경청은 진리를 드러내는 방법으로 이야기하기와 은유를 포함한다. 이야기를 통해서 슈퍼바이저는 한 개인의 의지 속에 생겨난 절망이나 변화의 의미를 찾을 수 있다.

철학자이자 신학자인 Martin Buber가 말한 바에 따르면, 나와 당신(I-Thou)의 관계가 숙고적 청취의 핵심이다. 지금 앞에 있는 사람을 돌보고 그 사람의 입장에서 생각함으로써 슈퍼바이저는 평범하고 반사적인 관계를 초월할 수 있다. 타인의 이야기를 들을 때, 슈퍼바이저는 그 사람이 고유하고 소중한 사람이며 문제에 직면해 있다는 사실을 깨달아야 한다. 그런 깨달음과 함께 슈퍼바이저는 아직 그 사람이 가 보지 못한 세계로 데려갈 수 있다.

숙고적 관리자는 현재 당면한 질문에 대해서 열려 있는 마음과 열정을 가져야 한다. 격려를 하고, 토론의 장을 열며, 지식과 지혜를 표현하고 이해하며, 카운슬러가 통찰을 얻고, 앞으로 나아갈 수 있도록 도와주어야 한다.

숙고적 관리자는 자기 자신의 영적인 문제를 추구하기 위해 이러한 관계를 사용하지 않는다. 그것은 단순히 종교적, 구조적 시스템을 강요하는 것이다. 아무도 타인에게 자신이 이미 그 경지에 있기 때문에 보다 영적이 되라고 가르칠 수는 없다.

결론

새로운 통합모델은 삶과 비슷하다. 진행 중인 작업이라고 볼 수 있으며, 항상 보다 깊은 움직임을 반영하고 찾는다. 슈퍼바이저는 신체적, 사회적, 정서적, 영적 변화를 만드는 과학과 함께 영적 진리에 뿌리를 둔, 깊이 있고 숙고적인 측면을 탐색하면서 성장해야 한다.

제3부

기법

제11장 슈퍼비전 계약

혼합모델하에서 실행되는 슈퍼비전 방법들은 그 모델의 일반적인 특성들 그리고 약물남용 상담의 본질과 그것이 전형적으로 실행되는 조건들(특히 비학술적 기관장면과 공식적인 훈련이 부족한 많은 직원의 다양한 배경들)로부터 나온다. 이런 방법들은 기본 기술들, 명확히 규정된 책임들 그리고 자원들의 실용적인 사용을 강조한다.

슈퍼비전에 있어서 첫 번째 임무는 양쪽 당사자에게 현실적 책임을 주고 임무와 책임을 제한함으로써 카운슬러의 불안을 관리하는 것에 대해 슈퍼바이지와 함께 구두 행동계약 혹은 가능하다면 서면 행동계약을 체결하는 것이다. 그 계약이 재협상과 기존 관계를 포함한다면 슈퍼바이지는 그것이 야기하는 추가적 공식성을 불편해할 수도 있다. 이 불편을 최소화하기 위해서 슈퍼바이저는 다음과 같이 말할 수 있다. "그와 같은 요구와 가능성을 가진 이러한 특정 상황을 고려할 때, 내담자가 누구인지와 내가 누구인지를 고려할 때 그리고 이용 가능한 시간과 자원을 고려할 때 우리는 이런 요인들을 모두 감안한 학습 과정에 대한 계획을 어떻게 세울 수 있을까요?"

슈퍼바이저의 역할에 관해 있을 법한 모호성은 처음에 해결되어야 한다. 슈퍼바이지에 대한 계선 권한(line authority)을 가진 슈퍼바이저인가 아니면 동료, 코치, 격려, 자문 역할을 하는 슈퍼바이저인가? 전자는 서비스 기관에서, 후자는 사설 현장과 학술적 기관에서 더 흔하다. 명령 체계에서 카운슬러의 직속상관이 아닌 슈퍼바이저는 그럼에도 불구하고 구속력 있는 권고를 할 권한을 가질 수도 있고, 그 기관에서 카운슬러의 입지에 영향을 미치는 성과 평가를 할 수도 있다. 이러한 권력 요소는 슈퍼비전 관계의 취지뿐만 아니라 슈퍼비전 계약의 본질도 바꾼다. 다른 한편으로 슈퍼바이저가 그 분야에서 높이 평가되거나 슈퍼바이지의 자격요건을 훨씬 뛰어넘는 공식 자격요건을 갖고 있다면 도우려고 애쓰는 경험 많은 슈퍼바이저의 말을 경청하기 힘들 수 있다.

처음 회기에서 어떤 교수관계에서든지 몇 가지 필수적인 임무가 성취되어야 한다.

① 신뢰와 존중의 기초를 다지는 것을 포함하는 작업관계 세우기
② 카운슬러의 임상적 지식과 기술, 이전 경험들 그리고 훈련 요구들 사정하기
③ 슈퍼비전 회기들을 위한 기초 규칙을 정하는 행동계약을 체결함으로써 카운슬러에게 비밀보장, 이중관계, 고지된 동의, 행정요건 같은 이슈들을 소개하기
④ 슈퍼비전 훈련 계획이나 개인역량개발계획(individual development plan: IDP)의 형식으로 슈퍼비전에 대한 학습목표를 설정하기

②~④에 열거된 좀 더 공식적인 요건들을 이행하는 동안 ①에서 요구된 덜 유형적인 노력을 개관하는 것은 쉽다. 처음부터 슈퍼바이저는 슈퍼바이지의 이전 학습과 작업 경험에 대해 긍정으로 고려해 주어야 한다. 알코올중독과 약물남용 분야에서는 개인의 이전 생활 경험을 존중함으로써 정규 교육장면에서 개인의 약물사용 회복경험을 참조할 수 있게 된다. 슈퍼바이저는 슈퍼비전에서 슈퍼바이지의 이전 경험과 선호하는 상담 접근법, 선호하는 슈퍼비전과 학습 스타일

에 진지하게 관심을 보여야 한다.

관리에 대한 몇몇 문헌에서의 주장과는 반대로, 슈퍼바이저는 어떤 누구도 동기화시킬 수 없다. 사람들은 이미 동기화되어 있다. 누구나 욕구와 관심을 갖고 있다. 유능한 슈퍼바이저가 되는 열쇠는 무엇이 피고용인을 동기화하는지를 찾아내는 것이다. 이 카운슬러는 누구인가? 그를 동기화하는 것은 무엇인가? 그가 퇴근 후 재미로 하는 것은 무엇인가? 그가 새벽 2시에 잠도 못 자고 걱정하는 것은 무엇인가? 그의 개인적인 요구와 관심들은 무엇인가? 이런 요구들이 일터에서 어떻게 그리고 어디까지 충족될 수 있는가? 이것들이 그의 작업에 장애를 줄 위험은 있는가? 이런 질문을 하면 슈퍼바이지는 슈퍼바이저에 대해 무엇인가를 배우는 상호적 기회를 얻게 된다. 슈퍼바이지에게 무엇을 기대하는지 알게 할 뿐만 아니라 상호 연결된 느낌을 갖기 위해서 슈퍼바이저는 자신의 경험과 배경을 장면에서 공유해야 한다.

첫 회기를 위한 의제

다음 목록은 첫 슈퍼비전 회기에서 다루어질 이슈들을 열거한 것이다. 기대와 실행 가능한 일뿐만 아니라 슈퍼비전의 목표와 목적을 설정하는 것이 필수적이다.

Ⅰ. 슈퍼바이저와 슈퍼바이지의 소개

A. 개인적인 상담 경험과 개인적 배경에 대한 슈퍼바이지의 서술

① 경험의 유형

② 작업 환경

③ 현재 상담 철학과 오리엔테이션에 대한 이들 경험의 영향

④ 카운슬러가 되는 것과 훈련/고용을 시작하는 것에 대한 동기

B. 배경에 대한 슈퍼바이저의 상호적 서술

① 슈퍼바이저의 경험을 슈퍼바이지의 경험과 관련짓기

② 슈퍼바이저가 될 만한 자격 보여 주기

Ⅱ. 슈퍼비전에 대한 구체적 요건 제시

A. 모임시간과 장소(기간, 빈도)

B. 녹음하는 것에 관련되는 것을 포함하는 관찰 절차와 요건

① 동의서 요구됨

② 약간의 테이프들이 필요함

③ 테이프 검토 절차

④ 다양한 테이프(다양한 대상자, 치료의 여러 면)

⑤ 기록(write-ups)이 요구됨

⑥ 공동촉진(cofacilitation) 절차

⑦ 일방경(one-way-mirror) 절차

⑧ 과정 노트, 축어록

⑨ 비밀보장 건

C. 평가 절차

① 관찰과 평가에 대한 슈퍼바이지의 불안과 두려움에 대한 인정

② 평가 기준과 방법론 제시

③ 평가에 관한 슈퍼바이지로부터의 피드백

④ 평가 유형과 빈도에 대한 동의

⑤ 해당되는 경우, 현장 슈퍼바이저에 의한 현장 방문

D. 개인역량개발계획(IDP)

Ⅲ. 슈퍼비전에서 예상되는 구조와 과정

A. 채택될 교수 방식

B. 슈퍼비전 과정 이슈

C. 슈퍼비전 대 치료의 경계

D. 기타 슈퍼비전 관계에 대한 설명

E. 적용 가능하다면 집단 슈퍼비전 이슈
F. 이용 가능한 자원, 독서 과제, 숙제
G. 슈퍼바이지와 슈퍼바이저의 기대, 요구되는 결과물
H. 훈련과 슈퍼비전의 1/4분기에 대한 계획
① 시간/일정 짜기
② 녹음, 관찰, 기록에 대한 조율
③ 시간 관리, 일정 짜기, 취소 절차, 행정 업무, 작업조건, 서류정리, 정보의 기밀성
I. 윤리적, 법적, 직업적 요건

Ⅳ. 행동계약
A. 슈퍼바이저와 슈퍼바이지 간의 행동계약 설정
B. 행동계약 결과물과 결과물 측정에 대한 평가 기준
C. 행동계약 이행에 대한 보상과 증진
D. 행동계약 미준수에 대한 제재
E. 기술과 지식 습득, 행동변화, 변화에 대한 기대 수준, 발달 기대를 포함하는 슈퍼바이지의 진행에 대한 기준
F. 진행의 장애물: 시간 부족, 성공에 대한 두려움, 실패에 대한 두려움, 수행 불안, 자원 한계
G. 진행 재검토

슈퍼바이지 알아 가기

슈퍼바이저의 다음 임무는 실행과 전문적 요구들에 대한 카운슬러의 준비도를 결정하기 위해 카운슬러에 대한 데이터베이스를 만드는 것이다. 생산적인 슈퍼바이저-카운슬러 작업관계는 슈퍼비전의 목표에 대한 명확한 이해와 명료하

게 세워진 슈퍼비전 계획에 기초한다. 이러한 계획은 카운슬러의 지식과 기술들—카운슬러가 획득한 전문적 성장 수준—에 대한 정확한 사정을 전제한다. 이런 진행 사정은 13장에서 상세히 기술된다. 슈퍼비전의 관계를 시작하기 위해서도 사전준비 평가는 필요하다. 이러한 평가는 몇 가지 측면을 갖는다.

지식과 기술

카운슬러가 특수한 임상임무를 수행할 준비가 얼마나 되어 있는가? 그가 상담의 이론적 모델을 명료하게 표현할 능력이 얼마나 있는가? 대상자와 상호작용함에 있어서 그는 얼마나 능숙한가? 슈퍼바이지가 그 직업이 요구하는 책임을 수행할 기술 그리고 그런 기술을 증진시키는 데 필요한 자질과 자원을 갖고 있는가? 지금까지 카운슬러 기술을 사정할 여러 도구들이 개발되어 왔다(Borders & Leddick, 1987; Mead, 1990; Shaw & Dobson, 1988; Stoltenberg & Delworth, 1987). Barrett-Lennard Relationship Inventory(1964)와 〈부록 6〉의 평가 양식 또한 카운슬러 기술을 측정하는 도구다.

학습 스타일

슈퍼바이저는 카운슬러의 학습 스타일(6장 참조)을 사정해야 한다. 카운슬러가 행함으로써 (능동적) 배우는가, 아니면 서서히 (대리경험) 배우는가? 이 사람은 정보를 처리하고 귀납적으로 결론을 도출할 수 있는, 내적 통제 소재를 가진 인물인가, 아니면 좀 더 직접적인 피드백과 지도를 필요로 하는, 외적 통제 소재를 가진 인물인가? 토론으로부터 학습 시 말로 처리하는 유형인가, 아니면 읽을거리를 이용하는 독서처리 유형인가?

개념적 기술

카운슬러는 수집된 정보로부터 어떤 가설들을 형성하는가? 그 가설들로부터 어떤 치료 계획들이 나오는가? 여기서 슈퍼바이저는 자료를 특수한 임상적 중재와 관련된 치료 계획으로 조직화하는 카운슬러의 전문적인 기술을 평가한다. 슈퍼바이저가 카운슬러의 개념적 기술들을 평가하는 가장 효과적인 방법은 카운슬러로 하여금 사례들을 발표하게 하는 것이다. Oetting-Michaels Anchored Ratings for Therapists(Michaels, 1982), Intentions List(Hill & O'Grady, 1985), Clinical Assessment Questionaire(Holloway & Wolleat, 1980), Written Treatment Planning Simulation(Butcher, Scofield, & Baker, 1985) 등 카운슬러의 개념적 기술들을 사정할 여러 도구들이 개발되었다.

작업장면에의 적합성

슈퍼바이저는 카운슬러의 일반적인 임상기술뿐만 아니라 작업장면의 특수한 요건들을 직면할 수 있는 능력도 사정해야 한다. 개인과 환경 간의 조화는 얼마나 좋은가? 이 판단을 하기 위해 슈퍼바이저는 카운슬러가 만날 수 있는 문제들의 범위, 가장 자주 일어나는 사례들의 유형 그리고 그 일에 필요한 특수한 기술들을 열거해야 한다. 이런 업무특정적 평가는 카운슬러에게 익숙해 보이는 사례들이 아닌, 넓은 범위의 사례들(예를 들어, 남녀 모두, 건강한 사람과 그렇지 않은 사람 모두)을 슈퍼비전을 위해 제시할 것을 요청한다. 이런 슈퍼비전의 기술을 활용함으로써 슈퍼바이저는 또한 카운슬러의 일반적 기술들을 보상하고 카운슬러가 자격을 얻기 위한 작업 범위를 확장시킨다.

동기

카운슬러는 가치(예를 들면, 타인을 돕는 것)에 의해 어떤 범위까지 동기화되고 욕구(예를 들면, 개인의 상처를 치유하는 것)에 의해 어떤 범위까지 동기화되는가? 카운슬러의 이력은 긍정적 강화물인가, 부정적 강화물인가? 카운슬러가 소진될 위험이 있는가? 일과 관련하여 카운슬러의 두려움, 불안, 스트레스 요인들은 무엇인가? Environment Scale(Wiley, 1982), Reising과 Daniels(1983), Counselor Development Questionnaire(Worthington & Roehlke, 1979), Supervision Questionnaire 그리고 Supervisor Perception Form(Heppner & Roehlke, 1984) 등 카운슬러 동기화를 사정하기 위한 여러 도구들이 개발되어 왔다.

이러한 슈퍼비전의 초기 단계, 즉 계약기간은 통상적으로 2~3회기 동안 지속된다. 그것이 완료되면 슈퍼바이저는 슈퍼비전의 목표를 세우는 다음 단계로 이동한다.

슈퍼비전의 목표

목표 설정은 슈퍼비전 과정에서 필수적이다. 목표 설정은 슈퍼바이저와 슈퍼바이지가 공유한 비전과 그 비전을 실현할 특정 단계들 그리고 평가 기준을 제공한다. 슈퍼비전의 목표는 서면 형식이어야 하며 슈퍼바이저와 슈퍼바이지에 의해 합의되어야 한다. 목표에는 다음 구성요소들이 포함되어야 한다.

① 명확히 진술되고, 성취 가능하고, 구체적이고, 측정 가능하고, 관찰 가능한 결과
② 결과를 이끌어 내는 구체적인 행동 단계
③ 결과를 평가할 구체적 절차(Mager, 1972; Borders & Leddick, 1987)

예를 들어, 슈퍼바이저와 슈퍼바이지는 슈퍼바이지가 접수 기술, 특히 평가와 진단 기술을 증진할 필요가 있는지를 결정한다. 다음 해에 설정될 목표들은 카

운슬러가 DSM-IV의 지식과 사용 능력을 증대시키는 것, 진단축을 잘 아는 것, 슈퍼바이저가 결정한 바대로 평가와 대상자 개념화에 있어서 전문적 표준의 정확성을 충족할 것 등이 된다. 슈퍼바이저는 슈퍼바이지에 의해 행해진 일련의 접수 과정을 관찰하고 진단과 근거들을 재검토함으로써 이런 목표들의 달성을 측정할 것이다. 카운슬러가 목표에 도달하는 것을 돕기 위해서 슈퍼바이저는 읽을 거리와 스태프를 위한 DSM-IV 강의 중심의 발표를 제공할 것이며, 카운슬러에게 슈퍼바이저가 접수하는 것을 관찰하게 할 것이고, 카운슬러에게 특수한 임상 사례에 대한 피드백을 줄 것이다. 필요하다면 슈퍼바이저는 카운슬러에게 다양한 DSM-IV 진단 범주와 축에 대한 다양한 접수를 수행하도록 할 것이다. 이것은 명확히 진술된 목표, 구체적 행동 계획 그리고 구체적 평가 기전의 예가 된다.

목표는 슈퍼바이저와 슈퍼바이지에 의해 정기적으로 재검토되어야 하며 도달할 수 없는 것은 삭제하도록 한다. 이 목표들은 슈퍼비전이 성공적인지를 결정할 측정 가능한 '핵심 결과 영역(key results area: KRAs)'이라고 불린다. 목록이 양측에 의해 재검토된 후 그들은 "카운슬러가 이런 것들을 성취하면 자기 지위의 목표를 성취한 것인가? 누군가가 그 목표들을 성취했다면 그것을 어떻게 아는가? 그의 행동에서 무엇이 달라질 것인가?" 라고 물어야 한다.

슈퍼바이저와 슈퍼바이지가 설정한 목표는 몇 가지 이유로 다를 수 있다. 첫째, 그 목표들은 특히 카운슬러의 발달 수준을 균등화시키고 통제하면 상담과 슈퍼비전에 대한 각기 다른 경험 때문에 달라질 수 있다. 1단계 카운슬러들은 사례별로 지지와 기술적 지원을 원한다. 그들의 목표는 '요리책' 학습에 동의해 나가는 것일 수 있다. 슈퍼바이저는 카운슬러가 상세한 치료 계획을 개념화하고 세우는 데 경험적 자료를 이용하는 법을 배우도록 돕는 교수 전략과 전술에 관심이 있을 수 있다.

2단계 카운슬러들은 여전히 무력감과 싸우면서 자신들이 배워 온 익숙한 방법들을 버리고 새로운 이론들을 시도할 수 있다. 슈퍼바이저들은 자신의 카운슬러들로 하여금 언제나 모든 사람들과 일하면서 믿어 오게 된 방법들을 버릴 때 그들이 느끼는 혼란과 좌절에 직면할 것을 격려할 수 있다.

3단계 카운슬러들은 그들이 특정 대상자에게 왜 주어진 기술을 사용하는지 확실히 표현할 수 없는 상태로 남아 있는, 검토되지 않은 절충주의에 끌릴 수 있다. 슈퍼바이저는 카운슬러로 하여금 이런 절충주의를 명백히 설명하게 하고 전체와 연관된 통합적 개인의 상담모델을 공식화하도록 요구할 수 있다.

목표 설정에 있어서 또 다른 논쟁의 원천은 다양한 철학적 신념들(철학의 충실성)이다. 슈퍼비전상의 관계에서 가장 어려운 분쟁 중 일부는 슈퍼바이저와 슈퍼바이지가 인간 행동에 대한 각기 다른 패러다임으로 작업을 하고 있을 때 일어난다. 갈등을 일으키는 기관 내 목표들 때문에 이와 유사한 갈등이 발생한다. 예를 들어, 카운슬러 자격위원회에 의해 설정된 목표들은 증명된 결혼 및 가족치료자로서 다른 일련의 지침하에서 일하는 슈퍼바이저의 목표들과는 양립 가능하지만 다를 수도 있다. 훈련협회 역시 기관이나 슈퍼바이저와 관련 없는 목표를 슈퍼바이지에게 부과할 수도 있다. 그 반대 또한 사실이다. 기관은 훈련기구가 주장하지 않는 실행 표준들이나 치료철학을 유지할 수 있다. 이것들은 슈퍼비전의 첫 임무들이 슈퍼비전의 목표를 확인하고 진술하는 이유들 중 일부다.

개인역량개발계획

목표가 설정된 후 행동 계획인 개인역량개발계획(individual development plan: IDP)이 세워지게 된다. 슈퍼비전에 대한 구체적인 계획에는 변화에 대한 일정표와 슈퍼바이지가 합의된 지식과 기술을 습득할 방법들이 포함된다. IDP를 만드는 데 있어서 하나의 지침으로 Greenberg(1980), Loganbill, Hardy 그리고 Delworth(1982)가 카운슬러들의 다양한 발달 단계에서 따른 목표를 설정한 것이 있다(특히 12개의 핵심 기능들에 기초한 IDP를 만드는 데 있어서 지침은 〈부록 7〉 참조). IDP는 다음 구성요소들을 포함해야 한다.

① **슈퍼비전에 대한 기대**: 이 표제하에 가르칠 치료 모형과 그 철학적 근거가 포함된다. IDP에는 슈퍼바이지가 만나게 될 내담자의 수와 유형, 슈퍼비전 회기 수와 기간 그리고 사용될 기술과 중재를 명시해야 한다. 응급 시(개인적이든 임상적이든) 무엇을 할지, 비용은 어떻게 처리되어야 하는지(적용 가능하다면), 현장 방문을 수행해야 할지(언제, 누가, 무슨 목적으로) 그리고 여타 행정 세부사항 같은 부대조항도 명시해야 한다. 평가의 유형과 빈도 또한 이 서면 계획의 일부분이어야 한다. 다른 적용 가능한 법과 함께 직업윤리강령이 재확인되도록 비밀보장의 한계가 진술되어야 한다. 슈퍼바이저와 슈퍼바이지 간에 의견차가 있을 수 있기 때문에 분쟁 처리 수단이 포함되어야 한다.

② **카운슬러의 경험과 지위에 따른 준비성**: 지식과 경험에 대한 카운슬러의 기초는 무엇인가? 그는 업무수행을 위해 얼마나 잘 준비되어 있는가? 그의 강점과 성장 영역은 무엇인가?

③ **실제로 카운슬러를 관찰하는 데 이용될 절차**: 사용되는 관찰 방법은 기관의 관습적 실행, 직업시설이나 훈련시설의 훈련요건, 카운슬러의 기술 수준, 기술장비의 가용성, 대상자 기본 정보, 치료에서 중재할 잠재적 욕구 그리고 슈퍼바이저의 가용성과 선호도에 의존할 것이다. 내담자 관찰이 주는 영향력을 언제나 고려해야 한다. IDP는 각각의 관찰 이전에 슈퍼바이지에 대해 기대되는 준비와 관찰 후 슈퍼바이저와 슈퍼바이지가 따라야 할 절차를 둘 다 명시해야 한다. 예를 들어, 슈퍼바이저와 슈퍼바이지가 관찰된 회기 직후 만날 것인가? 그렇다면 얼마나 길게 만날 것인가? 누가 디브리핑(debriefing)[1]에 포함될 것인가? 오디오 자료와 비디오 자료를 어떻게 처리할 것인가? 양쪽 당사자는 슈퍼비전 회기 이전에 그 자료를 검토할 것으로 예상하는가? 그렇다면 회기 이전에 얼마나 오래 그 테이프들을 슈퍼바이저가 사용할 수 있도록 할 것인가?

---

1) 역자 주: 임상에서 카운슬러가 내담자와의 관계에서 보고 느낀 바를 상사와 동료에게 풀어놓는 것(예: 위기상담 시 사용)

④ **카운슬러의 이론, 개념화, 의사결정 기술을 결정하는 데 이용될 절차**: IDP에는 슈퍼바이저가 업무 선택, 해당 사례의 중요한 변수(불충분하거나 불필요한 변수가 아닌)의 확인, 결과에 대한 예상, 전략과 가설 그리고 진단과 예후를 포함하는 카운슬러의 임상이론을 어떻게 사정할 것인지 진술해야 한다. 적절한 임상 중재로 치료 계획을 세우는 카운슬러의 능력은 평가 부분이 된다.

⑤ **카운슬러를 평가하는 데 이용될 절차**: 평가 절차에는 사정의 수, 빈도, 유형(구두, 서면, 공식적 시험)과 누가 평가할 것인가를 포함한다. 카운슬러와 평가자 간에 피드백 과정이 제공되는가? 평가의 결과는 무엇이 될 것인가? 어떤 제재가 이용될 수 있는가 그리고 변화를 위한 제언은 어떻게 실행될 것인가?

⑥ **카운슬러가 슈퍼비전 목표 달성을 돕기 위한 개입에 이용될 절차**: 마지막으로, 슈퍼비전상의 중재를 위한 절차는 IDP에 명시될 것이다. 슈퍼바이저는 전화지도법(phone-ins), 공동촉진(cofacilitation), 역할극(role-playing), 회기 중에 불러내기(call-out), 혹은 무선지도법(bug-in-the-ear) 등으로 개입할 수 있다. 카운슬러 정보의 충실도는 관찰 방법에 달려 있으므로 IDP는 주어진 상황하에서 실행 가능한 만큼 직접적인 임상 관찰을 하도록 권한다. 비록 금기되는 상황이더라도 (이후 검토를 위해 오디오테이프나 비디오테이프 기록이 가능할 때 지원되는) 생생한 관찰이 바람직하다. 다양한 관찰/중재 방법의 장단점에 관한 논의는 다음 장에서 한다.

슈퍼비전 목표를 성취하고 IDP를 따르는 데 있어 카운슬러의 진보를 평가하는 것이 중요하다. 카운슬러 성과는 자기보고서, 다른 슈퍼바이지에 의한 재검토, 대상자 평가(적절할 경우), 슈퍼바이저와 슈퍼비전 과정에 대한 카운슬러의 평가 그리고 카운슬러에 대한 슈퍼바이저의 평가를 통해 정기적으로 평가되어야 한다(이들 평가 방법은 13장에서 논의될 것이다).

슈퍼비전 학습 환경에 대한 평가

기관의 전체적인 분위기와 더불어 슈퍼비전상의 계약과 IDP(개인역량개발계획)는 슈퍼비전을 위한 환경을 조성한다. 다음의 질문들은 슈퍼비전을 위한 최적의 학습 환경 구성요소들을 확인하고 슈퍼비전상의 학습 과정의 역동성을 사정한다. 슈퍼바이저는 초기 계약 시에 그리고 진행 중의 근거로 슈퍼바이지의 학습 환경을 사정하는 데 이 질문을 사용할 수 있다.

① 학습 환경은 슈퍼바이지를 지속적으로 동기화하기에 충분한가?
② 슈퍼바이저와 슈퍼바이지 간의 이론적, 혹은 철학적 불일치는 슈퍼바이지의 동기를 유지하는 데 적당한가?
③ 슈퍼바이지는 이 과정을 시작하고 임무에 대한 요구를 충족시키기에 충분한 지식과 기술을 갖고 있는가?
④ 슈퍼바이지는 이 과정을 통해 향상되고 자신을 직업적 성공이나 실패로부터 분리시키기에 충분한 개인의 성장, 자존감, 자존심을 갖고 있는가?
⑤ 학습 과정에 대한 슈퍼바이지의 투입은 무엇인가?
⑥ 슈퍼바이지는 공감, 온정, 순수함, 구체성 그리고 잠재력 같은 상담에 필요한 기본적인 정서적 자질을 갖고 있는가?
⑦ 슈퍼바이지가 이용 가능한 지원의 양은 슈퍼비전과 학습 촉구에 충분하고 비례적인가?
⑧ 슈퍼비전의 목표와 수단은 명확하며 모든 관련 당사자들이 이해하고 있는가?
⑨ 평가 기준은 현실적이고, 측정 가능하며, 획득 가능하고, 정확하고, 관련성 있고, 명확한 이해가 가능한가?
⑩ 슈퍼바이지에게 피드백 과정을 어느 정도까지 할 수 있는가?
⑪ 가운슬러가 새로운 기술과 행동을 시도하기에 충분한 안전 보호와 함께

모험을 시도할 수 있는 환경인가?

⑫ 슈퍼바이저는 어느 정도까지 슈퍼바이지로 하여금 자신의 전문적 성장, 정체감, 자율성, 성숙성을 위해 새로운 기교와 기술을 통합하도록 돕는가?

⑬ 적시에 슈퍼비전을 종결하면서 이 문제들을 다룰 관심과 수단을 설명해 줄 만한 타당한 이유가 있는가?

일단 슈퍼비전상의 환경이 설정되고 사정되면 슈퍼비전의 실제적인 과정이 시작될 수 있다. 다음 장들은 슈퍼비전상의 계약과 슈퍼비전 계획을 이행하기 위한 방법과 지침을 제시한다.

제12장 슈퍼비전의 기본 기법

알코올중독 및 약물남용 분야에서의 임상 슈퍼비전 통합모델은 그 모델이 지닌 가정 및 원리들과 일치하는 다양한 기법을 사용한다. 이러한 기법은 슈퍼비전 상황에 대한 것에서부터 구체적인 슈퍼비전 내용에 이르기까지를 총망라한다. 이 장에서는 우선 스케줄, 예산, 인력 배당, 기관의 정책 등과 같은 현실적인 문제를 점검함으로써 슈퍼비전을 위한 구조를 설정한다. 이러한 구조적인 문제들이 해결되고 나면 슈퍼비전을 위한 기법들이 한 가지씩 차례로 모양새를 갖추게 되는데, 이것은 어떻게 상담자의 업무를 관찰할 것인지, 슈퍼비전하는 사례 자료를 어떻게 만들지, 카운슬러의 상담 방향을 고쳐 주기 위해 슈퍼바이저가 어떻게 개입해야 하는지 등을 포함한다. 마지막으로, 슈퍼비전의 내용과 슈퍼비전의 기본 이슈를 다룬다.

슈퍼비전의 내용

슈퍼비전 모델은 고립 상태가 아닌 구체적인 상황에서 실행된다. 직원의 슈퍼비전을 위해 시간을 안배할 때에는 그 기관만이 지닌 고유한 조건, 한계, 요구 등을 반드시 고려해야 한다. 1명의 슈퍼바이저에게 몇 명의 카운슬러가 슈퍼비전을 받는가? 카운슬러들이 슈퍼비전을 얼마나 받아야 하는가에 대한 지침이 있는가? 슈퍼비전을 위한 시간을 만들기 위해 어떻게 스케줄을 조정하는가? 1명의 슈퍼바이저가 많은 카운슬러를 슈퍼비전하려면 어떻게 해야 하는가? 마지막으로, 1명의 슈퍼바이저가 감당할 수 있는 슈퍼비전 책임은 어느 정도가 적당한가도 고려해야 한다.

슈퍼비전 시간 정하기

기관은 직원들을 슈퍼비전하기 위한 '합당한 노력'을 해야 한다는 판례가 있다. 그러나 각 기관이 가진 독특한 환경과 제한을 고려할 때 과연 '합당한' 것은 무엇인가? 이에 적용할 한 가지 규칙은 1명의 카운슬러가 내담자와 직접적으로 만나는 매 20시간당 1시간의 임상 슈퍼비전을 받아야 한다는 것이다. 대부분의 직장에서는 이렇게 슈퍼비전받는 시간을 근무시간으로 계산한다. 대부분의 카운슬러들은 개인 및 집단상담, 초기 평가 및 가족상담을 위해 대략 1주일에 20시간 정도를 일한다. 그리고 사례 관리, 추적 관리, 직원 회의, 다른 관리와 행정적인 업무를 위해 대략 추가적으로 15시간을 사용할 것이다(물질남용치료센터의 자료에 의하면, 알코올 및 약물남용 영역의 보통 카운슬러는 업무시간의 약 20%를 서류작업에 쓴다고 한다). 별도의 관리 규칙에 따르면, 대략적으로 1주일 근무시간의 10~12%(4~5시간)를 휴가, 병가, 공휴일로 사용하게 된다. 그렇다면 내담자와 직접 대면하는 20시간, 서류 작업을 위한 15시간, 일반적인 행정 관리를 위한 4~5시간을 모두 합하여 1주일에 평균 40시간이 된다. 물론 각 기관의 상황은 다를 것이고, 특히 하루 중 거의 대부분을 내담자와 상호작용하며 보내는 거주시설 상황에서는 내담자와 직접 대면하는 시간이라는 개념은 다소 명백하지 않을 것이다. 하지만 1주일에 실제로 상담하는 시간이 20시간이라는 점은 대부분의 기관에 적용 가능한 시간 계산으로, 이 계산에 의하면 직접적인 상담서비스를 제공하는 카운슬러 누구나 적어도 1주일에 1시간씩의 슈퍼비전을 받아야 한다는 산출이 나온다. 이 규칙은 비록 경험이 많은 임상가들이 종종 동료 슈퍼비전이나 집단 슈퍼비전을 받더라도 카운슬러의 경력 기간이나 전문적인 지위에 상관없이 유지된다.

개인 또는 소집단 슈퍼비전을 위해서는 규정된 시간을 사용할 수 있다. 예를 들어, 소집단 슈퍼비전은 카운슬러 전원이 발표할 수 있는 시간을 갖기 위해 평균 4~6명의 카운슬러를 대상으로 할 것을 추천한다. 개인 슈퍼비전 회기는 대략 1시간 정도, 소집단 슈퍼비전은 1시간~1시간 반으로 운영되어야 한다. 이 시간은 한 명의 슈퍼바이저에게 슈퍼비전받는 카운슬러의 숫자를 토대로 하여 슈퍼비전 시간을 할당하여 계산한 것이다.

슈퍼비전 업무 부하량 관리

만약 한 사람의 슈퍼바이저가 1~5명의 카운슬러(일반적인 직원 수로 가정하자)의 슈퍼비전을 책임진다면, 1명의 슈퍼바이저는 개인 슈퍼비전의 경우 1주일에 5시간, 소집단 슈퍼비전을 위해서는 1시간 반을 소비해야 할 것이다. 1~3명의 카운슬러라면 1주일에 1회의 개인 슈퍼비전은 쉽게 할 수 있다. 5명의 카운슬러라면 5명 모두에게 격주로 개인 슈퍼비전을 제공하면서 1주일에 한 번은 소집단 슈퍼비전 회기를 제공한다면, 1주일에 슈퍼비전을 위해 3시간 반~4시간 반의 시간이 필요하다.

게다가 슈퍼바이저에게는 카운슬러의 상담 활동을 관찰하는 시간이 필요하다. 슈퍼비전을 받을 카운슬러를 관찰하기 위해서는 개개인당 적어도 1주일에 1시간~1시간 반의 시간이 필요하다. 또한 이런 관찰시간에는 부수적으로 따라

오는 준비시간이 있다(예를 들면, 관찰된 회기의 비디오테이프를 점검하기 위한 시간). 따라서 관찰을 위해서 추가로 3시간~4시간 반이 더해질 수 있으므로 모두 합하여 슈퍼비전 활동을 위해 1주일에 6시간 반~9시간이 사용되는데, 이는 대부분의 슈퍼바이저들에게 관리 가능한 업무량이다. 이에 더하여 슈퍼바이저도 개별적으로 담당하는 내담자를 가질 수 있고, 기타 책임진 다른 관리 업무도 있을 것이고, 다양한 회의에 참석하여야 할 것이며, 가끔은 쉬는 날도 있을 것이다.

만약 슈퍼바이저가 6~10명의 카운슬러를 슈퍼비전한다면 상황은 더 복잡해질 것이다. 이 경우엔 한 집단당 4~6명의 카운슬러로 구성된 2개의 소집단을 운영하여 1주일에 총 3시간의 집단 슈퍼비전을 제공할 수 있다. 이에 더하여 격주로 각각의 카운슬러를 개인 슈퍼비전해야 하므로 1주일에 5시간 이상의 슈퍼비전 시간이 추가된다. 이를 합하면 주당 총 8시간이 된다. 마지막으로, 슈퍼바이저는 카운슬러들의 상담 업무를 관찰해야 하고 관찰 및 준비시간으로 5~8시간이 추가된다. 이렇게 되면 1명의 슈퍼바이저는 슈퍼비전에서 참여하는 카운슬러 모두를 매주 관찰할 수 없게 될 것이다.

1주일에 13~16시간이라는 시간은 슈퍼바이저 업무시간에서 매우 큰 부분을 차지하겠지만, 이 정도는 관리 가능한 수준이다. 슈퍼바이저는 상담회기 전체보다는 부분만을 관찰할 것이고, 비디오테이프 회기에서 중요한 부분만을 점검하며, 매주 카운슬러 모두를 관찰하지는 않을 것이다. 이전 회기를 찍은 좋은 비디오테이프 하나가 이후 몇 주 동안의 슈퍼비전에 사용될 수도 있다.

만약 한 사람의 슈퍼바이저가 11명 이상의 카운슬러들을 슈퍼비전한다면 여러 가지 형태의 슈퍼비전이 필요하다. 보통 1명의 슈퍼바이저가 소집단 슈퍼비전에만 집중하는 것이 필요하다. 즉, 3개 집단에 각각 4시간 반 그리고 4시간 반의 관찰시간을 합하면 총 9시간이다. 이에 더하여 이 슈퍼바이저는 특별한 요구가 있는 카운슬러들, 특히 신규 직원의 개인 슈퍼비전을 위해 어느 정도의 시간을 사용해야 한다. 이런 방법은 1명의 슈퍼바이저가 슈퍼비전하는 시간을 매주 12~15시간 정도로 줄여 준다. 또 다른 방법은 슈퍼바이저가 슈퍼비전을 필요로 하는 직원에게 개인 슈퍼비전을 제공하면서 카운슬러들의 '동료 소집단 슈퍼비전'을 구성하는 것이다. 이에 적용될 수 있는 한 가지 방법은 3단계 카운슬러들이 소집단 슈퍼비전 회기를 담당하면서, 1단계 카운슬러들의 상담업무를 감독하도록 하는 것이다. 즉, 슈퍼바이저는 상급 카운슬러들의 슈퍼비전 업무를 슈퍼비전하는 것이다. 관리의 어려움은 있지만, 11~15명의 카운슬러들을 슈퍼비전하는 업무는 창의적인 묘책으로 달성될 수 있다.

15명 이상의 카운슬러들을 1명의 슈퍼바이저가 슈퍼비전하게 될 경우, 과도한 스트레스로 인해 부담이 발생하거나 전문직 표준을 위반하게 된다. 이 경우에는 동료 소집단 슈퍼비전이 가장 좋은 대안이다. 소집단 슈퍼비전에서는 상급 카운슬러가 슈퍼바이저 역할을 하도록 조정하는 것이 당연하다. 이를 잘 관리하기 위해서는 슈퍼비전의 '적절한 노력'을 방해하는 제한점과 한 사람의 슈퍼바이저에게 너무 많은 카운슬러를 슈퍼비전하도록 업무가 할당될 때 발생할 수 있는 법적 책임에 대해 알고 있어야 한다.

그러나 매우 극단적인 조건만 아니라면 대부분의 (직원)조직은 직접 관찰시간을 적절하게 안배하면서 개인 슈퍼비전과 소집단 슈퍼비전을 적절히 조합, 관리하여 이른바 슈퍼비전을 위한 '합당한 노력'이 가능하다. 또한 그렇게 함으로써 각 기관은 법적 기준을 준수할 수 있다. 상담 분야가 변화함에 따라 슈퍼바이저들은 앞선 혁신과 융통성을 발휘하여 그들 업무의 효율성을 증가시킬 수도 있다. 예를 들면, 정신치료로부터 기인되어 온 '1시간 50분'이라는 전통에 도전해 보는 것이다. 어떤 슈퍼비전 기능은 1시간 30분이라는 시간 단위로 바꾸었을 때 동일한 효과를 거두거나 오히려 더 효율적일 수도 있다.

마지막으로, 이 장에서 슈퍼비전 상황을 구성하는 데 따르는 어려움에 대처하는 방법으로 추천된 집단 슈퍼비전과 동료 슈퍼비전에 대해 살펴본다.

관찰 방법

만약 슈퍼바이저가 어떤 카운슬러에 대해 일관되고 정확하게 파악된 그림을 얻고자 한다면 오랜 기간 동안 그 카운슬러를 빈도 높게 관찰해야 한다. 전통적으로 슈퍼바이저는 사례 노트(case notes), 과정 기록(process recordings), 축어록과 같은 간접적인 관찰 방법을 사용했지만, 최근에는 권하지 않는다. 과정 노트(process notes)는 자신의 생각을 글로써 정확히 표현하기 어려워하는 사람들에게는 장애가 된다. 회기에 대한 카운슬러의 기술(서술)이 그가 가진 편견과 왜곡의 영향을 받게 되면(의식적이나 무의식적이든 간에) 슈퍼바이저에게 제공된 정보는 신뢰할 수 없는 것이 된다. 이는 사후(ex post facto) 슈퍼비전인 셈이다.

슈퍼바이저들이 보고받는 정보는 카운슬러 업무를 직접 관찰하는 것을 통해 그 충실성(fidelity) 여부가 증가되기 때문에 직접 관찰은 알코올중독과 약물남용 영역에서 사용하는 슈퍼비전 통합모델의 토대가 되어 왔다. 직접 관찰은 비록 시간이 많이 소비되고 회기가 끝난 직후 디브리핑(debriefing)이 필요하지만, 어느 곳에나 가능하다. 직접적인 관찰과 동시에 녹음을 하는 것이 가장 이상적인 조합인데, 이는 슈퍼바이저의 직접 관찰이 슈퍼바이저와 슈퍼바이지가 함께 회기 녹음을 검토하는 과정에서 보강되기 때문이다.

오늘날 슈퍼바이저들은 오디오테이프, 비디오테이프, 일방경, 무선지도법, 상담실 내 전화기 사용, 상호작용 비디오, 비디오를 토대로 한 훈련 등 다양한 첨단기술 보조 기구들을 가지고 있다. 이러한 기술들 중에서 가장 친숙한 것은 오디오테이프로, 비싸지 않고 편리하나 이는 전이(transference), 역전이(countertransference), 그 외 가능한 비행(misconduct) 등에 대해 많은 것을 보여 주는 카운슬러와 내담자 간의 비언어적 의사소통은 놓치게 된다. 그러므로 더 강력한 최신의 기구들을 사용하는 것이 바람직하다.

주어진 상황에서 어떤 방법들과 기법을 사용할 것인지는 정보의 충실성 요구 수준, 기술장비의 이용 가능성과 방해 가능성, 슈퍼비전에 대한 디브리핑 가능성, 카운슬러의 기술 수준 등에 따라 달라진다. 이러한 측면에서 실용성을 고려할 때 알코올중독과 약물남용 분야에서 일방경, 무선지도법, 전화지도법 사용은 제한점이 있다. 그러므로 여기에서는 이러한 기술들은 간략히 살펴보고 알코올중독과 약물남용 분야에서 공통적으로 사용되고 많이 추천되는 비디오테이프와 공동촉진(cofacilitation) 등 두 가지의 방법을 강조할 것이다.

비디오테이프 슈퍼비전

Nichols, Nichols 그리고 Hardy(1990)는 1976년과 1986년 사이에 가족치료에 있어 슈퍼비전이 얼마나 변화되어 왔는지에 대해 연구했다. 1976년에 정보를 획득하는 가장 흔한 방법은 과정 노트(process notes)였다. 이는 연구의 응답자 중 40.1%가 슈퍼비전에서 주된 방법으로 사용하였다고 답한 것을 통해 알 수 있다. 1986년에는 20.1%만이 과정 노트를 주된 방법으로 사용했다. 간접적인 방법에 주로 의지한 슈퍼비전들의 비율이 반으로 감소하는 동안 직접 관찰을 주요 방법으로 사용하는 경우는 1976년 6.2%에서 1986년 25.7%로 4배나 증가했다. 오디오테이프를 주된 방법으로 사용하는 비율은 1976년에 28.8%에서 1986년에 22.4%로 줄었고, 비디오테이프는 5.1%에서 13.7%로 올랐다. 이러한 연구결과는 기술에 근거한 슈퍼비전 모델의 영향이 Haley와 Minuchin의 가족치료의 예와 같이 지속적으로 증가하고 있음을 보여 준다.

만약 같은 연구가 다시 수행된다면 1986년 이래 휴대용 비디오 카메라가 상대적으로 더 저렴해졌기 때문에 비디오테이프 슈퍼비전을 사용한 사례가 유의미하게 증가했음을 알 수 있을 것이다. 비디오 카메라는 전문적인 영역에서 점점 평범한 도구가 되고, 비디오테이프 슈퍼비전(videotape supervision: VTS)은 특히 결혼과 가족상담에 있어 슈퍼비전의 주요한 방법이 되고 있다(Berger & Dammann, 1982; Breunlin et al., 1988; Kramer & Reitz, 1980; Liddle, Breunlin, & Schwartz, 1988; Whiffen & Byng-Hall, 1982). 이제 정신건강 분야에 있어 VTS는 우세한 슈퍼비전 기법이 될 것이다.

비디오테이프 슈퍼비전(VTS)은 쉽고, 이용이 용이하며, 상내적으로 덜 비싸다. 또한 이는 복합적인 방법으로서 슈퍼바이저에게 있어 가장 힘이 있고 역동적인 방법인 반면, 누군가에겐(카운슬러) 도전적이고 위협적이고 불안을 유발시키는, 어떤 카운슬러가 말하듯이 '겸손하게' 만드는 방법이다. 슈퍼바이저들은

VTS를 어떻게 효과적으로 활용할 것인가에 대한 훈련이 필요하다. 어떻게 기법의 가능성을 최대화할 것인가, 어떻게 기법이 갖고 있는 특징적인 단점을 최소화할 것인가, 좋은 슈퍼비전이라는 목적을 제공하기 위해 어떻게 사용할 것인가? 이러한 훈련은 어떻게 장비를 작동시키고 카메라 초점을 맞추는가를 배우는 것보다 훨씬 간단하다.

VTS에 대한 초기 연구들은 정신역동학이론에 근거했고(Berger, 1978) 내적 과정, 치료자 자아 인식, 융통성, 일치성 등과 같은 관심을 강조했다(Kramer & Reitz, 1980). 통합모델을 유지하기 위해서 이러한 치료적 역동성은 실용적 기술의 필요성에 의해 균형을 이루게 되었다. 다음은 VTS 사용 운영에 대한 제안들이다.

① **왜, 언제, 어떻게 VTS를 적용할지 결정하기 위해 명확한 목표를 세워야 한다**: 슈퍼비전이 목적이나 방향도 없이 연속되는 긴 비디오테이프를 보는 것으로 이루어지는 경우가 너무 많다. 만약 구체화된 훈련 계획으로 이를 사용하려면 1시간의 비디오테이프 회기는 검토를 위해 사려 깊게 선택된 몇몇 구간들로 구성되고, 이는 장시간의 슈퍼비전으로 지속될 수 있다. 치료적인 업무가 할당되면 비디오테이프를 녹화하는 일은 IDP에서 이루어진다. 가능하다면 언제나 슈퍼바이지와 슈퍼바이저 모두 슈퍼비전 회기에 앞서 슈퍼비전을 받을 구간을 고르기 위해 테이프 부분들을 검토해야 한다. 비디오테이프 기계에서 읽어 낸 구간 번호를 통해서 슈퍼바이저가 원하는 구간을 놓치지 않고 찾는 것이 가능하다. 슈퍼비전의 목표와 관련될 수 있는 간단한 삽화들을 선택해야만 한다. 테이프를 검토한 다음에 이루어지는 토의는 명확한 초점이 있어야 한다.

② **테이프에 녹화된 상호작용 과정이 맥락화되어야만 한다**: 즉, 실제적인 카운슬러 회기, 회기의 목표, 회기에 대한 기억들과 관련시켜야 한다는 것이다. 예를 들면, 어떤 카운슬러가 한 회기 동안 임상적 개입을 제공한다면 그 개입의 맥락을 탐색해야 한다. 슈퍼바이저는 맥락을 고려하지 않은 채 카운슬러의

말이나 행동을 판단해서는 안 된다. 따라서 카운슬러는 슈퍼바이저가 논평하기 전에 먼저 자신의 상황에 대한 맥락을 제공하기 위하여 선택된 비디오 구획에 대해 논평해야 한다. 이렇게 함으로써 슈퍼바이저는 카운슬러의 인지와 개념적 능력을 평가하는 기회를 가질 수 있게 된다. 만약 슈퍼바이저가 먼저 논평을 하게 되면 카운슬러는 스스로 생각하고 본인 생각을 표현하기보다 그의 멘토가 듣고 싶어하는 것을 생각하게 되고 이대로 따르게 될 것이다.

③ **검토를 위해 테이프 구획들이 선택되어야 한다**: 왜냐하면 테이프 구획들은 교육하기 위해 선택된 순간들이지, 중요한 대목을 찾아서 카운슬러를 비판하기 위해 번호를 매긴 증거물들이 아니기 때문이다. 어떤 슈퍼바이저들은 한 손에 비디오테이프를 들고 다른 손에는 숫자를 세는 목록을 들고 테이프에서 실수와 단점이 발견되기를 기다리며 슈퍼비전을 한다. 왜냐하면 비디오테이프는 모든 실수와 오점들을 무자비하게 노출시키기 때문이다. 슈퍼바이저는 VTS를 사용할 때 이를 무기로서가 아닌, 학습을 위한 건설적인 도구로서 사용하도록 조심해야 한다. 건설적인 가르침의 초점을 유지하기 위해서 슈퍼바이지로 하여금 녹화된 테이프에서 검토할 회기의 구획들을 먼저 선택하도록 할 수 있다(물론 슈퍼바이저는 선택되지 않은 테이프의 나머지 부분을 비평하고 검토할 수 있다).

④ **슈퍼비전은 판단에 대한 질의응답의 형태가 아니라 점진적인 피드백을 제공해야만 한다**: 구획들을 검토하는 중간중간 논점에 대해 논의하거나 받아들일 시간을 할당한다. “설정한 목표와 실제의 성공 경험 사이에 어느 정도의 불일치는 학습을 위해서는 최적이다. 만약 불일치가 없다면 학습에 대한 도전이 없다. 불일치가 너무 클 경우에는 자기평가가 호의적이지 않게 되고 이는 치료자를 매우 불편하게 만들며 자극을 증가시킨다.” (Breunlin et al., 1988: 202)

VTS를 이용하기 위해서 필요한 몇 가지 기본적인 원칙이 있다. 첫째, 동의서

서명은 녹화에 앞서 내담자들로부터 반드시 받아야 한다. 일반적으로 치료프로그램에 입원하는 시점에서 내담자에게 녹화될 것임에 대해 사전에 알리고 녹화하게 되었을 때 동의서에 서명을 받는다. 동의서에는 녹화테이프가 오직 훈련 목적으로만 사용될 것이고 카운슬러, 슈퍼바이저 그리고 집단 슈퍼비전의 슈퍼바이지에 의해서만 검토될 것임에 대해 구체적으로 열거해야 한다.

둘째, 녹화하기 전 회기에서 카운슬러는 내담자에게 다음 회기에 녹화하도록 계획되어 있음을 알려야 한다. 내담자들은 회기가 녹화되는 것을 원치 않을 때 거절할 수 있어야 한다. 다음 회기에서 민감한 정보에 대해 토의하려고 생각하는 내담자는 비디오테이프로 녹화되고 발표되는 것을 원하지 않을 것이다. 내담자는 이를 거부할 권한을 가지며 카운슬러와 슈퍼바이저는 이를 반드시 존중해야 한다.

만약 신중하고 적절한 방법으로 동의를 요청한다면 허락을 얻을 가능성이 훨씬 높아진다. Edelwich와 Brodsky(1992: 165)는 집단상담의 맥락에 대해 다음과 같이 말한다.

> 만약 집단 리더가 "슈퍼바이저가 저에게 이 상담을 녹화하라고 했지만 만약 여러분이 원하지 않으시다면 할 필요가 없습니다."라고 말한다면 거절당하기가 더 쉬울 것이다. 그런데 "여러분, 이 녹화는 저에게 정말 필요합니다. 이 녹화 테이프는 저와 저의 슈퍼바이저만 보게 될 것입니다. 저는 여러분의 도움이 정말로 필요합니다."라는 식으로 요청한다면 쉽게 요청이 받아들여질 것이다. 집단원들은 이러한 간청에 긍정적으로 반응하는 경향이 있다.

비디오테이프 녹화에 대한 '내담자의 저항'은 사실 카운슬러의 저항을 투사한 것이라고 보아야 할 것이다.

마지막으로, 오늘날과 같이 소송하기 좋아하는 분위기에서는 위험관리 차원에서 훈련회기가 끝난 후 테이프를 반드시 지울 필요가 있다. 상담회기의 비디오테이프는 다른 임상 기록과 마찬가지로 법정에서 증거로 인용된다. 비디오테이프에 덧씌워 새로운 녹화를 하는 것으로는 충분하지 않다. 반드시 자성 테이프 지우개를 사용하여 확실하게 이전의 흔적이 남지 않도록 지워야 한다. 이는 모든 임상적 기록의 보유와 유지에 관한 민감한 규칙이므로 특별히 VTS에서만 더 많이 요구되는 의무사항은 아니다.

VTS는 창조적인 상상력을 발휘시키는 무한한 잠재적 기능을 제공한다.

① 슈퍼바이저는 카운슬러와 내담자의 몸의 움직임에 대한 과장된 이미지를 전달하기 위해서 테이프를 앞으로 빨리 돌릴 수 있다.
② 슈퍼바이저와 슈퍼바이지는 오디오를 끄고 비언어적 단서를 기초로 하여 참여자가 무엇을 말하고 있는지 찾도록 노력할 수 있다. 반대로 오디오에 귀 기울이고 참여자의 표현과 움직임을 상상하도록 노력할 수도 있다.
③ 슈퍼바이저는 슈퍼비전 회기 이전의 테이프를 검토하면서 슈퍼바이지에게 해설하거나 질문할 내용을 녹음하기도 한다.

VTS는 그 적용 기법을 융통성을 가지고 탐색할 수 있도록 허락함으로써 슈퍼바이저와 슈퍼바이지 모두의 효율성과 직업만족도를 크게 높일 수 있다.

공동촉진하기

일방경(one-way-mirror)처럼, 공동촉진은 이전에 슈퍼바이저에 의지하여 정보를 모으는 간접적인 방법을 대신하는 직접 관찰 기술이다(Nichols, Nichols, & Hardy, 1990). 이는 알코올중독과 약물남용 분야에서 일반적으로 사용되는 관찰 방법이다. 공동촉진은 슈퍼비전 기간 동안 슈퍼바이지가 슈퍼바이저와 함께 있는 것을 의미한다. 일방경 슈퍼비전에서는 슈퍼바이저에 의해 회기가 관찰되지만, 슈퍼바이저나 슈퍼바이지는 참여자(내담자)에게 보이지 않는다. 비디오테이프 또한 회기를 녹화하기 위해 거울 뒤에서 사용되는 것과 마찬가지다. 일방경과 비디오테이프를 함께 사용하는 것은 이 두 영역 모두에서 최고일 것이다. 이는 회기 관찰에 있어 비침해적이고, 다른 슈퍼바이지에게 즉각적인 피드백을 줄 수 있고, 후속 슈퍼비전에서 검토를 위해 회기를 녹화할 수 있다. 그러나 일방경이 알코올중독과 약물남용 치료에서 늘 가능하지는 않기 때문에 통합모델에서 강조하는 카운슬러를 직접 관찰하는 방법으로는 공동촉진이 더 실용적이다.

일방경이 가능하다 해도 여러 가지 이유로 공동촉진이 더 효과적일 수 있다. 첫째, 이는 슈퍼바이저가 상담하고 있는 카운슬러를 실제적으로 이해할 수 있게 해 준다. 회기를 경험함으로써 슈퍼바이저는 유발되는 느낌을 측정할 수 있다. 둘째, 공동촉진은 실제 회기 동안 슈퍼바이저에게 상담 기술 시범을 보이는 기회를 제공한다. 따라서 카운슬러와 내담자 모두에게 역할모델(role model)을 제공한다. 셋째, 내담자에게 비치료적이거나 부정적이 될 수 있는 회기에 슈퍼바이저가 내담자의 안녕을 위해서 적절하게 개입할 수 있다. 넷째, 카운슬러는 종종 슈퍼바이저가 회기에 함께할 때 지지적임을 느낀다고 말한다. 직접적 슈퍼비전은 단순한 슈퍼비전 이상이다. 이는 유연성, 역할 수용, 슈퍼바이저와 슈퍼바이지 각각이 지닌 자신감 등이 요구되는 팀워크다.

공동촉진은 또한 불리한 점을 가지고 있다. 우선 시간을 많이 소모하게 된다. 실제 관찰에서 1시간의 과정이 더해지면 대부분의 슈퍼바이저는 1주일에 1시간 또는 2시간 이상을 써야 하거나 기본적인 업무에 더하여 각 카운슬러와 한 달에 한 번씩 한 회기에 참여해야 한다. 둘째, 상담의 역동성을 변형하고 차단한다. 내담자는 슈퍼바이저가 있을 때만 최상의 행위를 할 수 있다. 어떤 형태의 직접 관찰도 단지 흘러가는 상황의 짧은 묘사만을 제공한다. 그러나 만약 규칙적으로 직접 관찰을 한다면 결국에는 카운슬러의 지식과 기술을 정확하게 보여 줄 것이다. 셋째, 공동촉진은 불안감을 야기할 수 있다. 왜냐하면 비디오테이프로 녹화되는 것을 포함하여 카운슬러는 어디에도 숨을 곳이 없기 때문이다. 넷째, 만약 회기가 녹화되지 않으면 나중에 카운슬러와 함께 재검토할 회기의 기록이 전혀 없다. 마지막으로, 역할을 충실히 하는 것에 주의하지 않는 슈퍼바이저는 오히려 회기의 카운슬러의 리더십을 침해할 수 있고 그럼으로써 카운슬러의 신뢰와 권한을 약화시키게 된다.

이러한 요인들을 함께 고려하되, 불리한 점보다는 이점에 중심을 두는 것이 좋다. 비디오 녹화를 적용하기 위해서 고려되었던 모든 규칙들은, 특히 비밀보장에 관한 부분을 포함하여 공동촉진에도 마찬가지로 적용된다. 즉, 공동촉진이 가능한 한 상담을 방해하지 않도록 주의하면서 사전에 내담자의 동의를 얻는 것 등을 말한다. 동의 거절이 하나의 치료적인 문제이기는 하나, 비디오테이프 혹은 다른 어떤 직접 관찰의 형태와 함께 공동촉진이 적용될 때 내담자는 공동촉진을 거절할 권한을 가진다. 여기에 공동촉진을 적용하기 위한 몇 가지 지침이 있다.

① **슈퍼바이저는 집단상담의 경우 집단 안에 앉아 있거나 개별 상담회기의 경우에는 카운슬러 옆에 앉아야 한다**: 집단 바깥쪽에 앉게 되면 슈퍼바이저가 조사하고 있다는 인상을 줌으로써 슈퍼바이저와 내담자 사이의 인간적인 연결을 방해한다. 또한 슈퍼바이저가 상담 과정의 일부로 들어오지 못하기 때문에 슈퍼바이저가 개입하는 것이 더욱 어색해진다.

② **슈퍼바이저는 비밀보장을 약속하고 회기를 시작해야 한다**: 회기에서 이야기되는 것은 무엇이든지 비밀로 보장되어야 하며 오직 훈련만을 목적으로 슈퍼바이저와 슈퍼바이지들에 의해 검토되는 범위만을 예외로 한다. 아무도 이 자료에 접근할 수 없다. 어떤 기관에서는 모든 집단회기가 시작될 때마다 모든 내담자에게 정규적으로 비밀보장에 대한 약속을 언급하도록 되어 있다.

③ **준비 단계에서 슈퍼바이저와 슈퍼바이지는 이 회기의 배경, 치료와 이 집단의 중요한 이슈, 이번 회기를 위한 계획에 대해 간략히 의견을 나누어야 한다**: 슈퍼바이저의 역할은 회기 시작 전에 카운슬러와 슈퍼바이저의 확실한 동의를 얻어야 한다. Minuchin은 슈퍼바이저가 개입하게 될 시나리오들을, 슈퍼바이저와 슈퍼바이지가 몇 개의 리허설로 연습할 것을 추천한다. 슈퍼비전은 언제 개입이 요구되는지에 대한 빠른 결정을 필요로 하기 때문에 사전토의는 카운슬러와 슈퍼바이저 모두에게 예기치 않게 개입해야 할 기회를 줄일 수 있다. 카운슬러가 잘못을 하지 않았더라도 슈퍼바이저는 적절한 개입에 의해

훈련이나 치료 과정을 변화시킬 기회를 갖게 될 수 있다.

④ **슈퍼바이저는 슈퍼비전 시 토의가 이루어질 주요 이슈를 기억하기 위해서 회기 동안 메모해 두어야 한다**: 저자는 수년 동안 상대방 눈에 띄지 않게 저자가 쓰고 있는 부분을 보지 않고서 메모하는 법을 배웠다. 이는 집단을 계속하여 지켜볼 수 있도록 한다.

⑤ **회기 동안 슈퍼바이저의 개입은 3~4주가 넘지 않도록 제한해야 한다**: 그렇지 않으면 슈퍼바이저는 상호작용의 흐름과 회기의 조절을 방해하게 된다. 3개나 4개라는 제한에 대해 염려할 필요는 없다. 이는 슈퍼바이저가 그의 역할과 그것을 초과하는 문제를 유념하게 만드는 일종의 지침이다. 개입은 슈퍼바이저가 카운슬러에게 기술을 모델링할 기회, 즉 집단이 목표에 멀리 떨어져 있거나 회기가 비치료적이거나 부정적일 때만 해야 한다.

⑥ **피드백은 가능하면 회기가 끝나자마자 있어야 한다**: 이 제안은 모든 관찰 기술에서 유효하지만, 특히 슈퍼바이저와 카운슬러 모두의 마음속에 아직 생생하게 기억될 때 공동촉진되는 회기의 정보를 사용함에 있어 중요하다. 이상적으로 슈퍼바이저와 슈퍼비전을 받는 자는 이후 즉시 개인적으로 만나서 토의에서의 주요 이슈를 개략하고 (만약 바로 토의를 가질 시간이 허용되지 않는다면) 다음 슈퍼비전 회기를 위한 협의 사항을 합의해야 한다.

⑦ **만약 집단회기를 2명의 카운슬러가 이끌었다면 슈퍼바이저는 2명의 카운슬러를 함께 슈퍼비전해야 한다**: 슈퍼비전에 있어 공동치료자들을 함께 만나는 것은 의사소통의 분할을 피하고 슈퍼바이지가 상담역동에 대해 표현할 수 있도록 해 준다. 그렇게 하도록 권하지 않는 유일한 상황은 한 명의 카운슬러가 부족함이 많아 개별 슈퍼비전이 필요하거나 공동치료자들 사이에 분쟁이 심하여 공동 슈퍼비전이 비생산적일 때다.

⑧ **가능하면 공동촉진은 비디오테이프와 함께 활용되어야 한다**: 슈퍼비전에서 회기 기록을 검토할 때 직접 관찰로 보충할 수 있다.

일방경 기법

일방경(one-way mirror) 기법 또는 '거울을 보며 하는 슈퍼비전'이라고 불리는 기법은 수년 동안 치료자들의 훈련, 특히 가족치료의 구조적, 전략적 모델에 사용되어 왔다. 대부분의 알코올중독과 약물남용 기관에서는 이를 사용하기에 충분한 시설이 준비되어 있지 않았다. 아마도 설치의 비용 때문이기도 하지만, 더 큰 이유는 약물남용 카운슬러의 훈련에 있어 합리적 근거와 운용법이 수립되어 있지 않았기 때문이다.

일방경 기법이 이용 가능할 때 다른 슈퍼바이지들은 거울 뒤나 또는 상세히 볼 수 있는 텔레비전 스크린에서 다양한 각도의 관점으로 회기를 관찰할 수 있다. 이러한 훈련의 방법이 채택되면 상담회기 이전에 모든 관찰자들은 거울 뒤에서 정숙해야 하고 슈퍼바이저와 슈퍼바이저 간에 제한된 평가를 하도록 준비되어야 한다. 관찰자들은 글로 기록하고 차후 집단 슈퍼비전에서 말할 수 있도록 준비해야 한다.

이 규정에는 몇 가지 이유가 있다. 첫째, 관찰자들이 거울 뒤에 바로 앉을 경우(방음 장벽이 없다는 것을 가정할 때) 카운슬러와 내담자를 방해하는 것을 피하기 위해 정숙해야 한다. 둘째, 슈퍼바이지들이 말을 할 경우 관찰된 회기에 대한 것이라도 그들은 관찰을 하고 있지 않는 것이다. 셋째, 만약 슈퍼바이저가 회기 동안 관찰 대상 카운슬러에 대해 주의하지 않으면 이러한 느슨한 대화는 일상적 피드백의 의도하지 않은 부정적 형태로 전환될 수 있다. "관찰 중인 슈퍼바이저가 가장 간략하고 해롭지 않은 말을 반복할 경우라도 슈퍼바이지는 오해할 수가 있다." (Munson, 1983: 236)

슈퍼바이저는 관찰 중인 슈퍼바이지와 관찰되는 슈퍼바이지 사이의 경쟁에 대해 경각심을 가지고 있어야 한다. 동료들의 철저한 슈퍼비전 아래 관찰되면서 불안해하는 슈퍼바이지는 관찰되는 회기 동안 작업을 잘하지 못할 수도 있다. 관찰되는 슈퍼바이지의 안녕을 보호해야 하는 것은 슈퍼바이저의 책임이다. 텔레비전을 보며 자라고 오늘날 빠른 속도로 미디어를 배우고 있는 슈퍼바이지 세대는, 거울의 반대편에서 꽉 조여지고 어두운 곳에 조용히 앉아 있는 것이 어려울 수 있다. 어떤 이는 멍하게 앉아 있을 수 있다. 다른 이는 회기의 드라마에만 매료될 수 있다. 슈퍼바이저는 드라마의 지도자로, 카운슬러에게 반응을 일으키는 동시에 관찰과 함께 슈퍼바이지들의 관심을 모으며 거울의 양면의 행동을 조직한다. 그러나 슈퍼바이지들은 관찰 과정에서 그들의 슈퍼바이저가 훌륭하고 호감을 줄 것을 기대하기보다 자신의 상상력과 지식에 몰입해야 한다.

효과적인 하나의 기술은 집단상담 회기에서 일어나는 상호작용과 상호변화를 소시오그램(sociogram)으로 만드는 것이다([그림 12-1]). 소시오그램은 의사소통 흐름과 집단역동성을 시각적으로 묘사해 준다. 집단에서 사람들 사이의 화살표들은 교환을 나타낸다. 평행선은 집단원들 간의 상호작용의 수를 나타낸다. 양방향 간의 화살표는 집단원 간의 대화를 나타낸다. 만약 한 명으로부터 집단의 중앙으로 화살표가 들어가면 이는 집단 전체에게 코멘트하는 것을 나타낸다. 집단 안에서 성(性)에 관련한 쟁점 역시 언제, 어떻게 남녀가 상호작용하는지를 나타냄으로써 그려질 수 있다. 비록 소시오그램이 비디오테이프나 공동촉진과 함께 준비될 수 있지만, 슈퍼비전 회기 동안 소시오그램을 그릴 수 있는 기회와 시

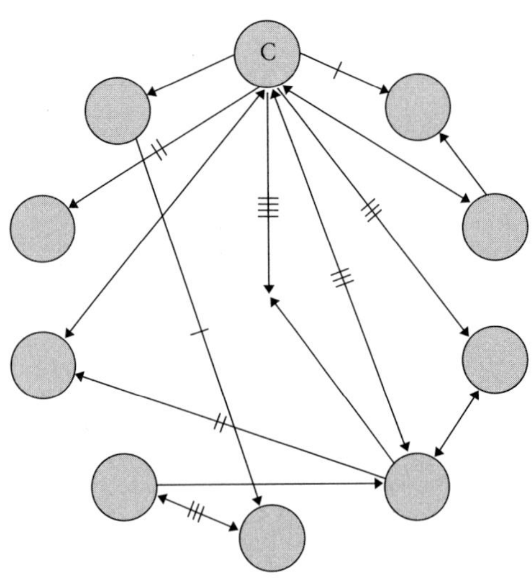

[그림 12-1] 슈퍼비전 소시오그램

간을 가지고 있다면 이는 특히 거울 슈퍼비전에 적절하다(소시오그램 이용에 대해서는 〈부록 8〉 참조).

카운슬러는 그들 스스로 관찰되기 전에 거울 뒤에서 실제 슈퍼비전을 관찰하는 경험을 해야 한다. 거울 슈퍼비전이 치료와 카운슬러 모두에 대한 평가이기 때문에 거울 앞에 슈퍼바이지들을 앉히기 전에 어느 정도의 안락함을 만드는 것이 필수적이다. 거울 슈퍼비전은 섬세하고 긍정적인 방식으로 지휘될 때 카운슬러의 자신감을 증진시키고 자율성을 수양할 수 있다. 반면에 비디오테이프와 같은 거울이 가혹하고 과도하게 직면하도록 사용되면 파괴적인 무기가 되고 만다. 거울을 효과적으로 이용하기 위해서 중요한 점은 슈퍼비전과 슈퍼바이지들 사이의 관계의 질, 관찰 목적(intent), 기술 사용의 창조성, 관찰 가치 면에서의 상호신뢰성이다.

무선지도법과 전화지도법

무선지도법(bug-in-the-ear)은 카운슬러가 거울 뒤에서 전달장치를 귀에 대고 회기에 관한 슈퍼비전을 받는 방법이다. 그 변형으로는, 거울 뒤에 앉아 있는 슈퍼바이저가 상담실로 연락할 수 있고 회기를 다시 슈퍼비전 받는 카운슬러에게 지시사항을 줄 수 있는 전화지도법(phone-ins)도 있다. 이러한 강력한 도구들은 구조적, 전략적인 가족치료 훈련의 연습을 위해 직접적인 개입의 종류로 광범위하게 사용되어 왔다.

이러한 보조 수단을 사용하기 위해서는 계획, 훈련, 연습이 필요하다. 이들을 모든 사례와 슈퍼비전에 사용할 수 없으므로 각 슈퍼바이지들의 필요에 맞는 수단을 신중하게 선택하는 것이 필요하다. 더 나아가 무선지도법이나 전화지도법을 사용할 때 슈퍼비전이 카운슬러에게 주는 영향에 대해 인식해야 한다. 만약 슈퍼바이저가 너무 활동적이고 주제넘게 참견하면 카운슬러는 혼란스러워질 수 있고 좌절하게 되어 과정을 그만둘 것이다. 여기에 이런 유형의 슈퍼비전을 어떻게 경험했는지 몇몇 카운슬러들의 의견이 있다.

"무슨 생각을 하고 있었는지 잊어버렸어요."
"내담자에게 계속 집중하는 것이 너무 어려웠어요."
"내담자들이 누가 전화하는지 알기 때문에 두려웠어요."
"한번은 '자, 당신이 그에게 말하세요.'라고 말하고 내담자에게 전화를 건네주면서 너무 좌절했어요."

이러한 주의산만을 감소시키기 위해 슈퍼바이저는 개입의 횟수를 제한해야 한다. 특히 슈퍼바이저가 개입해서 전화로 지시를 내리는 경우(phone-ins)가 그렇다. 관례적인 피드백을 줄 때 슈퍼비전은 기술적 지시어를 만들어야 한다. '~을 해야 한다.'는 말을 제한하고 흥미로우면서 또한 비평적이지 않은 피드백을 주는 경향은 피해야 한다. 이후에 슈퍼바이저는 슈퍼바이지에게 상담회기 동안 어느 정도 몰입했는지에 관한 피드백을 권유해야 한다.

알코올중독과 약물남용 카운슬러의 일반적인 배경과 임상장면에서(교육장면에 반대되는) 이러한 정교한 수단을 사용할 때 있을 수 있는 실제적인 문제로 인해 슈퍼비전 통합모델에서는 무선지도법을 그다지 권하지는 않는다. 이런 기술은 사용하기 어렵고 상대적으로 이 분야에서는 소수만이 이러한 기술을 훈련받고 사용한 경험이 있다.

특수한 슈퍼비전 환경

슈퍼비전이 항상 많은 경험과 전문적인 지식을 가진 슈퍼바이저와 상담시간에 일대일의 형태로 이루어지는 것은 아니다. 슈퍼비전 상황을 충족할 수 있는 두 가지 형태가 동료 슈퍼비전과 집단 슈퍼비전이다.

동료 슈퍼비전

동료 슈퍼비전(peer supervision)은 '전형적인 슈퍼비전을 적용하기 어려운 상황에서의 훈련'을 의미하며 카운슬러에게 피드백을 주기 위한 충분한 수단이 된다. 학위를 소지한 슈퍼바이저는 개인상담과 집단상담에 참여하는 카운슬러로 2~6명의 소집단을 구성하는 것이 좋으며 그들이 사용하는 방법과 기법을 관찰하게 된다. 학위를 소지한 임상가의 경험 및 학습이 부족해도 이것은 카운슬러들의 성장과 투자에 비용효과적인 수단이 된다.

동료 슈퍼비전은 드물게 사용되는데, 동료 슈퍼비전을 어떻게 잘하는지에 대한 연구도 간혹 있었다. 동료 슈퍼비전은 카운슬러로서 경험이 충분하지 않은 석사학위 슈퍼바이저로 대체하는 것이 아니라 슈퍼바이저에게 과부하되는 부담을 줄일 수 있는 수단이다.

어떤 관찰자는 내담자의 복지를 보호하지 못하는 경우 동료 슈퍼비전이 해로울 수 있다고 하였다. 이러한 관계는 잦은 집중적인 동료 검토, 타인의 업무 관찰 참여, 직업을 구하기 전 카운슬러 적합성 훈련으로 설명될 수 있다.

효과적인 동료 슈퍼비전을 위해서는 명확하고 측정 가능한 학습 훈련 구조가 있어야 한다. 카운슬러의 자기인식과 자기관찰도 증진되어야 한다. 동료 슈퍼비전에서 작업하는 동안 개방과 신뢰의 분위기가 슈퍼바이지들 사이에 생겨야 한다. 다른 방법들처럼 동료 슈퍼비전도 한계가 있다. 기술이 부족하고 극도의 방어성을 가진 카운슬러에게는 권유하지 않는 것이 좋다. 경험이 부족하고 지나치게 열정적인 스태프는 전문적인 표준을 가장하여 철학적인 준거를 찾으려 할지도 모르기 때문이다. 동료 슈퍼비전은 좀 더 숙련된 스태프에게는 카운슬러로서의 전문적인 성장에 필요한 지혜와 경험의 깊이를 주지 않을 수 있다. 그러나 동료 슈퍼비전은 알코올중독과 약물남용 카운슬러의 12가지 핵심 기능, 핵심 역량을 배우는 데 효과적이고 충분하다.

동료 슈퍼비전은 나중에 동료가 될 수 있는 동일한 수준의 참여자로 구성하며 3단계 전문가에 의해 이루어지는 것이 효과적이다. 동료와 함께 임상 사례에 대한 어려움을 해결하고 동료로부터 지지와 도전의 기회를 받는 것은 일에 대한 높은 보상이다. 동료 슈퍼비전에서 동료는 다른 관점, 관심, 전문성을 가진 타 카운슬러의 상담 사례와 임상적인 딜레마를 이해해야 한다. 동료 슈퍼비전에서 모든 참여자는 정신적 주제를 함께 나누고 토론한다. 이러한 상호관계는 위계나 업무 수행 상황에서는 달성하기 어렵다. 동료 슈퍼비전은 각 참여자가 전문성과 권위, 지위를 갖춘 진정한 동료일 때 가능하다.

집단 슈퍼비전

집단 슈퍼비전은 형태(Holloway & Johnson, 1985), 탐색 방법, 신뢰 형성 및 개인적 대인관계 성장에 효과적인 방법이다. 집단 슈퍼비전은 슈퍼바이지 집단에서 그들의 전문성 발달을 감독하는 형태로 정의된다. 사례 발표를 위한 집단원으로 4~6명 정도를 권한다. 집단원이 너무 많거나 한 임상가만 각 회기에서 사례를 발표한다면 지속적인 성장의 기회를 충분히 제공하기 힘들다. 4~6명의 카운슬러라면, 각 카운슬러는 개인 슈퍼비전 회기와 함께 격월 사례를 발표하는 것이 바람직하다.

개인치료가 집단치료와 다른 방식으로 이루어지는 것처럼 집단 슈퍼비전은 일대일로 이루어지는 슈퍼비전과 다르다. 집단 슈퍼비전에는 공통의 관심사와 목적을 가지고 독립적으로 학습하고 목적을 달성할 수 있는 2명 이상의 구성원이 참여한다. 슈퍼바이저는 지식과 기술의 발달을 촉진시키고 슈퍼바이지들의 개인역동을 설명한다(Holloway & Johnson, 1985). 1960년대와 1970년대 초반에는 대인관계 과정이 집단 슈퍼비전의 주요 내용이었다. 1990년대에서는 기술 중심 사례 발표를 근거로 한 접근이 흔하게 이루어졌는데 사례 발표 중심의 접근으로 집단역동을 가르치는 수준 높은 방법이다.

집단 슈퍼비전에는 기술 발달, 개인적 성장과 통합, 숙련, 평가의 4가지 목적이 있다. 정신역동적 슈퍼비전 집단에서 내면적, 대인관계적 통찰을 추구하지만, 일반적으로 슈퍼비전 집단의 중요한 목표는 슈퍼바이지의 기술 발달이다. 경험적 집단 실습은 개인적인 성장을 촉진하기 위해 사용되고 있다. 집단은 축소된 현실세계이기 때문에 학습에 효과적인 방법이다(Edelwich & Brodsky, 1992). 집단 슈퍼비전에 적용하는 집단 과정은 탐색, 개방, 책임을 촉진하고 위험한 상황을 다루도록 하는 이상적인 수단이다(Sansbury, 1982).

집단 슈퍼비전의 이점은 다음과 같다.

① 동시에 많은 사람들을 지도 · 감독하는 비용효과적인 방법을 제공한다.
② 각 카운슬러에게 동료 격차를 통하여 자신의 지각에 대한 현실 검증력을 제공한다.
③ 학습은 집단에서 사람들의 다양성을 증진시킨다. 학습의 기회는 집단원 수(4~6명 정도)에 따라 확대된다.
④ 집단 슈퍼비전은 카운슬러 간의 정서적인 안정감을 만들고 자기파괴적인 행동을 감소시켜 업무동맹을 형성한다.
⑤ 집단역동과 집단 과정은 축소된 사회환경에서의 학습을 촉진시킨다. 각 집단원의 상호작용 스타일은 집단 작업이 불가피하게 생기도록 한다. 집단 슈퍼비전에서 충분한 시간이 주어질 때 모든 집단원은 자기 자신으로 돌아가 사회적, 임상적 장면에서 타인과 관계를 갖는 것처럼 상호관계를 가질 것이며, 익숙해진 대인관계 행동을 집단에서도 하게 될 것이다. 이렇게 드러나는 과정을 통하여 (슈퍼바이저에게 안내되어) 집단원은 집단 내 상황을 받아들이면서 수용할 수 있는 행동모델을 배우게 된다.
⑥ 집단 참여는 카운슬러가 타인과 함께 고독감과 소외감을 경험하도록 하여 감정적인 일치감을 갖게 한다. 그들은 걱정, 공포, 좌절, 유혹, 양가감정을 발견하고 타인과 나누게 된다. 이러한 자기인식은 특히 1단계 카운슬러에게 효과적이다.
⑦ 집단 노출은 자기노출과 직면의 기회와 성장의 기회가 된다.
⑧ 개인 슈퍼비전보다 더욱 폭넓게 공감과 즐거움을 나누게 된다.
⑨ 집단에서 오랜 시간을 보내는 경우 집단원 개개인의 성장은 집단에 긍정적인 보상이 된다.

⑩ 대안적인 임상 접근과 방법을 통하여 단독 슈퍼바이저가 제공할 수 있는 것보다 훨씬 많은 것을 배울 수 있다. 그 결과 집단원은 다양한 관점의 상담 스타일을 학습하게 된다.

⑪ 중요한 피드백의 기회가 많아진다.

집단 슈퍼비전에 대한 몇몇 연구와 문헌이 있지만, 집단 슈퍼비전은 집단치료 이론과 실제에 대한 내용을 적용하고 있다(Holloway & Johnson, 1985; Yalom, 1995). 집단이론과 집단역동의 무궁무진한 지식은 집단 슈퍼비전 과정에 유용하게 적용된다. 알코올중독과 약물남용 분야의 슈퍼비전과 상담의 실제적인 요구에 있어 정신역동집단은 많은 한계에 부딪혔다. Edelwich와 Brodsky(1992)는 집단 과정에 영향력 있고 정확한 접근법을 제공하였는데, 이 방법은 물질남용 상담장면에서 개발되었으나 개인적, 전문적 영역의 의사결정과 문제해결에도 적용 가능하며 주입식 교육보다 경험학습과 모델링에 토대를 두었다. 이것이 합리적이기는 하나, 집단 과정(예를 들어, 집단원이 9~10명 이상)의 실제 적용이 어려울 수 있어서 보다 현저하게 주입적인 접근이 필요할 수 있다.

집단 슈퍼비전 시 집단에서 성장을 촉진하기 위한 에너지가 사용되어야 한다. 집단은 치료를 받지 않고도 심리치료 효과를 얻을 수 있으며, 개인의 치료적 변화가 집단 슈퍼비전 회기에서 일어날 수 있고 증진될 수 있다. 여기서 가장 중요한 목적은 '집중적인 집단 경험, 감정의 표현과 통합, 지금-여기 과정의 인지'를 제공하는 것이다(Yalom, 1995: 527). 집단 슈퍼비전에서 카운슬러는 타인에 대한 신뢰, 자신의 직관, 상담에서 바라는 이상적인 행동 등을 배운다. 그들은 또한 자신의 감정과 경험 표현, 자기노출의 적절한 사용, 상호관계의 경계선 등을 학습한다.

집단 슈퍼비전은 상호작용집단의 모든 형태—강제성, '우리(we-ness)'라는 감정, 준거 틀의 공유, 다른 견해에 대한 인내, 공동 목표를 향한 행동에서 일어나는 집단 과정—를 처리하게 된다. 집단의 규칙은 상호기대와 집단에서 수용될 수 있는 지침 등을 포함해 성립된다. 슈퍼바이저의 임무는 다른 집단과정의 리더처럼 집단의 규칙을 명확하게 하고 적절한 자질, 행동, 기술을 보여 주게 된다.

어떤 상황에서 슈퍼바이저는 재능, 신뢰가치, 책임감, 타인에 대한 존중과 관심, 공감 반응, 적절한 직면과 자기노출을 보여 준다(Edelwich & Brodsky, 1992; Hayes, 1980). 정서적인 밀접함은 감정을 표현할 수 있는 환경을 만든다(슈퍼바이저와 작업하면서 그 슈퍼바이저를 의지하여 완전하게 감정을 표현하는 것이다). 집단원의 관심 차이와 각 구성원의 피드백은 집단 슈퍼비전의 본질적인 요소다. 문제해결은 모든 구성원의 적극적 참여로 경험하게 되는 또 다른 집단의 기능이다. "집단에서 대안 행동을 탐색할 때 한 명의 구성원이나 리더가 제공하는 것보다 더욱 효과적인 해결점으로 이끌어 준다." (Bradley, 1989: 407)

리더십 기술은 모델링과 상황 연습을 통하여 집단에서 다루게 된다. 리더십은 정상적인 집단 리더, 슈퍼바이저뿐만 아니라 모든 집단원에 의해 그들의 초기 행동 및 반응들의 전체적 범위를 다루는 연습을 하게 된다. 슈퍼바이저는 직접적인 집단 토의보다 상호교환과 위험을 다루는 분위기를 조성하고 관리상 임무, 적합한 토론 촉진, 집단 주제 유지를 통하여 집단 이동에 따른 집단 과정을 이끈다. 또한 카운슬러가 그들의 치료집단에서 사용할 수 있는 집단 리더십 기술을 보여준다.

슈퍼바이저와 집단원은 모두 자기노출을 한다. 적합한 자기노출은 슈퍼바이지의 권리와 집단 규범을 더욱 존중하도록 한다. 집단 슈퍼비전에서 중요한 과정의 하나인 집단의 역할은 슈퍼바이지에게 다양한 역할을 표출하도록 하는 기회가 된다. 이것은 카운슬러에게는 강력한 학습 경험이 될 수 있다(Savickas, Marquart, & Supinski, 1986; Stenack & Dye, 1982).

다(多)전문 분야의 스태프로 구성된 기관에서 슈퍼비전 집단은 상호교류로 이루어져야 한다. 다양한 전문가들이 팀을 이루어 내담자와 함께 일하고 있다면 슈퍼비전 집단이 통합하여 이루어져야 한다. 상담 전문직 안에서 집단 슈퍼비전이 최고로 이루어지기 위해서는 1～2단계 정도의 슈퍼바이지 및 3단계의 스태프가 함께 구성되어 있어야 한다. 집단 토론은 슈퍼바이지의 발달 욕구를 표현할 수 있어야 한다.

Sansbury(1982)는 집단 슈퍼비전의 발달 관점을 적용하였다. 1단계의 카운슬러 집단은 특정 사례 중심의 정보, 제안, 피드백을 강조하면서 특정한 개입을 표현한다. 슈퍼바이지가 성장하고 발달함에 따라(2단계) 집단은 슈퍼바이지의 정서적인 반응과 내담자에게 경험하는 감정들을 표현한다. 최종적으로 발달의 완전한 단계에서(3단계) 집단 슈퍼비전은 슈퍼바이지 탐색, 개방, 책임감을 촉진함으로써 집단의 상호작용을 다룬다.

Stoltenberg와 Delworth(1987)는 슈퍼바이지의 발달단계에 따라 집단이 그들만의 형식을 결정한다고 하였다. 일반적으로 1단계 집단 슈퍼비전 회기는 보다 구조적으로 이루어진다. 2단계 집단은 슈퍼바이지의 동기를 자극하고 정서적인 반응에 중점을 둔 신뢰와 개방에 대한 최소한의 역치를 준다. 3단계의 슈퍼바이지는 내담자의 개념화와 개입에 대한 상호교환적인 생각을 한다.

발달 관점에서 보면 집단 슈퍼비전의 가장 큰 어려움은 각 슈퍼바이지의 서로 다른 욕구에 어떻게 대처하느냐 하는 것이다. 슈퍼바이지들이 모두 동일한 발달단계에 있지 않는 한(대부분의 기관에서 이런 일은 가능하지 않다) Sansbury에 의해 정의된 세 가지 접근은 혼합되어 사용되어야 한다. 집단 슈퍼비전에서 다양한 접근법들이 사용될 때 슈퍼바이지는 집단 과정에 대해 보다 광범위하고 철저한 이해를 하게 되며 이 때 동료 슈퍼비전과 지지가 가능하게 된다.

집단 슈퍼비전은 카운슬러의 발달과 훈련을 위한 기회와 충분하고 효과적인 슈퍼비전이 제공되는 수단으로서 인식되었다. 그러나 교육기관과 서비스 기관에서 활용하는 집단 슈퍼비전 방법은 더욱 많은 연구가 필요하며, 단순히 집단치료에서 이슈를 끌어내서 믿음만을 가지고 집단 슈퍼비전에 적용해서는 안 된다.

전통적인 집단 슈퍼비전 모델이 흥미롭게 적용된 예는 가족치료 분야에서의 치료 팀 구성이다(Cade, Speed, & Seligman, 1986). 이러한 팀에서 3～4명의 치료자는 정기적으로 함께 일하고 종종 어렵고 혼란스러운 개인과 가족을 담당하게 된다. 1～2명의 치료자는 치료실에서 일하고 다른 팀원은 일방경으로 관찰한다. 개입 기법은 다양하게 사용되며 조언은 전화나 치료실 밖으로 불러서 하게 된다. 이러한 모델은 동료나 집단 슈퍼비전 모두에서 이루어지며 동료 팀 접근이라고 할 수 있다.

사례 발표

사례 발표 방법론은 슈퍼비전의 중요한 측면임에도 불구하고 거의 언급되지 않았다. 관찰의 직접적, 간접적인 방법은 슈퍼바이저와 다른 슈퍼바이지의 사례 정보를 검토하는 카운슬러 능력을 예측하게 한다. 사례 발표를 위한 기록 형식은 제시되어 있다. 초기 경력자에게 가장 가치 있는 학습 경험은 슈퍼바이저의 요구에 따라 직접 수행한 사례에 대해 정확하게 발표하도록 하고 추후 오랜 기간 카운슬러를 가르치는 훈련과 임상적인 실습을 하는 것이다.

사례 발표는 문제 및 해결 중심의 질문을 서술하고 내담자의 역동, 예후, 치료 계획에 대한 정보를 질문하고 다루어 나가는 형식이어야 한다. 발표 형식은 일정한 지침(〈부록 9〉 양식 참조)을 활용할 수 있다. 여전히 각 기관에서는 보고 및 행정적인 요구사항과 훈련도구로 자체 기관에서 구상한 형식을 많이 사용한다. 카운슬러는 이러한 형식을 따르는 방법을 배워야 한다.

슈퍼바이저는 사례 발표 절차에 맞지 않는 몇 가지 위험 요인을 숙지해야 한다.

① 아주 짧은 시간 내 지나치게 많은 사례 발표
② 사례를 전반적으로 검토하지 않고 특정 문제에만 국한하는 것
③ 카운슬러에 의해 개념화되지 않은 일화들
④ 사례에 대한 자유롭고 개방적 토론을 방해하는 슈퍼바이지의 역동
⑤ 카운슬러의 역량을 넘어서는 개입을 기대하는 것

위에서 열거한 위험요인의 두 번째, 세 번째는 다음의 사례 개념화에서 설명한다.

사례 발표에 대한 카운슬러의 불안 역시 위험요인이 된다. 이러한 불안은 슈퍼바이저와의 첫 사례 발표에서 슈퍼바이지에게 사례 발표를 위해 작성된 서면 형

식을 주고 발표를 준비하도록 하면 감소될 수 있다. 그 형식이 명확하고 조직적이고 구체적이면 사례 발표 절차에 대한 슈퍼바이지의 불안은 감소될 수 있다.

사례 개념화

알코올중독과 약물남용 분야에서의 슈퍼비전 통합모델에서 슈퍼바이저의 원칙적인 과업은 카운슬러의 행동을 관찰하고 내담자에게 그들의 역할을 결정하며 카운슬러의 임상장면에 대한 합리적인 과정을 평가하고 카운슬러가 치료 과정을 향상시키는 것이다(Mead, 1990; Wetchler, Piercy, & Sprenkle, 1989). 카운슬러는 내담자에게 어떠한 행동을 해야 하는가? 카운슬러는 어떠한 정서적, 행동적, 인지적인 반응을 취해야 하는가? 카운슬러와 내담자의 상호작용에서 카운슬러가 임상에서 합리적으로 취할 수 있는 것은 무엇인가? 카운슬러가 사례를 구성할 때 가설과 추정은 무엇이고 어떻게 그러한 개입을 개념화해야 하는가? 더 넓은 수준에서 카운슬러는 자신의 행동에 대한 내적 불일치를 어떻게 다루어야 하는가? 이러한 행동은 이론적인 모델에 어떻게 관련되어 있는가? 자신만의 개인적인 스타일을 어떻게 통합할 수 있는가?

사례 발표는 카운슬러가 임상현장에서 발휘하는 전반적인 성격과 사고를 평가할 수 있는 좋은 기회다. 사례 발표에서의 주제가 논리적이면 임상에서의 합리적인 기술이 사례 발표에서도 보일 것이다. 약물남용 분야의 슈퍼비전은 슈퍼바이지의 임상 및 개념에 대한 합리적인 기술을 보이지 못하였다. 이것은 초기 임상가들이 비학구적이기 때문일 것이다. 현재 슈퍼비전 지침은 엄격해졌다. 초기 단계의 카운슬러에게는 일화 중심의 사례 발표가 주어지고 있다('그가 말했다…….' '내가 말했다…….'). 그들은 이러한 특정 내용에 대한 주제를 끌어내는 것을 어려워한다. 그들의 직관적인 반응을 종종 볼 수 있으나 사례에서 그들의 통찰을 기록하고 기술하는 개념에 대한 방법은 알지 못한다. 따라서 슈퍼비전은 카운슬러에게 주제와 개념에 대한 비구조화된 자료를 잘 바꿀 수 있는 기술을 가르치는 것을 중요한 과업으로 삼는다. 이러한 개념화 과정은 평가, 진단, 치료 계획 그리고 개입과 연결된다. 이것은 심리사회적 정보를 치료목표로 삼아서 특정한 치료적 행동들을 만들어 낸다.

2장에서 주어진 정의에 따라 임상 슈퍼비전은 원칙적인 과정을 실제적인 기술로 바꾸게 된다. 사례 개념화는 슈퍼비전 관점에서의 본질적인 예다. 슈퍼바이저는 카운슬러에게 그들의 직관적인 반응과 실제적인 기술을 유지하는 원칙과 개념을 제공한다. 이처럼 섬세한 학습 과정을 문서화하는 작업에 대한 참고문헌이 드물다. 그러나 Loganbill과 Stoltenberg(1983)의 사례 개념 형식이 슈퍼바이저에게 유용하며 이는 임시변통식의 행동과 반영으로 전개될 수 있다. 임상적인 레퍼토리를 개발하는 데 있어 카운슬러는 피드백 해석, 가설 개념화, 시행착오, 실행 등을 경험한다. 개념화 후반부에 슈퍼바이저가 개입하여 일반적인 원칙을 제공한다.

역할극, 역할모델링, 시범

슈퍼비전의 세 가지 훈련 기법은 역할극, 역할모델링, 시범이다. 이 세 가지 기법은 슈퍼바이지에 대한 슈퍼비전 훈련의 가치를 증진시키는 데 효과적인 것으로 슈퍼바이저가 다양한 카운슬러와 상황을 다루는 데 자신감과 유연성을 갖도록 한다.

역할극

역할극(role-playing)은 즉흥적인 드라마로 어떤 상황을 표현하는 것이다. 이는 임상가의 실제적인 상담회기를 관찰하기 위한 방법이다. 역할극은 모든 참여자가 정보와 방법을 알고 있는 상황과 몇몇의 참여자에게만 정보를 제공하는 상황이 있다. 이러한 드라마적 상황은 내담자와 상담 상황을 시연하게 된다.

역할극은 기술을 훈련하는 데 이상적인 방법이다. 즉, 실제 상담회기가 예측하기 어렵고 변화무쌍하고 불만족스러운 학습 환경일 경우 슈퍼바이저가 상담회기를 방해하지 않고 드라마적 요소를 가지면서 실제 상황을 실연하고자 할 때 사용할 수 있는 바람직한 훈련 방법이다. 역할극은 예를 들어 직장인 지원프로그램으로 새로 의뢰된 내담자와 일하게 되면서 도움을 필요로 하는 경험 없는 카운슬러에게도 적합하다. 신입 내담자에게 공동촉진과 같은 직접적인 방법을 사용할 경우 위협적일 수 있으므로, 슈퍼바이저는 카운슬러를 위해서 시뮬레이션 회기를 마련해 줄 수도 있다.

역할극은 직접 해 보고 안전한 상황에서 행동을 실습하고 대개 혼자서만 수행해 온 기술에 대해 도움이 되는 피드백을 받음으로써 훈련을 받는 기회가 된다. 또한 비참여자도 관찰함으로써 배우게 된다. 그러나 슈퍼바이저와 카운슬러에게 예측하기 어렵고 적극적인 참여를 요구하는 기법으로 난이도가 높은 기술이다. 관찰의 다른 방법처럼 공포, 불안, '옳은 것'에 대한 집착을 가지게 하고 카운슬러와 슈퍼바이저 사이의 적대감과 신뢰를 감소시킬 수도 있다. 그러므로 자신의 관심을 표출하도록 하며 무의식적으로 선택한 역할에 대한 경계를 조심스럽게 감독하여야 한다. 역할극의 정서적인 강도는 실제 현실에서의 참여자의 상호작용을 유도하게 한다. 몇몇 사례에서 저자는 역할극에서 내담자를 공격하고 학대하는 상황을 시범보이는 카운슬러가 그들의 동료에 대해서도 인간적인 적대감을 보이는 것을 보아 왔다.

이러한 목적을 완수하기 위해서는 역할극에서 명료하고 실제적인 시나리오가 요구된다. 카운슬러는 내담자나 카운슬러의 역할을 표현한다. 이것이 역할극 과정에서의—참여자가 역할을 하게 되는—실질적인 기법이다. 첫 단계는 정서적인 에너지를 감소시키고 대체할 수 있는 행동에 대한 피드백을 주면서 이러한 경험에 대한 참여자의 감정과 반응을 이끄는 것이다. 이것은 학습된 개념의 요약 진술과 함께 역할극의 마지막 부분에서 사용된다.

역할모델링

역할모델링(role-modeling)은 과업을 수행하는 전문가를 관찰함으로써 배우는 것이다. 즉각적으로 기술을 시범보이는 기회가 아닐지라도 카운슬러는 역할모델링 경험을 나중에도 해 볼 수 있다. 훈련은 카운슬러와 슈퍼바이저가 전문가의 시연 이후 즉시 기술에 대해 토의하게 되면서 증진된다. 역할모델링은 테이프로도 수행할 수 있다. 그래서 즉각적인 관찰자 간의 토의와 피드백을 주게 된다.

역할모델링은 책으로 보거나 이야기해 주는 것보다 전문가가 수행하는 기술을 보는 것이 더욱 좋은 효과를 기대할 수 있을 때 선택하는 훈련 방법이다. 역할모델링의 장점은 많은 카운슬러가 모델을 관찰할 수 있다는 것이다. 특히 토론에 의해 보상될 수 있는 학습 경험이라면 그들은 전문가가 어떻게 기술을 실행하고 추후 역할모델을 모방하는지 볼 수 있다.

역할모델링의 단점은 수동적인 학습 경험과 카운슬러가 기술을 실행할 수 있는 즉각적인 기회를 가지지 못하는 것이다. 전문가 역할모델을 포함하여 슈퍼바이저나 전문가가 이끄는 성공적인 역할모델 요소는 경험의 목적을 명료하게 이해하는 것이다. 추후 이루어지는 토론과 좋은 역할모델 경험은 슈퍼바이저와 그들이 무엇을 찾으려고 하는지 토의하는 카운슬러에게 충분한 준비를 하도록 할 수 있다. 가능하면 녹화를 하는 것이 필요하다.

시범

전문가의 시범(demonstration)은 슈퍼바이저가 관찰 과정에 대한 새로운 기술과 절차를 가르치고자 할 때 선택하는 교육 방법으로, 기술에 대해 토의하고 나열하고 설명하는 것이다. 이것은 기술을 실습하고자 할 때 개별적인 슈퍼비전을 제공하기 때문에 학습자의 인원을 소수로 구성하는 것이 중요하다.

시범은 안전한 환경에서 실습과 강의를 결합한 적극적인 훈련 경험으로, 전문가가 즉각적인 피드백도 제공한다. 이것은 동시에 소수 인원의 학습자에 대해 시행될 수도 있고 비용과 시간이 많이 소비될 수도 있다.

좋은 시범은 명료화된, 조직적인 과정의 단계적 설명으로 관찰 과정을 보여주고 실제 상황에서 학습에 대한 안전감과 편안한 환경을 제공한다. 역할극과 역할모델링처럼, 좋은 시범은 학습자의 기술 관련 지식과 시범의 명료화된 목적, 각 단계를 상세화하는 전략을 포함하여 진보된 준비를 필요로 한다. 그런 다음에 각 참여자에게 자신의 능숙함을 피드백으로 받는 기술을 실습하는 기회가 제공되어야 한다.

피드백과 개입

카운슬러의 임상 과정이 검토된 후 슈퍼바이저는 카운슬러에게 훈련의 필요성과 관련하여 피드백을 준다. 피드백은 슈퍼바이저가—슈퍼바이저가 선택한 방식으로—제시된 자료에 대해 반응하는 것을 말한다. 분기별 보고서와는 달리, 매일매일의 피드백은 평가적이기보다는 카운슬러의 전문적인 삶에서 긍정적인 변화를 가져오도록 돕는 지지적이고 실용적인 것이다.

슈퍼바이저는 종종 매 회기에서 비평적인 것을 말하지 않으면 그들의 직업을 수행하지 못한다고 생각한다. 기술적인 경험이 풍부한 슈퍼바이저는 비평할 수 있는 시간이 있음에도 카운슬러의 어려움을 도와주려고 피드백을 주면서 지속적 격려와 관심을 제공하고자 한다. 피드백을 줄 때 슈퍼바이저는 질문한다. '이 카운슬러가 내담자를 변화되도록 하려면 어떻게 내가 도와주어야 할까?

슈퍼바이저는 카운슬러가 자기관찰, 자기확신, 자기보상, 자기위로를 경험하도록 해야 한다. 이런 과정이 끝난 후 슈퍼바이저는 그가 성취하고자 하는 것과 수행해 온 것 사이의 불일치를 관찰하도록 가능한 한 직면보다 자극을 주게 된다.

슈퍼바이저는 카운슬러가 그가 정한 치료목표와 그가 그러한 목표를 어떻게 획득하고자 하는지 검토하면서 자극을 주어야 한다. Borders와 Leddick(1987)을 기초로 Mead(1990)는 효과적인 자극을 다음과 같이 제안하였다. ① '~할 수 있을까요?'처럼 시험적인 자극, ② 돌봄과 존중의 표현을 포함하는 자극, ③ 이미 성공적으로 수행한 것에 대한 재보상을 하고자 하는 자극, ④ 치료자의 자질보다 요인을 통제하고 행동을 특정화하고 구체화해 주는 자극(p. 113) 등이다.

슈퍼비전 개입에 대한 주요한 주제는 내담자의 복지를 보호하는 것이다. Mead(1990: 114)는 개입에 대한 결정적인 시기를 정하는 틀을 제공하였다.

> 슈퍼바이저는 치료자의 잘못된 치료나 상호작용을 아래 세 가지 중 하나로 분류할 수 있다. ① 내담자의 복지를 위해서 즉각적인 개입을 요구하는 경우: 치료자와 슈퍼바이저가 함께 수행하여야 한다. ② 여러 회기 지속하거나 반복하지 않는 이상 내담자에게 피해가 되지 않는 경우: 치료자에게 슈퍼비전 개입을 해야 한다. ③ 내담자에게는 피해가 예견되지 않는 경우: 이론적, 기술적인 관점에서 슈퍼비전 개입을 해야 한다.

슈퍼바이저의 윤리적, 법적 책임이 있는 경우 즉각적인 개입이 필요하다.

Mead는 슈퍼비전 개입의 5가지 유형을 제시하였는데, 슈퍼바이저가 카운슬러에게 피드백으로 사용하는 내용과 정도에 대한 것이다.

① **촉진적 유형**: 내담자 중심 모델에서 슈퍼바이저는 비지시적인 질문을 하면서 토론을 촉진한다. 예를 들어 "조언에 대해 어떻게 느끼나요? 그 순간 무엇을 보았나요?" "내게 그 반응에 대해 더 얘기해 주실 수 있나요?" "지난 회기 방식에 대해 어떻게 느꼈나요?" 촉진적 반응은 지시나 직면 없이 토론하도록 한다. 그것들은 대개 비위협적이며 슈퍼비전 반응의 흔한 유형으로 표현된다.

② **직면적 유형**: 슈퍼바이저의 직면 반응은 카운슬러가 보이는 특정한 행동과 행위를 표현하며 그러한 것에 대해 질문하게 된다. 예를 들어, "나는 그 회기에서 이러한 것을 보았어요. 당신은 그것을 알고 있었나요? 아니면 당신은 무엇을 했나요?" 또 다른 예는 "당신은 왜 그렇게 말했나요? 그렇게 했

다고 보이지 않아요. 나도 당신이 집단역동을 알고 있다고 생각해요. 왜 그러한 반응을 했나요?" 직면 반응은 지지적이며 유용한 방식이 될 수 있으며 카운슬러가 방어적으로 반응하게 할 수 있다.

③ **개념적 유형**: 개념적인 반응은 새로운 정보와 사례를 시각화하는 방식에 도움을 준다. 예를 들어, "이 회기에서 약간의 전이를 볼 수 있었어요. 회기에 영향을 준 전이에 대해 얘기해 봅시다." 집단상담에서 개념적인 반응은 이렇게 들린다. "Yalom을 회상하면, 이 집단은 발달상 초기 단계로 보이네요. 초기 단계 주제와 당신이 이런 곤란한 상황을 어떻게 볼지 검토하죠." 개념적인 반응은 교육적이며 지도적이다.

④ **지시적 유형**: 지시적 반응은 슈퍼비전의 기술 중심 모델에서 자주 보게 되는데, 카운슬러가 특별한 방식으로 나중에 발생하는 상황에 반응하도록 지시한다(또는 강한 격려). 지시적으로 반응하는 슈퍼바이저는 "나중에 내담자가 이렇게 말하면 ……이라고 말한 것에 이러한 방식으로 반응하고 싶네요."라고 알려 준다. 지시적인 반응은 종종 귀띔하기, 전화 슈퍼비전을 의미하며 슈퍼바이저가 긴박한 상담회기 중간에 재지시하기도 한다.

⑤ **촉매적 유형**: 촉매 반응은 도발적인 질문 과정을 일으킨다. 예를 들면, "당신이 이렇게 말했다면 이 회기가 다르게 전개되었을 것이라고 생각하나요?" "회기 중에 이것을 바꿔 봤다면 어떤 일이 일어났을까요?" "만약 당신이 일어나서 자리를 바꾸었다면 어땠을까요?" 촉매 반응에서의 슈퍼바이저는 다른 관점을 취하게 하거나 다른 패러다임을 적용해 보고자 한다. 지시 반응은 1단계의 카운슬러에게 유용하며 3단계의 카운슬러에게는 자기탐색, 개념화, 방업의 통합 등을 증진하는 촉매 반응이 유용하다.

경험적으로 숙련된 슈퍼바이저는 5가지 반응을 적절하게 사용하면서 그 유형을 숙지한다. 통합모델 슈퍼비전에서는 상담자의 필요에 따라 5가지 유형 중 하나를 선택하여 균형 있는 반응을 하도록 요구한다. 어떤 한 가지 반응만을 과용하면 슈퍼비전의 풍요로움을 방해할 수 있다.

슈퍼비전 내용

슈퍼비전 과정과 항목을 진행하기 위해서는 슈퍼비전 내용을 고려해야 한다. 슈퍼바이저와 슈퍼바이지가 함께 이야기해야 하는 것은 무엇인가? 진행되거나 관리되어야 하는 기술, 절차, 잠재적인 문제는 무엇인가? 슈퍼비전 내용은 물론 슈퍼바이지의 발달단계, 현장요인, 내담자 특성에 따라 다르다. 그럼에도 슈퍼비전의 주요 주제나 내용은 명시되어야 한다.

12가지 핵심 기능

알코올중독과 약물남용 분야의 12가지 핵심 기능은 카운슬러로서 능숙하게 수행해야 하는 일반적인 틀이다. 12가지 핵심 기능은 다음과 같다.

① 선별 ② 치료 계획
③ 초기면접 ④ 자문
⑤ 오리엔테이션 ⑥ 위기 개입
⑦ 평가 ⑧ 내담자 교육
⑨ 상담(개인, 가족, 집단) ⑩ 의뢰
⑪ 사례 관리 ⑫ 보고서와 기록

이러한 기본적인 요구들은 점점 더 확대될 것이다. 역량의 영역에는 전문적인 윤리, 슈퍼비전, 이중 진단, 근친상간, 공동의존, 알코올이나 약물 이외의 중독(예로, 성중독)과 HIV-양성인자, 재소자와 일하는 경우가 포함된다. 적용되어야 하는 핵심 기능 항목이 확대되면 알코올중독과 약물남용 분야에서의 카운슬러의 업무가 더욱 요구될 것이다.

정서적 자질

임상 슈퍼비전은 카운슬러가 소유하고 있는 정서적인 자질과 관련된다. 이러한 자질은 다음의 것들을 포함한다.

① 공감	② 가능성(변화를 위한 촉매제로서 봉사하는 능력)
③ 무조건적 긍정적 관계	④ 즉시성
⑤ 재능	⑥ 구체성
⑦ 존중	⑧ 조화

일반적으로 알코올중독과 약물남용 카운슬러는 경험이나 전문적인 훈련을 받기 전에도 정서적 자질에 대해 좋은 평가를 받곤 한다. 이러한 자질은 자연적으로 생기는 것이 아님에도 사람들은 전문적인 항목에서 그것들을 배우고자 훈련받는다.

조력 기술

보다 집중적이며 방향지시적인 조력 기술이 정서적 자질에 추가된다(NIAAA, 1978). 이러한 기술들은 정서적 자질에 비해 훈련을 통해 확실히 학습될 수 있으며 다음의 여덟 가지 영역을 포함한다.

① 돌봄	② 요약
③ 부연설명	④ 직면
⑤ 탐색	⑥ 자기노출
⑦ 감정의 반영	⑧ 해석

약물남용 카운슬러는 대개 돌봄(친밀하고 존중하며 경청)과 부연설명은 잘한다.

그러나 초보 카운슬러는 좀 더 정교한 기술을 배울 필요가 있다. 그들은 부적절한 직면과 자기노출을 하는 경우가 있다. 그들이 무엇을 말하고자 하는지 충분히 생각하지 않기 때문에 그들이 감당할 수 없는 것을 탐색해야 할 때가 있다.

임상 슈퍼비전의 주제들은 의사소통 기술, 상담 과정에서의 의미 있는 신호(눈맞춤, 말하는 양상, 저항이나 노출의 신호), 부정, 보속증과 같은 내담자의 사고 과정, 잠재된 내용과 무의식적인 소재(어떤 치료모델에서), 불안을 다루고 표현하는 방식(유머, 게임놀이, 유혹하기), 내담자의 동기요인, 진단과 종료를 포함한다. 이러한 과정에 대한 상세한 내용은 상담과 치료 관련 문헌에서 살펴볼 수 있다.

전이와 역전이

슈퍼비전에서 중요한 토론 주제는 전이와 역전이다. 전이(transference)는 상담자나 타인을 향한 내담자의 비합리적 태도로 나타나며 이러한 태도는 현재 상황에서 유발되기보다는 내담자가 경험하는 (과거 또는 현재의) 대인관계로부터 유래한다. 내담자는 카운슬러를 부모, 배우자, 형제, 친구 또는 경쟁자, 권위적인 대상, 지지자, 성적 내담자로서로 볼 수 있다. 역전이(countertransference)는 전이의 반대 현상으로, 카운슬러에게 있어서 조금 전과 유사한 방식으로 해결되지 않은 주제가 내담자에게 투사되는 반응이다. 상담관계에서 표출되었던 이슈들과 같이 전이와 역전이는 슈퍼비전에서도 동일하게 일어날 수 있다.

전이는 대부분의 관계에서 일어나며 상담회기의 역동뿐 아니라 개인의 외모나 태도 때문에 우연히 생길 수도 있다. 전이와 역전이의 주제는 상담 과정에 영향을 주기 때문에 슈퍼비전에서 정기적으로 다루어져야 한다. 그러나 통합모델에서 슈퍼바이저는 카운슬러와 슈퍼바이저 간에 전달되는 주제에 대한 카운슬러와의 치료적 대화는 고려하지 않는다.

카운슬러가 그들의 사무실을 장식하는 방식에 대해 인식할 수 있도록 자극을 주어야 한다. 예를 들어, 능력과 전문성을 갖춘 이미지를 보여 주기 위해 자격증을 벽에 걸어 두었다면 그것들이 어떤 내담자에게는 전이적 반응을 갖게 한다.

사무실에 치료자가 배우자나 아이들의 사진을 두었을 때 내담자에게 시사하는 메시지는 무엇일까? 이러한 메시지가 동성애 내담자나 아이를 가져 보지 못한 내담자, 어린 시설의 사진에서 나오는 이상적인 행복한 가족에 대한 고통스러운 경험이 있는 내담자에게 어떻게 받아들여질까? 카운슬러는 어떻게 옷을 입어야 하는가? 어떤 메시지가 전달될 수 있을까? 나이와 성이 전이에 어떤 영향을 줄까?

개인적인 외모나 사무실 장식에 대한 질문에 올바른 해답은 없다. 내담자 앞에서 카운슬러에 대한 문화적인 민감성과 기관에 대한 자기 의사 표현, 인생 스타일(이성애적인, 동성애적인, 혼자이든, 결혼을 했든)에 대한 조언을 할 수는 없다. 베트남 재향군인 내담자가 치료기관에 왔는데, 종사하는 직원이 워싱턴에 있는 베트남 기념관 사진을 가지고 있는 경우가 있다. 이러한 상황은 치료적인 동맹관계를 세우기보다는 멀어지게 하므로 그 사진을 치워야 할 것이다. 그럼에도 불구하고 예측할 수 없는 전이 반응은 어떤 상황에서든지 생길 수 있으므로 슈퍼바이저는 카운슬러가 치료적인 이익을 가져오는 역동을 고려해야 한다.

저자가 직접 겪은 중요한 전이 경험은 6개월 이상 상담을 지속해 온 여성이 저자에게 성적 환상을 가져 왔다고 말한 것이었다. 그녀는 상담을 진행하는 상황인 오후(오후 회기는 전이를 자극하는 데 기여하는 경향이 있다)에 사무실의 바닥에서 만약 우리가 성관계를 가지지 못한다면 그녀는 자살할 것이라는 얘기를 했다. 저자는 그녀에게 아주 생생하게 그녀가 원해 온(매우 생생했던) 성적 환상 주제를 진술하도록 하고 기록하는 방식으로 이 문제를 해결하였다. 회기가 끝나는 상황에서 저자는 작성했던 종이를 그녀에게 주면서 말했다. "당신이 무엇을 원하든지 간에 그것을 당신의 환상 속에서 끝낼 수 있습니다." 그 결과 그녀는 정신적인 감정의 어려움 없이 자신의 성적 주제를 다룰 수 있었다.

경험 많은 슈퍼바이저는 내담자의 전이적 감정을 카운슬러가 해결하는 것을 돕고자 한다. 역전이는 내담자에 대한 카운슬러의 감정으로 오랫동안 지속되어 온 심리내적인 문제이자 매우 어려운 문제로, 통합모델에서는 슈퍼비전에서 표현되지 않는다. 예를 들어, 알코올중독으로 사망한 어머니를 가진 카운슬러는 동년배인 여성 알코올 내담자에게 강한 정서적 반응을 가진다. 슈퍼비전에서 그러한 반응을 알려 주고 과정을 간결하게 다루어 주면 카운슬러와 내담자가 오랫동안 치료적인 관계를 유지할 수 있다. 깊이 자리 잡은 정신내적인 주제에 대한 역전이적 반응이라면, 카운슬러를 외부 치료자에게 의뢰하여야 한다.

내담자에 대한 정서적인 반응이 아니더라도 역전이는 일어날 수 있고 모든 역전이적 반응이 해로운 것은 아니다. 내담자의 행동에서 오는 불쾌함이 정상적인 인간가치와 규범에 대한 표현일 때가 있다. 훈련과 겸험이 아무리 많아도, 아동성학대자의 행동에 대해서는 여전히 반응이 부정적으로 강해질 수 있다. 그러한 내담자에 대해서 전문가적 책임을 다하는 데 장애가 되지 않는 한, 이러한 정상적인 개인적 반응을 가진다고 해서 불편해야 할 이유는 없다(Edelwich & Brodsky, 1991). 치료적인 상황임에도 내담자에게 화가 나는 때가 있다. 예를 들어, "당신이 수용하지 못하는 것이 무엇인가요? 나는 이러한 행동을 수용할 수 없어요."라고 말하게 된다.

상담자와 내담자의 주제가 다르면 더욱 효과적인 상황이 된다. 슈퍼바이저의 지원을 받는 카운슬러는 건강한 개인이나 내담자에 대한 치료적 반응과 카운슬러의 해결하지 못한 갈등에서의 불건강한 반응을 구별할 필요가 있다. 감정(역전이로 훨씬 잘 전달되는)은 유용한 치료적 도구다. 카운슬러가 내담자와 함께 얘기를 나누면서 혼자라는 느낌이나 격리되어 있다는 느낌이 든다면 그것은 내담자의 사회적 관계에 대해 무엇을 의미하는가? 카운슬러가 내담자에 대해 화를 내고, 공격적이 되고, 성적으로 자극이 된다면 그것이 타인에 대한 내담자의 전형적인 반응이나 내담자가 인간관계에서 느끼는 감정에 대한 단서가 될 수 있을 것인가?

신체적인 접촉과 성적 행위

상담에 있어서의 신체적 접촉은 알코올중독과 약물남용 분야에서 특별한 슈퍼비전 상황이다. 한 연구에서 카운슬러의 59%가 내담자와 껴안기, 키스하기, 애무를 한 경험이 있다고 조사되었다. 약물남용 분야에서의 접촉은 매우 일반적인 것이다. 정기적인 집단상담 회기가 끝난 후 집단원은 실내에서 팔짱을 끼고 둥글게 서서 평온함을 청하는 기도를 말한다. 동료에게 심한 불편감과 중압감을 느끼는 동성애 내담자나 근친상간 희생자에게 이러한 의식의 효과는 무엇인가? 카운슬러와 내담자의 성적 관계로 인해 적절함과 부적절함의 경계가 흐려지기 시작하면 그러한 원칙은 비윤리적이 된다.

경계를 명확하게 규정하기 위해 유용한 두 가지 지침이 있다. 첫째, 내담자와의 신체적인 접촉은 치료적으로 지지하는 경우에만 필요하다. Silverstein(1977)은 카운슬러가 모든 내담자와 접촉하는 경우 남성이든 여성이든, 젊든 나이가 많든, 동성애자이든 아니든, 매혹적이든 그렇지 않든 간에 자기충족보다 치료적인 접촉이라는 것을 아는 경우라면 그 접촉은 적절하게 사용하게 된다고 하였다. 내담자와 이러한 요인들에 대해 다르게 생각하는 카운슬러라면 슈퍼비전에서 접촉의 치료적인 의의에 대해 자신의 욕구와 절충되는지 질문해야 한다. 둘째, 대중 앞에서 허용되지 않는 개인적인 접촉이 이루어져서는 안 된다. 카운슬러가 복도나 사무실 문을 열어 놓아 동료에게 관찰되어 당황스러웠다면 슈퍼바이저는 접촉의 의미에 대해 질문하여야 한다. 슈퍼바이저는 이러한 질문을 피하지 말고 적극적으로 관여하여 질문할 준비가 되어 있어야 한다. "왜 그 내담자를 안았나요? 그것은 당신에게 무엇을 의미했나요?"

슈퍼바이저는 어떻게 카운슬러의 역전이 감정을 관리할 수 있고 비윤리적인 방식이나 위험하게 표출되는 감정을 예방할 수 있는가? 양질의 통제, 위험 관리, 임상 관리 그리고 다음의 네 가지 경향이 반드시 있어야 한다.

① 비치료적인 행동이나 잘못된 행동에 대한 이유가 있을 때 집중적인 슈퍼비전으로 본인의 과실과 그것을 경계하는 이유를 알게 하여야 한다.
② 내담자 관리에 대한 책임을 카운슬러가 가지기 전에, 고도의 자질 훈련으로 잠재적인 역전이 주제를 해결하게 한다.
③ 초기 면접 질문을 제한하여 카운슬러의 관찰이나 개발의 기회가 최소화되어야 한다(기초적인 규칙은 '상담에서 다루지 않았으면 하는 문제는 내담자에게

질문하지 않는다.' 직접적으로 다루지 않는 치료프로그램이 아닐지라도 근친상간, 성적 행동 주제를 충분한 정신사회적 초기 면접에서 질문하게 된다. 그러나 슈퍼바이저는 가능한 한 남용에 대한 초기 면접 과정만을 관리하여야 한다).

④ 카운슬러의 자기인식 확대는 훈련과 지속적인 임상 슈퍼비전으로 얻어진다.

내담자-카운슬러 간의 성적인 역동이 생겨나는 주제에 대한 상세한 지침과 사례는 Edelwich와 Brodsky(1991)의 연구에서 찾아볼 수 있다. 그들은 오랜 기간 분석한 결과 과다한 성적 행동을 표현하지 못하는 취약성, 자극, 기회, 단계적 경계 위배로 분류하였다(Strasburger, Jorgenson, & Sutherland, 1992). 대부분의 임상가들이 내담자에게 성적으로 표출하지 못할지라도 성적 전이와 역전이의 불편감으로 직무 스트레스를 증가시키고 그들의 효과를 감소시킬 수 있다. Edelwich와 Brodsky는 카운슬러가 전문적인 윤리강령에 위배되지 않은 채 자신의 감정을 어떻게 정화할 수 있는지를 보여 주었다. 그들은 또한 개인이나 기관에서 치료자에 의한 성적 비행의 결과로 생길 수 있는 전문적인 구속력, 시민의무, 범죄 기소에 대해서도 정리하였으며 그들이 과거 내담자와의 성적 관계처럼 윤리적, 법적 경계를 벗어나는 주제도 탐색하였다.

궁극적으로, 슈퍼비전의 내용에 대해 각 카운슬러의 지식과 기술, 발달 단계, 경력목표와 기관과 내담자에 대한 욕구 등이 평가되어야 한다. 슈퍼비전의 기본 토대는 개인을 발달시키는 계획이다.

제13장 평가와 피드백

통합모델에서 임상 슈퍼비전에 대한 정의의 초점은 카운슬러의 지식과 기술에 대한 평가에 있다. 슈퍼바이저는 개인역량개발계획(11장 참조)에 제시된 목표 성취에 있어서 카운슬러의 진척도를 정기적으로 평가해야 한다. 이러한 평가는 이 분야에 대한 카운슬러의 적합성 및 전문직업적 잠재력에 대한 종합평가의 일부다.

평가는 슈퍼바이저와 카운슬러 모두에게 불편하게 느껴지는 경우가 많다. 대부분의 슈퍼바이저는 인사수행평가에 대한 훈련이나 스태프에게 비판적 피드백을 주는 훈련을 거의 받지 않았다. 더구나 내담자들을 위해 치료자가 갖추어야 할 능력으로 간주되는 무조건적인 긍정적 존중은 부정적 피드백의 제공에 방해가 될 수 있다. 슈퍼바이저가 카운슬러의 성장과 학습에 적절한 환경을 마련해주려고 한다면 카운슬러에 대한 정확한 평가가 필수적이기 때문에 위와 같은 반작용은 극복되어야 한다. 따라서 평가와 피드백에 대한 표준화된 객관적 형식을 갖추어야 할 필요가 있다.

슈퍼비전이란 본질적으로 평가적 과정이지만(Loganbill, Hardy, & Delworth,

1982) 카운슬러와 슈퍼바이저 간의 협력적 관계를 기반으로 이루어진다. 지속적 피드백은 협력적 관계의 필수적인 요소다. 12장에서 설명한 비평가적(지지적이고 교정적인) 피드백 외에 평가적 피드백도 있다. 평가적 피드백의 유익한 분위기는 슈퍼바이저가 평가의 목적과 방법을 언급하게 되는 슈퍼비전 시작점에서 확립되어야 한다. 피드백은 비위협적인 방식으로 제공되어야 한다. 슈퍼바이저들 역시 카운슬러에 대한 평가는 슈퍼바이저가 스태프들을 얼마나 잘 선발하고 훈련했는지에 대한 간접적인 평가이기도 하다는 점을 깨달아야 한다. 따라서 카운슬러 평가지 및 카운슬러 자기평가지는 물론 슈퍼바이저를 위한 평가지도 부록에 제공된다.

기관의 문화는 슈퍼바이저와 슈퍼바이지가 피드백을 바라보는 방식에 결정적 영향을 미친다. 피드백은 부정적인 의미를 지닐 필요가 없다. 평가적 기능에 있어서조차 피드백은 잘된 부분이나 잘못된 부분에 대한 진술로 간주되어서는 안 된다. 오히려 피드백은 기술-형성 과정으로서 카운슬러의 성장과 발전을 강조한다. 평가는 카운슬러가 기술에서 기술로, 그리하여 최종 능력 상태로 이동하는 통합적 국면이다. "아이는 아직 성인이 아니기 때문에 불완전하다고 비난하지 않는다." (Stoltenberg & Delworth, 1987: 123) 사람의 발달 단계는 불완전이나 무능력보다는 시간을 반영해 주는 것이다.

기술 수준 결정하기

내담자의 성장 단계 및 발달 단계에 따른 카운슬러의 지식과 기술을 평가하는 데 있어 슈퍼비전에 대한 발달론적 접근법은 가치 있는 틀을 제공한다. 다음 규칙들은 카운슬러의 발달 수준을 평가하는 데 있어서 슈퍼바이저에게 지침이 될 수 있다.

① 슈퍼바이저는 카운슬러의 경험과 훈련에 근거한 발달론적 수준을 가정해

서는 안 된다. 비록 경험과 훈련이 기술 발달에 기여할지라도 경험과 훈련이 기술 수준을 신뢰성 있게 나타내지는 못한다. 경험이란 기껏해야 카운슬러의 발전에 대한 대략적인 측정치일 뿐이다(McNeill, Stoltenberg, & Pierce, 1985).

② 슈퍼바이저는 카운슬러들을 단순히 첫인상에 근거해서 평가해서는 안 된다. 임상적 인상은 확실하지 않다. 객관적인 측정들은 이에 대한 개선책을 제공한다.

③ 슈퍼바이저는 한두 가지 영역에서의 수행에 기초해서 발달 수준을 단순하게 평가해서는 안 된다. 어떤 한 카운슬러가 초기 면접이나 평가에서 우수하다고 해서 다른 모든 영역에서도 유능한 것은 아니다. 카운슬러는 모든 핵심 기능, 영역 및 구조에서 평가받아야 한다.

카운슬러의 발달 수준에 대해 다음과 같은 다양한 정보를 이용할 수 있다. 이전 슈퍼바이저에 의한 평가결과, 현재 슈퍼바이저가 실시한 평가, 카운슬러 자기평가, 내담자의 카운슬러 평가, 작업견본(work sample). 이러한 정보들을 분리해서 별개로 사용할 때에는 어떤 개별 정보도 충분하지 않다. 이 정보들을 통합해서 사용한다면 카운슬러의 발달 수준에 대한 신뢰성 있고 포괄적인 그림을 슈퍼바이저에게 제공할 것이다.

이전 슈퍼바이저에 의한 평가

교육장면에서 슈퍼바이저는 이전 슈퍼바이저의 평가 기록을 활용할 수 있다. 그러나 정보 공개에 대한 제약과 작업 기록에 대한 비밀유지의 제약들이 있다면 일반 서비스 기관에서는 이전의 평가결과를 제공받기 어렵다. 더구나 이러한 간접적 정보는 편파적이거나 불완전하거나, 혹은 다른 작업장면에는 부적절할 수 있다. 이전 슈퍼바이저의 판단이 현재 장면에서 사용되고 있는 것과는 다른 치료 모델이나 프로그램 구조에 기초를 두고 있다면 현재의 판단을 왜곡시킬 수 있다.

따라서 카운슬러의 임상적 발달에 관한 간접적 보고서는 앞으로의 평가에 대한 기저선으로서 신뢰성이 있고 슈퍼바이지와 함께 고찰할 요점이란 사실을 제외한다면, 그다음 슈퍼바이저에게 특별히 신뢰할 만한 정보는 아니다. 이전 슈퍼바이저가 기록해 놓은 간접적 보고서가 교육과 학습의 수단으로서 가장 유용하게 사용되는 상황은 현재의 슈퍼비전 인상들과 통합되어 사용될 때다.

능력평가

슈퍼바이저들이 믿고 이용해야 하는 일차적인 평가 방식은 행동관찰이다. 내담자와 함께 보낸 시간, 내담자 치료 준수시간 및 내담자 치료결과와 같은 더욱 객관적 기준은 분석할 이슈들을 정확하게 확인하는 데 있어 어느 정도의 가치는 있다. 그러나 이러한 객관적 기준들은 맥락적 요인의 영향을 받기 쉽기 때문에 카운슬러의 기술 수준에 대한 정확한 지표라고 말할 수 없다. 그렇다면 카운슬러가 상담하고 있는 장면을 직접 관찰하지 않고서는 다른 대안이 없다. 비록 행동평가에도 여전히 주관적인 측면이 있지만 슈퍼바이저는 자신이 직접(이전 슈퍼바이저에 대비되는) 관찰한 결과를 바탕으로 평가할 수 있는 장점이 있다. 더구나 행동관찰에 주관적인 측면이 있다고 해서 관찰된 행동들을 분류할 수 없거나 측정할 수 없다는 의미는 아니다. 슈퍼비전에서 행동관찰을 할 때 필연적으로 관찰된 행동들을 범주나 능력(알코올 및 약물남용 카운슬러의 경우)으로 분류하는 작업이 뒤따른다. 슈퍼바이저들이 이용할 수 있는 행동범주화 도식들은 수없이 많다(Amidon, 1965; Blumberg, 1970; Carkhuff, 1969; Flanders, 1970; Hill, 1965; Holloway, 1982; Holloway & Wampold, 1983; Ivey, 1971).

이러한 분류작업들은 주관적 관찰의 고유한 문제점들을 지니고 있다. 어떠한 방법으로 하든 모든 분류법은 불완전하다. 어떤 분류법은 임상적 반응빈도를 측정하고 어떤 분류법은 비언어적 단서들은 무시하고 언어적 반응만 관찰한다. 또 다른 분류법은 주로 상담모델에 치우치는 경향이 있다. 대부분의 분류법은 시간이 소요되고 치료장면과 슈퍼바이저의 훈련모델에 맞추어서 수정되어야 한다.

분류법들에서 측정되는(즉, 수량화되는) 행동들은 반드시 관찰되어야 하고 관찰 가능해야 한다. 결국 모든 분류법에서는 슈퍼바이저의 행동관찰을 이용한다. 상호작용적인 컴퓨터 기반 훈련법과 같은 기술은 행동관찰시간이나, 혹은 관찰된 행동의 코딩시간과 분석시간을 줄이는 데 도움이 된다. 약물남용 분야에서는 이러한 시스템의 도입을 반대하고 있는데, 그 이유는 그러한 시스템을 개발하는 데 필요한 시간과 재정적 자원이 부족하고 또한 첨단도구 앞에 위기감을 느끼는 임상가와 슈퍼바이저들이 기계화에 반대하는('컴퓨터에 취약한') 태도를 갖기 때문이다.

관찰 방식(비디오 녹화, 일방경, 상담실 내 관찰, 상담실 밖에서의 전화지도법이나 무선지도법)이 무엇이든 슈퍼바이저의 관찰행동은 상담회기의 흐름을 바꾸어 놓는다. 슈퍼바이저는 단순히 특정한 날의 카운슬러 활동을 관찰하게 되는데, 이러한 관찰은 슈퍼바이저에게 좋은 수행을 보이고 싶은 카운슬러와 내담자의 욕구에 의해 왜곡된 것일 수 있다. 카운슬러는 자신의 감독자에게 잘 수행해 보이고 싶은 것이고, 내담자는 자신의 카운슬러가 좋은 사람으로 보이기를(혹은 전이 반응의 특성에 따라 나쁜 사람으로 보이기를) 원한다. 따라서 슈퍼바이저가 보고 있는 것은 실제 상담 과정과는 다르거나, 혹은 (기껏해야) 그와 비슷한 것일 뿐이다. 행동관찰은 이러한 제한점에도 불구하고 여전히 유용한 방법이다. 더구나 이러한 관찰 편파는 여러 번의 관찰과 여러 각도에서의 관찰(카운슬러에 대한 보다 완벽한 그림을 완성할 수 있을 정도로 여러 각도에서 관찰)을 통해 부분적으로 극복될 수 있다.

카운슬러 자기평가

카운슬러의 행동에 대해서는 카운슬러 자신이 잘 통찰하고 있다는 가정에 근거를 둔 자기평가(self-assessment)는 카운슬러의 지식과 기술을 평가하는 데 유용한 도구다. 그러나 이러한 자기측정치들은 3가지 영역 모두에 대한 카운슬러의 통찰력과 기능 정도라는 관점에서 해석되어야 한다. 1~2단계의 카운슬러들은 철저한 자기인식(self-awareness)이 결여되어 있어 자신의 수행을 스스로 측정하는 능력에 있어서도 한계점이 있을 것이다. 슈퍼바이저들은 이러한 자기측정치들을 카운슬러들의 임상기술에 대한 정확하고 객관적인 측정치로 해석할 것이 아니라 카운슬러들의 지각 및 감정, 특히 그들의 불안 수준을 말해 주는 것으로 해석해야 한다. 이러한 자료는 다른 평가 양식과 결합해서 사용되어야 최종 평가에 매우 가치 있는 정보를 제공할 것이다.

슈퍼비전 평가와 마찬가지로 슈퍼바이지의 자기측정을 위한 표준도구들이 개발되어 왔다(Friedlander & Ward, 1984; Heppner & Roehlke, 1984; McNeill, Stoltenberg, & Pierce, 1985; Reising & Daniels, 1983; Stoltenberg, Pierce, & McNeill, 1987; Worthington, 1984; Zucker & Worthington, 1986). 이 도구들은 특정한 치료장면, 상담모델 및 내담자 모집단에 맞게 수정되어야 한다.

카운슬러의 자기보고를 해석할 때 고려해야 할 가장 큰 편파요인은 슈퍼바이지의 불안이다. 왜냐하면 슈퍼바이지의 불안은 자신의 능력에 대한 비합리적 사고를 생성시키기 때문이다. 평가적 목적과 치료적 목적에 가장 유용한 카운슬러 평가를 위해서는 그러한 불안의 원천에 대해 다루어야 한다.

내담자 평가

상담서비스에 대한 내담자의 평가는 슈퍼바이저가 이용할 수 있는 또 다른 자료다. 내담자 평가척도들은 내담자의 만족도를 측정하는데, 담당 카운슬러를 어떻게 지각하는지를 묻고 있다. 아마 내담자의 평가는 카운슬러의 치료가 얼마나 효과적인지, 혹은 얼마나 만족스러운지에 대한 내담자의 의견을 반영할 것이다. 예를 들어, 내담자가 해당 기관이나 카운슬러의 직면적인 접근법을 좋아하지 않는다면 이는 평가지에 반영될 것이다. 그러나 내담자가 집단회기 동안 직면당하지 않고 눈에 띄지 않을 수 있었다면 이로 인한 '긍정적 결과'는 카운슬러에 대한 그 내담자의 평가에 결정적인 영향을 줄 것이다.

개인적 경험으로 볼 때 저자는 내담자 평가의 신뢰성에 대해 신중한 시각을 가질 수밖에 없다. 저자는 오로지 내담자를 다음 주에도 오게 하기 위해 그리고 저자의 집단회기에 대해 극찬하게끔 만들려는 욕심 때문에 저자가 끔직한 일을 했다고 느끼는 날들도 있었다. 또 한편으론 저자가 직면을 적절하게 시켰는데도 내담자가 그날의 집단회기를 싫어하는 경우도 있다. 따라서 내담자 평가는 카운슬러의 능력을 반영해 줄 뿐 아니라 특정한 날에 대한 내담자의 느낌도 비슷한 정도로 반영한다.

그럼에도 불구하고 내담자 평가는 카운슬러 평가에 대한 포괄적 접근의 일부분으로서, 카운슬러에 대한 전체 평가의 중요한 부분이다. 물론 이러한 목적으로 구성된 도구들은 사용될 상황과 장면에 맞추어 수정되어야 한다.

작업견본

작업견본(work sample)—치료 계획, 과정 기록, 보고서, 축어록, 경과 기록, 문자로 된 개념정의와 구두로 표현된 개념정의 그리고 사후 계획—은 카운슬러 작업을 보여 주는 그림이다. 문자로 된 진술들은 개념적 기술(conceptual skills) 만큼 쓰기 기술(writing skills)을 반영하고 있다. 카운슬러의 쓰기 능력 및 구두진술 능력을 상담 능력과 구별할 필요가 있다.

요약

카운슬러 평가는 빈번한 관찰 및 피드백을 필요로 하는 지속적 과정이다. 평가적 정보는 수많은 자료와 상황, 다양한 견해에서 수집되어야 하며 카운슬러들은 모든 영역과 구조에 걸쳐서 평가되어야 한다. 객관적 도구와 주관적 도구를 결합시킨 평가가 사용되어야 하고 이러한 평가들은 가능한 한 수량화되어야 한다. 구체적인 평가 형태는 각 기관에서 개발되어야 하는데, 그것은 그 기관의 독특한 핵심 능력들을 반영하는 평가가 될 것이다.

카운슬러 평가의 애매성은 오늘날 평가 기술의 수준을 나타내는데, 즉 현재의 평가 기술 수준에서는 모든 상황에서 모든 내담자들을 대상으로 한 상담 기술들을 수량화하고 측정할 수 있는 방법들을 찾아내지 못하였다. 평가 기제는 카운슬러의 기술 수준에 대한 근사값만을 산출해 줄 뿐이다. 따라서 슈퍼바이저의 평가적 역할은 여전히 논란이 되고 있다. 슈퍼바이저는 임상적 수행행동에 대한 모든 관찰정보를 종합해야 한다. 여기에는 작업견본에 대한 검토 정보, 카운슬러 자기평가, 내담자 평가 및 이전 슈퍼바이저의 평가 그리고 철저한 직무수행 평가체계에 의한 정보 등이 포함된다. 그러나 인간의 판단력을 필요로 하는 다른 과제들과 마찬가지로, 의사결정을 합리적으로 개선시키는 데 유용한 과학기술의 발전도 의사결정에 있어서 중요한 영향을 미치는 주관적 요소를 제거하지는 못할 것이다.

평가가 완료되면 그때부터 슈퍼바이저의 일은 시작된다. 이제 슈퍼바이저는 카운슬러의 수행을 향상시키기 위해 평가결과를 가지고 카운슬러와 대화하고 함께 작업할 수 있어야 한다. 만약 평가 과정이 힘들어 보인다면 필요한 피드백을 전달하는 과정은 더욱더 복잡하고 유능한 슈퍼바이저의 예술적 기교가 요구된다.

불안 다루기

이런 민감한 대화에서 첫 단계는 슈퍼바이저-슈퍼바이지 관계에 위협이 되는 두 당사자의 불안을 인정하고 직면하는 것이다. 평가의 필요성은 슈퍼바이저-슈퍼바이지 관계에 도전이 된다. 왜냐하면 평가는 슈퍼바이저와 슈퍼바이지의 서로 다른 역할을 부각시키며, 두 사람 사이의 사회적 거리를 증가시키고, 결국 서로에 대해 부정적 판단을 하고 부정적 감정을 표출하게 만들 수 있기 때문이다. 이와 같이 슈퍼바이저는 매우 긴장된 분위기에서 주관적 평가를 해야 하고 또한 이러한 평가결과를 슈퍼바이지에게 전달하는 데 있어서 의미 있고 비평적인 단어를 찾아서 사용해야 하는 어려움을 헤쳐 나가야 한다.

슈퍼바이저의 불안

누구든 타인을 비판적으로 평가하기 위해서 상담전문가의 길에 발을 들여놓지는 않는다. 사람들은 오히려 온정적이고 공감적인 조력자가 되고 싶어 한다. 만약 그들이 슈퍼바이저가 된다면 슈퍼바이저 훈련을 거의 받지 않았기 때문에 대개는 슈퍼바이저의 평가적 역할에 불편을 느낀다. 그들은 "난 이전에 누구도 슈퍼비전해 본 적이 없다!"라고 불평한다. 평가는 1단계의 슈퍼바이저들에겐 힘든 이슈다. 왜냐하면 1단계의 슈퍼바이저들은 슈퍼바이저라는 새로운 역할을 하는 데 어려움을 보이고 또한 슈퍼바이저가 되어서 이전 동료들의 작업을 검토하는 데 스트레스를 느끼기 때문이다(Hart, 1982; Hess, 1986). 1단계의 슈퍼바이저들은 자신들의 새로운 역할에 있어서 무능한 것으로 나타날까 봐 두려워하며, 평가에 대한 이러한 두려움은 타인을 평가하는 것에 대해 그들이 느끼는 갈등을 증폭시킬 수 있다. 더구나 그들은 카운슬러에 대해 부정적 평가를 하면 슈퍼바이저로서의 자신들의 타당성이 은연중에 의심받게 될 것이라고 생각할 수 있다.

슈퍼바이저가 이러한 불안을 표출시키는 방식은 지나치게 지지적이거나, 과도하게 거리를 두는 형태이거나, 혹은 부적절하게 직면적인 방법을 사용하거나, 직면시키는 것을 주저하는 형태일 수 있다. 또한 불안은 카운슬러들을 향해 요구적이고 경직된 태도로 표현될 수 있다. 슈퍼바이저는 카운슬러에 대해 비현실적인 목표와 기대를 설정할 수도 있다. 1단계의 카운슬러들이 상담 과제에 대해 불안을 표출하는 것처럼 슈퍼바이저도 자신들의 역할에 대해 익숙하지 않다.

슈퍼바이저의 불안은 이러한 직업을 갖도록 그를 동기화시킨 바로 그 요인들 때문에 발생한다. 슈퍼바이저는 사랑받거나 칭찬받거나 요청받거나 인정받거나 심지어는 두려움의 대상이 되고 싶었을 수 있다. 소망하는 이러한 결과들이 발생하지 않을 때 슈퍼바이저는 슈퍼비선 관계에서 스트레스를 표출할 것이다. 슈퍼바이저가 스태프를 평가하기 위해서는 슈퍼바이저의 역할, 특히 평가자로서의 역할에 대한 자신의 불안을 반드시 다루어야 한다.

슈퍼바이저는 자신의 슈퍼바이저나 치료자의 도움을 받아서 처리해야 하는 심한 불안이 발생하지 않는다면 슈퍼바이저-슈퍼바이지 관계가 시작되는 시점에 간단한 기법을 사용하여 자신의 불안을 경감시킬 수 있다. 즉, 슈퍼바이저는 다음과 같이 말할 수 있다. "난 평가하는 것을 좋아하지 않습니다. 그렇지만 이따금 나는 평소의 역할에서 벗어나 당신의 직무 수행을 평가해야 하는 행정적 책임을 지고 있습니다." 두 사람 모두 자신들의 불안을 이렇게 말로 표현하는 기회를 가질 수 있다. 그 후 슈퍼바이저는 일일 피드백 과정을 충실히 한다면 1년의 작업 수행에 대한 최종 평가적 검토는 요식행위에 그칠 것이라는 점을 설명함으로써 카운슬러를 안심시킬 수 있다. 1년에 4회 기준점수와 비교 검토하는 작업을 통해 지속적인 피드백을 보상한다면 그 해의 연말에 평가에 대해 놀라거나 두려워할 일이 거의 없을 것이다. 슈퍼바이저는 이러한 작업 순서를 미리 숙지하고 있음으로써 자신의 불안과 카운슬러의 불안을 동시에 경감시키는 방향으로 행동한다.

슈퍼바이지의 불안

슈퍼바이저는 자신의 불안을 다루면서 동시에 슈퍼바이지의 스트레스와 불안에 대해서도 주의를 기울여야 한다. 카운슬러의 불안은 수많은 요인 때문에 발생할 수 있는데, 즉 직무 관련 걱정, 승진 문제, 지식과 기술의 결핍, 장애가 되는 내면적 문제 등이다. 여러 가지 주요한 불안의 원천은 다음과 같다.

① **미지의 것(사람)에 대한 초심자의 두려움**: 슈퍼비전 상황에서 발생할 수 있는 미지의 일들에 대한 두려움.

② **정신의 유리이론**: 1단계의 카운슬러들은 사람들을 '유리(spun glass)'와 같은 것으로 간주하는 경향이 있다. 1단계의 카운슬러들은 내담자들이 유리처럼 쉽게 깨지기 쉬운 존재라는 두려움을 가지고 있기 때문에 내담자들을 매우 조심스럽게 다루어야 할 예민한 물건으로 간주한다. '내가 잘못된 말을 하면 어쩌나? 내가 내담자에게 상처를 줄 것인가?' 결국 카운슬러들은

사람들의 마음이 비교적 강건하며 그렇게 쉽게 깨지지도 않는다는 사실을 배운다.

③ **수행 및 평가 불안**: '난 완벽한 카운슬러, 탁월한 학생이 되고 싶다. 나는 슈퍼바이저가 나에 대해 좋게 생각해 주길 원한다.' 이와 같은 걱정들은 탁월한 수행을 동기화할 수 있다. 그러나 이런 걱정들이 극단적이거나, 심한 불안정과 결합된다면(자기통찰력 결핍과 더불어서) 카운슬러의 침묵과 망설임으로 이어지거나 과도한 주지화(intellectualization), 내담자를 향해 분출되는 분노 및 공격성, 혹은 조기 종료로 이어질 수 있다.

④ **지배에 대한 불안**: 이러한 불안 형태는 사람이 동일한 대상에 대해 여러 가지 역할을 감당해야 할 때 발생한다. 어느 한쪽(예를 들어, 슈퍼바이저 혹은 슈퍼바이지)이 힘 있는 위치에 설 때 다른 한쪽에 힘을 발휘할 수 있다. 힘 불균형의 양쪽에 있을 때 지배 불안을 자아내는 경우로는 정서적 지배, 이중관계, 성적 관심, 매력에 관한 걱정이 있다(Rozsnafszky, 1979).

카운슬러들은 수많은 걱정들을 말로 표현하거나 억압하거나, 혹은 불안행동으로 표출한다.

'나는 유능한 카운슬러인가?'
'나는 이 사례를 성공시킬 수 있을까?'
'나의 기술에 대해 칭찬받을 수 있을까?'
'나의 실패한 치료가 드러나지 않을까?'
'내담자에 대한 나의 부정적 태도가 사람들에게 알려지지 않을까?'
'내 무능한 상담 능력이 사람들에게 밝혀질 것인가?' ('나는 이 내담자에게 지금 도움이 되지 못하고 있다. 이 사실을 조만간 다른 사람들도 알게 될 것이다.')
'내담자의 재산이나 지위에 대한 시샘을 숨기지 못하고 노출하게 되지 않을까?'
'지금의 상담이 정말 도움이 되고 있는 것일까?

카운슬러들은 대개 아래와 같은 생각과 씨름한다.

'난 이 내담자를 참을 수가 없다. 이 내담자를 싫어한다. 그렇지만 내가 정말 카운슬러가 되고 싶다면 그런 감정을 가지지 말아야 한다.'
'놀랍게도 회기 때마다 이 내담자의 이름이 생각나지 않는다.'
'이 가족은 나를 꼼짝 못하게 만든다. 내가 이 내담자를 더 이상 참을 수 없다고 가족에게 알린다면 어떻게 될까?'
'내담자가 마약에 취해 있을까 봐 너무 두렵다.'
'난 이 가족, 가족들의 건강 그리고 상담 중 가족들에게 발생하는 일들에 대해 책임감을 느낀다.'
'내가 정말 이 가족들에게 도움을 주는 것이 아니라 상처를 주고 있다면 어찌 될 것인가?'
'내가 그것을 인정하기가 수치스럽다. 그렇지만 난 이 내담자와 사랑에 빠져 있다. 이 내담자가 마음속 깊은 문제를 이야기할 때 난 성적으로 자극을 받기까지 한다.'
'난 내담자들이 약속을 취소하기를 바란다. 사실 오늘 모든 내담자들이 상담 약속을 취소했으면 좋겠다. 정말 힘들다.'

모든 치료자들은 자신들의 경력 중 어느 시점에 이르면 위와 같은 감정, 의문 및 불안을 품게 된다. 때론 이러한 감정들이 내 의지와는 무관하게 너무 자주 떠오른다. 슈퍼바이저는 먼저 그러한 감정들이 정상적인 것이며 그 감정들 자체가 카운슬러의 전문적 자질에 나쁜 영향을 미치거나, 카운슬러의 작업을 손상시키지 않는다는 사실을 설명해 줌으로써 카운슬러를 안심시켜야 한다(Edelwich & Brodsky, 1980/1991). 이러한 감정들을 확인하고 표현하는 것은 긍정적인 한 걸음이다.

불안 관리

슈퍼바이저가 위와 같은 토대를 구축해 놓았다면, 이젠 불안 관리법을 사용할 수 있다. 이 기법은 Dodge(1982)의 연구 작업에 기초를 두고 있는 것으로 합리적-정서적 접근법을 활용하고 있다. 불안 관리는 다음과 같은 수준으로 구성되어 있다.

① 슈퍼바이저는 슈퍼바이지의 불안 행동들, 즉 합리화 행동, 주제에서 벗어나는 이야기를 하는 행동, 분노와 공격성을 보이는 것, 판단적 행동, 비난, 혹은 방어를 위해 불안을 이용하는 행동 등을 확인한다. 예를 들어, 슈퍼바이지는 다음과 같은 말을 할 수도 있다. "난 녹화에 응할 수 없다. 난 너무 예민해져 있다. 내담자들이 비디오 녹화에 대해 너무 불안해한다. 이것은 비밀유지 규정을 침해한다." 슈퍼바이저는 슈퍼바이지로 하여금 그러한 진술에 내포된 의미들에 대해 깊이 생각해 볼 것을 요청한다.

② 슈퍼바이지는 자신의 인지적 패턴을 인식하고 그러한 인지적 패턴이 전달하고 있는 요구들(needs), 즉 수행요구와 평가요구를 탐색한다. '난 유능한 카운슬러가 될 필요가 있다. 만약 내가 완벽하지 않다면 난 실패한 것이다.' 혹은 '내가 한 것에 대해 슈퍼바이저의 인정을 받을 필요가 있다.'

③ 슈퍼바이저는 다음과 같은 질문으로 비합리적 신념에 도전한다. '내가 원하는 것을 내가 성취하지 못한다면 상황이 정말 얼마나 나빠질까?' 혹은 '당신은 항상 유능해야 한다—당신은 가끔이라도 결코 실패해선 안 된다—는 증거는 어디에 있는가?

④ 슈퍼바이저와 슈퍼바이지는 불안이나 분노와 관련된 합리적이고 논리적인 사고를 구축한다. 그들은 이러한 작업을 다음과 같은 진술로 시작한다. "그래요, 당신은 유능한 임상가가 되고 싶습니다. 그렇지만 가끔씩 당신은 다른 사람들의 도움을 필요로 할 것입니다. 도움을 요청하는 것은 괜찮습니다. 도움을 요청하는 것은 약한 모습이 아닙니다." 혹은 "당신은 왜 항상 내

가 원하는 방식을 실천해야만 합니까? 당신의 방식은 내 방식과 다를 수 있습니다. 서로 달라도 괜찮은 것 아닙니까?"

⑤ 슈퍼바이지는 행동 단계의 위험을 감수하고 슈퍼바이저의 논리적 주장을 철저하게 시험해 보는 것에 동의한다. 슈퍼바이지는 다음과 같은 말을 할 수도 있다. "나는 상담 동안 이 과제를 완성시키고 싶습니다. 그리고 이 과제가 약간 낯설거나 불편할지라도 이 과제를 완성하는 것은 내가 목적을 달성하기 위해서입니다." 결국 불안의 원천들이 합리적인 방식으로 다루어진다면 슈퍼바이지는 불안해하지 않으면서 사례 발표를 할 수 있다.

또 다른 기법은 슈퍼바이지에게 각 내담자의 이름을 기록하도록 요청하고 각 사례의 어떤 측면이 걱정되는지에 대해 진술하도록 하는 것이다. 이후 슈퍼바이저는 불안의 원천을 탐색하고 합리적-정서적 접근법을 적용하는 데 필요한 자료를 수집한다.

무엇보다 슈퍼바이저가 그러한 불안에 직면하고 슈퍼바이지로 하여금 감정들을 인정하고 적응할 수 있도록 허용하는 것이 중요하다. 만약 불안이 저하되지 않고 그대로라면 슈퍼바이저는 내담자를 위해 개입해야 하고, 이러한 두려움들을 극복하도록 도와주기 위해 다른 전문가에게 카운슬러를 의뢰해야 한다.

평가표준: 편견 극복하기

슈퍼바이저는 전문가적 표준과는 아무 관련이 없는 이유들 때문에 어느 사람을 다른 사람보다, 어느 특성을 다른 특성보다, 혹은 어떤 방법을 다른 방법보다 선호하는 경향이 있다. 의식적이든 아니든 그들의 판단은 어떤 체계적인 지각 편견(perceptual bias)에 의해 왜곡된다. 이러한 특유한 편파를 후광효과(halo effect)라고 부른다. 후광효과에 영향을 미치는 요인들은 수없이 많다.

① **최근성**(recency): 슈퍼바이저는 오래전(예: 6개월 전)에 일어났던 일들은 기억하지 못하고 최근(예: 지난주)에 발생했던 일들은 기억하는 경향이 있다. 긍정적인 최근 기억은 슈퍼바이저의 피드백을 슈퍼바이지에게 유리한 방향으로 왜곡시킨다. 만약 기억이 부정적이라면 슈퍼바이저는 슈퍼바이지의 활동들을 부정적인 용어로 대강 기술하게 된다. 두 기억 중 어느 것을 가지고 있든 슈퍼바이저는 근시안적이 된다.

② **과잉강조**(overemphasis): 한 가지 요인(예를 들어, 좋거나 나쁜 것)에 너무 많은 무게를 두는 것. 슈퍼바이저는 어떤 사람에 대한 특정 심상을 레이더처럼 자동 추적하고 그 심상에 고착된다.

③ **용서결핍**(unforgivingness): 용서하지 않는 슈퍼바이저는 스태프의 수행 향상을 인정하지 않는다. 그 스태프는 자신의 과거 기록을 결코 극복할 수 없다.

④ **편견**(prejudice): 편견이란 모든 사람에게 무조건적 존중감을 갖도록 훈련된 조력 전문가들에겐 불쾌한 개념이다. 그럼에도 불구하고 모든 슈퍼바이저들은 상담실에서 자신의 선호와 편견을 보인다. 슈퍼바이저가 편견을 가지면 슈퍼바이지의 훌륭한 작업들을 보지 못하고 슈퍼바이지의 본질과는 무관하고 불공평한 속성에 초점을 맞추어 평가하게 된다.

⑤ **편애**(favoritism): 슈퍼바이저는 스태프 중에 좋아하는 사람이 있다. 사람들은 자신이 가진 호감도, 매력, 애교 있는 행동이나 기타 요인들 때문에 사랑받는 사람이 된다.

⑥ **집단으로 분류하기**(grouping): 특정 명칭을 가진 모든 슈퍼바이지들을 동일한 평가 범주, 대개 다음과 같은 하위표준에 집어넣게 되는 것이다. '모든 사회복지사는 ……하다.' '모든 회복 중인 카운슬러들은 ……하다.'

⑦ **무분별**(indiscrimination): 슈퍼바이지들을 너무 좋게 보거나, 혹은 너무 비판적으로 보는 것. 슈퍼바이지들 모두가 좋은 평가를 받거나 그렇지 않으면 모두가 나쁜 평가를 받는다.

⑧ **고정관념**(stereotyping): 인종, 성별, 종교, 선입견, 민족, 연령, 출생국, 성적 선호도, 혹은 결혼상태 등에 관한 선입견에 기초해서 판단하는 것이다.

후광효과를 최소화하기 위해서는 슈퍼바이저가 모든 슈퍼바이지에 대해 표준화된 평정척도를 사용해야 한다. 모든 성공적 평정 체계는 수행에 대한 명확하게 규정된—분명하게 언급되고 전달된—표준과 기대에 기초를 두고 있다. 이러한 한 가지 체계로 행동기준평정척도(Behaviorally Anchored Rating Scales: BARS)[1]를 이용하는데, 이는 원하는 행동들을 명확하고 측정 가능한 용어로 상세하게 설명해 놓은 것이다. 행동기준평정척도는 개인감정이 개입되지 않고 객관적인 방식으로 선정된 수행의 수준과 표준을 상술하고 있다.

단순 서기(書記) 일이나 인쇄조립라인 작업의 경우에는 목표설정이 비교적 단순하다. 예를 들어, 수용할 수 있는 오자의 개수는? 제조품에서 수용할 수 있는 결함의 개수는? 더 복잡한 정신노동에서 명확하고 측정 가능한 목표를 개발하는 것은 더욱 어려운데, 임상적 작업에서도 마찬가지다. 그럼에도 불구하고 슈퍼바이저들은 상담 기술들에 대한 행동기준평정척도를 설계할 수 있어야 하고 설계해야만 한다. 물론 평정을 받는 상담 기술들은 특정 임상상황과 카운슬러의 발달욕구(developmental need)에 적합해야 할 것이다. 가능성은 무한하며 그중 몇 가지 예는 다음과 같다.

"다음 상담회기에서 당신은 두 가지 직면적 개입을 할 것이다."

"다음 집단상담회기에서 한 구성원이 독백을 할 때마다 당신은 직접 일대일 대화로 반응하지 않고 다른 구성원들을 끌어들인다."

"당신은 집단회기 동안 긍정적으로 보상해 주는 네 가지 이상의 진술을 만들 것이다."

"당신의 공동촉진자와 시선을 접촉시켜라. 그리고 집단 과정에 효과적으로 영

---

1) 역자 주: 행정학에서는 형태기준평정척도로 불리는데, 근무성적평정에 있어 주요 과업 분야별로 바람직한 행동의 유형 및 등급을 구분 · 제시한 뒤, 해당 사항에 표시하게 함으로써 평정하는 방법을 말한다. 이 방법은 주관적 판단을 배제하기 위하여 직무분석에 기초하여 직무(job)와 관련된 중요한 과업(task) 분야를 선정하고, 각 과업 분야에 대하여 가장 이상적인 과업행동에서부터 가장 바람직하지 못한 행동까지를 몇 개의 등급으로 구분하고, 각 등급마다 주요행동을 명확하게 기술한 뒤 점수를 할당하는 방법을 사용한다.

향을 미치는 공동촉진자와 상호작용하라. 집단에서 3회 이상 그 기술을 연습하라."

"다음 달 동안 당신의 DSM-IV 진단을 슈퍼바이저의 진단과 80%까지 일치시킬 수 있는지 알아보라."

알코올사용장애와 약물남용 분야는 다른 학제들을 끌어들여서 Birch&Davis Co.(1986)가 개관하였고, 카운슬러 자격인정기관에서 요구한 핵심 능력(core competencies)과 과업분석을 통한 기본 기술들(component skills)을 조작적으로 정의하였다. 중독상담 분야의 12가지 핵심 기능은 슈퍼비전에서 목표 설정을 위한 지침으로 사용될 것이다. 즉, 12개 핵심 기능은 개인역량개발계획(IDP)에서 성취목표 영역으로 포함되어 있다. 핵심결과 영역(key results areas: KRAs)이라는 측면에서 목표들을 설정함으로써 구체성(concreteness), 측정가능성(measurability) 및 책임성(accountability)이 보장된다. 슈퍼바이저가 슈퍼바이지의 작업을 관찰하면서 지속적으로 수정되는 이러한 초기 목표들은 구체적인 행동목표들, 행동기준평정척도 형식으로 다시 정의된다. 이 초기 목표들은 카운슬러 수행평가—1년에 4회나 1회 시행됨—에 사용되는 기준의 토대가 되기도 한다. 이 기준은 다시 지속적인 슈퍼비전 지원과 슈퍼비전 추적을 위한 새로운 목표와 새로운 계획을 수립하는 데 사용된다. 각 단계에서 슈퍼바이지는 평가에 적극적으로 개입해야 하는데, 즉 슈퍼바이저가 사용한 것과 동일한 척도에 자기평정한 후 서로의 평정 노트를 비교해야 한다.

〈표 13-1〉은 평가목적으로 슈퍼비전 목표를 측정 가능한 용어로 분류하는 방법을 보여 준다(개인역량개발계획을 위한 12가지 핵심 기능에 기초해서 훈련목표를 설정하는 방법을 알고 싶다면 〈부록 7〉 참조).

표 13-1 슈퍼비전 목표의 예시

핵심 기술	구체적인 기술 영역	슈퍼바이저 평정	슈퍼바이지 평정
집단상담	논의된 이슈의 종결을 모든 집단원들에게 확신시켜 주면서 집단상담회기를 종료하는 능력	3	4
	집단원의 부정(denial) 행동을 다루면서 과제지향적 집단회기를 이끌어 가는 능력	2	3
	모든 집단원들에게 불안과 불신을 감소시켜 주면서 열린(open-ended) 집단에 새 집단원을 효과적으로 소개하는 능력		
가족상담	치료 계획을 수립하기에 충분한 자료를 이끌어 내면서 전체 가족 접수면담을 수행하는 능력	2	3
	가족 체계에서 구조적 결함(structural flaws)을 찾아내는 능력	1	1

유용한 피드백을 위한 지침

가장 민감한 평가라고 할지라도 평가결과가 민감하게 전달되지 않는다면 아무 쓸모가 없다. 특정 슈퍼바이지가 평가결과를 가장 잘 들을 수 있도록 피드백을 전달하는 것은 슈퍼바이저들이 경험을 통해 습득하는 기술이다. 그러나 경험의 핵심 요소만을 뽑아서 일반적인 사용을 위한 지침에 포함시킬 수 있다. 피드백이 다음과 같은 특징을 지닐 때 그것은 적절하게 제공된다.

① 강요된 피드백이 아닌 슈퍼바이지의 요청에 의한 피드백

② 지연된 후보다는 즉시적으로 전달되는 피드백

③ 제공자와 수령자 모두에게 도움이 되는 피드백

④ 정확하게 들리도록 전달되는 피드백
⑤ 공격적이거나 비난적이기보다는 협력적 성향이 강한 피드백
⑥ 판단적이기보다는 설명적인 피드백
⑦ 일반적이기보다는 개별적인 피드백
⑧ 추상적이기보다는 구체적인 피드백
⑨ 간접적이기보다는 직접적인 피드백
⑩ 변화 가능한 행동을 지목하는 피드백
⑪ 너무 많은 정보가 담기지 않은 피드백
⑫ 훈계수단이 아닌 피드백
⑬ 집단이 확증해 주는 피드백(집단 슈퍼비전 시)

카운슬러들이 슈퍼비전 피드백 중에서 자신들에게 가장 유용하다고 느끼는 부분이 무엇인지에 대해 질문을 받으면 대개 다음과 같은 말을 한다.

① '정보 분할(chunking)' (정보를 의미 있으면서 한 번에 처리할 수 있는 작은 단위로 나누는 것)
② 비위협적이지만 생각을 자극하는(thought-provoking) 질문
③ 자기참조(자기 자신의 경험들을 구체적으로 공유함)
④ 지지와 격려
⑤ 추천 대안들

효과적인 피드백의 두 가지 다른 특징—끼워 넣기와 상호 피드백 요청하기(soliciting reciprocal feedback)—은 공들일 만큼 충분한 중요성이 있다.

끼워 넣기

슈퍼바이저에게 중요한 피드백 기법은 끼워 넣기(sandwiching) 기법이다. 이

것은 호의적인 의견들 중간에 거슬리는 의견을 끼워 넣는 기법이다. 예를 들어, 슈퍼바이저가 다음과 같이 말할 수 있다. "당신이 지난주에 집단을 지도했던 방법에 대해 흡족하게 생각합니다. 당신은 집단 과정 기술에 있어서 많은 향상을 이루었습니다. 당신이 집단에서 직면적 기법을 사용하는 것에 대해 우리는 여전히 작업할 필요가 있다고 생각합니다. 나는 다음 슈퍼비전 회기에서 이러한 기술들에 대해 작업하고 싶습니다. 과거에 많은 영역에서 그랬던 것처럼 이 영역에서도 당신이 향상시킬 수 있을 것으로 확신합니다. 기술발달에 대한 당신의 태도는 두드러집니다. 배우고자 하는 당신의 바람이 정말 좋습니다."

민감한 피드백을 끼워 넣는 작업은 이미 잘했던 일을 인식하는 것으로 출발해서, 모든 불만족스러운 수행 영역들에 대해 논의하다가, 좋은 수행과 좋지 않은 수행에 대한 요약으로 마무리한다. 이 기법은 "사람들을 발전시키는 열쇠는 사람들이 일을 바로 할 때를 포착하는 것이다(The key to developing people is to catch them doing something right)."라는 Blanchard와 Johnson(1982)의 명언과 일치한다. 비록 어떤 사람들은 이 기법을 지나치게 단순하고 평이하다고 비판하고 있지만 슈퍼바이저들은 이 기법 덕분에 슈퍼바이지들에게 건설적인 지도를 해 줄 수 있다. 이 기법이 사용되지 않는다면 슈퍼바이지들은 슈퍼비전 분위기가 너무 위협적으로 느껴져서 슈퍼바이저의 지도내용을 정확하게 듣지 못할 것이다. 모든 다른 기법들과 같이, 끼워 넣기 기법도 슈퍼바이지의 성격 및 학습방식에 따라 선택적으로 사용되어야 한다. 어떤 카운슬러들은 비평을 듣고 사기가 저하되는 것이 아니라 이러한 비평에 대한 인식조차 없을 수 있다. 어떤 카운슬러들에게는 피드백을 특별히 조심스럽게 제공할 필요가 있다. 이러한 카운슬러들에겐 특히 끼워 넣기 기법을 일상적으로 사용해야 한다.

상호 피드백 요청하기

신뢰는 쌍방적 관계다. 슈퍼바이저가 카운슬러들의 피드백에 대해 개방적이라면 카운슬러들도 피드백을 듣는 것에 대해 더욱 개방적이 될 것이다. 슈퍼바이저가 "내가 지금 어떻게 하고 있죠? 내가 무얼 더 잘할 수 있을까요?" 라고 질문할 때 큰 차이가 생긴다. 무엇보다 어떤 슈퍼바이저의 슈퍼바이지들은 그 슈퍼바이저와 이해관계가 있는 사람들이고, 따라서 슈퍼바이저는 슈퍼바이지들이 직무를 수행하기 위해 필요한 도구와 자원들을 제공하고 있는지를 파악할 필요가 있다. 피드백을 요청하는 행동은 슈퍼비전이 협력적 학습 과정이라는 메시지를 보상한다. 슈퍼바이저는 다음과 같이 말할 수도 있다. "마치 내가 이제 막 카운슬러가 되었을 때처럼 항상 가르칠 수 있어야 하고 또한 항상 기꺼이 더 많이 배우려고 해야 한다."

마지막으로, 다음의 두 인용문은 효과적인 피드백을 제공할 때 가져야 하는 건설적 정신을 잘 요약하고 있다. Abraham Maslow는 "당신이 가지고 있는 유일한 도구가 망치라면 모든 것은 못처럼 보이기 시작한다." 라고 말했다. 달리 말하자면, 효과적인 슈퍼바이저라면 그 자신을 위해 슈퍼바이지에게 비판적이 되는 것에는 관심이 없고 슈퍼바이지를 향상시키기 위한 도구를 제공하는 것에 더 관심을 갖는다. 비슷한 노선에 있는 Covey(1992)는 다음과 같은 말을 하였다. "도전 과제는 지도적 인물이 되는 것이지 재판관이 되는 것이 아니며, 본보기가 되는 것이지 비평가가 되는 것이 아니다."

카운슬러 해고하기

기관에서 설정한 규범에 따라 슈퍼바이저는 카운슬러에게 실무를 맡기기에 충분한 능력 수준이 어느 정도인지 그리고 슈퍼바이지가 그러한 능력 수준을 달성했는지에 대해 결정해야 한다. 만약 달성하지 못했다면 해당 카운슬러가 적절한 기간 내에 그 수준에 이를 수 있는가? 그러기 위해서 앞으로 어떤 자원이 요구될 것인가?

때때로 이러한 평가에는 카운슬러에게 이 직업을 떠날 것을 조언하는 작업이 수반되기도 한다. ACES(1989)는 이 문제에 대해 매우 명확하게 언급하고 있다.

> 훈련프로그램 및 훈련기관의 슈퍼바이저들은 학생이나 슈퍼바이지에 대한 지속적 평가를 통해 그들의 모든 개인적, 혹은 전문직업적 한계점들에 대해 파악하고 있을 것이다. 그들의 한계점들이 미래 직무 수행에 방해가 될 수 있기 때문이다. 슈퍼바이저들은 학생이나 슈퍼바이지에게 자신의 한계점들을 개선하기 위한 도움을 받아 볼 것을 권고할 책임과 적절한 서비스를 제공할 수 없는 사람들을 프로그램이나 기관에서 선별할 책임이 있다(pp. 3-4).

이렇게 적절하지 않은 슈퍼바이지들을 고통스럽게 걸러 내는 문지기 기능(gatekeeping function)은 슈퍼바이저가 해야 하는 과제다. 기관은 윤리적, 법적 위반은 물론이고 무능력 기준에 기초해서 임상가 해고를 위한 방침을 공식화해야 한다. 학습목표에 따르지 않는 행동에 대한 제재조치는 해당 슈퍼바이지가 충분히 이해하고 받아들일 수 있는 과정을 거쳐서 이루어져야 한다. 즉, 해직경고가 통보된 후 문제점을 고칠 수 있는 충분한 시간을 슈퍼바이지에게 허용해야 한다. 결국 해당 슈퍼바이지에게 이 직무가 자신들에게 적합하지 않으며 다른 직업을 찾아보아야 할 것이라는 점을 알려 줄 필요가 있다.

슈퍼바이저가 직무수행평가와 문서분류정리에 대해 훈련받지 못했다면 카운슬러를 해고할 때 서툴게 처리할 가능성이 커질 것이다. 문서 업무에 대한 임상가의 경멸 때문에 괴로움을 당한 대부분의 슈퍼바이저들은 수행상 문제점들도 포함될 수 있는 직무수행 내용을 적절하게 문서화하지 않는다. 이러한 슈퍼바이저들은 어떤 사람을 해고할 때가 되면 그의 해고를 뒷받침해 줄 수 있는 증거자료를 충분히 확보하지 못하기 때문에 해고조치를 하지 못한다.

한편, 비윤리적이거나 불법적인 행동에 대해서는 직접적인 조치를 할 필요가 있다. 이러한 행동은 위반의 심각도에 따라 즉각적 해고의 이유가 될 수 있다. 기관규정과 더불어서 카운슬러가 속한 학문 분야의 윤리강령은 이러한 즉각적 해고를 결정하는 데 절대적인 영향을 미친다.

카운슬러 평가를 위한 도구

Stoltenberg와 Delworth(1987: 183ff.)는 카운슬러(슈퍼바이저뿐 아니라)를 평가하기 위해 당장 사용할 수 있는 도구들을 요약해 주고 있다. 여기에 포함된 것으로 포괄적 카운슬러 평가지가 있는데, 이 평가지는 평가 과정에 대한 슈퍼바이저들의 사전훈련 후에 제공된다. 〈부록 10〉에는 미국 결혼 및 가족치료협회(AAMFT)가 카운슬러 평가를 위해 개발한 평가지가 포함되어 있다. 기관은 평가지들을 기관의 치료철학, 치료모델, 핵심 능력, 개별화된 행정적 요건들에 맞추어서 수정해야 한다. 이러한 평가지들은 카운슬러 평가 과정에 대한 다양한 가능성들을 보여 주고 있다.

고용인 수행에 대한 평가

수행평가를 실시하기 전에 슈퍼바이저는 이러한 평가를 실시하려는 자신의 준비도를 먼저 평가해야 한다. 슈퍼바이저가 평가자 역할을 하는 것과 인사수행평가에 대해 불편감을 느낄 수 있다. 특히 현재의 평가가 급료와 관련되는 성과상승이나 성과변화에 영향을 미친다면 더욱 그러하다. 다음 문항들은 슈퍼바이저로 하여금 평가 및 직무수행 검토 과정에 대한 자신의 태도를 조사할 수 있도록 해 준다. 슈퍼바이저는 각 문항에 대해 '예/아니오'로 답해야 하며 이 문항들은 모든 필요한 개선들을 가져오는 데 필요한 행위들을 나타낸다. 이 도구는 채점이 없고 단순히 슈퍼바이저가 개인적으로 사용하기 위한 체크리스트다.

① 카운슬러가 직무요구조건에 부합하도록 자신의 수행을 향상시킬 수 있는 방법에 초점을 맞춘 평가 과정에 대한 나의 태도는?
② 고용인의 평가에 논의와 돈에 관한 얘기를 분리해서 처리하는 데 주의를 기울이는가?

③ 고용인을 행동지향적 기준평정척도에 따라 평가할 수 있는가?

④ 모든 고용인들에게 나의 평가가 일관적일 수 있도록 동일한 표준을 적용하려고 노력하고 있는가?

⑤ 내가 실시하는 평가에 도움이 되도록 각 고용인들이 보인 구체적이고 대표적인 행동들이나 주요사건들에 대한 기록을 하고 있는가?

⑥ 내가 실시하고 있는 수행평가를 뒷받침하기 위해 고용인의 직무수행 이슈들을 적절하게 기록하여 문서로 남겨 두고 있는가?

⑦ 단일 사건에 근거해서 어떤 사람을 냉대하거나 우대하는 후광효과를 경계하고 있는가?

⑧ 평가면접을 다음과 같이 적절하게 준비하여 실시하고 있는가? 즉, 비밀이 지켜질 수 있는 공간과 충분한 시간을 보장하고, 직무표준을 강조하고, 주요사건들에 의해 지지되는 사실들에 대해 합당하고 상호적인 평가를 하며, 미래에 초점을 맞추며, 개인의 수행에 대한 책임을 내가 함께 지고 있는가?

⑨ 고용인이 안전감을 느끼도록 평가 과정 동안 긍정적이고 건설적인 분위기를 확립하고 있는가?

⑩ 나의 평가에 대한 고용인의 항변을 경청할 의지가 있는가? 그러한 항변이 합당하다면 이미 내려진 평가를 변화시키려는 의지가 있는가?

⑪ 내가 고용인을 치료한 사실을 그의 동료에게 비밀로 하고 있는가?

⑫ 수행평가에 영향을 미치는 법적 규정들을 엄격하게 지키고 있는가?

⑬ 나의 평가가 일회적이 되지 않도록 개인의 수행에 대해 지속적인 관심과 지속적인 평가를 하고 있는가?

⑭ 고용인이 구체적인 취약점들을 극복하고 바람직한 기술들을 개발하도록 적극적으로 돕고 있는가?

⑮ 고용인의 통제권 밖에 있는 조건들(표준수행에 영향을 미칠 수 있는 조건들)을 철저하게 조사하고 있는가? 이러한 조건들에는 맞지 않는 기술-직무조합, 부적절한 훈련, 작업집단 압력, 신체적 혹은 정서적 문제, 부적절한 슈퍼비전 혹은 슈퍼비전 과정이나 절차에 있어서의 기술적 문제 등이 포함된다.

카운슬러 능력평가

지식과 기술평가를 위한 지침으로 사용될 수 있는 능력들(Birch & Davis, 1986) 외에도 다음 항목들은 슈퍼비전 평가 과정에서 다루어야 할 전체 범위를 요약한 것이다. 모든 항목들은 카운슬러의 이론적 참조 틀과 일치되는 방식으로 적용되어야 한다(여기에 기술된 카운슬러 능력들은 Bradley, 1989; Kaslow, 1986a; Stoltenberg & Delworth, 1987 등의 수많은 자료에서 이끌어 낸 것이다).

개인적 특성

① **사람지향적(people-oriented)**: 카운슬러는 정서적인 공감, 존중, 진실성, 구체성 및 잠재력(potency)을 적절하게 보인다.

② **실수 가능성(fallibility)**: 카운슬러는 자신도 실수할 수 있다는 사실을 인식한다.

③ **사적인 문제(personal problems)**: 카운슬러의 사적 문제들이 상담회기에 영향을 미치지 않도록 한다.

④ **모델링(modeling)**: 카운슬러는 상담회기 동안 적절한 인지적 및 정서적 특성을 모범적으로 보인다.

⑤ **비방어적(nondefensive)**: 카운슬러는 변명하거나 정당화시키는 행동 없이 내담자, 동료 및 슈퍼바이저와 피드백을 주고받는다.

철학적 토대

① **평가(evaluation)**: 카운슬러는 상담에서 발생하는 인지적, 행동적 및 정서적 변화들을 설명할 수 있다.

② **진단(diagnosis)**: 카운슬러는 부적응적 행동들을 확인할 수 있다.

③ **이론(theory)**: 카운슬러는 경험적 결과들을 포함해서 인간 행동에 관한 자신의 가정들을 명확하게 표현할 수 있다.

④ **우선순위(prioritizing)**: 카운슬러는 상담에서 어떤 문제를 먼저 다루어야 할지에 대해 결정할 수 있다.

⑤ **해석(interpretation)**: 카운슬러는 내담자에게 행동, 인지 및 감정에 대한 설

명을 제공할 수 있다.

⑥ **예후**(prognosis): 카운슬러는 내담자가 치료에 성공할 가능성을 평가한다.

⑦ **상호작용**(interactions): 카운슬러는 임상적 상호작용을 설명한다.

⑧ **방어기제**(defense mechanisms): 카운슬러는 내담자 방어, 방어의 기능적 목적 그리고 내담자로 하여금 더욱 적응적인 기제로 대체하도록 돕는 방법 등에 대해 인식하고 있다.

⑨ **카타르시스**(catharsis): 카운슬러는 카타르시스의 과정을 이해하고 적절할 때 활용한다.

⑩ **자연스러운 결과**(natural consequences): 카운슬러는 환경적 조작 및 자연스러운 행동결과들에 관한 개념을 이해한다.

⑪ **검사선별**(test selection): 카운슬러는 적절한 검사 절차를 선택한다.

⑫ **추론**(inference): 카운슬러는 내담자 행동과 그 행동이 상담 과정에 미치는 영향에 대해 설명한다.

의사소통

① **열린 질문하기**(open-ended questions): 카운슬러는 열린 질문을 한다.

② **최소의 언어반응**(minimal verbal response)**하기**: 카운슬러는 내담자의 언어적 대화나 사고 과정에 끼어들지 않고 최소의 언어반응을 효과적으로 사용한다.

③ **언어**(language): 카운슬러는 내담자가 이해할 수 있는 용어를 사용한다.

④ **명료화하기**(clarification): 카운슬러는 내담자로 하여금 애매한 표현들을 명료화하도록 한다.

⑤ **재설명하기**(paraphrasing): 카운슬러는 내담자의 반응을 더 적은 수의 말로 의미를 변화시키지 않으면서 재진술한다.

⑥ **요약하기**(summarizing): 카운슬러는 두 가지 이상의 내담자 반응을 종합해서 하나의 일반적인 진술로 만들어 표현한다.

⑦ **재진술하기**(restatement): 카운슬러는 내담자가 언급한 내용을 정확한 단어

를 사용하여 반복 진술함으로써 내담자의 진술을 이해하였음을 알려 준다.

⑧ **공감**(empathy): 카운슬러는 내담자의 감정표현에 대해 내담자가 표현할 수 있었던 것보다 더 깊은 수준에서 반응한다.

⑨ **감정에 대한 반영**(reflection of feelings): 카운슬러는 내담자의 정서적 상태를 반영해 준다.

⑩ **지각**(perceptions): 카운슬러는 내담자의 지각(혹은 느낌)에 이름을 붙인다.

⑪ **직면하기**(confrontation): 카운슬러는 내담자에게 그의 행동의 가능한 결과들을 직면시킨다.

⑫ **탐색하기**(probing): 카운슬러는 내담자에게 관련된 중요한 정보를 위협적이지 않은 방식으로 이끌어 낸다.

⑬ **반대진술하기**(disapproval): 내담자의 행동, 감정이나 인지가 내담자와 타인들에게 해롭다면 카운슬러는 내담자의 행동, 감정이나 인지에 대해 반대진술을 한다.

⑭ **조언하기**(advice giving): 카운슬러는 내담자에게 도움이 될 것으로 판단되는 조언을 제공한다.

상담 기술

① **목소리**(voice): 카운슬러는 적절한 어조와 속도로 말한다.

② **시선 접촉**(eye contact): 카운슬러는 편안한 시선 접촉을 통해 내담자에게 주목한다.

③ **초기 접촉**(initial contact): 카운슬러는 온정적이고 수용적인 태도로 내담자에게 인사한다.

④ **활동 수준**(activity level): 카운슬러는 면담의 모든 과정에 걸쳐서 적절한 활동을 유지한다.

⑤ **생리적 반응**(physiological response): 카운슬러의 자세, 얼굴표정, 몸짓은 자연스럽고 회기에 따라 변하지 않고 일관적이다.

⑥ **카운슬러 자기개방**(counselor self-disclosure): 카운슬러는 내담자의 진행을

촉진시키기 위해 그 회기에 적절한 개인적 정보를 공유한다.

⑦ **침묵**(silence): 카운슬러는 침묵을 치료적으로 사용한다.

⑧ **객관성**(objectivity): 카운슬러는 상담회기에서 치료적으로 유익할 때 외에는 자신의 가치를 내담자에게 강요하지 않는다.

⑨ **탐색**(probing): 카운슬러는 치료적으로 유익한 영역들을 추적한다.

⑩ **저항**(resistance): 카운슬러는 내담자의 저항에 대해 치료적 이익이 되는 방향으로 작업할 수 있다.

⑪ **다변성**(verbosity): 카운슬러는 적절하고 필요할 때에만 진술함으로써 내담자의 진술을 방해하지도 않고 상담회기를 언어적으로 지배하지도 않는다.

⑫ **전이**(transference): 카운슬러는 내담자가 다른 곳에서 카운슬러에 대해 가지고 있던 감정들을 대상으로 작업한다.

⑬ **역전이**(countertransference): 카운슬러는 내담자에 관한 자신의 감정과 이슈들에 대해 자각하고 처리한다.

⑭ **조작**(manipulation): 카운슬러는 내담자가 카운슬러를 조작하려고 시도하는 것을 인식한다.

⑮ **맥락요인**(contextual factors): 카운슬러는 사회경제적 요인, 문화적 요인, 민족적 요인, 인종적 요인, 성요인 및 기타 개인적 요인들과 같이 상담 과정에 영향을 미치는 요인들을 탐색한다.

⑯ **의존**(dependency): 카운슬러는 내담자의 행동, 인지, 혹은 감정에 대한 책임이 카운슬러가 아닌 내담자 자신에게 있음을 분명히 함으로써 내담자의 독립성을 격려한다.

⑰ **이론**(theory): 카운슬러는 적어도 두 가지 이상의 상담모델에 따라 내담자와 작업한다.

⑱ **실천**(implementation): 카운슬러는 내담자가 적절한 회복 과정을 실천하도록 돕는다.

⑲ **왜곡**(distortions): 카운슬러는 내담자의 지각 왜곡을 설명한다.

⑳ **동기**(motivation): 카운슬러는 내담자의 동기 이슈를 직면시킨다.

㉑ **사례 과거력조사**(case history taking): 카운슬러는 치료 계획을 수립하면서 내담자 정보를 수집하고 기록한다.

㉒ **통찰**(insight): 카운슬러는 내담자로 하여금 다양한 영역(예를 들어, 인지, 행동, 정서 및 영적 영역)에서의 자기행동에 대해 통찰력을 갖도록 돕는다.

㉓ **구조**(structure): 카운슬러는 연속적인 서비스를 제공하기 위해 상담회기를 구조화한다.

㉔ **비일관성**(inconsistencies): 카운슬러는 내담자의 모순된 행동을 찾아내고 설명한다.

㉕ **재구조화하기**(reframing): 카운슬러는 상담 과정의 방향을 적절하게 변화시킨다.

㉖ **목표 설정**(goal setting): 카운슬러는 내담자의 잠재력과 일치되는 단기 및 장기 목표들을 확립한다.

㉗ **보상**(reinforcement): 카운슬러는 내담자의 진척을 촉진시키기 위한 보상물(reinforcers)을 찾는다.

㉘ **유연성**(flexibility): 카운슬러는 상담 과정에서 변화가 발생함에 따라 상담목표를 적절하게 조정한다.

㉙ **행동변화**(behavioral change): 카운슬러는 내담자의 행동변화를 측정하기 위한 계획을 수립한다.

㉚ **전략**(strategy): 카운슬러는 상담모델과 일치하는 실천수단을 갖춘다.

㉛ **종료**(termination): 카운슬러는 조기 종료에 대한 내담자의 주기적인 바람을 해소시켜서 내담자에게 치료적으로 유익한 방식으로 상담회기를 종료시킬 수 있다.

㉜ **응급사태**(emergencies): 카운슬러는 응급사태를 적절하게 다룬다.

㉝ **주기적 평가**(periodic evaluation): 카운슬러는 내담자와 함께 목표를 향한 진척도를 평가한다.

㉞ **공상**(fantasy): 카운슬러는 통찰을 얻기 위해 상상력을 사용한다.

㉟ **과제물**(homework): 카운슬러는 내담자에게 상담실 밖에서 해야 할 과제물을 할당한다.

㊱ **문제해결**(problem solving): 카운슬러는 발생되는 문제들을 해결하는 방법을 내담자가 학습하도록 돕는다.

㊲ **검사 해석**(test interpretation): 카운슬러는 적절할 때 검사결과를 해석해준다.

㊳ **역할놀이**(role playing): 카운슬러는 역할놀이를 통해 내담자가 성장하도록 돕는다.

㊴ **둔감화**(desensitization): 카운슬러는 내담자 불안을 감소시키기 위한 행동심리치료 기법[2]을 적용한다.

㊵ **꿈**(dreams): 카운슬러는 적절하다면 내담자로 하여금 꿈을 분석하는 데 도움을 준다.

㊶ **계약**(contracts): 카운슬러는 상담목표를 달성하는 것에 대해 내담자와 계약한다.

추가 활동

① **사례 기록**(case notes): 카운슬러는 진행 중인 사례 이슈들을 기록하면서 명료하고 정확하게 대화한다.

② **스태프 회의**(staffing): 필요 시 카운슬러는 내담자의 목표를 성취하고 예후를 좋게 하기 위해 사례에 대한 회의를 한다.

③ **검사 실시**(test administration): 카운슬러는 적절할 때 검사를 실시한다.

④ **진단**(diagnosis): 카운슬러는 적절하다면 DSM-IV에 따라 내담자 이슈들을 확인한다.

⑤ **약속**(appointment): 카운슬러는 약속시간을 정하여 충실하게 지키며 회의약속에 늦는 일이 없다.

---

2) 역자 주: 체계적 탈감작, 홍수법(flooding)

⑥ **정보제공**(informs): 카운슬러는 사례와 관련된 타당한 정보를 내담자와 기관에 제공한다.

⑦ **조직화**(organized): 카운슬러는 시간 틀(time frames)과 제한점들 내에서 자신의 근무일을 조직화한다.

⑧ **복장**(attire): 카운슬러는 내담자가 속해 있는 집단과 기관 분위기에 적절하게 옷을 입는다.

⑨ **책임**(responsibilities): 카운슬러는 기관에서의 역할, 상담관계 및 슈퍼비전 관계에서의 역할들을 이해한다.

⑩ **분위기**(atmosphere): 카운슬러는 사무실 분위기를 치료적으로 유익하고, 기관의 접근법과도 일치되며, 물리적으로나 심리적으로 내담자에게 편안하도록 만든다.

⑪ **취소**(cancellations): 카운슬러는 약속을 취소해야 할 경우 가능하면 즉각 내담자에게 알려 준다.

⑫ **능력**(competency): 카운슬러는 자신이 능력을 갖추고 있는 분야에 대해서만 다루고 자신의 능력을 벗어난 분야에 대해서는 다루지 않는다.

윤리 기준

① **전문성**(professionalism): 카운슬러는 전문가의 표준에 일치되는 방식으로 행동한다.

② **윤리**(ethics): 카운슬러는 윤리강령에 충실하게 따른다.

③ **비밀보장**(confidentiality): 카운슬러는 비밀보장이라는 표준에 충실히 따른다.

④ **법**(legal): 카운슬러는 법적 요구사항에 충실하고 전문적 보고서 작성과 제출에 대해 숙지한다.

슈퍼바이저 평가를 위한 도구

카운슬러에 대한 평가는 절대적으로 카운슬러의 슈퍼바이저에 대한 평가이기도 하다. 왜냐하면 슈퍼바이저는 카운슬러의 선별, 훈련, 교육, 지지, 감독(monitoring)에 대한 중요한 책임을 공유하기 때문이다. 〈부록 1〉와 〈부록 2〉에 자세하게 고찰되어 있는 임상 슈퍼바이저들의 핵심 능력과 과제 규정에 더불어 부록에는 다음과 같은 다양한 도구들이 포함되어 있다. 슈퍼바이저의 직무 준비도에 대한 자기평가(〈부록 3〉와 〈부록 4〉), 슈퍼바이지에 의한 슈퍼바이저의 평가(〈부록 5〉), 슈퍼바이저에 의한 카운슬러 평가(〈부록 6〉), 또한 개인역량개발계획을 위한 용지가 제공되어 있고(〈부록 7〉) 사례 발표를 위한 개요(〈부록 9〉), 카운슬러 평가용지(〈부록 10〉)가 있다.

슈퍼바이저 평가를 위한 슈퍼바이지의 준비는 간과되는 경우가 자주 있기 때문에 특히 중요하다. 슈퍼바이저가 슈퍼바이지로부터 평가를 받겠다는 의지를 표현하는 것은 슈퍼바이저 자신이 받고 싶지 않은 것이라면 무엇이든 스태프들에게 받도록 요구하지 않을 것이라는 점을 그들에게 말해 주고 있는 것이다. 슈퍼바이저에 대한 슈퍼바이지의 상호적 평가는 슈퍼바이저에게 가치 있는 피드백을 제공할 수 있을 뿐만 아니라 신뢰, 상호관계 및 성실이라는 분위기를 만든다. 더구나 상호적 평가는 슈퍼비전의 계획과 발달에 대한 책임감과 실천감을 제공한다.

제14장 혁신적인 슈퍼비전 기법

부수 기능을 갖춘 가치 있는 새로운 기법들이 꾸준히 개발되고 있다. 박식하고 다재다능한 슈퍼바이저는 다양한 출처에서 유연한 임상적 레퍼토리를 무한히 통합해 낼 수 있다. 예를 들면, 숙련된 슈퍼바이저에게 역설적 기법은 마치 일화나 이야기를 가르치는 것처럼 강력한 효과를 지닌 도구다. 전략학파 임상가들은 Milton Erickson이 치료에 사용한 간접적 제안을 슈퍼비전에 적용해 왔다. 전략학파의 창시자인 Jay Haley는 치료자에게 '더 안 좋은' 대안을 제공하는 간접적 기법을 사용한다. 예를 들면, 초보 카운슬러는 일방경(one-way-mirror) 앞에서 슈퍼비전받는 것에 대해 매우 불안해할 수 있다. 슈퍼바이저는 카운슬러가 다루게 될 사례가 매우 어려워서 슈퍼비전에 대해 걱정할 겨를도 없을 것이라고 이야기해 준다. 여기서 제시된 대안은 슈퍼바이저보다 내담자가 주게 될 걱정거리가 많을 것이라는 것이다. 이것이 카운슬러의 불안을 경감시킬 수 있는 간접적 방법이다.

이 장에서는 알코올중독과 약물남용 영역에 대한 슈퍼비전의 통합모델과 결합하여 좋은 효과를 낼 수 있는 몇 가지 혁신적인 기법들을 살펴본다. 그러한 기법에는 카운슬러가 동의한 철학적 근거를 끌어낼 수 있는 질문지, 효과적인 질문들, 해결 중심 슈퍼비전 그리고 실제 현장 슈퍼비전 등이 포함된다. 처음 두 가지는 저자의 작업에서 나온 것이고 나머지 두 가지는 다른 사람들 작업에서 나온 것이다. 슈퍼비전 역할의 변화를 만들고 슈퍼바이저의 소진을 예방하기 위한 지침도 이 장에 수록되어 있다.

슈퍼비전을 위한 자료로서의 철학

슈퍼비전에서 논의된 모든 자세한 과정 이슈 속에서 카운슬러의 치료 철학을 간과하기 쉽다. 그것은 근시안적인 실수다. 사람이 어떻게 움직이고 변화하는가에 대한 일련의 핵심 신념이 치료와 슈퍼비전에 대한 개별적 모델의 기초를 형성하기 때문이다. 카운슬러는 인간을 어떻게 바라볼까? 카운슬러의 인류학, 인식론은 어떠하며 우주 철학은 무엇일까? 사람들이 최선을 다해 노력하면 자기실현을 할 수 있는 안전하고 긍정적인 세상일까? 아니면 악이 널리 퍼져 있고 사람들이 나쁜 행동을 하려는 타고난 성향 때문에 분투하는 비관적인 세상일까? 좀 더 세부적으로(여전히 철학의 영역에서) 카운슬러의 치료적 오리엔테이션은 무엇일까? 치료에서의 한계는 무엇인가? 이런 것들이 슈퍼비전의 중추적 논제다. 임상 슈퍼바이저는 담당 사례 수가 많고 특수한 기술적 능력을 훈련할 필요가 있다고 해서 이런 논제들을 덮어 둘 수는 없음을 확실히 해야 한다.

슈퍼비전의 이런 더 큰 이슈에 대한 논의를 촉진하기 위해 소집단 임상 슈퍼비전 회기에 부가하여 질문지를 만들었다. 슈퍼바이저들은 카운슬러가 우주에서의 인간 본분에 대한 개념과 상담에 대한 그들의 철학, 상담에서 어떻게 변화가 일어나는지 이해한 것을 명료화하는 데 그 질문지가 귀중한 도구가 된다는 점을 알아냈다. 질문지는 슈퍼바이지에게 배부되고 슈퍼바이저가 뽑은 핵심 질문들은 집단 슈퍼비전 회기에서 토론된다. 한 질문에 대한 토론이 한 시간 정도 걸릴 수도 있고 몇 주간의 슈퍼비전 회기 내내 지속될 수도 있다. 하나의 질문이 관련된 다른 영역들로 넘어가기도 한다.

질문지는 임상사례와 결합하여 설명과 토론을 하는 데 사용할 수 있다. 예를 들면, 질문 5번(카운슬러는 자기 가족사진이나 기념품, 추억거리 등으로 자신의 사무실을 개인적으로 꾸며서는 안 된다)은 전이에 대한 중요한 논제를 야기한다. 카운슬러는 내담자에게 자신을 어떻게 표현하고 싶을까? 카운슬러가 자신의 남편과 아이들 사진을 책상 위에 두고 있는 상황에서 어떤 이미지가 전이될까? 동성연애자인 내담자나 아이가 없는 미혼 내담자는 그 사진에 대해 어떻게 반응할까? 여기에는 옳고 그른 답은 없다. 다만 슈퍼비전이라는 맷돌에 넣을 곡물이 될 수 있을 뿐이다.

질문 20번(내담자가 살인이나 자살에 이르지 않기 위해 선택한 행동 방향이 어떤 것이든 간에 카운슬러를 만족시켜야 한다)은 상담의 구조와 방향에 흥미로운 딜레마를 야기한다. 카운슬러가 내담자에게 특별한 행동을 하지 못하도록 지시해야 하는 상황이 있겠는가? 카운슬러가 이런 지시를 어떻게 내리겠는가? 카운슬러는 내담자의 부적응 행위에 어떻게 대응해야 하는가?

마지막으로, 질문 40번(내담자 가족 가운데 다른 사람을 만나는 것은 별로 좋지 않다)에 대한 답은 분명해 보일 수도 있지만 카운슬러가 내담자 가족을 만나야 하고 또 만나지 말아야 하는 상황에서도 답이 항상 분명할까? 치료의 어떤 과정에서 그럴까? 어떤 가족 문제가 제기되어야 하며 언제쯤이 좋을까? 예를 들어, 회복 초기에 있는 한 알코올중독자가 가족치료 프로그램에 배우자를 출석시켜야 한다면 가족치료가 단주 첫 달에 행해져야 하는가? 단주 초기 부부의 성(sex) 상담은 어떤가? 이 단계에서 어떤 성적 논제들이 제기되어야 하고 또 제기되어서는 안 되는가? 이런 질문들은 여러 시간 토론과 사례 설명을 자극시켜 줄 것이다.

질문지는 54개 문항이며 다음과 같은 평가척도로 분류된다.

1 = 아주 많이 동의하지 않는다.

2 = 많이 동의하지 않는다.

3 = 약간 동의하지 않는다.

4 = 아주 약간 동의하지 않는다.
5 = 아주 약간 동의한다.
6 = 약간 동의한다.
7 = 많이 동의한다.
8 = 아주 많이 동의한다.

질문들은 기관의 요구나 슈퍼비전 기간, 슈퍼바이지의 수, 스태프의 훈련 요구에 따라 달라질 수 있다.

상담 철학	평가
① 카운슬러는 내담자에 대해 장기적 목표를 가져야 한다.	______
② 내담자와의 약간의 정서적 개입은 피할 수 없다.	______
③ 무의식적 동기가 있을 수도 있지만, 사람의 일상적인 행동이나 인생을 형성하는 데 미치는 영향은 아주 미미하다.	______
④ 현명한 카운슬러는 내담자가 실생활에 대처할 수 있는 최선의 방법을 조언해 준다.	______
⑤ 카운슬러는 자기 가족사진이나 기념품, 추억거리 등으로 자신의 사무실을 개인적으로 꾸며서는 안 된다.	______
⑥ 카운슬러는 보통 적당한 시기에 내담자를 위해 내담자 저항을 분석해야 한다.	______
⑦ 내담자가 처음에 깜짝 놀랄 만한 어떤 행동을 해 볼 수 있도록 강하게 설득하는 것은 좋은 상담일 수 있다.	______
⑧ 내담자의 표현이 아무리 강하더라도 카운슬러가 공평하고 객관적이며 일반적인 느낌이 들면 상담의 효과가 가장 좋다.	______
⑨ 내담자는 자신의 아주 어린 시절 경험이 자기에게 어떤 흔적을 남겼는지 꼭 배워야 한다.	______

⑩ 카운슬러는 사례별로 총체적인 치료 계획을 세워야 한다. ________

⑪ 상담하는 동안 카운슬러와 내담자가 커피나 다과를 함께하는 것은 괜찮다. ________

⑫ 카운슬러는 토론이 필요할 때마다 회기 중에 주제들을 소개해야 한다. ________

⑬ 상담에서 배워야 할 가장 중요한 것은 당연히 말과 개념에 관한 것이다. ________

⑭ 상담의 가장 중요한 결과는 내담자가 달성한 자신에 대한 새로운 생각과 사고방식이다. ________

⑮ 내담자가 사회 적응을 할 수 있도록 도와주는 것이 중요하다. ________

⑯ 카운슬러가 이미 접했거나 숙련된 사례와 유사한 경우 내담자를 더 잘 도울 수 있다. ________

⑰ 상담 시 내담자가 꿈에 대해 얘기하면 카운슬러는 내담자가 그 의미를 이해할 수 있도록 노력해야 한다. ________

⑱ 성공적 상담의 가장 중요한 요인은 전문적 훈련과 치료 기술의 전문적 사용이다. ________

⑲ 사람의 행동 이유를 이해하는 것은 사람의 행동을 변화시키는 데 가장 효과적인 요인이다. ________

⑳ 내담자가(살인이나 자살 등에 이르지 않도록 하기 위해) 선택한 행동 방향이 어떤 것이든 간에 카운슬러를 만족시키는 것이어야 한다. ________

㉑ 가장 효율적인 카운슬러는 상담시간 내내 아무런 판단적인 원칙 없이 단지 옳다는 느낌만으로 행동한다. ________

㉒ 카운슬러와 내담자 간의 정신역동을 자신을 위해 공식화하는 것은 카운슬러에게 거의 도움이 되지 않는다. ________

㉓ 카운슬러는 내담자의 행동과 태도 간 연관성, 즉 상담에서 표현된 것과 현재와 과거 상황에서 묘사된 연관성 모두를 지적해 주어야 한다. ________

㉔ 카운슬러는(가끔 하는 악수를 제외하고) 내담자와 어떤 신체적 접촉도 하지 말아야 한다. ________

㉕ 상담의 가장 이로운 결과는 내담자가 자기 행동의 이유를 배우는 것이다. ________

㉖ 내담자가 말하고 있는 동안이라도 코멘트를 하기 위해 말을 중단시키는 것은 괜찮다. ________

㉗ 내담자의 성이 아닌 이름을 부르는 것은 괜찮다. ________

㉘ 상담시간에 내담자와 정치나 영화, 날씨, 최근 사건, 스포츠 또는 철학을 논하는 것은 괜찮다. ________

㉙ 카운슬러는 내담자가 다르면 역할도 다르게 생각해야 한다. ________

㉚ 상담의 가장 중요한 결과는 내담자가 겪게 될 새로운 느낌과 감정이다. ________

㉛ 철저한 개인력 조사와 적절한 진단은 사례를 효과적으로 치료하는 데 매우 중요하다. ________

㉜ 상담에서 내담자는 내담자와 카운슬러 간 정서적이고 비언어적인 관계를 통해서 배운다. ________

㉝ 말 실수와 매너리즘과 같은 징후를 나타내는 행동을 해석하는 것은 중요하다. ________

㉞ 바람직한 내담자 행동을 일부러 승인하는 것은 좋은 치료책이 아니다. ________

㉟ 치료결과에는 내담자의 성격 문제보다 카운슬러의 성격이 더 중요하다. ________

㊱ 대부분 내담자들과 풍부한 토론으로 면담을 이끌어 가는 것이 중요하다. ________

㊲ 내담자가 자신을 어떻게 표현하는지 개념화하는 것은 카운슬러에게 매우 중요하다. ________

㊳ 카운슬러는 관계에 대한 자신의 생각을 상담시간에 자발적으로 표현해야 한다. ________

㊴ 내담자가 자신의 현 생활을 개선하고 싶다면 초기 어린 시절 관계를 이해해야 한다. ________

㊵ 내담자 가족 가운데 다른 사람을 만나는 것은 별로 좋지 않다. ________

㊶ 내담자가 아주 비평적이거나 혹은 카운슬러에게 감사하는 성격이라 해도 그것이 내담자에 대한 카운슬러의 느낌을 어떤 식으로든 변화시켜서는 안 된다. ________

㊷ 내담자가 모르는 동기를 가정하지 않고도 행동을 이해하는 것이 가능하다. ________

㊸ 상담의 목표는 내담자만 세울 수 있다. ________

㊹ 상담에서 카운슬러는 제한적이고 단순하게, 객관적으로 행동해야 한다. ________

㊺ 카운슬러가 내담자에게 계획에도 없고 무의식적이고 생각해 보지도 않은 의견을 이야기하거나 반응을 하는 것은 현명하지 않다. ________

㊻ 좋은 카운슬러는 내담자의 행동을 해석하고 그가 깨닫지 못하는 행동의 진정한 중요성이나 의미를 말해 줄 수 있다. ________

㊼ 내담자에 대한 전이 반응을 분석하는 것은 중요하다. ________

㊽ 사례에 감정적으로 개입된 카운슬러는 상담 목적을 저버리고 있는 것이다. ________

㊾ 최고의 카운슬러는 치료시간에 꽤 소극적이고 조용하다. ________

㊿ 절박한 문제가 없을 경우 내담자와 전화 상담을 하는 것도 괜찮다. ________

(51) 카운슬러가 내담자를 도와야 할 경우 충심으로 해야 한다. ________

(52) 카운슬러는 캐내는 듯한 질문은 삼가야 한다. ________

(53) 카운슬러는 내담자에게 절대 화를 내서는 안 된다. ________

(54) 카운슬러가 상담시간에 그 방에서 걸어 다니는 것은 괜찮다. ________

이 질문지는 카운슬러의 치료에 대한 접근과 변화에 대한 철학, 변화 과정에서 카운슬러의 역할, 임상적 개입 형태 등에 관한 확장된 토론의 기초가 될 수 있다. 이런 식으로 이용해 보면 이 질문지는 이론적 구성 개념의 개발도 도우면서 아주 귀중한 학습 도구가 될 것이다. 이 훈련에서 얻은 이론에는 용어(관찰을 구체화할 수 있도록 정의한 단어)가 필요하며 일련의 인과관계 가설을 공식화하는 것도 필요하다. 이 과정에서 카운슬러의 성격에 대한 암시적인 이론은 명시적인 것이 된다. 그래서 카운슬러는 서로 다른 개별적 성격들이 어떻게 생기게 되었는지 있는 그대로 묘사하고 설명할 수 있다.

효과적인 질문

슈퍼비전 회기는 '효과적인 질문(effective questions: EQs)' 기법을 적용하기 좋은 곳이다. 효과적인 질문은 '왜'에 대답을 요구하는 대신 '무엇을' 그리고 '어떻게'로 물어보는 열린 질문들이다. 슈퍼바이지가 대답을 맞게 하든 아니든 슈퍼바이저는 항상 신뢰를 주어서 슈퍼바이지가 가치 있고 권한을 부여받은 느낌을 갖도록 돕는다. 다음은 슈퍼비전에 적용할 수 있는 효과적인 질문들이다.

"지금까지 당신이 가장 기뻐하며 달성한 것은 무엇인가요?"
"이 사례를 어떻게 진행했으면 좋겠습니까?"
"성공적으로 마치기 위해 제가 어떤 도움을 드렸으면 좋겠습니까?"
"당신이 도달하고자 하는 데 무엇이 필요하십니까?"
"전에는 하지 못했지만 오늘은 할 수 있는 일은 무엇이었습니까?"
"이번에 그런 식으로 할 수 있었던 건 무엇 때문이었습니까?" (또는 "이번에 그런 식으로 할 수 있었던 건 무엇이 개입됐기 때문입니까?")
"다른 때 그 밖에 다른 곳에서 쓸 수 있는 것은 무엇을 배웠습니까?"
"당신이 배운 것 말고 다른 것에 그것을 어떻게 맞출 수 있을까요?"
"어떻게 하면 내일은 훨씬 더 잘할 수 있을까요?"
"이미 잘되고 있는 일 중에 하고 있는 것이 무엇인가요?"

슈퍼바이저가 생각해 낼 수 있는 효과적인 질문들은 무한하다. 예를 들어, 이 말에서 진짜 문제는 다음 질문이다. '당신이 만약 카운슬러가 아니라면 그 상황에서 어떻게 하고 싶습니까?' 이런 종류의 질문은 카운슬러가 자신의 역할이 일반적으로 억압하는 범주의 반응을 접해 봄으로써 약간은 감정적인(그리고 심지어는 인지적인) 명확성을 얻을 수 있다. 물론 카운슬러는 내담자를 방 밖으로 던지고 싶다고 해서 그 충동대로 행동하지는 않겠지만, 그러고 싶은 감정을 지각하는 것은 도움이 될 수 있다. 게다가 이렇게 더 넓은 범주의 반응을 시도해 봄으로써 상담에서 적절하게 적용될 수 있는 창조적 해결책을 만들어 낼 수 있다.

해결중심 슈퍼비전

상담의 딜레마를 해결하기 위해 고안된 효과적 질문과 결합된 기술이 해결중심 슈퍼비전이다. 이것은 1988년 de Shazer가 개발한 해결중심 상담에서 비롯되었다. 알코올중독과 약물남용 영역에 대한 슈퍼비전의 통합모델의 전제는 슈퍼바이지가 슈퍼바이저의 안내를 받아 자신의 실천을 변화시킬 수 있는 내적 역량을 갖추어야 한다는 것이다. 다시 말해서 슈퍼바이지는 안내자와 멘토의 지시와 재초점 맞추기에 따라 스스로 문제해결책을 찾을 수 있어야 한다는 것이다. 이는 또한 상담과 슈퍼비전의 해결중심 모델이 근거를 둔 전제이기도 하다.

de Shazer는 문제가 아니라 해결에 초점을 두고서 치료를 시작한다. "사람들은 가끔 문제를 해결하려는 노력을 그만두는 것이 어렵다는 것을 알게 됩니다. 문제를 정말 해결하고 싶다면 설명이 실현 가능해야 하고 필수적인 것이어야 한다는 생각에 '너무 깊게' 빠져 있기 때문이지요." (de Shazer, 1988: 10) 그래서 임상가와 슈퍼바이저는 종종 해결책을 놓치기도 한다. 해결책 자체가 최선의 설명임을 자각하지 못하고 설명을 찾느라 너무 바쁘게 보내기 때문이다. AA는 이 개념을 다음과 같이 변형하여 설명한다. '행동으로 완성될 때까지 가장해서라도 하라.' 이와 유사하게 행동주의 임상가는 처음에는 자연스럽지 않을 수 있는 새로운 행동을 해 보도록 한다. 그렇게 하면서 그들은 보상을 경험할 수 있으며 새로운 행동도 자신의 일부임을 느끼게 된다. 바꿔 말하면 해결에 초점을 맞추라. 그러면 문제는 스스로 풀릴 것이다.

통찰지향 치료자들은 내담자가 제시한 문제, 즉 불평을 자세히 묘사하도록 하면서 시작한다. 그러고 나서 깊이 있게 그 문제를 탐구한다. 이와는 대조적으로 de Shazer는 문제가 제시된 직후 해결책으로 초점을 옮긴다. 첫 단계는 그 문제의 예외를 찾는 것인데, 바로 그 문제가 일어나지 않았던 때다. "내담자가 카운슬러에게 아무리 불평을 많이 늘어놓아도 대화는 그 불평이 생기지 않았을 때로 돌아갈 수 있다." (de Shazer, 1988: 51)

그러고 나서 임상가는 내담자에게 그 문제가 해결되었을 때의 미래상을 묘사하도록 한다. 일이 어떻게 달라질까? 문제가 전혀 없을 경우 내담자의 행동은 어떻게 달라질까? 그다음에 제안되는 행동 단계는 그 미래상을 해결의 실상으로 바꾸는 것이다. 이것이 그리 간단치만은 않다고 말하는 사람도 있다. 효과가 없으면 어떻게 될까? de Shazer의 해결책은 뭔가 다른 것을 시도해 보는 것이다. 변화는 시행착오의 과정이다. 사람들은 행동 후에 신중하면서도 임의적으로 목표 설정을 함으로써 문제해결책을 찾아낸다(Peele, Brodsky, & Arnold, 1991 참조).

de Shazer의 상담모델에서 가져와 아래 약술한 해결중심 기술과 임상 슈퍼비전에 대한 Thomas의 연구(1992)는 슈퍼비전의 통합모델로 쉽게 결합될 수 있다. 알코올중독과 약물남용 치료에서처럼 슈퍼바이저는 통찰과 행동의 변화를 조화시키려 한다. 하지만 자신을 위한 통찰이 아니라 문제해결에 직접적으로 기여하는 통찰이 중요하다. 그러므로 해결중심 슈퍼비전은 실제 약물남용 상담의 정신적인 측면보다 실용적인 측면에 훨씬 더 밀접하다.

사회화

슈퍼바이저의 첫 번째 임무는 카운슬러가 치료할 때마다 성공할 수 있는 영역을 찾는 것이다. 슈퍼비전 회기에서 '실패'의 대답을 가져올 만한 질문은 절대로 하지 말아야 한다. 슈퍼바이저는 지시를 내리는 것이 아니라 슈퍼바이지가 해결책을 찾도록 선취함으로써 영향력을 행사한다. 최선의 예는 다음과 같은 긍정적인 질문을 하는 것이다.

"이런 형태의 내담자와 전에 성공해 본 적이 있습니까?"
"나쁜 회기에서도, 좋은 순간은 어떤 것이었습니까?"

"이번 회기에 대한 좋은 느낌은 무엇입니까?"
"이런 형태의 집단에서 당신이 잘할 수 있는 것은 무엇입니까?"
"어떤 모델을 써 보고 싶습니까?"
"이 내담자와 성공한 것은 무엇 때문일까요?"

효과적 질문을 이렇게 적용하면 슈퍼바이지를 편안하게 해 줄 수 있고 슈퍼바이저와 슈퍼바이지 간의 힘의 문제와 거리감을 줄일 수 있다.

중요점

다음으로 슈퍼바이저는 슈퍼비전 의제에 대한 슈퍼바이지의 생각을 유도하기 위해 이런 질문을 한다. "당신의 훈련에 대해 내가 알아야 할 것 중 가장 중요한 것은 무엇인가요? 당신에게 중요한 것은 무엇이지요?" 이런 질문은 "나는 당신이 배우는 데 무엇이 중요한지를 알고 있습니다."와 같이 판에 박은 슈퍼비전 태도와는 뚜렷하게 대조된다. 슈퍼바이지가 생각하기에 이야기할 만한 다른 중요한 문제들이 있는지 물어본 다음 슈퍼바이저는 슈퍼바이지가 질문에 대해 생각할 시간을 주어야 한다. 이 시간은 슈퍼바이저가 솔직한 정보에 열려 있음을 슈퍼바이지가 신뢰할 수 있는 만큼이어야 한다. 슈퍼비전을 하는 상황에서 신뢰는 저절로 생기지 않는다. 슈퍼바이저가 힘을 가진 상황에선 특히 그렇다. 신뢰는 존경을 보여주고 해결책에 초점을 맞추면서 시간을 보내며 얻어진다. "당신은 어떤 종류 문제를 잘 해결하나요? 당신이 잘 해결하는 것을 이야기해 주세요." 계속해서 문제를 꺼내는 슈퍼바이지는 이런 문제 초점에서 바뀌어야 한다. "나는 이 분야는 잘 몰라요." 슈퍼바이저가 말한다. "당신이 잘하는 분야를 듣고 싶군요."

한계 설정하기

카운슬러가 어떤 특정 문제에 대해 지속적으로 좌절감을 느낀다면 슈퍼바이저는 이렇게 질문할 수 있다. “이 문제가 당신에게 좀 가벼웠을 때는 언제였습니까?” “그런 일이 덜 일어난 때는 언제였습니까?” 슈퍼바이저는 심지어 카운슬러에게 자신의 ‘무능력지수’를 1~10점 척도로 점수를 매겨 보기를 권할 수도 있다. 카운슬러는 그와 같은 권고를 받고 놀랄 수도 있다. 하지만 이것의 목적은 ‘갇힌’ 느낌에 도달해서 카운슬러에게 과거의 성공과 미래의 대안을 상기시킴으로써 더 희망적인 관점으로 옮겨 갈 수 있도록 하는 것이다. ‘당신이 더 유능하다고 느낀 적이 있었습니까? 그때 당신의 등급은 1~10점 척도 중 어느 단계였습니까? 당신을 위한 슈퍼비전이 언제 시행될지 어떻게 아나요? 당신이 언제 더 유능한지 어떻게 아나요? 당신이 더 유능할 때, 그때 당신은 무엇을 하고 있을까요? 당신은 어떻게 느낄까요?’ 이렇게 한계의 개요를 잡는 기술은 de Shazer 모델이 행동에 관한 초점과 통찰을 어떻게 통합하는지 보여 주며 구체적이고 실용적인 용어로 표현된다.

목표 설정하기

변화의 비전을 세우고 문제의 해결책을 찾으려면 현실적인 목표와 목적을 설정해야 한다. 이를 위해 슈퍼바이저는 ‘어떻게’라는 질문을 한다. “당신이 이 기술을 연습한다면 어떻게 다르게 하고 있을 것 같습니까? 당신은 어떻게 생각하고 있을까요? 느끼는 것은요? 구체적으로 당신은 무엇을 다르게 하고 싶은 겁니까? 당신이 하고 싶은 방식대로 행동하고 있을 때 당신은 무엇을 다르게 할 건가요? 무엇이 다를까요?”

목표를 설정할 때, 변화 가능하고 측정 가능한 행동을 요구했던 기술을 다시 1~10점 척도로 평정해서 분석해 보는 것이 도움이 된다. ‘당신은 이제 1~10점 사이의 어디에 있나요?(10이 최상일 경우) 만약 당신이 지금 10점이라면 어떻게 달라질까요?’ ‘이번 회기에서 오늘은 몇 점인가요? 끝날 때에 몇 점이었으면 좋겠어요? 4점에서 8점으로 가려면 슈퍼비전에서 무엇에 초점을 맞출 필요가 있나요?’

실제로 '3' 점이나 '4' 점은 없다. 척도화는 자신의 작업에 대해 어떻게 느끼는지 수치로 나타내 보는 방법일 뿐이다. 척도화는 성공에 대한 질적이지 않은 측정을 제공하며, 양자택일이나 좋고 나쁘다는 언어를 피하게 해 주고, 바람직한 목적 상태의 구체적 인상을 제공한다. '어떻게 그런 반응을 보일 만큼 향상되었나요? 지금까지 어떻게 변화했나요? 어떻게 그것을 지금 할 수 있나요? 내담자가 그걸 하도록 어떻게 가르쳤나요? 지금 당신은 무엇을 다르게 할 건가요?'

목표 설정에 유용한 다른 질문들은 이렇다. "당신이 더 잘하고 있을 때, 말하자면 10등급에서 당신의 일은 무엇이 다를까요? 당신이 10점에서 작업할 때 당신의 팀원은 당신에 대해 어떻게 알아차릴까요?" 슈퍼바이저는 다른 관찰자를 슈퍼비전 방에 데려와서 이렇게 물을 수 있다. "당신이 그것을 다르게 한다면 당신 동료들은 어떻게 알아차릴까요?"

문제를 객관화하기

카운슬러가 어쩌지 못할 책임감의 무게에 짓눌리지 않게 도와주려면 슈퍼바이저는 문제를 객관화하려고 노력해야 한다. 마치 그 문제가 카운슬러와는 무관한 것같이 해야 한다. "그 문제가 당신을 괴롭히지 않도록 여러 방식으로 해 오셨습니다. 어떻게 그렇게 할 수 있었나요? 당신을 괴롭히지 못하도록 어떻게 하셨나요? 과거에 그런 문제를 만났을 때 해결했던 적이 있나요?"

'그 좌절'이나 '그 문제'에 대해 얘기하면 슈퍼바이지는 그 문제와 자신에 대한 부적절감으로부터 거리를 가지게 된다. "그 문제가 전에는 어떻게 당신에게 문제가 되지 않았나요? 그 문제는 당신을 앞으로 나가지 못하게 어떤 식으로 영향을 주나요? 만약 다른 슈퍼바이저가 있다면 그 문제에 대해 뭐라고 할까요? 그 사람도 그것을 문제로 볼까요? 다른 슈퍼바이저가 남자라면 어떨까요? 그는 그 문제에 대해 뭐라고 할까요?" 슈퍼바이저가 문제를 객관화하기 위해 이런 종류의 언어를 사용한다고 해서 카운슬러에게 책임을 부인하는 법을 알려 주는 것은 아니다. 오히려 무엇이 카운슬러의 책임이고 아닌지의 현실적인 한계를 회복하도록 돕는 것이다. 예를 들어, "나는 이 가족을 움직이게 할 수가 없어요."라는 말 대신 "이 가족은 꼼짝달싹 안 하는 것 같아요."라고 재진술할 수 있다.

문제 인식의 예외를 식별하기

해결중심 슈퍼비전에서는 내담자와 카운슬러가 어떤 문제로 좌절하지 않도록 하는 것을 중요시한다. 그 문제가 늘 있었고 또 늘 있을 거라는 생각을 하지 않도록 한다. 예외적인 경우나 그 문제가 없었던 시기가 문제에서 해결로 초점을 다시 맞추는 데 출발점이 된다. "그 문제가 일어나지 않을 특정한 때가 있을까요? 문제가 일어나지 않는다면 그것이 어떻게 생기는 걸까요? 그것이 문제가 되지 않는다고 지적하는 사람도 있을까요? 그 문제가 일어나지 않도록 하는 방법이 있나요?" 이런 질문은 슈퍼바이지가 문제에 압도당하지 않고 극복할 수 있음을 알게 한다.

예외적인 경우를 이해하기

될 때까지 가장해 봄으로써 해결중심 접근을 연습해 볼 수 있다. AA에서 자주 들리는 말은 이렇다. "몸을 거기 두고 마음이 따라가게 하시오." 그것은 본질적으로 행동주의적 치료가 작용하는 방식이다. 이와 유사하게 해결중심 슈퍼비전도 슈퍼바이지에게 새로운 개념을 소개하고, 구체적인 행동을 변화시키고, 새롭고 바람직한 결과를 흉내 내면서 작용한다. 슈퍼바이저는 묻는다. "그 질문을 더 명확히 하기 위해 어떻게 달리 물어볼 수 있을까요? 당신이 그 일을 할 수 있게 만든 건 당신의 반응 중 무엇 때문일까요? 어떻게 알았습니까? 그 문제가 당신에게 맡겨졌을 때 그 상황이 어떻게 다른가요? 당신이 그것을 어떻게 했는지에 대해 당신 동료는 뭐라고 하나요?"

그래서 만약 카운슬러가 이번에 성공적으로 수행하지 못한다면 슈퍼바이저도 카운슬러가 골치 아파하는 것에 동의하곤 한다. "만약 문제가 더 나아지지 않는다면 악화되지 않도록 당신이 무엇을 할 건가요? 과거의 실수가 당신이 더 나은 임상가가 되는 데 어떤 도움을 주었나요? 사례가 잘되어 가고 있다고 상상할 수 있다면 성공적으로 하기 위해 당신은 무엇을 하고 있을 건가요?" 반면에 만약 카운슬러가 성공하면 서로 좋은 상황이다. "어떻게 그것을 하려고 결심했나요? 어떻게 내담자가 그것을 하도록 가르쳤나요? 이런 문제 탈피가 당신에게 쉬운 것이었나요? 대부분 카운슬러에게 이 사례가 어려웠기 때문에 당신에게도 이것이 어렵다는 걸 압니다. 다른 사람들에게는 어떻게 어려울까요? 당신에게는 어떻게 쉬울까요?"

미래 상상하기

해결을 위해 미래 상상하기를 채택함으로써 슈퍼바이저는 카운슬러가 다음 회기를 위해 변화의 상이나 비전을 형성해 보도록 이끌어 간다. "이 상황에서 당신이 선택한 무엇이든 변화시킬 수 있다면 그때는 어떻게 보일까요? 만약 오늘 기적이 일어나서 내일 아침 당신이 눈을 떴을 때 이 문제가 없다면 당신 인생에서 뭐가 달라졌을까요? 다른 사람들은 무엇을 인식할까요?" 슈퍼바이저는 문제의 혹독함과는 무관하게 긍정적 결과를 취한다. "당신은 낙관론자 같군요. 그러니 이 장애를 이길 수 있을 거라 가정합시다. 무엇이 달라질까요? 당신의 상담에서 좋게 느낀 것들 가운데 이번 주에 내가 어떤 것을 찾았으면 좋겠습니까? 당신은 어디에서 나아지고 있나요?"

응원하기

슈퍼바이저는 항상 긍정적인 행동을 칭찬할 방법을 찾아야 한다. "대단합니다. 우와! 농담이 아니에요. 잘했어요." 비디오를 본 뒤 슈퍼바이저가 "우와!"(긍정적인 어조로)라는 말만 하고 끝이라면 슈퍼바이지는 멋지다고 느낄 뿐 새로운 건 아무것도 모른 채 진행해 나갈 것이다. 대부분 사람들은 기대하지 않고 있다가 칭찬을 받으면 기뻐하며 놀란다. 슈퍼바이저가 쓸 수 있는 칭찬은 다음과 같다.

"그거 정말 잘했다는 거 알면 당신은 무척 기쁠 거예요."
"정말 훌륭했어요."
"그거 어떻게 했는지 말해 줘요."
"그렇게 어려운 회기에서 어떻게 조용히 있을 수 있었지요? 어떻게 그 방에 있을 수 있었어요? 고백하건대 난 절망 속에서 퇴장하는 것 같았어요."
"당신의 또 어떤 반응이 효과가 있을까요?"

변화를 지속하도록 격려하기

학교에서 아이들이 시험지를 되돌려 받으면 많은 정답들은 당연하게 여겨지고, 몇 안 되는 오답에 표시된 빨간색이 눈에 크게 들어온다. 어떤 종류의 교육이나 훈련에서든 개인의 실수가 아니라 성공을 보상해 주어야 한다. 슈퍼비전에서도 카운슬러가 긍정적 행동의 변화일로를 지속할 수 있도록 끊임없이 격려해 주어야 한다. 이 단계에서 슈퍼바이저는 이렇게 말할 수 있다. "그걸 더 해 보세요. 당신이 그때 했던 게 마음에 들었나요? 난 마음에 들었어요! 효과가 있더라고요. 그거 다시 한 번 해 봐요." 슈퍼바이지에게 문제의 답을 주는 대신 이런 피드백을 주는 것은 그가 결과를 이해하고 평가함으로써 배우는 방법을 학습하도록 돕는다.

슈퍼바이저의 안내는 슈퍼바이지가 자신의 해결책을 찾도록 도와주는 방향으로 나아가야 한다. 슈퍼비전을 하는 데 유용한 표현은 다음과 같다.

"그 회기가 정말 끔찍했다고 생각하더라도 좋았던 점은 무엇인가요?"
"그 일이 회기에서 아직 발생하지는 않았지요. 하지만 만약 발생한다면 당신은 어떻게 하겠습니까?"
"그건 어떤 것이 될까요……? 당신에게 다른 것이 될지 궁금하군요."
"그 회기를 당신이 과도하게 통제했는지에 대해 언제 생각했나요? 그리고 그 행동이 더 빨리 일어나지 않도록 어떻게 관리했나요?"

"이처럼 당신이 했던 최근 사례 덕분에 당신은 다르게 일하는 걸 배웠군요. 이 변화가 당신의 미래 선택에 어떻게 영향을 줄까요?"

"당신 인생 경험의 결과로서 이 일이 일어나면 당신은 무엇을 다르게 할 건가요? 해결을 위해서 당신의 삶에서 따로 무엇을 끌어낼 수 있을까요?"

"회기에서 조용히 지내는 법을 모르는 사람에게 당신은 그것을 어떻게 설명할 수 있나요?"

"더 능숙해지기 위해 무엇을 취하고 싶나요?"

슈퍼비전에서 해결중심 기법 덕분에 카운슬러는 사건 전후 어떤 구체적 행동에 대해 긍정적으로 보상받을 수 있다. 이런 기법은 지나치게 자기 비판적인 초보 카운슬러뿐만 아니라 학문적인 교육과 훈련이 부족한 알코올중독과 약물남용 카운슬러에게도 효과가 있다. 해결에 초점을 맞춤으로써, 다시 말해 카운슬러가 자신의 상담법을 개발하고 내담자의 삶에 긍정적 변화를 야기하고 자신의 일에 대해 더 만족할 수 있는 일을 함으로써 슈퍼바이저는 카운슬러가 자기행동을 통찰할 수 있을 뿐 아니라 구체적 기술을 배우도록 돕는다.

실제 장면에서의 슈퍼비전

관찰의 표준 방법(비디오 녹화, 공동촉진, 일방경 등)과 12장에서 논의된 슈퍼비전의 내용(집단과 동료 슈퍼비전)을 보충하기 위해 1986년 Brodsky와 Myers는 슈퍼비전의 교훈적이고 경험적인 요소를 결합하는 혁신적인 방법론을 제안했다. 실제 장면 슈퍼비전은 치료 기법을 교육하는 것과 활동 중인 슈퍼바이저와/또는 슈퍼바이지를 생생하게 관찰하는 것을 순환함을 의미한다. 각 슈퍼비전 회기는 방안에 슈퍼바이저가 배석한 채 진행되는 45분간의 치료회기, 내담자가 관찰하는 가운데(독특한 개념임) 치료회기에 대한 30분간 집단 토론 그리고 치료자와 내담자 간에 15분간 결과를 이야기하고 듣는 활동을 포함한다. Brodsky와 Myers는 슈퍼바이저와 슈퍼바이지 그리고 내담자를 위해 강력하고 생산적인 학습 경험이 될 수 있도록 하였다.

거울 사용은 슈퍼비전에서 가장 생생한 방법인데, 실제 장면 슈퍼비전에서는 역할이 없다. 대신 내담자와 카운슬러가 큰 상담실 한쪽 끝에 앉는 반면, 슈퍼바이저와 다른 관찰자가 반대편에 앉는다. 치료자와 내담자를 슈퍼바이저와 다른 관찰자로부터 갈라놓는 건 공기가 있는 공간뿐이다. 상담회기 동안 관찰자 사이에선 대화가 전혀 없다.

내담자와의 계약에는 모든 슈퍼비전이 회기 내에서 일어남을 명기한다. 상담실 밖에서는 어느 때라도 슈퍼바이지 대 슈퍼바이지, 슈퍼바이저 대 슈퍼바이지, 내담자 대 슈퍼바이지 간 토론이 있을 수 없다. 그러므로 슈퍼바이지와 내담자, 슈퍼바이저가 다양한 형태로 함께 배우게 된다. 모든 비평이 서로의 앞에서 이루어진다. 아울러 관찰자와 다른 참가자 간에는 잡담이 있을 수 없다. 관찰자는 내담자에게 절대로 직접적인 상호작용을 하지 않는다. 관찰자는 자신의 함양을 위해 앉아서 관찰할 뿐이다. 카운슬러가 임상적 상호작용의 중심이 된다. Brodsky와 Myers는 1986년 이 실험의 영향이 모든 참가자에게 심오한 것이었다고 주장한다. "새로운 내담자가 종종 신중하고 평가적인 양식에서 이해와 신뢰 양식으로 옮겨 가는 것처럼, 훈련생과 슈퍼바이저도 실제로 치료자 역할을 하지 않을 때에는 회기를 안내하기보다는 회기를 이해하고 신뢰하려는 쪽으로 옮겨 간다. 적어도 치료자와 평가자, 관찰자의 역할이 구분된다."(p. 99)

이 방법에 친숙하지 않은 사람은 이렇게 물을지 모른다. "여기서 내담자는 어떻습니까? 비밀유지에 대한 신뢰를 저버리는 것 아닙니까? 내담자가 이 과정을 어떻게 느낄까요?" Brodsky와 Myers에 따르면, 내담자가 슈퍼비전 회기에서 조용히 있는 것 자체가 강력한 치료 도구가 될 수 있다고 한다. 내담자는 신뢰와 용기를 더 빨리 획득하고, 더 내성적으로 되며, 슈퍼비전을 관찰한 결과 상담회기에서 긴장을 덜 느끼게 된다. "단지 하나가 아니라 여러 가지 치료 형태와 어휘를 통해 접근하는 것이 당연히 도움이 될 수 있다."(p. 100)

실제 장면에서의 슈퍼비전을 위해 내담자 중 부적격자를 가려내기 위한 인터뷰를 해서 신중하게 선택해야 한다. 내담자는 손상되지 않은 성격 구조를 갖춰야 하고 관찰 과정에서 초래될 수 있는 스트레스를 다루기에 충분한 대처 능력도 있어야 한다. 내담자는 발생한 정보를 처리하고 이해하는 능력도 있어야 한다. 그들은 논리적으로 훌륭한 언어 능력을 갖춘 유능한 개인이어야 한다. "또한 장래 내담자와 함께 할 실습과목 형식을 분명히 하기 위해 초기 (가려내기) 인터뷰에 신경을 써야 합니다. 이것은 다소 비정통적인 치료 유형이기 때문에 일반적으로 학기 말쯤 내담자는 보다 전통적인 개인치료나 집단치료에 의뢰됩니다." (Brodsky & Myers, 1986: 102) 분명하게 말하면, 이 흥미롭고 야심에 찬 슈퍼비전 방법은 내담자와 슈퍼바이지, 슈퍼바이저를 위한 것은 아니다.

슈퍼바이저 역할 맡기

카운슬러 역할에서 임상 슈퍼바이저 역할로 옮기는 것은 어렵고 고통스러운 과정이다. 성공적으로 이동하기 위해 새로운 슈퍼바이저는 여러 단계를 거쳐야 한다. 새로운 슈퍼바이저는 빨리 배울 수 있는 사람이어야 한다. 그는 긍정적인 행동의 복잡함과 동등한 고용기회 정책과 과정, 예산 편성과 재정을 숙지해야 한다. 또한 스태프를 면접하고 고용하는 법, 새로운 스태프와 현재 스태프를 훈련시켜 업무와 기능에 맞게 적응시키는 법, 생산적인 스태프 미팅을 운영하는 법, 수행평가를 하는 법 등도 정복해야 한다. 새로운 슈퍼바이저는 업무와 역할을 신속하게 정의하고 연결시키는 것을 배워야 하며, 자신의 의사결정 스타일을 개발해야 한다. 관리부와 직계 참모뿐 아니라 스태프 사이에서의 갈등도 해결할 수 있어야 하고, 스태프의 스트레스와 소진을 알아차려서 처리하는 법도 배워야 한다. 가장 중요한 것은 새로운 슈퍼바이저가 스태프와 함께 노는 법과 일을 즐기는 법, 새로운 슈퍼바이지에게 마음을 열고 넘어가는 법을 배울 필요가 있다는 것이다.

슈퍼바이저가 되려면 다음 과제를 수행해야 한다.

① 정책과 절차를 살피고 중급 및 상급 관리와 대화를 하기 위해 모든 부서의 일상활동을 관찰하기 위한 오리엔테이션 기간을 요청하라. 이는 슈퍼바이저가 그 기관의 신참일 때 특히 중요하다.
② 초기 교육과정을 지원해 줄 때 외적 멘토를 확인하라. 슈퍼바이저의 멘토는 그 기관의 정책을 알고 상담 스태프의 욕구와 챙겨야 할 내담자 집단도 아는 사람이어야 한다. 멘토는 능숙한 슈퍼바이저여야 하고 슈퍼바이저가 초기 업무와 우선순위, 슈퍼비전의 기본 법칙 등을 세우는 데 도움을 주어야 한다. 또한 그는 어려운 시기에 신참 슈퍼바이저를 도와줄 코치이자 응원단원이다.
③ 핵심 스태프를 모아 응집력 있는 업무 팀을 만들어라. 슈퍼바이저는 정규 미팅과 빈번한 미팅, 슈퍼비전에 대한 직접적 슈퍼비전을 통해서 새로운 상사와 슈퍼바이지와의 라포를 발전시킬 필요가 있다. 슈퍼바이저는 필요하면 경영과 슈퍼비전을 하는 훈련을 받아야 한다.
④ 피드백을 간구하고 그것을 진지하게 받아들여라. 슈퍼바이저는 '내가 하고 있는 게 어떤가요?' 하고 끊임없이 묻고 대답이 긍정적이든 부정적이든 그것에 열려 있어야 한다.

슈퍼바이저에게 꼭 필요한 일은 자신의 스트레스와 소진 수준에 항상 민감해야 한다는 것이다. 소진은 "업무조건 특성상 전문직을 돕는 사람들이 겪는 이상과 에너지, 목적의 점진적인 상실"로 정의할 수 있으며(Edelwich & Brodsky, 1980: 14) "사람을 상대로 하는 일을 하는 사람들 사이에 생기기 쉬운 감정적 소모와 비인격화, 감소된 개인적 성취감 등의 증상"으로도 정의된다(Maslach, 1986: 98). 일반적으로 소진을 말기적 현상, 즉 수년간 과로와 좌절을 겪은 뒤 나타나는 작용으로 간주한다 해도 새로 진급한 슈퍼바이저에게는 정말 중요한 걱정거리다. Edelwich와 Brodsky가 보여 주듯, 소진의 씨앗은 열의가 넘치는 초기 시절, 즉 신참이 성공과 인정, 성취에 대한 비현실적인 기대를 가질 때 심어지는 것이다.

슈퍼바이저는 다수의 상충되는 책임과 과중한 문서업무, 성과를 향상시키지는 않으면서 필수적으로 강요되는 규칙들 때문에 초래된 정서적 긴장과 사기 저하를 종종 보고한다. 그들은 자기가 관리부서의 진정한 일부라고 믿지 않는다(Kadushin, 1976; Olmstead & Christensen, 1973). 결국 역할 갈등과 역할 모호성이 슈퍼바이저를 소진의 위험에 빠뜨리는 직업적 스트레스 요인들 사이에서도 두드러진다.

역할 갈등은 "하나에 순응하는 것이 다른 것에 순응하는 것을 어렵게 만들듯이 둘 이상의 압력이 동시에 일어나는 사건"으로 정의된다(Kahn et al., 1964: 19). 임상 슈퍼바이저를 포함해서 중간관리자는 관리와 스태프 간 중재자이자 조정자인 고유한 위치 때문에 역할 상충에 극도로 민감하다. 조직의 행정 구조가 개인 직속 스태프에게 영향을 주는 중대한 위치에 그들이 있기 때문이기도 하다.

역할 모호성은 "개인이 쓸 수 있는 정보와 적절한 역할 수행에 필요한 정보 사이의 불일치"로 정의된다(Kahn et al., 1964: 73). 이것은 공개적으로 자금을 지원받는 알코올중독과 약물남용 기관에서는 직업적인 위험요소다. 여기에서는 정보가 아래 직원들에게 내려가지 않는다. 슈퍼바이저는 자기가 이용할 수 있는 정보의 불완전함과 카운슬러에게 허용된 정보의 훨씬 큰 격차에 동시에 대처해야 한다. 분명하게 말하자면, 3장에서 묘사한 널리 퍼진 정보공유와 팀을 근거로 하는 조직 구조를 적용하면 위계 조직이 강요하는 역할 모호성은 줄일 수 있을 것이다.

소진에 대한 대책으로서 슈퍼바이저가 해야 할 일은 다음과 같다.

① 언제 소진하는지 알기 위해 자기인식과 타인에 대한 인식을 충분히 유지하라.
② 슈퍼비전을 위해 멘토와 슈퍼비전을 가져라. 임상 슈퍼바이저 집단이 그들이 배운 임상 기술뿐 아니라 소진으로 이끌 수 있는 관심사도 공유할 수 있도록 동료로서의 만남을 매월 가질 것을 강력히 추천한다.
③ 애당초 상담에 들어갔을 때의 그 목적과 같이 내담자를 계속 보도록 하라.

사례를 완전히 포기해서 내담자를 돌보지 않는 슈퍼바이저는 자신이 전혀 원한 적이 없는 '관리자'가 되어 중요한 직업의식을 잃어버리고 소진에 취약해질 수도 있다(Dedlwich & Brodsky, 1980).

④ 개인적인 문제가 효율성을 방해할 때 외부 상담을 받아라. 소진은 직업적이고 개인적인 스트레스 요인에서 모두 초래될 수 있다. 가족생활에서 스트레스를 받으면 그 효과가 직장에서도 느껴지곤 한다.

⑤ 직업적, 개인적 성장이 지속되도록 하라. 삶의 균형을 유지하고, 바깥일과 생생한 유대를 갖고, 성장을 절대로 멈추지 않음으로써 슈퍼바이저는 다른 면에서 보면 스트레스가 많은 직장에서도 비교적 건전하게 남을 수 있는 최상의 기회를 가지게 된다.

제15장 윤리적, 법적 문제

모든 서비스 분야는 임상가와 슈퍼바이저의 윤리적 및 법적 책임에 초점을 맞추고 있다. 다양한 직업윤리규범에 명시되어 있듯이, 윤리 기준을 엄격하게 하는 이유는 다양한 종류의 과실 및 이해 충돌에 기인하는 의료 과오 주장 및 심사보상 때문이다. 모든 전문가들은 특히 소송 상황에서 법의 요구에 주의를 기울이고 잠재적 과오를 피하기 위해 합리적으로 판단해야 한다. 그러나 근본적인 이슈는 준법적인 것이 아니라 오히려 내담자, 기관, 카운슬러에게 변하지 않는 윤리적 책임의 문제다. 슈퍼바이저와 카운슬러는 모두 직업적 존엄성과 자존심을 반영하는 실천 기준을 높여야 한다. 실제로 정신건강 분야의 전문가들은 진정한 공감과 동맹 형성을 토대로 한 양질의 임상 관리가 최상의 의료사고 예방책이라는 결론을 내렸다(Gutheil & Appelbaum, 2000; Gutheil, et al., 1991).

슈퍼바이저는 인식 여부에 관계없이 항상 윤리적 선택을 하고 있으며 이 중 상당수는 법적으로도 관계가 있다. 슈퍼비전을 받는 카운슬러들과 마찬가지로 슈퍼바이저 자신의 행위 및 슈퍼바이지의 행위와 관련하여 타협 상황과 잠재적 소송에 부닥치기 쉽다. 전반적으로 비윤리적인 실제의 예는 결국 국가 면허위원회,

직업인증 기관 그리고 법원에서 해결한다. 예를 들어, 임상가가 내담자와 성적 관계를 맺는 것은 보편적으로 비윤리적이며 의료 과오의 근거라고 인식되고 몇몇 국가에서는 범죄로 간주되어 왔다. 슈퍼바이저에게 보다 일관되고 즉각적인 문제는 윤리적 경계로 잘못 들어서는 임상가의 행동이다. 예를 들어, 임상가가 상담에서 다룰 능력도 필요도 없는 성적 문제나 기타 개인적 문제를 관음증적으로 조사하는 일, 상담에서 접촉을 부적절하게 사용하는 일, 내담자와 관련하여 직업적으로 적절한 거리를 유지하지 못하는 일(일례로 이것은 카운슬러와 내담자가 같은 AA 회의에 참석할 때 발생할 수 있다)이 있다. 이것은 모두 슈퍼비전 시에 관리할 문제다.

직업의 윤리적 기준을 지키는 데 있어 슈퍼바이저는 자신이 교육하는 이들의 직업적 발달에 책임이 있는데, 여기에는 슈퍼바이지의 윤리적 민감성을 이끄는 일이 포함된다(ACES, 1989). 슈퍼바이저는 윤리적 행위와 관련하여 적절하게 슈퍼비전을 줄 책임이 있다. 이러한 책임은 고지된 동의(informed consent), 비밀보장 및 그 한계, 경고 의무, 경계 유지, 이중관계, 내담자와의 사회적 · 성적 친밀, 부실 표시, 직업적 신뢰성 같은 이슈에 슈퍼바이저를 관여시킨다. 당연히 이러한 이슈 중 상당수는 동형의 특성이 있다. 카운슬러가 내담자의 비밀보장을 존중하는 법을 배우려면 슈퍼바이저는 카운슬러에게 똑같은 존중을 보여 주어야 한다. 카운슬러가 내담자에게서 고지된 동의를 확보하는 법을 배움에 따라 슈퍼바이저는 카운슬러에게 슈퍼비전 절차를 개방함으로써 그 과정을 모델링해야 한다. 카운슬러는 슈퍼바이저가 카운슬러와 관련하여 적절한 경계를 지키는 분위기에서 내담자와의 이중관계(사회적, 성적, 사업적)를 피하는 법을 가장 잘 배울 수 있다. 상담관계와 같은 존중, 공정성, 비착취(nonexploitation), 기대의 명확성 원리가 슈퍼비전 관계를 지배한다.

윤리적, 법적 문제는 슈퍼비전의 핵심이며 슈퍼비전 중에 이러한 문제에 대한 탐색은 몇 가지 이유로 중요하다.

① 슈퍼비전은 상담과 치료 실제를 배우는 교육 경험이다. 바로 이러한 교육

카운슬러는 슈퍼비전 관계 중에 담당 슈퍼바이저와 개인적으로 가까워지거나 이미 좋은 친구일 수 있는데, 특히 동료와 같은 기관에 올 때 그러하다. 슈퍼바이저와 슈퍼바이지의 친분은 흔하고, 불가피하며, 일반적으로 긍정적이다. 그럼에도 불구하고 내담자와 슈퍼바이지의 복리는 여전히 최우선 순위다. 내담자는 자신의 카운슬러가 정당한 슈퍼비전을 받고 있으며 슈퍼바이저가 객관성을 위해 필요한 거리를 유지할 것을 기대할 권리가 있다. 따라서 친분과 이중관계 간의 불안정한 경계를 주의 깊게 감시해야 한다.

슈퍼바이저의 입장에서는 '나는 당신의 슈퍼바이저로 진급되었으니까 당신과 함께하던 일 중 몇 가지는 할 수 없다. 이제 우리 관계는 다르다.'고 말할 수 있다. 또한 적절한 경계를 보장하기 위해 객관적인 제3자가 슈퍼비전 역할을 감시하는 것이 좋다. 즉, 슈퍼비전은 시설의 임상 스태프에 의해 다시 슈퍼비전되어야 한다. 동료와의 공동 슈퍼비전(cosupervision)은 이중관계를 감시하기 위한 또 다른 기제다. 이중관계가 발생할 경우 슈퍼바이저의 지위를 박탈해야 하는지 여부는 정해지지 않았다. 우선 그 문제의 심각성을 평가해야 한다. 슈퍼바이지 및 향후 슈퍼비전 관계를 보호하기 위해 외부 상담이 필요할 수도 있다.

마지막으로, 슈퍼바이지는 억지로 성관계를 맺어서는 안 되는 것과 마찬가지로 슈퍼바이저와 친교 및 사회적 관계를 억지로 맺어서는 안 된다. 이러한 문제들에 대해 의문점이 있을 경우 적절한 경험 법칙은 거리에 중점을 두고 경계를 확실하게 유지하는 것이다.

경계 영역에서의 딜레마

이중관계를 피하라는 말을 하기는 쉽지만 실제로 그렇게 하기는 쉽지 않을 수 있다. 슈퍼바이저가 직면할 수 있는 일반적인 딜레마가 몇 가지 있다.

'시내의 유일한 게임' 증후군(The 'Only Game in Town' Syndrome)

① 지역에서 당신은 특수한 문제가 있는 아동을 다루는 최고의 가족치료자다. 관리를 위해 당신에게 자신의 아이를 의뢰한 슈퍼바이지와의 이중관계를 피해야 하는가?

② 당신은 슈퍼바이지가 의뢰한 사람을 상담하고 있는데, 내담자가 슈퍼바이지의 먼 친척이라는 것을 알아낸다.

③ 당신에게 내담자를 의뢰한 슈퍼바이지는 그 내담자를 절도로 고소할 것을 요구하고 있다. 당신은 내담자를 위해 슈퍼바이지에게 불리한 증언을 해야 할 수도 있다.

④ 당신은 작은 마을에 거주하며 우울증 치료에 있어 그 마을에서 최고의 치료자인 동료와 함께 개인영업을 하고 있다. 그가 치료하고 있는 사람들 중에는 당신의 슈퍼바이지의 배우자가 있다.

⑤ 당신은 구성원들이 서로 알고 있으며 격의 없이 교제하는 매우 친밀한 소규모 동성애 공동체의 일원이다. 당신은 이 공동체의 또 다른 구성원을 슈퍼비전하도록 배정받았는데, 이 기관의 다른 누구도 그를 교육할 만한 자질을 갖추지 않았다.

⑥ 한 내담자는 자신이 불륜을 맺고 있다고 알리고 당신이 슈퍼비전을 주고 있는 기혼 카운슬러가 자신의 상대라고 밝힌다. 당신은 이러한 정보를 어떻게 할 것인가? 그 내담자를 계속해서 치료할 것인가? 그 카운슬러를 계속해서 슈퍼비전할 것인가? 슈퍼비전 관계를 끝내기로 한다면 내담자의 비밀보장을 유지하면서 이것을 어떻게 설명할 것인가?

'우리는 함께 자랐다' 증후군(The 'We Grew Up Together' Syndrome)

① 당신은 카운슬러에서 슈퍼바이저로 승진했다. 다른 카운슬러들보다 나이가 어리지만 석사학위가 있기 때문에 건강관리단체 인가 협동위원회(Joint Commission on Accreditation of Healthcare Organizations: JCAHO)와 제3자 변상 규정에 따라 그 직무를 제공받았다. 당신은 전과 마찬가지로 계속해

서 전체 직원들과 격의 없이 교제할 수 있는가? 슈퍼바이지로부터 극장표를 받을 수 있는가? 그들 중 한 사람과 데이트를 할 수 있는가?

② 기관의 연중 피크닉 같은 사회적 행사에서 새로운 역할을 맡으면 어떻게 다르게 행동하는가? 더 조심하는가? 당신의 가족에 관한 개인 정보를 슈퍼바이지에게 이야기하는가?

③ 당신은 이전 동료들과 어떻게 신뢰성을 확립하는가? 당신에게 배정된 슈퍼바이지들 중 한 사람이 개인적으로 가까운 친구라면 어떻게 하겠는가? 배우자라면? 당신의 개인적 책임을 직업적 책임과 어떻게 분리하는가? 다른 전문가가 슈퍼비전을 주도록 이전해야 하는 사람이 있는가?

④ 당신이 현재 슈퍼비전하고 있는 사람들의 친구나 동료로서 전에 당신에게 누설된 사적 정보를 어떻게 하겠는가? 이러한 정보가 성과 검토 과정을 훼손하지 않는다고 어떻게 보증하겠는가?

약물남용 카운슬러이자 슈퍼바이저인 경우 '이중역할'이라는 이슈

① 당신은 회복되고 나머지 직원들은 그렇지 않으면 어떻게 하겠는가? 직원들을 낙담시키지 않으면서 회복력을 어떻게 유익하게 사용하겠는가?

② 슈퍼바이지들과 같은 AA 모임에 가겠는가? 당신이 작은 마을에 거주하고 있으며 다른 모임이 없을 경우에는 어떻게 하겠는가? 이것은 유일한 여성 모임이다. 모임에 가기 위한 차가 없다면 어떻게 하겠는가? 슈퍼바이지와 모임에 가기 위해 동승해야 하는가? 모임이 본인의 시설에서 열린다면 참석해야 하는가? 참여해야 하는가? 발언을 해야 하는가? 비공개 모임이라면 어떻게 해야 하는가?

③ 당신은 10년 동안 AA에서 홈 그룹 모임(home group meeting)에 참석해 왔다. 이제 막 슈퍼바이저로 승진한 당신은 새로운 슈퍼바이지도 그 회의에 참석하는 것을 알게 된다. 이제 그 슈퍼바이지에 대해 다르게 행동해야 하는가? 그 사람이 당신보다 금주 기간이 훨씬 더 길면 어떻게 하겠는가?

④ AA에서 슈퍼바이지를 후원해야 할 상황이 있는가? 슈퍼바이지가 재발하려

고 한다고 생각되면 어떻게 하겠는가? 이중관계 경계를 유지하면서 어떻게 개입하겠는가?

나 자신에 대해 타인에게 어떻게 말해야 하는가

① 슈퍼바이저와 슈퍼바이지 간에는 어느 정도의 자기노출이 적절한가? 너무 많은 노출에서는 어떤 복잡한 문제가 발생할 수 있는가? 나의 이혼소송에 대해 알기를 원하는가? 내 아이들이 학교에서 겪는 문제는? 나의 공포, 희망, 꿈은? 나의 슈퍼바이지는 이 중 어느 정도를 알고자 하는가?

② 성별은 동료들에게의 자기노출 정도에 어떤 영향을 주는가? 남자끼리의 유대는 여성 직원보다 다른 남성 직원들에게 더 많이 노출하게 하는가? 아니면 기관에서 남성들과의 경쟁력을 유지하면서 여성들에게 더 많이 노출하게 하는가? 이러한 차별적 대우가 성차별주의나 심지어 성희롱에 근접하는 때는 언제인가?

이러한 문제는 확실한 답이 없다. 그것이 제기하는 딜레마를 분리하는 데 있어 동료 상담, 자신의 슈퍼비전에 대한 슈퍼비전, 슈퍼바이지가 주는 피드백을 대신하는 것은 없다. 이중관계에서 직업윤리규범은 극단적인 상황만을 다룬다. 극단적인 상황 사이에서 모든 변수들을 고려함으로써 책임감 있는 결정을 내리는 것은 개인에게 달려 있다. 이것은 슈퍼바이저가 성숙함에 따라 습득하는 기술이다. 대체로 3단계 슈퍼바이저는 1단계 슈퍼바이저들이 흑백세계로 인식하는 것에서 회색을 분리해 낼 수 있는 통합 윤리관을 개발한다.

신중하게 고려하고 상의한 후에도 주어진 행위 과정의 타당성에 대해 의문이 남는다면 슈퍼바이저는 Blanchard와 Peale(1988)이 제안한 세 가지 엄밀한 검사를 통해 문제를 살펴보는 것이 좋다.

① 그것은 합법적인가? 민법이나 회사 정책을 위반하게 될 것인가?

② 그것은 균형이 잡혀 있는가? 단기 · 장기적으로 모든 관계자들에게 공평한

가? 윈윈(win-win) 관계를 증진하는가?

③ 나 자신은 그것에 대해 어떻게 생각할 것인가? 자랑스럽게 생각하게 될 것인가? 신문에 발표되면 어떨까? 나의 가족이 그것에 대해 알면 기분이 좋을 것인가?

세 번째 질문들은 개인적 가치 표준을 기준으로 제기된 행위를 측정하므로 실제로 엄밀한 검사다. 불안감이 남아 있다면 주의를 기울이는 것이 가장 좋다.

전문적 신뢰성

심리학자 윤리강령의 원칙 2조항은 심리학자들이 "서비스를 제공하고 교육과 경험에 의해 자질을 갖춘 기법만을 사용해야 한다."(APA, 1981)라고 규정한다. 이와 마찬가지로 미국 결혼 및 가족치료협회(AAMFT, 1991)의 윤리규정 4.2조항은 "결혼 및 가족치료자는 학생이나 고용자, 슈퍼바이지가 그들의 교육, 경험 수준, 능력 이상으로 전문 서비스를 수행하거나 그들이 그럴 능력이 있다고 간주하는 것을 허락하지 않는다."라고 규정한다. 그러나 이러한 확실한 원칙은 그 자체를 실행하는 데 필요한 모든 지침을 제공하지는 않는다. 슈퍼바이저의 딜레마는 슈퍼바이지가 전에 시도한 적이 없는 기법과 기술을 사용하기에 적절한 때를 결정하는 것이다. 내담자에게는 그들의 카운슬러가 훈련 중임을 알려야 한다(ACES, 1989; Bray, Shepherd, & Hays, 1985; Kaslow, 1986a; Margolin, 1982; Wilcoxon, 1986; Wilcoxon & Fennell, 1983).

이와 마찬가지로 특정 업무나 역할이 생소한 슈퍼바이저는 슈퍼바이지에게 정직하게 말해야 한다. "이 점에 대해 저는 잘 모릅니다. 배우는 중입니다. 당신에게서 배워야 할 것 같습니다. 함께 발전하고 있는 거지요." 이러한 진술은 슈퍼바이저의 전반적인 보고의 일부일 수 있는데, 그 보고에는 슈퍼바이저의 이론 모형, 슈퍼비전의 목적, 기대되는 능력 수준이 포함된다. 이러한 질문에 대한 슈퍼바이저의 개방성은 상호신뢰 분위기를 증진하여 오진이나 비윤리적 행위, 불완전한 기법 습득 문제가 발생할 경우 이를 즉시 제기할 수 있다. 이러한 식으로 슈퍼비전은 전문적 자질, 교육의 적절성, 능력과 관련된 문제를 회피하거나 숨기기보다는 해결하기 위한 장이 된다.

AAMFT의 윤리규정 1991년 개정판에는 정교한 윤리 기준의 모델이 될 수 있는 몇 가지 규정이 포함되어 있다. 예를 들어, 규정 3.3조항과 4조항은 학문의 중요성과 그 분야의 발달에 뒤지지 않을 필요성을 강조한다. 특정 지침 내에서 슈퍼바이지의 비밀보장은 규정 4.3조항에 보장되어 있다. 규정 7, 7.3, 7.4조항은, 확실하고 공정한 슈퍼비전 비용을 권고한다. 규정 8.9조항은 슈퍼바이저가 자신의 전문성하에서 광고를 할 수 있지만 그 이상의 것으로는 광고할 수 없음을 명시한다.

평가

평가는 현행 슈퍼비전 업무의 일부다. 또한 임상 기술과 실제에 대한 심각한 문제가 있을 때 카운슬러에게 피드백을 제공하고 이 분야에서 일해서는 안 되는 이들을 선별해 내는 것은 슈퍼비전의 책임이다. 평가 과정 전반에 걸쳐 적절한 과정을 준수해야 한다. 슈퍼바이지는 자신들에게 기대되는 것, 평가 방법, 평가 결과를 알아야 한다. 피드백은 주기적으로 건설적인 방식으로 제공해야 한다. 이러한 피드백에는 양자가 검토한 슈퍼바이저의 장단점에 관한 진술서가 포함되어야 한다(Canon & Brown, 1985; Hart, 1982).

존중

ACES(1988) 규정에 따르면, "카운슬러 교육자와 슈퍼바이저는 카운슬러가 내담자에게 갖고 있는 것과 같은 존중을 슈퍼바이지에게 가져야 한다." (p. 245) 슈퍼바이저는 비밀보장, 공정한 대우, 기대의 명확성, 경계 설정과 관련하여 내담자에게 제공하는 것과 같은 존중과 위엄을 슈퍼바이지에게도 제공해야 한다. 슈퍼바이저는 항상 슈퍼바이지들의 인종, 민족, 사회, 종교, 정치적 다양성을 존중해야 한다. 이 규정은 계속해서 "기대는 명확해야 한다. 선택의 자유가 허용되어야 한다. 어떠한 상황에서도 카운슬러 교육자와 슈퍼바이저는 슈퍼바이지로 하여금 특정한 이론적 신념이나 관점을 채택하게 해서는 안 된다."라고 명시하고 있다. 다시 말해서 슈퍼바이저는 슈퍼바이지를 자신의 이미지로 개조하거나 자신을 카운슬러로 복제하지 않는다. 대신에 카운슬러가 자체적인 방식을 따르도록 도와준다.

고지된 동의

슈퍼바이저는 내담자가 슈퍼비전 과정과 관찰 방법에 대해 통보를 받고 강요에 의해서가 아니라 자발적으로 동의하도록 할 책임이 있다. 회기를 녹음하려면 내담자에게 서명을 받아야 한다. 내담자는 자료(비디오나 오디오테이프)의 활용 및 기관의 임상, 교육 절차나 아동 학대와 제3자에 대한 폭력 위협 보고를 요구하는 법률에 의해 비밀 보장에 부여되는 한계를 통보받아야 한다. 고지에 입각한 동의를 얻지 못하는 것은 임상 과실이나 의료 과오에 관계없이 법적 조치의 근거가 된다.

비밀보장

심리학사 윤리강령의 규정 5a조항에서(APA, 1981) "임상이나 상담관계에서 얻은 정보나 아동, 학생, 고용자 등에 관한 평가 자료는 직업적 목적으로 사례와 확실하게 관련된 사람들과만 논의한다."라고 규정한다. 이 원칙은 상담뿐 아니라 슈퍼비전에도 적용된다. 슈퍼바이저가 슈퍼비전에서 배우는 것은 "당신은 새로운 카운슬러가 어제 한 일을 믿지 않을 겁니다. 그는 실로 그 사례를 망쳤어요!"와 같이 심심풀이 대화를 위한 것이 아니다. 슈퍼바이지 비밀보장은 그것이 수반하는 경계와 관련하여 내담자 비밀보장과 유사하다. 내담자 비밀보장 자체는 임상가의 경고 의무 개념을 중심으로 발달한 판례법과 실정법에 비추어 복잡한 윤리적, 법적 이슈가 되었다.

이러한 정책은 Tarasoff v. Regents of the University of California(1976) 사례에서 비롯되었는데, 여기서는 대학 카운슬러와 슈퍼바이저가 피해가능자로 추정되는 사람에게 내담자의 폭력 위협을 경고하기 위해 적절한 조치를 취하지 않은 책임이 있는 것으로 밝혀졌다(비밀보장에도 불구하고). 차후 법원 결정과 주법은 이 정책을 다양하게 해석하고 수정했다. 슈퍼바이저는 의무적인 보고뿐 아니라 경고 의무가 있으며 비밀보장과 관련된 제 법규를 숙지하고 그에 따라 슈퍼바이지를 지도해야 한다.

슈퍼바이지의 윤리

슈퍼바이지는 여러 면에서 슈퍼바이저에게 적용되는 것과 같거나 그와 관련된 윤리적 책임이 있다. 이 중 중요한 것은 다음과 같다.

① **직업적 실천 기준을 준수한다**: 이 원칙은 임상적 능력, 고지에 입각한 동의, 내담자 비밀보장, 경계 존중, 비직업적 행위 삼가기를 비롯한 광범위한 영역을 포함한다.

② **임상효과를 저해하는 개인적 문제를 인식하고 처리한다**: 이 요구사항은 미국심리학회(American Psychological Association, 1981, 원칙 2f)와 미국 결혼 및 가족치료협회(American Association for Marriage and Family Therapy, 1991,

규범 3.2)의 윤리규범으로 통합되었다. 파괴적인 개인 문제가 발생하면 카운슬러는 EAP를 통해 도움을 받을 수 있는지 알아보아야 한다. 또한 자신들이 이러한 조치를 취했음을 담당 슈퍼바이저에게 알리고 개인적 문제가 자신들의 임상 실제에 어떤 영향을 줄 거라고 생각하는지 밝혀야 한다.

③ **존중과 위엄을 갖고 슈퍼바이저를 대한다**: 이 원칙은 상호합의한 계약의 조건에 따르는 것을 수반한다. 슈퍼바이저와 슈퍼바이지 간에 발생하는 갈등을 해결하는 것은 양자의 책임이다.

④ **슈퍼비전에서 공유한 정보는 최대한 비밀을 보장하여 다룬다**: 슈퍼바이저에 대해 슈퍼바이지가 내는 소문은 그 정반대만큼이나 받아들일 수 없다. 슈퍼바이저가 이용할 수 있는 교육이 부족하고 슈퍼비전에서 기대되는 것과 관련하여 슈퍼바이지가 이용할 수 있는 자료가 부족할 경우에는 당연히 경계 위반과 비밀보장 위반이 발생한다. 그러나 카운슬러가 상담관계와 같은 전문성을 갖고 슈퍼비전 관계에 임하도록 훈련시키는 데 모든 노력을 기울여야 한다.

카운슬러는 교육과정을 통해 직업윤리규범을 수행하기 위한 이해와 능력이 성숙한다. 일반적으로 1단계 카운슬러는 판에 박은 방식으로 직업윤리를 습득했으며 교과서 진술을 실제 상황에 적용하는 데 있어 도움을 필요로 한다. 2단계 카운슬러는 윤리적 딜레마를 구별하는 능력이 더 뛰어나지만 이처럼 복잡성을 선부르게 이해하면 좌절과 혼란이 악화될 뿐이다. 그에 따른 불안은 효과적인 임상적 판단과 조치를 막을 수 있다. 카운슬러는 성숙해 감에 따라 더 이상 모순된 윤리 원칙이 적용될 수 있는 상황에 불안해하며 반응하지 않는다. 3단계 카운슬러는 적절하게 형성된 통합윤리 체계가 있어 건전한 딜레마와 불건전한 딜레마를 구별할 수 있다(Stoltenberg & Delworth, 1987).

슈퍼바이저의 법적 책임

임상 실천의 여러 면에서 법적 요구들을 더욱 체감하게 되었다. 변화되는 민사 책임은 자격부여 기관의 책임이나 제3자 채무자, 의료사고 보험사, 관리보호 감독관, 임상가, 슈퍼바이저들에게 책임을 강조하고 있기 때문에 일상적 임상활동을 법적이고 정규화된 것으로 심사숙고해야 한다(Cormier & Bernard, 1982; Gutheil & Applebaum, 2000; Gutheil et al., 1991; Slovenko, 1980). 주 정부는 임상활동의 필요사항을 명백히 구체적인 성문법으로 제정하고 있으며 이 법률들은 강제적인 폭로나 경고 실패를 주된 초점으로 하였다. 임상가들에게 영향을 주는 법적인 구속력과 잠재적인 책임성이 점점 늘어나는 판례들에 의해 증가되고 있는 것이다.

슈퍼바이저들이 이해하기에 난해한 정신보건 관련 판례들을 Slovenko(1980: 462)가 다음과 같이 요약 · 정리하였다. "심리치료 분야의 슈퍼바이저들은 보통 내담자가 그의(혹은 그녀의) 사적인 보호하에 있는 것처럼 임상적 책임성을 맡게 된다." 이를 책임 소재라고 한다. "이 원칙에 의하면, 슈퍼바이저와 같이 권위나 책임성을 가진 사람은 자신의 수련생이나 조교의 행동에 대한 책임이 있다. 다시 말하면 슈퍼바이저는 그의 슈퍼바이지가 상담을 하는 내담자의 복리에 궁극적이고 법적인 책임이 있다는 것이다." (Cormier & Bernard, 1982: 488) 슈퍼바이저는 특히(배타적인 것이 아니라) 카운슬러가 수행 능력이 부적절한 상태에서 이미 제공해 버린 서비스나 수련생이 제대로 분별하지 못하고 다룬 사례에 대한 보호의 질적 측면에 대해 막중한 책임성을 상정해야 한다. 그 기관에 고용되지 않은 슈퍼바이저라도 그 사례에 간접적으로 개입되었다면 소송 시 연루될지도 모른다. 더 나아가서 카운슬러나 슈퍼바이저의 책임성은 그 기관의 전화선에까지 연장된다.

책임 소재는 Tarasoff 사례에서 자생적으로 나타난 법적인 개념이고 이는 경고 의무를 심사숙고하게 했던 최초의 판례였다. 슈퍼바이저가 내담자를 개인적으로 검사했다는 것과 그 내담자가 위험하지 않다는 결론을 내렸다는 것을 만약 고소인(원고)의 변호사가 입증하지 못했더라면 원고는 승소하지 못했을지도 모른다. 사실상 이것은 임상 슈퍼바이저가 잠재적 희생자들에게 경고 의무를 실천하지 못했음을 발견하고 적용한 판례였다(Slovenko, 1980).

이런 경향은 책임성에 대한 다른 근거들이 나타나는 사례에 지속적으로 등장한다. 1989년 뉴욕 주의 재판에서는 슈퍼바이저와 기관이 카운슬러의 적절한 기능을 감시 · 감독하는 데 실패한 비치료적 행위의 책임성을 밝혀냈다. 다시 말하면 슈퍼비전에 타당한 노력이 경주되었는가의 여부에 관한 것이다. 법정은 슈퍼바이저가 질적 치료를 확인할 책임이 있고 스태프에게 적절한 노력을 들여서 슈퍼비전을 실시했다는 것을 문서화할 책임이 있다고 판결하였다. 이와 유사하게 치료자에 의해서 내담자가 성적으로 이용당할 수 있는 위험천만한 상황에 대한 진실도 밝혀지게 되었다. Birkner v. Salt Lake County(1989) 재판에서 유타 주의 고등법원은 슈퍼비전상의 태만이 증명된다면 성적으로 위험천만한 치료자에 대해 지도감독을 소홀히 한 책임이 시립정신보건클리닉(County Mental Health Clinic)에게 있다고 판결을 내렸다. 대부분의 이중관계는 분명히 법적 위험성을 수반한다. 성희롱은 특히 기관에서 전문가적 분위기 유지에 실패하였고 슈퍼비전 책임도 수행하지 못했다는 명백한 근거를 나타낸다.

여기서 말하고자 하는 메시지는 분명하다. 슈퍼바이저는 법을 모른다고 둘러대면서 자신의 슈퍼바이지가 담당하는 내담자의 치료와 복리에 대한 책임으로부터 도망쳐서는 안 된다. 슈퍼바이저는 법적으로나 윤리적으로 자신의 슈퍼바이지(카운슬러)의 행위에 대해서 충분히 인식하고 있어야 한다. 더 나아가서 슈퍼바이저는 반드시 슈퍼바이지의 행위를 모니터링하고 슈퍼비전을 주는 데 적절한 노력을 기울여야 한다. 이런 법률적인 요구들은 수행할 수 없을 만큼 엄청난 것은 아니다. Borders와 Leddick(1987)이 정확하게 지적한 것처럼 "역으로 말하면 만일 슈퍼바이저가 그(어떤) 사례에 대해서 알고 있었으나 부정확한 판단을 내렸다면 그(혹은 그녀)가 아마도 책임져야 할 것들이 발견되지 않을지도 모르겠다." (p. 55)

폭력이나 폭력의 조짐이 보이는 사례에서는 슈퍼바이저가 다음과 같은 지침에 따라서 슈퍼비전을 수행했음이 객관적으로 관찰되어야 한다.

① 해당되는 연방 법률 혹은 주 법률에 따른다.
② 어떤 개인, 집단, 재산에 잠재적인 해를 끼칠 수 있다는 정보를 직접 알게 되었을 때 슈퍼비전을 받는 카운슬러는 반드시 다음과 같은 사항에 대해 결정을 내려야만 한다. 첫째, 폭력이 지속되도록 하는 내담자의 성향(능력을 포함하는 욕구까지를 의미함), 둘째, 폭력이 지속되도록 하는 내담자의 의도, 셋째, 어떤 한 사람이 희생자로 확인되고 있는지의 여부.
③ 위에서 언급한 범주에 근거해서 폭력 조짐이 확실히 존재할 때 카운슬러는 슈퍼바이저의 지도하에 다음 항목들이 충족되도록 해야 한다. 첫째, 내담자가 비폭력적으로 행동할 것을 추구한다. 둘째, 폭력 조짐을 제거할 수 있는 행동을 취한다. 셋째, 경찰과 예측된 희생자에게 경고를 한다.
④ 슈퍼바이저는 카운슬러가 경고 의무 개념을 이해했는지, 특정한 행위를 수행했는지를 확인해야 하는 책임이 있다. 연방 정부에서 요구하는 보고사항은 비밀보장의 필수요건으로부터 면제된다. 비밀보장에 대한 그런 제한사항이 존재한다는 것이 반드시 내담자에게 치료 동의의 일부분으로 명백하게 인식되어야 한다. 게다가 때로는 경찰과 예고된 희생자에게 경고하는 과정에서 내담자를 연관시킴으로써 책임성에 대한 내담자의 생각과 치료동맹 양자를 보상할 수도 있다(Wulsin, Burszajn, & Gutheil, 1983).

슈퍼비전 개입을 제시해 주는 가장 좋은 방법 중 두 가지는 자문과 문서화이며 이는 의료사고를 사전에 예방할 수 있는 두 개의 큰 기둥이다(Gutheil & Applebaum, 2000). 동료의 조언을 충분히 경청하는 임상가나 충분히 기록을 남기는 임상가는 사전에 임상적(슈퍼비전상의) 판단을 연습하게 된다. 슈퍼바이저는 슈퍼비전 실시 시기와 대상 자료들, 슈퍼비전을 받은 사람들의 이름, 주로 논의되는 일상적인 지역, 논의되었던 임상적 이슈들에 관해서 기록을 남기도록 강한 권고를 받는다. 이런 강조사항은 슈퍼비전 장면에서 거론된 내담자의 성명이 반드시 포함되도록 한다(Van Hoose & Kottler, 1985). 슈퍼비전에서 보고하는 상담 기록은 몇 문장 이상의 긴 것을 요구하지 않는다. 탁월한 변론가였던 Thomas Gutheil은 "너무 많이 기록하지 않되 명료하게 기록하십시오."라고 말하였다. 자신이 슈퍼비전을 주었던 카운슬러가 1년 혹은 2년 전에 했던 임상실무 때문에 어떤 슈퍼바이저가 고소를 당했다고 가정해 보자. 그 슈퍼바이저가 개인적으로 슈퍼비전을 준 것도 기억을 못하고 있다면 의논했던 말들만 남겨질 것이다. 그 슈퍼바이저의 공책을 열어 보면 슈퍼비전 당시 행해진 적절한 노력의 증거가 문서로 나타날 것이다. 슈퍼비전 시간과 장소와 전문성에 투입되는 적절한 노력이 어떠해야 하는가에 대해서는 기관의 법적 조언 전문가(변호사)나 탁월한 정신보건전문가들과 논의되어야 한다.

정기적으로 카운슬러를 자세히 평가하고 감독하는 것이 일반적인 규칙이 되고 있다. 슈퍼바이저에 대한 중요한 자문은 심각한 방해를 하거나 위험한 내담자는 독립적 사정이 필요하다는 것이다. 결국에는 위반사항을 보고하라는 요구와 관련된 사항들을 고려하여 정상적 사리분별을 하고 임상 실천에 대한 해당 법률을 신봉하게 된다(Cormier & Bernard, 1982).

한 가지 매우 중요한 예를 들면, 임상 슈퍼비전은 성적으로 잘못된 행동에 적절히 반응하고 예방하기 위한 살아 있는 대비책이다(Bursztajn, 1990; Schoener, 1989; Schoener & Conroe, 1989; Strasburger, Jorgenson, & Sutherland, 1992). Edelwich와 Brodsky(1991: 145)는 슈퍼비전 책임성의 필수요건을 다음과 같이 요약하였다.

> 슈퍼비전은 무엇인가가 점점 더 잘못되고 있다는 의혹이 있을 때뿐만 아니라 개인이나 조직이 어려움에 빠져 들지 않도록 계속 불침번을 서게 하는 데 중요한 작용을 한다. (기관 내의 불평불만이나 소문, 스태프를 관찰할 때 다른 조직으로부터의 단서를 토대로 해서) 더 분명하게 슈퍼비전의 초점이 맞추어져야 할 때란 임상가가 내담자와의 관계에서 위험성이 있다고 할 만한 이유가 있을 때다. 그

러나 관찰과 추론과 같은 동일한 기술들이 일상적으로 매주 슈퍼비전에서 나타나야 한다.

슈퍼바이저는 치료자의 성적 부당행위에 대한 최근의 유죄 판결 경향을 잘 알고 있어야 하고(1991년에 미국 6개 주에서는 법률로 제정함) 이전에 담당한 내담자와 치료자의 성관계의 부당성을 전문가들과 법정에서는 어떻게 논쟁하는지도 알아야 한다. 후자의 경우는 주의 법률과 전문가집단의 윤리강령 간에 갈등을 초래하기도 하며 이는 임상가가 원칙적 행동, 시민의 책임이나 혹은 이전에 담당했던 내담자와의 성관계 때문에 기소당했을 때 등의 여러 상황을 직면하게 되는 동안 생기는 일이다(Edelwich & Brodsky, 1991). 미국에서 치료자에 의한 성적 부당행위를 보고하라는 명령은 현재는 대개 주의 법률에 근거한 것이고, 그렇기 때문에 범죄자를 추적하고 다른 기관이나 지역에서 더 심각한 성적 학대가 일어나지 않도록 예방할 수도 있다(Strasburger, Jorgenson, & Randles, 1990). 결국은 그와 같은 범죄자에 대한 조직의 책임한계와 속성은 미네소타 주에서와 같이 법에 의해서 확립되는 것이고, 이는 장래의 고용인의 배경을 확인할 수 있도록 하고, 다른 고용주로부터 (고용인에 대한) 배경 조사에 응하게 하고, 내담자의 불만에 적절하게 반응하도록 한다(Sanderson, 1989). 위에서 언급한 내용들은 슈퍼바이저가 법에 대해서 알아야 할 필요가 있음을 나타내는 예들이다. 무엇보다도 중요한 것은 슈퍼바이저가 능력 면에서 가능한 한 최고의 수준에 도달해야 하는 것이다. 이것이야말로 윤리적 타협이나 법적 취약성에 대응하는 가장 확실한 방법이다.

새로운 윤리적, 법적 문제

관리자와 슈퍼바이저들의 입장에서 볼 때 법적, 윤리적 조망은 이 책의 초판이 출판된 후에 극적으로 변화되어 왔다. 현재 사례에 관한 판결에서 나타나는 가장 중요한 변화는 Janet E. Falvey의 『임상 슈퍼비전 관리하기: 윤리적 실천과 법적 위기 관리(*Managing Clinical Supervision: Ethical Practice and Legal Risk Management*)』(2002)에서 잘 설명되고 있다. 이 책에서 독자들은 관리자와 슈퍼바이저들에게 영향을 줄 수 있는 최근 판례법에 대한 세밀한 분석을 배울 수 있다.

슈퍼바이저의 능력

임상 슈퍼비전을 공인하는 전문기관의 숫자는 최근 증가 추세다. 미국에서 슈퍼비전의 윤리적, 법적 수행을 통제하는 전문기관은 국가인증상담자위원회(National Board for Certified Counselors: NBCC), 전미사회복지사협회(National Association of Social Workers: NASW), 미국 결혼 및 가족치료협회(AAMFT), 알코올 및 약물남용 분야에서는 국제 인증 및 상호 컨소시엄(International Certification & Reciprocity Consortium: IC&RC) 등이 있다. 이런 전문 기관과 법원은 슈퍼바이저의 능력 사정과 임상 슈퍼비전의 범위와 한계를 정의하기 위한 비판적 질문들을 준비해 놓고 있다. 의료사고 사례를 담당하고 있는 법원은 슈퍼비전 수행과 치료 표준을 정의한 바 있고 이 표준은 이 분야에서의 전문가 증언을 반영해 준다.

① 슈퍼바이저는 필수적인 슈퍼비전 기능을 수행할 수 있는 기술을 가지고 있는가?

② 슈퍼바이저는 슈퍼비전 수행에 '적절한' 노력을 기울이고 있는가? 여기서 '적절하다' 의 의미는 담당사의 전문성에 의해서 정의된 것이다. 대부분의 전문가들은 매주 1시간 정도의 슈퍼비전 또는 20시간마다 1시간 정도의 슈퍼비전이 적절하다고 본다.

③ 슈퍼바이저와 기관이 카운슬러에게 피드백과 평가를 제공하기 위한 공식적 절차가 존재하는가?

④ 슈퍼바이저는 전문적 이론과 전문가로서의 법적, 윤리적 표준을 가르치고 있는가?
⑤ 슈퍼바이저는 슈퍼비전 과정의 문서 작업이 적절하게 유지되도록 하는가?

법원 판례들(예를 들면, Gilmore v. Board of Psychological Examiners, 1986; Falvey, 2002에서 재인용)은 슈퍼비전 중에 발생할 수 있는 일상적인 법적, 윤리적 실수들을 몇 가지 지적하고 있다.

① 사례관리(case management)를 슈퍼비전으로 혼돈하는 실수
② 슈퍼바이지의 발전보다는 내담자의 욕구에 초점을 맞추는 실수
③ 슈퍼비전에서 슈퍼바이저의 임상 기술에 의존하여 슈퍼비전에서 치료로 전환하는 실수
④ 간헐적인 슈퍼비전으로 인해 자유방임주의를 채택하는 실수
⑤ 표면적인 사례회의를 수행하고 위기관리 슈퍼비전을 수행하는 실수
⑥ 부적절하게 슈퍼바이저의 권력을 사용하는 실수

법원의 판례들은 임상 슈퍼비전에 대한 기대와 명백한 역할의 중요성을 확언하고 더불어 일상적인 법적, 윤리적 실수를 수정하도록 확언하였다. 이런 판정에서 숙고되는 두 가지 중요한 이슈는 ① 슈퍼바이저가 슈퍼바이지에게 타당한 노력을 기울이고 있는가? ② 슈퍼바이저의 과업을 수행할 수 있는 슈퍼바이저로서의 능력(자격증, 훈련, 경험에 의해서 증명된)이 있는가? 등이다.

슈퍼바이저의 책무성

의료사고 행위에 대한 법적 범위는 의무 불이행을 말하는데, 다시 말하면 다른 사람들의 복지를 보호하도록 수탁된(맡겨진) 책무성을 말하는 것이다. 불이행은 아마도 전문가의 견지에서는 치료의 적용 가능한 표준을 충족시킬 수 없거나

미리 예견해 볼 때 해로운 결과가 나타날 것이라고 판단되는 행위, 혹은 게으름의 어떤 형태다. 그러한 불이행의 확대는 직무태만으로부터 직접적으로 초래된 (신체적, 정서적, 경제적) 손상을 의미하고 이는 카운슬러와 슈퍼바이저가 책임져야 할 정도를 결정한다. 1998년에 카운슬러에 대한 슈퍼비전 책임을 묻는 심리치료 분야의 의료사고 소송이 전체 소송 중 단지 2%에 불과했음에도 슈퍼바이지의 행위에 책무성을 지닌 슈퍼바이저들에게 점점 관심이 증가되고 있다.

책임 소재가 발생하는 상황은 슈퍼바이지의 직무에 관한 슈퍼비전 태만에서 초래되어 내담자에게 각종 손상이 나타나는 경우인데, 내담자의 상해에 대해서 슈퍼바이지에게 부적절한 충고를 했던 것이나, 내담자에 관한 슈퍼바이지의 보고를 주의 깊게 경청하지 못한 것이나, 과제를 수행하기에는 아직 훈련이 부적절한 카운슬러에게 과제를 내준 것 등이다. Falvey(2002)는 이와 관련하여 수많은 주요 사례들을 지적하고 있다. 예를 들면, Jaffee v. Redmond(1996; Falvey, 2002에서 재인용) 소송 사례에서 내담자와 자격증이 있는 임상가 사이에 오고 가는 심리치료적 의사소통은 분야을 막론하고 (개인적) 특권이 있음을 확인하였다. 그러나 자격을 갖추지 않은 슈퍼바이지는 자격을 갖춘 슈퍼바이저의 특권 덕분에 혜택을 받을 수는 없다. 이는 주의 법률에 따라서 결정되며 최종적으로 판사들은 특권을 받은 의사소통의 범위를 해석하게 된다. 이는 알코올 및 약물남용 분야에서는 매우 중요한데, 그 이유는 많은 주 정부들이 (약물남용 분야의 카운슬러) 자격증(certification)을 주기는 하나 면허(license)를 주지는 않기 때문이다. 따라서 규정에 따라 특권을 가진 심리치료 의사소통의 혜택을 줄 수가 없다.

슈퍼바이저의 책무성에 대해서 Falvey(2002)에게 영향을 준 또 다른 중요한 사례는 Gilmore v. Board of Psychological Examiners(1986), Steckler v. Ohio State of Board of Psycholgy(1992), Peck v. Counseling Service of Addison County, Inc.(1985)와 Almonte v. New York Medical College(1994) 사례 등이다.

비밀보장과 그 한계점

슈퍼바이저에게 영향을 주는 가장 중요한 법적, 윤리적 이슈는 내담자에 대한 비밀보장인데, 비밀보장 불이행은 심리치료자를 상대로 한 성공적인 소송들의 다섯 가지 주요 원인 중 하나다. Pope와 Bajt(1988)는 1985년에 선임(책임) 심리치료자 60명을 대상으로 조사한 결과 놀라운 사실을 알게 되었는데, 이들 모두는 주 정부 혹은 연방 정부의 윤리위원회 구성원이었고 상담의 법적 · 윤리적 이슈를 다룬 교과서의 저자들이었다. 이 중 57%는 내담자의 복지에 최소한의 관심을 가지고 비밀보장을 지키라는 법적 혹은 윤리적 명령을 위반한 것으로 알려졌다. 또 21%는 비밀보장과 관련된 정보를 누설하였고 27%는 아동학대 사례보고의 의무를 거부하였거나 위험한 상황에 놓인 피해자 경고 의무를 거부하기도 하였다. 가장 놀라운 사실은 이 선임 치료자들 중 75%는 치료(보호)를 제공하는 사람은 공식적인 법적, 윤리적 표준에 대해서 위반해도 좋다고 여러 차례 언급했다는 사실이다.

Falvey(2002)는 슈퍼바이지의 위반행위에 대한 법적 방어 대 비밀보장에 대한 적절한 훈련 부족을 빌미로 걸었던 손해배상소송이 기각된 Roe v. State Board of Psychology(1995) 사례를 인용하였다. 법원은 비밀보장의 한계에 있어서 슈퍼바이지에게 훈련을 시킬 책임이 슈퍼바이저에게 있다는 결정을 내렸다. 다르게 생각해 보면 법원은 상담이 시작되는 시점에서 비밀보장의 한계에 대해 카운슬러가 알려 주어야 함을 주장함으로써 내담자의 사생활 보호를 확언하였다. 이를 '심리학적 미란다 경고(the psychological Miranda warning)'라고 부른다.

Tarasoff v. Regents of the University of California(1976) 사례는 이 장의 앞부분에서 이미 언급했는데, 경고 의무에 대한 표준으로서 여러 주에서 사용하고 있다. 대부분의 주는 이와 같은 사례에 상징적 가치를 두고 경고 의무를 정의함으로써 폭력조짐이 보이는 경우에 피해자를 보호한다. Falvey(2002)는 경고 의무가 발생하는 상황을 서술하기 위해서 두 가지 사례를 예로 들었다. Jablonski v. the United Stats(1983) 사례에서는 내담자의 심리학적 프로파일에 근거한 폭력행동 예측성이 언급되었다. Pesce v. J. Sterling Morton High School, District 201(1987) 사례는 아동 양육상의 문화적 차이점이나 아동의 연령, 학대 유형을 고려한 아동의 안전에 대한 책임을 유지하면서도 동시에 아동학대 사례 보고 요구에 대한 지침을 공식적으로 설명하는 계기가 되었다.

2003년에 미연방 정부는 건강보험통산제 및 책임법률(Health Insurance Portability and Accountability Act: HIPAA)을 적용한 규제를 통해서 비밀보장의 한계에 대한 새로운 지침을 확립하였다. 이 지침은 내담자의 의료기록(정보)이 누구에게 공유될 수 있고 어떻게 사용될 수 있는지가 명백하게 거론되어 있는 '개인비밀보장수행주의사항(Notice of Privacy Practice)'을 각 서비스 제공자들이 발행해야 한다고 상술하였다. 미국의 정부부처인 Health and Human Services(HHS)는 패트리엇 법(Patriot Act)의 관할하에 있기 때문에 감독(monitoring)을 하기 위한 의료기록에의 접근에는 제한이 없다. 새로운 규제들은 개인 생활을 옹호하려는 법원으로부터 지속적인 도전을 받아 왔다. 앞으로 내담자 권리 분야에 대해서 법원이 내릴 결정, HHS의 또 다른 규제사항들, HIPAA의 지침에 대해서 슈퍼바이저들이 숙달되는 것이 필수적이다.

왜냐하면 법률 분야의 이러한 발전은 치료적인 슈퍼비전을 주고받는 관계에 극적인 영향을 줄 수 있기 때문이다. 개정판 서문에서 언급한 것과 마찬가지로 HIPAA 규제와 동등하게 HHS 규제가 2003년에 자리매김하였는데, 이는 미국에 대한 테러 조짐 때문에 생겨난 것이고 연방 정부로 하여금 개인에게 고지하거나 알리지 않고 의료기록을 조사할 수 있는 법률을 시행하도록 허락된 것이다. 이런 정책은 전통적인 이해와 실무 차원에서 보면 의사와 내담자와의 관계에 큰 변혁을 예고하는 것처럼 보인다. 임상가나 치료자가 진단과 치료를 위해서 필요로 하는 정보를 주지 않을 수도 있다는 점에서 임상가 및 내담자 권리옹호자들은 심각한 염려를 하고 있다. 내담자가 자원해서 민감한 정보를 제공할 때조차도 임상가는 그것을 의료기록에 남기지 않기 때문에 기록이 불완전하게 남게 된다. 미국의 내과 및 외과의사협회(AAPG)의 연구에 의하면, 조사대상자인 내과의사의 78%는 개인 사생활 때문에 내담자의 기록에 정보를 넣지 않았다고 한다. 게다가 이들 중

87%는 내담자가 자신의 정보를 의료기록에 넣지 말도록 직접 요구했다고 한다(Falvey, 2002).

비밀보장에 관한 규제에 있어서 이런 변화들을 법원이 어떻게 판단하든지 간에 슈퍼바이저와 관리자에게는 비밀보장에 있어서 현재 어떤 변화된 규제가 지속되는지 아는 것이 중요하다.

임상적 착오: 위험한 관계

법원 판결은 슈퍼바이지가 반드시 자신의 슈퍼바이저의 자격을 알고 있어야 하고, 임상적 의무 수행에 중요한 내담자 정보를 알아야 하며, 치료의 논리성, 보험변제 과정, 보관된 기록에 대한 요구, 치료대안이 가져올 수 있는 위기와 수혜도 알아야 함을 강조해 왔다.

Falvey(2002)는 임상적 착오가 나타난 다음 네 가지 사례를 인용했다. Simmons v. United States(1986), Pesce v. J. Sterling Morton High School, District 201(1983), Jablonski v. United States(1983), Andrew v. United States(1984) 사례 등은 슈퍼바이지와 내담자 사이의 상담관계에 대한 슈퍼바이저의 슈퍼비전 책임성을 명백하게 보여 준다. 슈퍼바이저가 상담관계의 속성을 무시하는 것은 더 이상 너그럽게 받아들여질 수 없다. 법원에서 더 기대하는 것은 슈퍼바이저가 슈퍼바이지의 어긋난 행동에 직면하고, 자신의 권고 내용을 문서화하고, 미해결된 주요 사안을 슈퍼바이지의 기록부에 쓰도록 하는 것이다. 법원은 슈퍼바이저가 내담자에게 실행 가능하고 임상적 의미가 있다면 무엇이든 반드시 질문해야 하고, 잘못된 것에 대해 동료들에게 자문하고, 슈퍼바이지의 사례를 감독(monitoring)하는 것이 슈퍼바이저의 업무라고 강조한다. 마지막으로, 슈퍼바이저에게 관련된 윤리위원회, 주 위원회, 서비스 조사에 대한 진술을 보고하도록 기대된다.

슈퍼비전에 있어서 늘어나는 근심은 임상 슈퍼비전에서 슈퍼바이지가 정보를 폐쇄하는 것이다. Falvey(2002)는 Welfel(1998)의 연구를 토대로 다음의 내용을 지적하였다. 조사대상이 된 슈퍼바이지의 97%는 자신의 슈퍼바이저에게 정보를 원활히 제공하지 않았고, 또 이들 중 60%는 자신의 상담실무와 관련된 개인적 정보를 공개하지 않았으며, 90%의 슈퍼바이지는 슈퍼바이저에게 부정적인 감정을 감추고 있었고, 44%는 자신의 임상적 실수를 감추고 있었으며, 36%는 역전이에 대한 내용을 숨기고 있었고, 전체 슈퍼바이지의 9%는 적어도 한 사람 이상의 내담자에게 성적 매력을 느꼈다는 것을 감추고 있었다. 정보폐쇄에 대한 이런 명백한 증거가 나타나기 때문에 슈퍼바이저는 반드시 공개되고 신뢰하는 분위기를 형성하여 슈퍼바이지로 하여금 정보를 더 많이 공유할 수 있도록 해야 한다.

결과적으로 슈퍼바이저는 이런 폐쇄적인 행위들이 일어나지 않도록 도와서 슈퍼바이지와 내담자 간의 위험한 접촉을 피하도록 해야 한다. 슈퍼바이저는 가능하다면 슈퍼바이지가 담당하고 있는 내담자를 만나 볼 필요가 있다. 슈퍼바이저들은 전문적 상담에 관한 윤리적 규약을 슈퍼바이지가 검토하고 서명할 수 있도록 해야 한다. 슈퍼바이저는 정규적으로 슈퍼바이지가 수행하는 상담회기를 녹화하거나 녹음해야 한다. 그리고 슈퍼바이지의 행위에 대해서 충고한 것들을 문서화해야 한다. 상담장면에서 카운슬러를 직접적으로 관찰하는 것은 더 이상 사치스러운 일이 아니다. 그러므로 슈퍼바이저가 자신의 스태프들이 임상적 작업(상담) 수행 과정을 정규적으로 관찰하는 것이 필수적이다. 12장에서 언급했던 것처럼, 슈퍼비전에서 '타당한 노력'이 무엇이냐는 정의는 카운슬러의 임상적 업무를 직접 관찰하는 것을 말한다.

슈퍼비전 계약하기

Falvey(2002)는 슈퍼비전 계약이 나타난 두 사례에 대해서 논의하였다. Ray v. Delawarc(1997)와 Steckler v. Ohio State Board of Psychology(1992) 사례에서 슈퍼비전의 표준과 자격증이 없는 카운슬러에 대한 슈퍼비전의 한계를 설정하였다. 이런 판례들로부터 슈퍼바이저와 슈퍼바이지 간의 슈퍼비전 계약의 문서화가 필수적이라는 것이 명백하게 알려졌다. 다음은 슈퍼비전 계약에 포함되어야 할 내용들이다.

① 슈퍼바이지를 위한 개별화된 훈련 계획
② 슈퍼비전 일정, 슈퍼비전 양식, 기간, 역할, 책임성, 슈퍼비전의 목적과 목표
③ 슈퍼바이저의 훈련에 대한 정보와 슈퍼비전 모델
④ 응급상황과 위기관리 절차들과 이에 포함되어야 하는 24시간/일주일 내내 활용 가능한 응급상황
⑤ 학문적 슈퍼바이저의 역할에 대한 설명
⑥ 내담자 수에 비례한 슈퍼비전 시간 수(20대 1의 비율을 지키도록 초기부터 권고함)
⑦ 형식적이고 요약적인 평가 과정
⑧ 훈련 절차, 슈퍼비전에 대한 교육, 슈퍼바이지의 권리와 허용

Peck v. Counseling Service of Addison County, Inc.(1985) 사례에서는 공식적 위기관리 정책이 필요하다는 것이 알려졌다(Falvey, 2002). 상담기관들은 무엇을 위기라고 설명할 것인가와 어떤 상황에 대한 경고의무를 어떻게 조정할 것인가에 관한 위기개입 계획이 있어야 한다. 정상적인 업무시간 이외에 발생한 위기에 반응하는 메커니즘은 무엇인가? 업무시간 이외의 응급전화는 누가 받을 것인가? 그리고 그 조직의 관리자나 슈퍼바이저에게 보고되어야 할 잠재된 치명적 상황에 관한 정보는 얼마나 빨리 다루어져야 하는가? 무슨 정책과 어떠한 절차가 위기상황을 조정하는가? 정상적인 업무시간 이외에 적용하는 경고의무 절차는 어떻게 작용하는가?

슈퍼바이지 선택, 과제 주기, 문서화 작업

판례는 책임을 주기 전에 슈퍼바이지의 능력을 평가하지 않을 경우 이를 슈퍼바이저의 책임으로 보고 있는데도, 이것을 슈퍼비전의 하나로 간주하는 슈퍼바

이저는 거의 없다. 다음에 열거하는 내용들은 슈퍼바이저가 내담자의 복지를 보호하기 위해서 필수적인 항목들이다.

① 각각의 슈퍼바이지의 임상적 능력과 한계를 파악하기
② 슈퍼바이지에게 사례를 할당하기 이전에 내담자가 가진 이슈의 복잡성을 사정하기
③ 슈퍼바이지가 어떤 사례를 책임질 수 있게 적절한 훈련이 되었는지를 결정하기
④ 슈퍼바이지가 너무나 많은 사례를 담당하고 있어서 보다 더 좋은 서비스를 제공할 수 있는지 알아보기
⑤ 슈퍼바이지에게 너무나 많고 어렵고 힘든 사례 할당이 되지 않도록 보호하기
⑥ 슈퍼바이지의 효율성을 훼손할 수 있는 개인적 문제를 배우고 알아내기
⑦ 할당된 사례에 대한 충분한 슈퍼비전 시간을 확인하기

여러 건의 법정판결에 따르면(Almonte v. New York Medical College, 1994; Hill v. Kokosky, M.D., 1990; Emory University v. Porubiansky, 1981), 슈퍼바이저는 반드시 모든 고용인의 이력서를 검토해야 하고, 그들의 강점이 무엇인지 사정해야 하고, 중독치료 분야 훈련으로는 무엇이 더 필요한지 알아야 하고, 공식적 훈련을 요구해야 하며, 결핍된 부분에 관해서 슈퍼비전을 긴밀하게 주어야 한다(Falvey, 2002).

Falvey(2002)는 적절하게 문서화된 임상 슈퍼비전을 위한 워크북을 제공한다. 이런 워크북을 사용하는 것은 높은 수준의 충고를 받는 것이다. 문서화 작업시 응급상황에 대한 절차와 슈퍼바이지의 고용 당시 프로파일을 검토해야 한다. 모든 임상 슈퍼비전 장면에 대한 기록은 반드시 지속되어야 하며, 슈퍼비전에서 논의된 모든 사례에 관한 문서화 작업이 요구된다. 사례를 종료하는 절차는 반드시 슈퍼비전을 받아서 문서화하여야 하고, 문서화되고 상호서명한 슈퍼비전 계약은 지속되어야 한다.

결론

이 책의 1993년판에서 이미 언급한 것처럼 슈퍼바이저는 높은 수준의 법적, 윤리적 기준을 충족시키는 전문성을 반드시 가지고 있어야 한다. 최근 법원의 판결로 인해 슈퍼바이저에게 맡겨진 책임성이 더 이상 '좋은' 것만은 아니라고 여기게 되었다. 의료사고 때문에 고소당하기 쉬운 개인과 조직들을 보호하는 방법은 임상 슈퍼비전을 질적으로 실천하는 것이다. 또한 의료사고에 대항하는 확실한 방법은 더 나은 임상실천을 하는 것이다.

제16장 슈퍼비전의 특별한 이슈들

슈퍼비전이 정교화되면서 슈퍼비전 과정에 영향을 주는 특별한 이슈들에 대한 인식도 정교화되었다. 초기 문헌들이 대부분 슈퍼비전 과정에서 나온 이슈들을 다룬 반면에 1980년대 후반과 1990년대에 들어오면서 특화된 이슈들에 대한 광범위한 정보들이 드러나게 되었다. 내담자, 카운슬러, 슈퍼바이저의 성격, 슈퍼비전의 환경에 영향을 주는 장면 등과 같은 상황적 요인들이 피라미드 도형에서 상황적 요소들과 대충 일치한다([그림 5-1]).

여성인권주의가 상담 훈련에 끼치는 영향에 대한 문헌과 더불어 성, 인종, 문화적 변수가 슈퍼비전의 과정에 끼치는 영향에 관한 문헌들이 늘어나고 있다. 알코올중독과 약물중독 영역에서 특별히 관심사가 되는 것은 저항적이거나 손상된 카운슬러들이다. 회복을 증진하기 위한 중독 영역의 사명은 알코올과 약물남용 카운슬러나 스태프의 재발에 관한 염려를 하게 한다. 하지만 개인 카운슬러들이 저항의 유일한 원인은 아니다. 제한된 자원과 꽉 막힌 관료적 억제하에서 다양한 대상군에게 서비스를 제공해야 하는 조직의 환경 그 자체가 저항을 일으킨다. 슈퍼비전의 환경에 영향을 주는 모든 상황 중에서 공공 혹은 사립 기관 내의 최일선 치료장면보다 더 중대한 것은 없다.

이러한 상황적 이슈들을 슈퍼비전의 철학으로 통합하는 것은 아직 시도되지 않은 프로젝트이고 연구 결과물들이 더 많이 나와야 한다. 훈련프로그램들은 치료를 받고 있는 여성들과 같이 특화된 주제들에 관한 과정을 제공하지만, 그것들은 일관성 있는 치료나 훈련모델로 통합되어야 한다. 점진적으로 이러한 특별한 관심 영역들은 좀 더 포괄적인 훈련의 목표(예: 여성인권주의 관점으로부터 슈퍼비전 보기)로 통합되어야 한다. 임상적 치료의 영역을 적합하게 다루기 위해 좀 더 많은 시간이 훈련과 슈퍼비전에 요구될 것이다. 이 장에서는 타 모델과 더불어 슈퍼비전의 통합모델(blended model)에까지 이러한 영역들의 최신 지식에 대한 개관을 보여 준다.

상황적 요소

상담과 슈퍼비전의 관계가 복잡하고 다양한 현대사회의 갈등을 반영하는 것처럼, 슈퍼비전의 과업을 수행하는 사람은 매우 복잡하고 다면적인 의무를 갖게 된다. 슈퍼바이저는 인종, 민족, 문화, 성별, 종교, 연령 및 사회경제적 지위에 대한 문제를 치료와 훈련의 과정 내내 계속적으로 제기해야 하는데, 그 이유는 슈퍼바이저와 카운슬러가 상황적 맹점을 갖지 않기 위해서다. 왜냐하면 슈퍼바이저와 슈퍼바이지가 다양한 수준의 경험, 배경 및 임상적 자원을 표상하고 있는 것과 같이, 상황은 슈퍼비전의 내용과 결과에 영향을 주기 때문이다.

슈퍼바이저 혹은 슈퍼바이지의 세계관은 문제를 창조적으로 돌파할 수 있는 두 사람의 집단 능력에 제한적이거나 혹은 해방적인 효과를 가져올 수 있다. 이러한 긍정적인 효과를 극대화하기 위해 슈퍼바이저는 학습과 성장을 촉진하는 협력적이고 무비판적이며 비경멸적인 환경을 창조하고자 노력해야 한다. 듣기, 이해받기와 동시에 이해하고자 하는 의지와 개인의 독특한 특징을 존중하는 것이 슈퍼비전과 훈련의 결과를 보상할 수 있다. "슈퍼바이저-슈퍼바이지 관계가 상호존중, 이해 및 듣기, 자신의 의견, 가치, 신념, 편견 및 선입견을 시험해 보고자 하는 의지에 기초할 때 내담자는 물론 이 체계 내에 존재하는 타인들도 수혜자가 된다." (Roberts, 1992: 2)

슈퍼비전 관계의 상황 맥락화의 첫 단계로, 개인은 자신에 대한 인식과 자신의 역사 및 문화적 상황을 인식해야 한다. 예를 들면, 저자는 개신교 근본주의자들이 모여 사는 뉴욕의 게토에서 자랐는데, 그곳에서 사람, 성, 관계 및 문화에 대한 저자의 초기 인상이 형성되었다. 후에 그곳에서 자란 경험은 저자가 회복운동의 영성에 수용적이도록 만들었다. 이 글을 쓰고 있는 지금 저자는 결혼생활 21년째에, 2명의 청소년 자녀가 있고, 목장이 근처에 있는 코네티컷 주의 시골에 살고 있다. 이 모든 요소들이 저자가 상담 또는 슈퍼비전 회기에 임할 때에 영향을 주는 요소다. 개인의 배경이 회기에 어떻게 영향을 주는지를 이해하는 것은 전이 이슈를 이해하는 데 중요하고 학습하는 데 방해가 되는 개인적 요소들을 분리하여 효과성을 증진시키는 데 중요하다. 또한 인종, 문화, 성별, 소득 수준 등에 대한 전형화된 가정이 어떻게 슈퍼비전에 영향을 줄 수 있는지를 이해하는 것이 중요하다.

슈퍼바이저와 슈퍼바이지는 슈퍼비전 상황에서 전형적인 역할, 선입견, 고정관념 등이 포함된 태도, 생각 및 행동에 반응하고 인지할 의향이 있어야 한다. 고정관념은 개인의 독특함을 볼 수 없도록 하여 학습을 방해한다. 예를 들어, 여자상사를 본 적이 별로 없는 멕시코계 남성 슈퍼바이지가 멕시코계 사회에 대한 경험이 거의 없는 백인 여성 슈퍼바이저와 함께 일할 수 있다. 여성 슈퍼바이저는 상대방의 '남성우월적 마초' 행동에 주의할 수 있고, 반면에 남성 슈퍼바이지는 여성운동으로부터 소외된 감정을 가지고 있을 수 있다. 이러한 차이는 공개적으로 논의되어야 한다. 빈곤층과 비보험층에게 서비스를 제공하는 기관 내에서 새로운 슈퍼바이지와 중산층 슈퍼바이저가 일을 할 때 치료적 관계나 슈퍼비전 관계에 영향을 주는 이러한 사회경제적 이슈를 다루어야 한다. 도시 내 기관에서 흑인 카운슬러에게 슈퍼비전하는 사람은 위기 상황일 때 도움을 받다가 위기 상황이 끝나면 자신들이 거주하는 곳에서 '치료'를 받는 백인 교외거주자들을 향한 갈등을 다루어 주어야 한다. 카운슬러(내담자)가 월남전에서 싸우는 동안 대학원에 있었던 슈퍼바이저는 그 시절을 겪은 세대의 경험과 전제에 대한 역사적 트라우마의 효과를 고려하여야 한다.

상황적 이슈들을 인지하거나 민감한 것은 충분치 않다. 효과적인 슈퍼바이저는 이러한 개인 간의 조류(current)에 활발하게 접근하여 그것들을 개방하고, 그것들이 치료와 슈퍼비전에 어떻게 영향을 주었는지 살피고 나서 그것들을 돌파하는 특정한 전략을 개발한다. 슈퍼바이저는 실습생들로 하여금 내담자, 슈퍼바이지, 슈퍼바이저가 누구인지를 명확히 함으로써 (인종, 계급, 성별, 문화 등의) 모든 관련된 상황적 변수들을 명료하게 인지하도록 한다. 그다음 슈퍼바이저와 슈퍼바이지는 이러한 다양한 요소들 중에서 어떤 상황적 이슈들이 드러나는지를 검증할 수도 있고 그것들을 어떻게 다룰지를 검증할 수 있다.

여기에 슈퍼비전에서 상황적 요인들의 선용을 극대화하기 위한 다섯 가지의 방법이 있다.

① 상황은 내담자와 카운슬러, 슈퍼바이지와 슈퍼바이저 간의 애착을 만들거나 깊게 하는 데 사용될 수 있다. 슈퍼비전은 경계가 있지만 여전히 양육적 상황(caring context)을 모델링한다. 슈퍼비전의 복합적 상황을 일상생활로 유추하면서 슈퍼바이저는 보편적이거나 총체적인 경험을 일깨워 공통성과 친숙함 및 존중적 업무 파트너십을 만들어 간다.

② 상황적 요소들은 지지나 도전을 통해 역량을 보상하고 촉진하는 데 사용될 수 있다. 슈퍼바이지의 사고방식에 개입하고 슈퍼바이지의 신념 체계에 도전하고 확장함으로써 슈퍼바이저는 기법을 보상할 수 있고 기술 축적을 촉진할 수 있다.

③ 상황은 관리효율성(manageability)을 보상할 수 있다. 슈퍼비전은 흔히 역량을 감소시키는 정보로 인해서 과부하되거나 잘못된 정보로 과부하된다. 기관들은 인증 요구사항을 맞추기 위해서 불필요한 정보자료를 수집한다. 대신 내담자와 슈퍼바이지에 관한 상황적 정보를 사용한다면 슈퍼바이저

는 전혀 다른 방식으로 이러한 개인들을 경험할 수 있다. 그러한 인식적 돌파는 개입의 새롭고 생산적인 통로로 인도할 수 있다.

④ 상황적 슈퍼비전은 보편적(universal), 횡문화적(transcultural), 특정문화적(culture-specific) 행동 및 모든 관련자들의 독특한 행동들을 구별할 수 있게 한다. 이러한 차이는 보편성과 횡문화적 유사성을 강조할 수 있도록 해 줌과 동시에 모든 개인과 집단은 특정 문화와 독특한 행동을 갖고 있다는 것을 인정할 수 있게 해 준다.

⑤ 상황적 분석은 평가와 개입을 위한 상대적인 틀을 마련해 준다. 이러한 틀은 민족중심적(ethnocentric) 편견으로 이끄는 문화에 기인한 개념과 행동을 인지하는 것을 가능하게 해 준다. 상황적 요소들을 표면에 드러냄으로써 슈퍼바이저는 이러한 요소들이 임상적으로 관련이 있는지 여부를 구별하도록 할 수 있다.

슈퍼바이지는 교육적 강의, 읽기, 경험적 활동 등을 통해서 상황적 이슈들에 관해 배운다. 슈퍼비전에 대한 성별, 인종, 문화, 경제 등의 영향에 관해서는 Caust, Libow 그리고 Raskin(1981), Falicov(1988), Piercy 등(1982), Peterson(1991), Reid 등(1987), Wheeler 등(1985)의 문헌을 참고하기 바란다. 마지막으로, 미국 결혼 및 가족치료협회(AAMFT)의 슈퍼비전 부서에서 슈퍼비전에 있어서의 상황적 이슈에 관한 참고문헌을 출간한 바 있다.

슈퍼비전에서 성별 요인

성별은 다양한 각도에서 슈퍼비전에 작용한다. 첫째, 슈퍼바이저와 슈퍼바이지의 성별을 맞추는 문제가 있다. 현재까지의 연구에 의하면, 슈퍼바이지는 자신과 같은 성을 선호하고(Hoffman, 1990; Petty & Odewahn, 1983; Stoltenberg & Delworth, 1987) 그들의 나이와 비슷하거나 약간 많은 것을 선호한다(Hoffman,

1990). 슈퍼비전에 있어서 반대 성별과의 맞춤을 전문적 경험의 필수요소로 옹호하는 저자들도 있다(Alonso & Rutan, 1978; Brodsky, 1980). 그러나 반대 성별 맞춤이 주어진 상황에서 특정한 훈련의 가치가 없다면 슈퍼바이지가 그들이 선호하는 성(대개 자신과 같은 성)을 선택하게 하는 데 문제는 없어 보인다. 어떠한 경우이든 자가선택은 교육기관과 훈련원에서 가능한 것이지, 실제 업무장면에서는 자신의 상사를 선택할 수 없다.

성별 맞춤은 슈퍼비전 관계에 성별이 어떻게 영향을 주는지에 대한 보다 큰 이슈의 한 부분일 뿐이다. 여러 연구를 통해 슈퍼비전을 줄 때 고려해야 하는 성별의 수많은 영향들이 발견되기 시작했다. 다음과 같은 질문에 대답하기 위해서는 좀 더 많은 연구와 경험이 필요하다. 이러한 것들은 정말 차이들인가? 특정 사례들에 있어서 슈퍼바이지-슈퍼바이저 맞춤을 좀 더 잘 마련하기 위해 성별차이가 어떻게 활용될 수 있는가? 스타일 또는 접근 방식을 성별과 관련된 것으로 명명(labeling)하는 것이 단순히 성별에 관련된 전형화를 보상하는 것인가 아니면 그것이 슈퍼바이저와 슈퍼바이지가 진정한 차이를 다루도록 자유롭게 할 것인가? 남자와 여자를 구별하는 것처럼 보이는 상담 또는 슈퍼바이저 스타일에서 남자와 여자는 어느 정도 차이를 초월할 수 있는가? 경쟁적인 일의 환경을 효과적으로 견딜 수 있도록 학습을 보상하기 위해서 성별차이를 활용할 때가 있을까?

성별에 근거한 속성들을 발견한 많은 연구들(Alderfer, 1991; Belenky et al., 1986; Gilligan, 1992; Kaslow, 1986a; Rosener, 1990; Tannen, 1990; Weber, 1991)은 최근까지 여성들은 대부분 치료기관에서 치료와 관련된 책임을 지고 있는 반면에 남자들은 대부분 이론과 정책 입안에 책임이 있다고 주장해 왔다. 여자가 상사의 위치에 있는 남자에 의해 슈퍼비전을 받는 것이 남자가 여성에 의해 슈퍼비전을 받는 것보다 훨씬 일반적이다. "과거에는 여자가 여자를 슈퍼비전하는 것은 일반적인 일이었지만 여자가 남자를 슈퍼비전하는 것은 비일상적이고, 있다고 해도 남자가 행정 단계로 진급하기 때문에 여자가 남자를 슈퍼비전하는 시기는 매우 짧았다." (Munson, 1987: 237) 그러나 이러한 상황은 더 많은 여성들이 기관 내에서 결정 단계의 지위로 상승함에 따라 차차 변하고 있다.

슈퍼비전 관계에 있는 어떤 여성들은 과업지향적 일을 회피하는 수준이 될 때까지 양육과 관계적 기술에 가치를 둔다는 증거가 있다. 그들의 '원조'에 대한 생각은 '돌봄(caretaking)'과 유사하다(Alderfer, 1991; Reid et al., 1987). "여성 슈퍼바이저의 선행은 여성 슈퍼바이지로 하여금 자율성을 계발하도록 격려하는 것을 줄일 수 있다. 각자는 상대를 존중하여 자신의 욕구에 대해 망각할 수 있다."(Alderfer, 1991: 53) 슈퍼비전에 있어서 남성의 특징은 여성의 그것에 비해 덜 주목을 받지만, 전통적인 여성의 역할과 마찬가지로 인지와 과업에 초점을 두고 정서와 개인 간의 이슈들은 제외시키는 정도에 이르는 전통적인 남성의 역할들은 슈퍼비전의 과정을 불균형하게 만들 수 있다. 남자들은 감정과 관계의 상호연결을 부정할지 모른다. 그들은 내담자와 그들에 관해 보다 도덕적 사고에 기반을 둔 판단을 형성할지 모른다. 여성들은 도덕성이 관계의 맥락 안에서의 책임이라고 생각하는 반면에 남자들은 규칙, 의례와 연결된 공정함을 도덕성으로 보는 경향이 있다(Gilligan, 1992).

여러 연구에서 여성들은 관계, 연계감 및 호의에 가치를 두고 남성들은 자율성, 분리 과업, 원칙, 구조에 가치를 두는 것으로 특징지어진다고 하였다(Chodorow, 1978; Gilligan, 1992; Hare-Hustin & Maracek, 1986). 같은 성별 간의 슈퍼비전에서 이러한 특징들을 적용한다면 성장의 가능성은 없어진다(슈퍼바이저는 카운슬러의 현상 유지를 단지 보상하는 것뿐이다). 반대 성별 간의 슈퍼비전에 있어서는 스타일 간의 충돌이 성장을 방해하는 적대적 관계로 이끌 수 있다. Okun(1983)은 "가장 큰 성별 이슈는, 여러 분야에서 지적된 것처럼 파괴적인 전통적 패턴(여자의 복종적 · 유혹적 행동, 남자의 무시하거나 유혹하는 태도, 남성 수련생이 여성 슈퍼바이저를 진지하게 대하지 않는다든지, 남성 치료자의 아이디어 · 행동 · 경과가 여성들의 그것들보다 더 높은 평가를 받는 것)으로 떨어질 수 있는 가능성"(p. 45)이라고 하였다.

이러한 전형적인 성별 역할들은 여성과 남성의 다른 발달 및 사회화 패턴을 반영한다(Belenky et al., 1986; Chodorow, 1978; Gilligan, 1992; Keller, 1985). 자율과 연계감(relatedness) 사이의 극단적 태도에 더하여 여성과 남성은 그들의 힘도 다르게 사용하는 것으로 드러났다(Gilligan, 1992; Gould, 1983; Miller, 1986). 남자들은 힘이 더 많은 것으로 가정되고 여성보다 힘을 더욱 가치 있게 생각한다. 내재적인 힘의 역동성 때문에 이러한 불평등은 슈퍼비전 관계에 커다란 영향을 준다. 남성끼리의 슈퍼비전은 힘을 위한 갈등의 형태를 띨 수 있다. 전형적 행동을 야기하고, 성역할이 견고하게 보상될 수 있으며, 슈퍼비전에 있어서 각 사람의 자유와 발전에 영향을 줄 수 있다.

여성의 정서적 과잉 몰입(overinvolvement)과 남성의 과소 몰입을 따른다면 슈퍼비전의 종결은 또 다른 성별차이를 나타낸다. 남자들은 슈퍼비전 관계의 종결을 너무 일찍 하는 경향이 있는 반면에 여성은 관계의 종결을 맺기가 어렵다(Gilligan, 1992). 다른 말로 하면 여성들은 슈퍼비전에서 'Goodbye'라고 말하기를 어려워하는 반면에 남성들은 (안녕이라고 말하는 것이 너무 쉽지만) 'Hello'라고 말하는 것이 어렵다(Stoltenberg & Delworth, 1987).

그러므로 슈퍼비전 관계는 양육, 자기개방, 유연함의 부족, 언어사용 능력, 사적 행동, 의존, 상황적 · 관계적 사고, 순종적 · 비경쟁적 · 주관적인 전통적 여성의 역할(Avis, 1985; Gilligan, 1992; Maccoby & Jacklin, 1974; Reid et al., 1987)과 성취, 자율, 추상적 사고, 원칙, 지배, 육체적 활동, 감정의 부정, 경쟁적, 모험적인 남성의 역할(Doyle, 1983; Goldberg, 1976; Ipsaro, 1986; Kaplan, 1985)에 의해 타협될 수 있다. 이와 반대로, 슈퍼비전은 정형화된 역할의 영향을 감소시키고 행동의 인식 또는 자기충족적 기대보다는 실제 행동에 기반을 둔 현실을 구성하는 것이 필요하다. 슈퍼바이저는 슈퍼비전 장면에서 슈퍼바이지 자신이 갖고 있는 성별 정형타입과 역할기대를 슈퍼바이지가 이해하도록 인도하고 슈퍼바이저도 그것이 중요하다는 점을 아는 것이 중요하다. 적절하다면 슈퍼비전 환경은 카운슬러의 성별 편견—예를 들어, 여성 카운슬러에게는 인지적 개입을 강조하고 남성 카운슬러에게는 정서적 개입을 강조함으로써—을 상쇄시킬 수 있도록 조정될 수 있다.

Weber(1991)는 슈퍼비전에서 어떻게 성별차이가 드러나는지에 관한 구체적 발견을 하는 데 공헌하였다. 여성은 사회화 과정에서 기대와 역할을 부여받을 때 소집단 슈퍼비전에서 독립적으로 독서하기, 협력적 토의 및 슈퍼비전 집단에서 힘을 나누는 것을 선호하는 경향이 있다. 이러한 발견에 근거해서 Weber는, 슈퍼바이저는 행동적으로는 구체성을 추구하면서 여성 슈퍼바이지의 내면의 목소리와 직관을 표현하도록 도와주어야 한다고 주장하였다. 슈퍼비전 관계는 특히 남자가 슈퍼바이저일 경우에는 힘의 이슈를 줄이기 위해 탈신화(demystified)되어야한다. 여성 슈퍼바이지는 자신들의 학습에 투자하는 것을 인정받아야 하며 자신들의 분노와 분노의 갈등을 표현하도록 허용되어야 한다. 부정적인 피드백은 '내가 뭘 잘못했나?' 라는 식으로 내재화될 필요가 없다는 것을 배워야 한다.

한 걸음 더 나아가 Weber에 의하면, 슈퍼비전에 있어서 여성에 의한 자기개방의 과잉을 막기 위하여 울타리를 쳐야 한다. 전통적인 양육자(caretaker) 역할은 피해야 하고 양육(care)이 두려움, 불신, 충성 및 유기와 같은 감정들을 사용하기 위한 것으로 다루어져서는 안 된다. Weber는 연결감, 다층적이며 전체적이며 비단선적이고 순환적인 사고와 같은 것들을 강조하는 여성들의 전통적 사고는 구분화(compartmentalized), 단선적, 위계적 사고 과정으로 특징되는 남성의 성격과 반대라서 슈퍼비전을 하는 데 유리하다고 보았다(Weber, 1991).

상황과 성별 이슈를 고려하는 것과 남성, 여성 슈퍼바이지의 전형을 구체화하는 것 사이의 균형점을 찾는 것이 슈퍼비전의 기술이다. 성별차이를 부정하는 것은 근시안적이지만 모든 남자와 여성을 제한하여 범주화하는 것은 선입견적이고 성차별적이다. 모든 슈퍼바이저들은 자신들이 갖고 있는 성별 편견에 대해 충분히 인지하고 있어야 하며 자신뿐만 아니라 슈퍼바이지의 성별에 대한 편견들을 사용하여 탐구의 자료로 삼아야 한다.

슈퍼비전에서 민족성 요소

치료변수와 카운슬러 계발의 요소로서 민족성에 대한 관심이 증가하고 있다. 향후에는 상담과 슈퍼비전의 어떤 모델도 그것이 민족성 이슈를 어떤 식으로 다루었는지에 대해 어떤 식으로든 판단을 받을 것이다. "소수민족 슈퍼바이지의 성장을 극대화하려면 그들이 민족적 정체성과 전문적 정체성을 통합하려는 노력을 촉진하도록 노력하여야 한다." (Vasquez & McKinney, 1982: 60)

첫째는 민족적 차이에 대해 인식하고 민감해지는 것이다. 예를 들면, 가족에 대한 헌신은 남미 문화의 특징적 성격 중의 하나다. 그 지역을 관통하는 공통적인 문화적 주제가 있다면 그것은 가족관계를 개인보다 중요시하는 가족주의, 남자를 가족의 우두머리로 하는 가족 구조, 그리고 권위를 강조하는 가부장제다. 그 결과로 성적 도덕심에 강한 이중적 기준을 내포하고 남성성이 육체적이고 성적인 용맹스러움을 통해서 표현되게 함으로써 남자다움이라고 알려진 복잡한 가치를 야기하였다.

또 다른 예는 아시아 문화에서 눈맞춤 정도의 차이가 갖는 중요성이다. 눈맞춤과 바라봄은 문화적으로 다양하게 나타난다. 흑인의 경우 다른 사람의 눈을 보지 않는 것은 그 사람에 대한 권위를 인정하는 것인 반면에 백인들은 그것을 의심스럽거나 믿을 수 없는 것으로 해석한다. 흑인이 눈을 치켜떴다면 그것은 적대적, 뻔뻔함, 반대의 표시이지만 종종 백인들은 그것을 알아채지 못한다. 일본에서 '웃음'은 난처함, 슬픔, 혹은 분노를 표현하는 것일 수 있다. 손바닥을 위로 하고 팔을 내미는 것과 손가락을 흔드는 것이 어느 문화에서는 이곳으로 오라는 뜻으로 해석되기도 하지만 다른 문화에서는 '잘 가'라는 의미로 해석되기도 한다. 손바닥을 아래로 하고 팔을 내미는 어떤 곳에서는 높낮이를 나타내는 것으로 이해되겠지만 콜롬비아에서 다른 사람에게 그와 같은 행동을 한다면 상대는 모욕감을 느낄 것이다.

문화내적, 인종적 차이로 고려되어야 할 사항들로는 감정에 따른 얼굴표정, 움직임, 자세 및 촉각, 공간 사용, 준언어학(목소리의 질, 발성, 침묵의 사용)과 후각행동(냄새) 등이 있다. Sue와 Sue(1990)에 의하면, 문화적으로 관련이 있는 가치들(개인 중심, 언어, 감정 및 행동적 표현, 의사소통 양상, 개방과 친밀과 관련된 이슈, 신체와 정신의 웰빙 간의 명백한 구별)과 계급과 관련이 있는 가치들(시간표 엄수, 문제에 대한 모호하거나 비구조적인 접근들, 목표 설정), 언어 변인(언어적 의사소통의 강조와 표준 영어의 사용) 등이 상담에서 다양한 갈등과 오해의 원인이 된다. 그러한 차이에 대한 인식은 관찰된 행동으로부터 부정확하고 편견적인 추론을 최소화하는 것을 도와주고 익숙한 행동 양상의 새로운 의미를 배우는 것을 용이하게 한다. 새로운 의미에 대한 개방성과 더하여 공통적으로 존재하는 보편적 행동 양상의 사용은 문화 간의 차이에 대한 카운슬러와 슈퍼바이저의 이해를 높이도록 도와줄 수 있다.

둘째, 이러한 문화적 변수들은 슈퍼비전과 관련되어 탐색되어야 한다. 민족성과 슈퍼비전의 주제를 연구한 연구물은 매우 적다. 일반적으로 민족성에 대해 쓰인 것들은 상황적 이슈의 표제 밑에서 다루어지고 성별(gender)을 강조하기 위하여 민족성이 덜 강조되는 형편이다. 하지만 소수민족의 정신건강과 약물남용 이슈들은 다양한 방식으로 기록되어 소수민족의 성인과 가족들의 심리적 안녕에 영향을 주고 있다. 민족성은 증상의 발현, 방어 양식, 불안에 대한 대처 양상, 우울, 두려움, 죄책감, 분노의 표현과 더불어 정신질환이 무엇으로 이루어지는지에 대한 신념 체계를 구성한다. 어떤 민족집단들은 신경적 증상을 누르는 것을 보상하고, 다른 집단들은 드러내는(acting out) 성격적 증상을 보상하고 또 다른 집단들은 신체화 증상을 보상한다. 사람들은 문화적으로 보상되고 용인되는 질병과 역기능적 행동 양상에 대해 배운다.

셋째, 민족성은 원조, 도움의 형태와 사람들이 활용하는 조건들을 결정하고 치료에 반응하는 것을 결정한다. 초기 단계의 신뢰와 개방성, 자개개방에 대한 태도, 민감한 주제를 다루고자 하는 열망, 통찰 중심의 치료 또는 슈퍼비전에의 참여와 같은 모든 측면의 임상 관리는 민족성이라는 거름종이를 통해 여과된다.

상담과 슈퍼비전 과정에서 몇 개의 개인적, 심리사회적 이슈들이 평가되고 있다. 신체적 생김새, 정서, 자아개념 및 자존감, 대인관계 역량, 자율성에 대한 태도, 성취에 대한 태도, 공격성과 충동조절에 대한 관리 능력, 대처기제 및 방어기제, 가족관계, 동료관계, 지역사회원들 간의 관계, 지역사회 적응 등의 변인들은 민족성, 문화 및 기타 상황적 틀에서 볼 때 좀 더 명백하고 의미가 있고 유용하다.

Vasquez와 McKinney(1982)은 Loganbill, Hardy 그리고 Delworth(1982)의 발달모델을 사용하여 이중문화의 카운슬러 발달에 대해 연구하였다. 그들은 각 발달단계에 있는 소수민족 카운슬러들의 경쟁 및 명료도 이슈에 관하여 연구하였다. 예를 들면, 2단계 카운슬러들은 주류 기관보다는 자신의 민족 지역사회라고 하는 '참호' 에서 일하도록 만드는 내적 · 외적 압력을 경험할 수 있다. Sue와 Sue(1990)는 소수민족 카운슬러가 문화적 이슈를 알지 못하는 단계에서 문화정체성의 형성으로 이르는 네 단계의 과정을 거친다고 규정하였다.

Ivey(1986: 320)는 "공감에는 개인과 그 개인의 문화에 대한 인식이 필요하다." 라고 하였다. 백인과 소수민족 카운슬러들은 어떻게 문화, 인종 및 민족성요소가 상담과 슈퍼비전의 과정에 영향을 주는지에 대해 인식하여야 한다. 슈퍼바이지들은 슈퍼바이저가 문화적 민감성을 좀 더 개발하도록 도전하여야 한다. 관계자들은 다양한 민족적 배경을 가진 슈퍼바이저로 하여금 유망한 지위에 맞게 훈련되고 임명되도록 노력하여야 한다.

체제 내에서 작업하기

임상 슈퍼비전의 워크숍에서 저자가 종종 듣는 코멘트는 "우리 슈퍼바이저가 와서 이 훈련을 받아야 한다." 라는 것이다. 또는 "이것은 정말 좋은 정보이지만 내가 일하는 관료적 기관에서는 절대 받아들여질 수 없다." 라고도 한다. 실제 업무장면에서 재정 능력, 적정 내담자인원 유지, JCAHO(Joint Commission on the Accreditation of Healthcare Organizations)의 인증 받기, 단선적이고 위계적인 조직에서의 힘의 갈등 조정하기 등과 같은 다양한 요구들에 의해 움직이는 기관에 슈퍼비전의 원칙을 적용해야 한다. 질적인 임상 훈련과 슈퍼비전이 강요된 불필요한 것으로, 뭐든 다른 경비가 충당되고 난 다음 남은 돈으로 해도 되는 것으로 생각하는 저항적인 상사와 우물쭈물하는 기관, 즉 고집스러운 환경을 어떻게 다루어야 하는가? 이러한 체계 내에서 어떻게 일해야 하는가?

첫째, 임상가는 특정한 작업 환경에서 무엇이 달성될 수 있는가에 대해 실제적이어야 한다. 이 책에서 제공된 원칙들과 실제들은 독특한 욕구와 문제가 있는 각 기관에 적용되어야 할 원형(prototype)이다. 관료적 구조, 권력 갈등, 성격차이, 재정적 어려움, 업무 문화는 슈퍼비전 모델의 맥락화(contextualizing)의 한 부분이다.

둘째, 슈퍼비전의 어떠한 모델을 적용하는 경우 실제적인 요소에 따라 순차적이거나 비단선적인 태도로 적용될 수 있도록 구체적인 단계로 세분화해야 한다. 예를 들어, 통합모델에서는 상당의 직접 관찰을 권장하지만, 초기에 카운슬러들이 이러한 접근에 크게 저항할 수 있다. 이때 체계적 둔감화가 순리일 것이다. 첫 단계로는 모델링과 허락의 형태로 슈퍼바이지가 슈퍼바이저의 행동을 관찰하도록 허용하는 것이다. 그다음 사례에 문제가 있거나 슈퍼바이지가 도움을 요청할 때 슈퍼바이저는 자신을 상담 과정에 소개한다. 점진적 적용은 임상적 슈퍼비전의 가치를 보지 못하는 저항적 상관을 대하는 데도 필요하다. 이러한 경우 슈퍼바이저는 자신의 연구논문, 재정, 마케팅, 좋은 슈퍼비전의 위험관리 이점 등에 관한 책과 논문들을 상관에게 제공함으로써 슈퍼바이저들을 교육시키는 것을 시작할 수 있다(스태프를 위해 이 책을 구매하는 것도 좋은 생각이다).

셋째, 저항을 직면하는 슈퍼바이저는 기관 내 슈퍼바이지 소집단에 슈퍼비전 프로그램을 시행함으로써 시작하여야 한다. 슈퍼바이저는 슈퍼비전에 관한 흥미와 열정의 여론을 만들어 매주 금요일 아침 슈퍼비전 모임에서 무슨 특별한 일이 있다는 말이 돌 수 있도록 해야 한다. 슈퍼바이저는 도움과 훈련의 열망이 있고 열심히 일하는 카운슬러 한 명으로도 시작할 수 있다. 그 한 사람에게 흥미와 열정을 불러일으킬 수 있다면 소문이 절로 퍼지게 되고 슈퍼바이저는 학습에 대한 기회를 소개할 수 있게 된다. 만일 기관의 타 부서에서 슈퍼비전에 대해 여전히 못마땅하게 생각한다면 이 사람은 자신의 업무 영역 내에서 효과적인 슈퍼비전 모델을 개발하여 슈퍼비전의 실행을 옹호할 수 있다. 그 집단 모두가 슈퍼비전의 개념을 받아들이진 않는다 해도 적어도 그의 가까운 집단만큼은 슈퍼비전에 대한 마음을 바꿀 것이고, 그렇다면 적어도 여섯 명 정도는 그다음 구직 상황에서 슈퍼비전의 전달자가 될 것이다.

넷째, 저항적 스태프와 고용자들에게 슈퍼비전의 가치를 다루는 교육과 훈련프로그램에 참석하는 것을 권해야 한다. 전문협회 조직인 NAADAC에서 주최하는 회의나 IC&RC의 슈퍼비전 위원회 등은 슈퍼비전의 가치에 관한 정보나 교육을 마련하고 있다. CARF와 JCAHO에서 후원하는 훈련프로그램은 강제적으로 슈퍼비전의 법적, 윤리적 조항을 규정하고 있다. AMA(American Management Association)에 의한 비의료 관련 과정뿐만 아니라 알코올 및 약물남용 프로그램(Alcoholism and Drug abuse programs)에 의해 후원받는 관리훈련 프로그램들은 질적인 슈퍼비전의 가치를 강조한다. 총체적 질적 관리(Total Quality Management: TQM)에 관한 훈련프로그램들은 위계적 시스템 안에서도 슈퍼바이지의 활동에 대한 슈퍼바이저의 인식이 가치가 있음을 교육시킨다.

다섯째, 때때로 슈퍼바이저는 자신의 존엄성(integrity)과 효과성을 유지하기 위해 위험을 감수해야 한다. 예를 들면, 신뢰를 별로 중요시하지 않는 분위기의 소외된 기관에서 슈퍼바이저는 관리부서에 보고되어 자신을 거스르는 정보가 될까 봐 카운슬러에게 피드백을 요구하는 것을 주저할 수 있다. 만일 슈퍼바이저가 늘상 그와 같이 피드백을 회피한다면 카운슬러는 어떻겠는가? 슈퍼바이저가 스스로에 대해 평가받는 것을 꺼린다면 슈퍼바이저는 카운슬러를 어떻게 평가할 수 있겠는가? 최선을 다해 상호관련성이라는 기본 원칙에 따라야 한다.

마지막으로, 시스템이라는 것은 본질적으로 짜증 나는 것이다. 그래서 소진은 특별한 병리가 아니라 강도와 정도는 다르지만 항상 존재하는 직업 위험물이다(Edelwich & Brodsky, 1980). 모든 조작적 요소들은 TQM, 질적 케어, 슈퍼비전, 기관 개혁의 원칙에 반하여 배치되는 것처럼 보인다. 열역학의 제2법칙에 따르면, 열은 높은 온도에서 차가운 온도의 물건으로 옮겨 가기에 어떤 엔진도 완전히 효율적일 수는 없다. 완전한 시스템이라고 할지라도 열의 일부만이 작업하는 데 쓰인다. (이것을 인간의 작업 환경에 비유로 쓴다면) 그 나머지는 잡담, 험담, 개인/기관 자체의 자기보고, 권력 갈등, 태업으로 가게 된다.

슈퍼비전의 어느 모델도 기관의 모든 면을 개혁하는 데 완전히 효율적일 수는 없다. 하지만 '이런 곳에서는 어떤 일도 시도할 수 없다.'고 포기하는 대신 슈퍼바이저는 한 명의 뜨거운 파트너(열정적인 슈퍼바이저와 슈퍼바이지)로부터 발생한 열을 전달하지 않는 것보다는 좀 더 덜 열정적인 개인들에게로 흘러가는 것이 더 낫다는 것을 기억해야 한다. 기관의 변화는 시간이 걸리고 어떤 시스템에서는 시간이 매우 천천히 흐른다. 어떤 기관은 어떤 사람이 한 번 고용되는 기간 동안에 변화가 이루어지기도 하고, 혹은 전혀 그렇게 되지 않기도 한다. 그렇지만 슈퍼비전의 프로그램은 차차 기관에 씨를 뿌려 자리가 잡히거나, 혹은 다른 곳으로 퍼져 나가게 될 것이다.

저항적 카운슬러: 연령과 회복의 이슈

위에 묘사한 환경과 같은 곳에서 슈퍼비전에 저항하는 카운슬러가 발견되는 것은 놀라운 일이 아니다. 사람들은 대학원에 가고 훈련기관에 가는데, 그 이유는 전문적 기술을 배우길 원하기 때문이다. 하지만 서비스 기관에서는 가능하면 최소의 감독하에 그날의 사례 할당량을 채우기를 원하는 스태프가 있기 마련이다. 때로 이러한 사람들은 형식적인 내담자 관리와 편법을 써서라도 내담자 수를 채우기를 원하는 기관장의 부정적인 태도를 닮아 간다. 어떤 카운슬러들은 자신의 중독 상태에서 회복되고 나서 충분한 시간이 지나지 않은 상태에서 전문적인 수련 훈련을 거의 받지 못했기 때문에 여전히 (내담자들처럼) 부적절한 행동을 하거나 한계를 시험할 수 있다. 석사 수준의 카운슬러들은 자신들은 더 이상의 훈련이 필요 없다고 믿고 엘리트 의식을 드러내는데, 특히 자신보다 학력이 낮은 슈퍼바이저에게는 훈련받을 필요가 없다고 생각한다. 공무 보호(civil service protections)로 인해 저항적인 카운슬러들을 징계하거나 해고하는 것이 거의 불가능하기 때문에 그들은 슈퍼바이저에게 과부담이 된다.

회복 이슈가 연령 요인과 만나면 특별한 종류의 저항이 발생하게 된다. 마약치료장면에서 중년이나 그 이상 연령인 초보 카운슬러가 일하는 것은 다른 영역에서는 흔치 않다. 어떤 사람들은 상담의 장에 늦게 입문(그들의 회복과 더불어 중년에 직업전환)하기도 하지만, 또 어떤 사람들은 자신의 회복 배경으로부터 수년 동안 어떠한 추가적 전문 훈련을 획득하지 않고 일하는 것에 만족할 수 있다. 이러한 사람들 중 많은 사람들이 좋은 카운슬러들이다. 그들을 단지 그들의 연령과 지위를 근거로 해서 미숙련되고 능력이 없다고 취급하면 또 다른 형태의 선입견의 문제(연령 차별)가 생기게 된다.

그럼에도 불구하고 어떤 고참 카운슬러들은 자신들의 방식을 고집하고 슈퍼비전에 무반응하고 변화에 저항한다. 그들은 (특히 나이 든 남자 카운슬러들의 경우) 젊은 슈퍼바이저에게는 아무것도 배울 것이 없다는 식으로 행동한다. 이러한 카운슬러들과 그들의 업무 경험에 대해 존중하는 것이 중요하다. 개인에 따라 다양한 정도의 유연성(내가 당신의 슈퍼바이저지만 그렇다고 해서 내가 항상 당신보다 더 많이 알거나 당신이 틀리고 언제나 내가 옳은 것은 아니다. 이번에는 좀 다른 방식을 시도해 보자) 혹은 확고함(이해는 하지만, 내가 당신의 슈퍼바이저이므로 당신이 변해야 한다고 느끼는 부분에 대해서 몇 가지 이야기를 하겠다)이 요구된다. 가장 고집스러운 사례들에 있어서 슈퍼바이저는 그 카운슬러가 제한된 기술을 실천하고 그의 제한된 목표를 추구할 수 있는 기관 내의 안전한 장소를 찾아내는 것 이상은 할 수 없다.

적합한 개입들은 대부분 개인과 상황의 기능이기 때문에 저항적 카운슬러를 다루기 위한 확정적인 가이드라인은 없다. 저항이 만연한 기관이나 스태프들 대부분이 사기 문제를 경험하고 있는 곳에서는 Edelwich와 Brodsky(1992)가 저항적 내담자를 위해 개발한 집단상담 기법을 일상 업무 문제해결과 의사결정에 활용할 수 있다. 저자는 임상 슈퍼비전 워크숍에서 비밀보장을 위한 적절한 안전수칙과 함께 '누가 가장 최악의 스태프인가?' '당신의 가장 최악의 조직 문제는 무엇인가?' 혹은 카운슬러에게는 '누가 가장 최악의 내담자인가?' 라는 질문을 과정집단과 같은 곳, 혹은 카운슬러나 슈퍼바이저를 위한 좀 더 덜 형식적인 집단에 사용한다.

마지막으로, 어려운 순간에 직면했을 때 다음과 같은 한 슈퍼바이저의 말을 상기할 만하다. "나의 스태프를 이해하기 위해 나는 내가 슈퍼비전을 받을 때 얼마나 어려웠나를 회상해야 합니다. 어떤 슈퍼바이저는 나에게 슈퍼비전의 수용 가능성이 없다고 했습니다. 나는 업무 분야에서 최고여서 그가 나에게 아무것도 줄 수 있는 게 없다고 생각하였기 때문에 그가 한 말이 무슨 뜻인지 알지 못했습니다. 그러나 지금은 그 말을 이해합니다."

손상된 카운슬러

비록 카운슬러의 감정적 기능이 모든 학문 영역의 관심이 되어야 하지만, 손상된 카운슬러는 특히 알코올과 약물 치료 분야에서 특별히 주목을 받는데, 그 이유는 중독으로부터 개인적 회복을 강조하기 때문이다. 알코올, 약물, 담배 및 음식과 같은 물질의 개인적인 사용 및 남용은 카운슬러의 업무 수행을 방해할 수 있다. NAADAC의 정책은 다음과 같다. "우리들의 손상된 동료가 자신의 문제로 그들의 건강과 전문적인 역할이 좋지 않은 영향을 받았다는 것을 받아들이도록 그들을 돕는 것이 우리의 의무다. 그 밖에도 우리들은 손상된 카운슬러가 다시 책임 있고 믿을 수 있는 전문가로서 재취업할 수 있도록 그와 그 가족에게 적절한 치료가 마련되어야 한다고 믿는다." (Lisnow, 1990: 37)

슈퍼바이저는 손상된 전문가의 발견과 의뢰에 중요한 역할을 한다. 내담자에게 금지된 것을 자신의 동료가 할 때 조력 전문가들이 이러한 역할을 부인하는 경우는 너무나 흔하다. 치료전달 체계는 도움이 필요한 전문가를 발견하는 데 실패하고 손상된 전문가가 긍정적인 방법으로 치료에 들어오도록 동기를 부여하는 효과적인 사례발견 기법이 거의 없다. 슈퍼비전은 이러한 일을 하는 데 가장 효과적인 도구로 남아 있다.

다른 업무수행평가 시스템처럼 임상 슈퍼바이저는 손상이 약물남용의 결과인지, 가정 내의 개인적 갈등인지, 혹은 감정적 요소의 결과인지 그리고 그것들의 신호를 살펴야 한다. Bell, Gorski 그리고 Troiani(1985)는 이러한 신호들을 7가지 단계로 구분하였다.

① **1단계**: 손상된 카운슬러는 과도하게 충동적인 스태프이며 전보다 더 열심히, 더 오래 일한다. 그는 충성심과 자신의 일이 재개편되거나 보상받아야 한다는 강력한 요구를 표현한다. 그는 손상의 초기에는 자신이 속한 부서에서 중요한 공헌을 하면서 매우 생산적으로 일할 수 있다. 드러나게, 혹은 암묵적으로 모든 것이 제대로 되고 있다고 주장한다. 그는 관리의 결정들을 비판하기 시작하면서 자신은 없어서는 안 되는 사람이라고 이야기한다.

② **2단계**: 업무행동과 태도에 변화가 있다. 손상된 카운슬러는 자신이 얼마나 좋은 카운슬러인지를 증명하려는 충동적 시도를 한다. 하지만 동료나 슈퍼바이저와의 관계가 틀어지기 시작한다. 그는 자신의 피난처를 유지하기 위해 고집스럽게 업무 지시만을 따르면서 상관과 동료를 피한다. 그는 카운슬러로서의 자신의 업무의 긍정적인 면에 방어적으로 머무르고 일이 제대로 이루어지지 않을 때 초조해한다. 그는 AA를 무시하고 상담프로그램을 무시한다.

③ **3단계**: 위기의 단계로 모든 영역에서 업무 수행의 점진적인 퇴보가 있다. 집중과 기억의 문제가 생기기 때문에 업무를 하기 위해서는 더 많은 노력을 기울여야 한다. 손상된 카운슬러는 일의 실수/잘못을 회상하는 데 어려움을 겪고 동료 카운슬러로부터 고립된다. 지연과 판단의 실수가 그들의 특징이 되고 동료들과의 사기 문제가 표면으로 떠오른다. 간간히 지각을 하고 스트레스가 발생된다.

④ **4단계**: 이 단계는 전반적인 부동(immobilization)과 '오직 그렇다면……' 사고로 특징지어진다. 백일몽과 지각이 빈번하다.

⑤ **5단계**: 혼란과 실제, 혹은 상상의 비판과 더불어 슈퍼바이저의 조언에 혼돈과 과반응을 하는 단계다. 그들에 대한 동료의 불평이 좀 더 자주 생기고 규칙위반이 잦아진다.

⑥ **6단계**: 손상된 카운슬러는 우울, 무감동(apathy), 냉소주의, 게으름, 비협력

적인 표시를 보인다. 신체적으로도 쇠퇴된다. 일찍 퇴근하고 마감일을 놓친다. 이와 같은 하향 곡선은 슈퍼바이저가 초기 단계에서 작업수행 손상이 생길 때 발견하면 변할 수 있다.

⑦ **7단계**: 마지막 단계는 징계와 파면이지만 이것들은 대부분 빈약한 슈퍼비전의 결과 때문에 생기는 것이다.

카운슬러가 약물을 남용하고 있다면 기관과 슈퍼바이저는 무엇을 해야 할까? 첫째, 기관은 약물남용에 대한 정책을 세워야 한다. 이러한 정책은 법적인 자문을 얻어서 개발되어야 하는데, 구체적으로 약물의 종류를 명시해야 한다. 정책은 회복 중인 알코올중독자나 약물중독자에게 회복 사실을 알린 것 때문에 좀 더 강한 기준을 부과하는 차별을 해서는 안 된다. 오히려 모든 고용인들에게 적용되는 정책이어야 한다. "기관은 어떠한 종류의 약물남용도 허용하지 않을 것이다. 그러한 행위는 처벌적 행위로 간주된다."

만약 남용한 사실이 발견되면 문제가 드러난 순간 바로 카운슬러는 상담의 업무에서 배제되어야 한다. 만일 약물남용 여부가 증명되지는 않았지만 의심이 된다면 슈퍼바이저는 카운슬러에게 소문을 들었다고 알려 주어야 하고 내담자를 보호하기 위해 카운슬러를 자세히 관찰할 것이라고 알려 주어야 한다. 슈퍼바이저는 "어떤 소문을 들었는데 나는 그것이 사실이라고 단정하지 않는다. 하지만 만일을 대비하여 당신에게 우리 기관의 규정을 상기하도록 하겠다."라고 말할 수 있다. 관찰은 카운슬러가 약물을 사용하지 않는다는 확신을 슈퍼바이저가 가지는 순간까지 지속되어야 한다.

기관 규정은 그것이 일관적으로 적용될 때 제대로 기능한다. 그 분야의 카운슬러가 되기 위해서는 2년간의 단주/단약기간이 필요하다는 규정을 정했다면, 그러한 규칙은 모든 사람들에게 적용되어야 한다. 그래서 남용을 한 카운슬러는 2년 동안은 기존의 업무와 다른 업무를 하도록 한다. 현실적으로 대부분의 기관에서 2년 동안 다른 일을 할 수 없으므로 그 기관으로부터 퇴직하는 것이 그 규정을 실현하는 것이다. 또한 카운슬러의 전문적 자격기관에 전문직 윤리강령의 위반사실에 대해 알려야 한다. 이러한 규정은 단주기간이 긴 카운슬러에게는 엄격하게 보인다. 아직 그 분야에서 효과적이기 위해서는 몇 년의 단주가 필요한가를 명확하게 정의할 수 없지만, 가장 보편적인 것으로 2년 동안의 단주/단약의 기준을 따르는 것이 효과적이다.

섭식남용은 좀 더 복잡한 이슈다. 섭식을 포함한 건강한 생활양식을 강조하는 치료장면에서 카운슬러가 어느 정도의 과체중이면 관심을 기울여야 하는가? 만일 프로그램이 충동적 과식가들을 치료하는 것이라면? 이러한 이슈를 좀 더 복잡하게 만드는 것으로서 강박적인 과로는? 이러한 질문에 쉬운 대안은 없다. 하지만 모든 슈퍼바이저와 기관들은 늘 건강한 생활양식을 유지하는 것이 어렵다는 것을 인정하면서 슈퍼바이저는 스태프와 내담자에게 건강한 생활양식의 모델이 되어야 하며 이러한 모델을 옹호해야 한다. 궁극적으로—내담자 치료효과를 염두에 두고—슈퍼바이저는 어느 정도가 과도한 것인지, 언제 개입해야 하는지를 결정해야 한다.

마지막으로, 카운슬러는 얼마나 아파야 실제 업무에서 쫓겨나게 되는가? 카운슬러의 공동의존에 대해 슈퍼바이저는 언제 개입해야 하는가? 공동의존과 개인적 회복을 직접적으로 다루는 장면인 알코올과 약물 영역에서 조력 전문가에게 업무 적합성의 이슈는 매우 불명확하다. 업무 적합성 문제의 예를 들면, 카운슬러가 훌륭한 임상적 기술을 가졌지만 거만하고 동료들을 무시하는 경우, 15년 동안 상담했지만 카운슬링을 종료하면 매번 내담자가 재발하는 카운슬러(공동의존)의 경우 등이 있다. 가장 중요한 것은 전달된 임상서비스의 질 그리고 업무 수행 수준이다. 업무수행 적합성 문제에 대한 가장 좋은 해답은 문제가 의심될 때면 가능한 한 자주 긴밀한 임상 슈퍼비전을 하는 것에서 찾을 수 있다.

계속 확장되는 상황

상황적 요소들에 대한 토의를 온전히 가능하게 하려면 슈퍼바이저가 경험할 수 있는 복잡한 상황적 딜레마에 대해 다음과 같이 질문해야 한다.

차별과 희롱

① 비차별적인 고용, 해고, 면담 수행에서 나의 책임은 무엇인가? 성희롱은 어떤가? 스태프 사이에서 성희롱을 예방하면서 동시에 예전처럼 스태프와 농담도 잘할 수 있는 방법은?

② 언어폭력과 관련하여 스태프의 긍정적인 어휘력의 모델이 되기 위한 나의 책임은 무엇인가? 장애를 향한 어떤 태도를 직장에서 보여 주어야 하는가?

미국 장애법

① 슈퍼바이저에게 부과되는 법적, 윤리적 책임은 무엇인가?

② 이러한 갈등은 내가 수행하고자 하는 임상적이고 윤리적인 책임과 상충하는가? 이러한 익숙하지 않은 법적 기준의 지지는 나의 슈퍼비전 관계에 문제를 일으킬 것인가? 만일 알코올중독이 장애라고 하면 이 모든 것이 나와 AA의 관계에 어떤 영향을 주는가?

성적 선호

슈퍼바이저인 나도 슈퍼바이지와 마찬가지로 동성애자이기 때문에 슈퍼바이지에게 다르게 행동해야 하는가? 이 상황이 이성애자 간의 슈퍼비전 관계와 윤리적, 정치적으로 다른가? 슈퍼비전 관계에 어떤 영향을 미치나? 만일 다른 스태프가 동성애 슈퍼바이지에게 호감을 갖고 대한다고 의심할 경우에는 어떻게 할 것인가?

1990년 ADA(Americans with Disabilities Act)는 자격이 되는 장애인들에 대한

고용차별을 금지시키고 이들을 위한 적절한 편의시설을 만들도록 규정하였다(고용주의 사업에 지나친 어려움을 부과하지 않는다면). ADA는 거미줄처럼 복잡해지는 법적, 행정적 책임에 둘러싸인 슈퍼바이저에게 새로운 역할 갈등을 부여할 것임이 분명하다. 마찬가지로 성희롱과 성적 선호는 1990년대에는 중요한 상황적 요소들이다. 점점 더 인간관계가 주시되고, 제한되고, 보호되고, 한계가 설정되는 시대에서는 슈퍼바이저의 주의를 요하는 상황이 무수히 많다.

제17장 미래를 향한 새로운 길

슈퍼바이저는 큰 비전을 갖는 것이 필요하고 스태프가 미래를 위해 준비를 잘 할 수 있도록 임상장면의 경향을 예견하고 예측할 수 있어야 한다. 이 책의 1993년 판에서는 2000년도에 직면할 중요한 이슈들을 다루었는데, 예를 들어 내담자군의 변화, 치료 체계와 서비스, 자격 제도, 재정 지원 그리고 약물 정책들이 포함된다. 대부분 행동건강 분야에서 중요한 사안들이다. 또한 1993년 판에서는 "제3자 상환이 치료 결정에 영향을 줄 것이다."라고 기술했다. 수십 년 후 알코올과 약물남용 분야에서는 이러한 경향이 더욱 두드러질 것으로 본다.

10년 전에 예측된 다른 경향들과 같이, 미국에서는 중독을 질병으로 간주하고 징벌적 금주 정책과 치료모델에 개혁을 불러일으키고 있는 지금도 여전히 중독을 범죄시하고 낙인찍고 있다. 중독 관련 분야는 스스로의 존재 의의를 찾는 데 더욱 노력해야 한다. 알코올중독과 약물남용 전문가의 역할은 지속적으로 발전하고 있는데, 카운슬러의 능력 증대를 요구하는 동시에 전문가와 기관에서 자격, 면허, 인가조건을 갖추어야 한다. 문화적 다양성 훈련 과정은 카운슬러의 문화적 능력 향상을 위해 고려해야 할 필수적인 것으로 남아 있다. 임상적 결정에 따른 재원을 제공하고, 내담자에게 적합한지에 주의를 기울이며, 내담자 입원 기준에 대해 면밀히 감독하고 있다.

1993년에 예견되었던 경향이 계속해서 드러나고 있다. 동시에 몇 가지 최근에 떠오르는 경향들은 향후 10년간 행동건강 분야에 상당한 영향을 줄 것이다.

예측

다음은 알코올과 약물남용 분야에서 2013년경 나타날 것으로 보이는 변화에 관한 예측들이다. 치료, 재정, 관리의 통합 면에서 어떠한 경향이 될지 살펴보겠다.

치료적 경향

1982년 그리고 매 10년마다 임상가와 연구자로 구성된 62명의 패널들은 행동건강 분야에서 다음 10년 동안의 주요 추세들을 예측하였다. 스크랜턴 대학교의 John Norcross와 Melissa Hedges 그리고 로드아일랜드 대학교의 James Prochaska에 의해 정리된 최근의 보고서가 저널 『전문심리치료: 연구와 실제(*Professional Psychotherapy: Research and Practice*)』의 2002년 6월호에 발표되었다. 이 예측들은 저자의 경험 및 기대와 일치한다.

① 이 분야에서는 석사학위의 임상가에 의해 진행되는 상담과 함께 단기치료 모델이 중요시될 것이다.

② 내담자가 치료에서 보이는 변화와 과제 중심의 치료를 완료하는 등 스스로 보이는 변화에 대한 강조가 증대될 것이다.

③ 고전적 심리치료모델(게슈탈트, 정신분석, Adler, 교류분석, Jung, 인본주의)의 사용은 내담자가 스스로 사용할 수 있는 치료 매뉴얼과 인쇄된 자료들의 사용이 늘어나면서 계속적으로 감소할 것이다.

④ 석사학위 카운슬러와 전문가에게 면허 취득이 필수가 될 것이다.

⑤ 현재 학사학위 소지의 중독 카운슬러들은 석사학위 과정의 교육 훈련과 자격 취득을 해야 하며 이것은 알코올과 약물남용 임상 슈퍼바이저들에게 주요 이슈가 될 것이다.

⑥ 박사학위 소지 임상가들의 직업시장이 위축될 것이다.

⑦ 전화나 인터넷에 의한 원거리 치료가 중요한 경향이 될 것이다. 온라인 상담과 가상 실제적 기법들에 대한 시각과 범위가 확대되고 임상 슈퍼비전을 위해 새로운 법적, 윤리적 문제 제기와 훈련의 필요성이 대두될 것이다. 온라인 치료의 유효성을 고려하는 연구가 필요하고 경험적으로 지지되는 접근들이 확대될 것이다. 전화와 인터넷 치료는 경제적인 효율성을 추구하는 추세에 적합하므로 의료보험사에서부터 지정된 선택적 치료로 사용되도록 점진적으로 압력을 받게 될 것이다.

⑧ 온라인 슈퍼비전은 임상 슈퍼비전의 주요 수단이 될 것이다. 특별히 정규적인 슈퍼비전이 불가능한 원격조정 지역에서 일하는 카운슬러들을 위해 중요하다.

⑨ 슈퍼바이저들은 인터넷이나 전화상담으로 지도하기 위해서 요구되는 능력을 훈련할 필요가 있고 그렇게 함으로써 이 분야에서 카운슬러 기술들을 함양할 수 있다. 낮은 비용, 변동 가능시간, 야간근무 가능성은 그런 상담에 종사하는 수많은 치료자들로 하여금 자신이 치료를 제공하고 있다는 사실을 잊어버리게 할 수 있다. 따라서 온라인 치료에서는 밀착된 슈퍼비전이 필요하다.

⑩ 관리자들과 슈퍼바이저들은 임상적 실무의 새로운 형태들을 보전할 그들의 전문적이고 신뢰할 만한 보험정책(개인 또는 단체)을 확실히 해야 할 필요가 있을 것이다. 제3차 청구 및 양식뿐 아니라 새로운 기술의 활동을 통해 서류 작업이 보완될 것이다. 전자통신의 보안 문제 및 비밀보장에 대한 경고를 내담자와 슈퍼바이지에게 해 주어야 할 것이다.

⑪ 인지행동치료와 체계 접근은 특히 부부 및 가족치료에서 대표적인 치료로

남게 될 것이다.

⑫ 통합치료는 정신과 신체건강 사이의 임의적 구별이 배제됨으로써 슬로건이 될 것이고 건강관리 전달체계는 의료적, 심리적, 관계적, 영적으로 전인적인 사람을 다루게 된다. 건강 영역은 모든 신체적 질병이 행동적이고 심리적인 차원을 갖고 있다는 사실을 일깨워 주고 있다. 슈퍼바이저들과 카운슬러들은 의료적 상황에서의 행동적이고 심리적인 기술의 적용과 건강심리학에서 달인이 되어야 한다.

⑬ 세분화된(carved-in) 서비스의 촘촘한 망에 대한 관리 통합은 어디에서 어떻게 심리치료가 실행되어야 할지에 대하여 심각하게 영향을 미칠 것이다. 특히 건강관리자들은 반복적으로 치료를 찾는 내담자들로 인한 치솟는 비용 압박을 계속적으로 느끼게 될 것이다.

⑭ 많은 임상가들과 슈퍼바이저들은 전통적인 치료보다 실증적으로 의료비용을 감소시키고 더 많은 내담자들의 기능을 증진하는 데 정해진 시간 내에 효과성이 입증된 심리교육에 토대를 둔 집단회기를 진행할 것이다.

⑮ 내담자들의 문제는 질병의 성격에 따라 하나로 모아질 것이다. 일련의 질병이 한 집단으로 분류될 수 있는데, 예를 들어 관절염, 천식, 당뇨병과 같이 생물의학적 완치가 없는 만성적인 문제들이 '질병관리' 집단으로 모아질 것이다. 약물남용, 우울과 많은 심리학적 문제들은 일차적 의료 대상이 아니면서 의료 전달 체계에 부담을 주기 때문에 '일반인 대상' 집단으로 모아질 것이다.

⑯ 중독과 화학물질 의존과 관련된 용어들은 DSM-IV처럼 그리고 아마도 DSM-V에서 그럴 수 있는 것처럼 알코올과 약물남용, 의존에 대해 더 많이 언급될 것이다. 알코올과 약물남용 분야에서 약물과 행동남용 및 의존에 대한 정의를 넓히면서 신체 및 의료적 문제를 지니는 모든 강박행동 문제들을 포함하게 될 것이다.

이러한 추세들은 임상 슈퍼비전의 본질과 내용에 있어서 커다란 충격이 될 것이다. 계속 발전하고 있는 치료적 구조, 모델 그리고 치료법에 대한 지속적인 훈련은 이 분야의 카운슬러와 슈퍼바이저들에게 필수가 될 것이다.

재정적 추세

1990년대 초에 의료보험이 생긴 후 서비스 비용은 10년간 별 차이가 없었다. 그러나 의료와 정신의학 분야에서 의료보험의 바닥을 보았다고 생각할 바로 그때 문제가 시작되었다. 21세기 초 건강보험 비용은 다시 고공행진을 하였고 2010년을 지나면서도 계속 오를 것으로 예측되었다. 고용주들은 1990년대 초기를 연상케 하듯이 1차 건강보험 비용에 있어 10~20%의 증가를 보고 있는 중이다. 의료 인플레이션이 돌아온 것이다! 이런 증가 요인들은 무수하고도 복잡하다.

① 건강관리를 위한 지출은 새롭고 더 비싼 의약품, 진단과 처치를 위한 새로운 기술, 소비자 수요의 증가, 양질의 교육을 받은 내담자 그리고 의료보험을 없애는 것을 피하기 위한 공급자 능력의 향상 결과로서 계속 증가하고 있다.

② 가장 중요한 것은 미국이 고령화된다는 것이다. 중간층의 연령이 계속 높아지고 있다. 베이비붐 세대가 노령까지 그들의 젊음을 지키려 하기 때문에 건강관리 체계에 대한 수요는 계속 증가하고 있다. 만성적 질병과 관계된 문제가 건강관리 체계에서 가장 지배적이다. 미국에서 사용된 약품의 65%가 베이비붐 세대인 65세 이상인 사람들에 의해 사용되기 때문에 의료비용은 다시 증가할 것이다.

③ 1990년대 동안에 미국의 건강관리 체계에 다른 변화가 있었음에도 불구하고 거기에는 구조적 변화의 결핍이 있었다. 미국은 'stovepipe' 또는 분류별 재원과 함께 단편적인 건강관리 체계가 계속되고 있다. 건강관리 자금이 단독 채무자, 단독 자원에게 집중되고 통합될 때까지 분류별 재원은 부

족한 건강관리 재원의 계속적인 소비의 결과로 남을 것이다.

④ 문제들을 설명하기 위한 법적 소송에 합류하는 미국인들의 경향은 열악한 실무보험 증대와 더불어 실무자에게 큰 부담이 될 것이다. 불법행위에 대한 재개혁이 이행될 때까지 건강관리 비용은 상승할 것이다.

이상에서 설명한 치료적 변화들을 관리하는 데 덧붙이자면 행동건강 분야에서 임금 억제와 비용 보유에 대해 계속되는 압력에 잘 대처해야 한다. 결과적으로, 예를 들어 석사학위 소지 임상가는 전에 학사학위 소지의 카운슬러에게 지불되던 것과 같은 급료를 받게 될 것이다.

계속되는 관리기술적 문제들이 전자 방식의 절차, 인원 수, 사례비율 규약(case rate protocol)에서 나타날 것이다. 슈퍼바이저에게 주어진 압력은 재원의 감소로 인해 할 일이 더 많아지기 때문에 중대 사안이 될 것이다. 이 책에서 기술했던 법적, 윤리적 부담이 슈퍼바이저로 하여금 보다 긴밀한 슈퍼비전과 훈련을 필수적인 것으로 느끼게 하는 동시에, 재원의 감소로 인해 훈련 및 슈퍼비전이 어렵게 될 수 있으므로 진퇴양난에 빠지는 느낌을 가질 수 있다.

치료 제공자들이 내담자의 보호와 양질의 관리를 하기 위해서는 비용으로 인해 질적으로 저하되지 않고 최고 수준의 전문성을 갖는 것이 매우 중요하다. 구매자와 채무자들은 내담자의 권리에 대해 반드시 상기하여야 하고 관리를 위한 최고의 법적, 윤리적 기준을 위에 두는 데 도전하여야 할 것이다. 행동건강 분야에서 리더가 그렇게 하지 못한다면 어느 누구도 그렇게 할 수 있는 사람은 없다.

치료 통합에서의 추세

미국의 많은 주들은 알코올 및 약물남용과 정신건강 서비스들을 관리상 연결 체계로 포함하는 중이다. 그 이유는 공존 병리에 대한 관심이 계속해서 증가하고 있기 때문이다. 개정판의 서문에서 언급했듯이, 종종 약물남용 카운슬러들은 시스템들이 통합될 때 불리해진다. 왜냐하면 알코올 및 약물남용 치료 슈퍼바이저가 직원들에게 고급 학위와 어디서든지 가능한 신임장을 요구하는 것이 필수적이기 때문이다. 카운슬러는 중독과 정신장애의 공존을 이해하고 치료기법에서 공통분모를 찾아야 한다. 정신건강 분야의 전문가들과 함께, 알코올 및 약물중독 카운슬러들은 행동건강 영역에서 상호 핵심능력이 무엇인지 결정해야 한다.

또 자금 조달의 흐름을 통합하고 내담자의 배치와 의뢰에 이르기까지 연속적인 서비스 체계가 되도록 슈퍼바이저들이 장려해야 한다. 그리고 정신건강과 중독 체계를 잇는 관리자들과 슈퍼바이저들은 동일한 경영 시스템과 다전문 분야의 팀워크를 도입해야 한다.

결론

이러한 재정적, 프로그램적인 변화들은 임상 슈퍼바이저들로 하여금 그들이 경험하지 못한 새로운 차원으로 이동할 것을 요구한다. 슈퍼바이저들은 그들 자신과 그들의 카운슬러들의 전문적인 발전뿐만 아니라 내담자의 복지와 함께 그 발전을 지원하는 조직적인 변화들을 주도할 책임을 갖게 될 것이다. 그러나 프로그램과 재정적인 관리 문제들에 역점을 두어 다루는 동안 슈퍼바이저들은 임상 슈퍼바이저 임무를 등한시하지 않아야 한다. 따라서 임상 슈퍼바이저는 임상의 수준과 카운슬러 기술 개발에 초점을 유지하면서 늘 변화하는 임상 환경에 적응하고 프로그램 변화를 찾는 데 조직적일 필요가 있다.

부록

부록 1
슈퍼바이저의 자격*

I. 개념적인 기술과 지식 　　　　평가

A. 일반적인 기술

(슈퍼바이저는 다음에 관한 지식과 개념적인 이해를 설명할 수 있다)

① 슈퍼비전의 방법론

a. 촉진적인 과정(자문, 상담, 지도, 교육 또는 훈련과 평가) ________

b. 기본적인 접근

(예: 심리치료, 행동주의, 통합적, 체계적, 발달적) ________

② 슈퍼비전에 관한 정의 또는 설명 ________

③ 슈퍼바이저가 작업하는 환경의 다양성 ________

④ 특별한 작업 환경에서의 카운슬러의 역할과 기능 ________

⑤ 슈퍼비전의 발전적인 성질 ________

⑥ 적절한 슈퍼비전의 조정

a. 역할극 ________

b. 역할교대 ________

c. 실제 장면에서의 관찰과 슈퍼비전 ________

d. 오디오테이프와 비디오테이프의 검토 ________

e. 직접적인 제안과 충고 제시하기 ________

f. 2인 이상의 카운슬러 집단모임 이끌기 ________

g. 학습적인 경험 제공하기 ________

---

* 위의 목록은 1985년 4월 2일 뉴욕에서 가진 AACD 연차대회에서 ACES 슈퍼비전 관련 네트워크 모임에 의해 채택된 바 있다. ACA의 허락을 받고 Borders와 Leddick(1987: 65-70)에서 발췌.

h. 미시적 훈련(micro training) ________

i. 대인관계의 과정 회상 ________

j. 기타 ________

⑦ 카운슬러의 자격 표준 ________

⑧ 카운슬러의 윤리 실천 ________

⑨ 다양한 상담이론 ________

⑩ 상담에 관한 개인적인 이론 ________

⑪ 인간 행동에 관한 가정 ________

⑫ 슈퍼비전 모델 ________

⑬ 책임 의무와 이러한 조건을 향상시킴에 있어서 슈퍼바이저의 책임 ________

⑭ 인간의 성장과 발달 ________

⑮ 동기와 욕구이론 ________

⑯ 학습이론 ________

⑰ 프로그램 목표와 고객의 필요를 정하는 데 도움을 주는 자원과 정보 ________

B. 카운슬러 훈련의 슈퍼비전

(슈퍼바이저는 다음의 지식과 개념적인 이해를 설명할 수 있다)

⑱ 카운슬러 의식 훈련에 영향을 주는 법적인 고려 ________

⑲ 상담프로그램 목표를 보충하는 다양한 개입 활동과 전략 ________

C. 수련 중인 카운슬러의 슈퍼비전(위의 일반적인 기술들을 포함한다)

D. <u>프로그램 관리/슈퍼비전</u>

(슈퍼바이저는 다음의 지식과 개념적인 이해를 설명할 수 있다)

⑳ 기본 관리이론 ________

㉑ 다양한 프로그램 발전 모형 ________

㉒ 의사결정이론 ________

㉓ 조직발달이론 ________

㉔ 갈등해결 기술 ________

㉕ 리더십 방식 ________

㉖ 컴퓨터로 처리되는 정보 체계 ________

㉗ 시간-관리 기법 ________

II. 직접적인 개입 기술

A. 일반적인 기술

(슈퍼바이저는 다음의 방법들에 있어서 개입 기법들을 설명할 수 있다)

① 슈퍼비전 기간에 관한 구성을 제공한다.

a. 슈퍼비전의 목적을 언급 ________

b. 슈퍼비전의 목표와 방향을 명확히 함 ________

c. 슈퍼비전에 있어서 자신의 역할을 분명히 함 ________

d. 슈퍼비전에 있어서 행해지는 절차들을 설명함 ________

② 카운슬러의 학습 필요성을 규명한다. ________

③ 카운슬러가 자신의 개인적인 상담이론을 개발하고 적용하는 한계를 결정한다. ________

④ 카운슬러에 관한 구체적인 피드백을 제공한다.

a. 내담자 관심의 개념화 ________

b. 상담 과정 ________

c. 상담의 개별화 ________

d. 기타 관련 책임의 수행 ________

⑤ 다양한 슈퍼바이저 개입을 수행한다(I. 개념적인 기술과 지식 참조). ________

⑥ 슈퍼바이지가 요구하는 학습경험의 방향에 관해 상호 협의하여 결정한다. ________

⑦ 슈퍼비전에 조력하는 미디어의 도움을 이용한다. ________

⑧ 프로그램과 카운슬러 목표 성취를 결정하는 평가 절차와 도구들을 개발한다. ________

⑨ 평가와 평가 해석의 활용을 감독한다. ________

⑩ 적절한 경우 의뢰 과정을 조력한다. ________

⑪ 프로그램, 서비스 그리고 기법의 효과를 결정하는 연구를 촉진하고 감독한다. ________

B. 프로그램 관리/슈퍼비전 ________

(슈퍼바이저는 다음의 수단들에 있어서 조정 기법을 설명한다)

⑫ 모든 스태프의 위치에 관한 역할 기술을 개발한다. ________

⑬ 욕구평가를 지도한다. ______
⑭ 목적과 목표를 작성한다. ______
⑮ 프로그램 활동 추이를 감독한다. ______
⑯ 스태프의 책임 추이를 감독한다. ______
⑰ 의사결정 기법들을 활용한다. ______
⑱ 문제해결 기법들을 적용한다. ______
⑲ 스태프 개발 훈련을 지도하고 조정한다. ______
⑳ 관리정보 체계를 이행한다. ______
㉑ 집단관리 전략을 채용한다. ______
㉒ 임무들을 일정표에 작성하고 카운슬러와 그 프로그램의 필요성에 따라 시간표를 개발한다. ______
㉓ 슈퍼비전 의무를 돕기 위한 적절한 양식과 기록들을 유지 · 보관한다. ______
㉔ 카운슬러 보고서 작성과 기록 보관 기술들을 감사한다. ______
㉕ 조직적인 문제들을 진단한다. ______
㉖ 체계적인 관찰 기법들을 채용한다. ______
㉗ 예산을 계획하고 집행한다. ______
㉘ 계속 진행 중인 연구와 응용된 연구를 지도한다. ______
㉙ 일관되고 양질의 고용과 긍정적인 행동 훈련을 확립한다. ______
㉚ 책임을 위임한다. ______

III. 인간적인 기술

A. 일반적인 기술

(슈퍼바이저는 슈퍼비전 능력에 있어서 다음의 상호작용 기술들을 적용한다)

① 다음의 관점에서 슈퍼바이지를 대한다.

a. 교사 ______
b. 카운슬러 ______
c. 자문자 ______
d. 평가자 ______

② 개인 상호 간의 관계를 다루는 방식을 묘사한다. ______

③ 개인 상호 간의 관계 형태를 슈퍼비전하는 지식을 통합한다. ______

④ 촉진적인 조건들을 창조한다(공감, 구체성, 존중, 일관성, 진솔, 즉시성). ______

⑤ 슈퍼바이지와 상호 신뢰관계를 확립한다. ______

⑥ 적절한 때에 치료의 관계를 확립한다. ______

⑦ 슈퍼바이지의 직업적이고 개인적인 취약점뿐만 아니라 장점들도 규명한다. ______

⑧ 슈퍼바이지의 개인적인 필요성(행동 버릇, 개인적인 위기, 외모 등) 뿐만 아니라 상담에 영향을 주는 직업적인 필요성도 분명히 한다. ______

⑨ 지도 또는 상담기간 동안에 슈퍼바이지의 감정을 이끌어 낸다. ______

⑩ 지도 원동력에 관한 슈퍼바이지의 인식을 이끌어 낸다. ______

⑪ 슈퍼바이지의 모순을 규명할 때 대면 기술을 사용한다. ______

⑫ 문제해결, 기법, 반응 등을 규명하기 위한 슈퍼바이지의 새로운 대안들을 이끌어 낸다. ______

⑬ 작업장면의 적절한 지도 기술들(개인과 집단)의 적용에 있어서의 기술을 설명한다. ______

⑭ 그 또는 그녀의 자기 슈퍼비전을 구성하는 데 있어서 슈퍼바이지를 돕는다. ______

⑮ 적절한 직업적인 성장을 모형화하는 수단으로서 자기평가를 지도한다. ______

⑯ 슈퍼바이저로서 자신의 강점과 약점을 규명한다. ______

⑰ 슈퍼바이지들에 기대하는 적절한 행동들을 모형화한다. ______

⑱ 윤리적, 전문적인 표준을 설명하고 증진한다. ______

B. 특성과 자질

(슈퍼바이저는 다음의 특성과 자질을 소유한다.)

① 슈퍼바이저 역할에 헌신할 것을 나타낸다. ______

② 슈퍼바이저 역할이 갖는 고유한 권위감에 대해 편안해한다. ______

③ 유머감각을 갖는다. ______

④ 고무적이고 낙천적이고 동기를 부여한다. ______

⑤ 슈퍼바이지가 자신의 행동에 대한 결과를 수용하기를 기대한다. ______

⑥ 개인적인 차이에 민감하다. ________

⑦ 슈퍼바이지의 욕구에 민감하다. ________

⑧ 지도와 슈퍼비전 기술들을 새롭게 하는 데 헌신한다. ________

⑨ 슈퍼비전의 중요한 목표는 슈퍼바이지와 내담자를 돕는 것임을 인식한다. ________

⑩ 슈퍼바이지와 슈퍼바이저 사이의 열린 의사소통을 유지한다. ________

⑪ 위험이 발생하기 이전에 카운슬러의 정신과 육체적 쇠약의 신호를 규명하기 위하여 카운슬러의 '에너지 수준'을 조사한다. ________

⑫ 자기평가와 다른 사람으로부터의 피드백을 이끌어 냄을 통하여 자신의 한계를 인식한다. ________

⑬ 슈퍼바이저의 역할을 즐기고 감사히 여긴다. ________

부록 2
임상 슈퍼비전 역할 설계 연구*

수행 분야: 관리와 수행

과제 1

임상 수행을 감독(monitoring)하고 향상시키기 위하여 자질 향상 지침의 개발과 자질의 계속적 향상 계획에 있어서 관련 스태프와 함께 절차와 표준을 이행하는 데 조력한다.

지식

① 알코올과 약물상담에 적용되는 규정기관의 자질 향상 요구에 관한 지식
② 자질 향상 요구에 대한 비협조의 결과에 관한 지식
③ 내담자 관리, 스태프 수행, 담당건수 관리, 프로그램 평가와 기록 보관을 포함하기 위한 평가 절차에 관한 지식
④ 감독 기법에 대한 지식

기술

① 자질 향상 지침을 개발하는 기술
② 정책과 절차를 이행하는 기술
③ 자질 향상 지침의 기법을 조사하는 기술
④ 임상 수행을 평가하는 기술

* National Certification Reciprocity Consortium(1992: 39～49)에서 발췌.

⑤ 내담자 관리를 평가하는 기술
⑥ 프로그램 결과를 평가하는 기술
⑦ 담당 사례 관리를 평가하는 기술
⑧ 기록 유지 · 보관의 기술

과제 2

기존의 자질 향상 기제를 적용해 슈퍼바이지와 내담자의 권리를 보호를 위하여 연방과 주 법률의 준수 여부를 감독한다.

지식

① 연방과 주 법률에 관한 지식
② 내담자의 권리에 관한 지식
③ 기관 정책과 절차에 관한 지식
④ 비밀보장에 대한 법률 지식
⑤ 고충처리 과정에 관한 지식
⑥ 내담자의 권리와 비밀보장 위반 결과에 대한 지식
⑦ 감독 기법 지식

기술

① 내담자의 비밀보장, 권리 그리고 이러한 권리들을 관리하기 위하여 따르는 절차에 관련된 연방과 주와 기관의 법률을 해석하는 기술
② 다른 사람들에게 비밀보장과 내담자의 권리에 대해 설명하는 기술

과제 3

협조를 확실히 하기 위하여 인가표준을 사용하는 기관 정책과 절차를 평가하고 조사한다.

지식

① 기관의 정책과 절차에 관한 지식
② 정책과 절차에 관련된 인가 기관의 표준에 관한 지식

③ 정책과 절차와의 비협조의 결과에 관한 지식
④ 평가 기법에 관한 지식
⑤ 감독 기법에 관한 지식

기술

① 기관 정책과 절차를 해석하는 기술
② 기관 정책과 절차와의 협조를 조사하는 기술
③ 인가 표준을 해석하는 기술

과제 4

매일 일정표의 검토, 자문, 장면과 지역사회 자원의 지식들을 통하여 임상적으로 효과적인 프로그램을 유지하기 위하여 효과적인 관리를 향상시키는 카운슬러의 활동을 계획하고 조정한다.

지식

① 관리 수행에 관한 지식
② 체계이론에 관한 지식
③ 임상프로그램에 관한 지식
④ 스태프의 자원에 관한 지식
⑤ 기관의 예산 요소에 관한 지식
⑥ 일정 관리 전략에 관한 지식
⑦ 내담자 관리의 개념에 관한 지식
⑧ 치료 실행과 목표에 관한 지식
⑨ 자문 전략에 관한 지식
⑩ 결합과 네트워크 전략에 관한 지식
⑪ 지역사회 자원에 관한 지식
⑫ 기관 고충처리 절차에 관한 지식

기술

① 자원을 계획하고 조정하는 기술

② 스태프와 임상 활동 일정을 계획하는 기술
③ 내담자를 적절한 스태프와 관리 수준에 일치시키는 기술
④ 지역사회 자원을 활용하는 기술
⑤ 문제해결과 갈등해결의 기술
⑥ 고충에 반응하는 기술

과제 5

새 스태프들이 모든 프로그램 요소와 직업적인 기대감에 익숙하도록 지도하여 프로그램 수행 표준을 준수할 수 있도록 한다.

지식

① 프로그램 요소에 관한 지식
② 특별한 과제를 수행하는 슈퍼바이지에게 동기를 부여하는 지식
③ 동기부여 기술에 관한 지식
④ 업무수행 표준에 관한 지식
⑤ 치료 팀 내에서 구체적인 역할에 관한 지식
⑥ 정책과 절차에 관한 지식
⑦ 오리엔테이션 절차와 수행에 관한 지식

기술

① 기본적인 의사소통의 기술
② 오리엔테이션 정보를 알리는 기술
③ 정책과 절차를 따르고 증진하는 기술
④ 정책과 절차를 해석하는 기술
⑤ 카운슬러 동기부여의 기술
⑥ 정책과 절차의 이해를 기록하는 기술
⑦ 수행 표준의 평가와 유지의 기술

과제 6

임상서비스와 프로그램 개발을 증진하는 계획을 공식화하고자 이용 가능한 기제를

활용하는 프로그램 욕구를 규명하고 평가한다.

지식

① 프로그램 평가 방식의 지식
② 프로그램 개발 방식의 지식
③ 프로그램 요소의 지식
④ 수행 표준의 지식
⑤ 치료 팀 내의 역할에 관한 지식
⑥ 스태프 개발의 지식

기술

① 프로그램 욕구를 규명하는 기술
② 프로그램 계획을 공식화는 기술
③ 평가 방식의 기술
④ 프로그램 변화를 이행하는 기술
⑤ 치료 경향을 분석하는 기술
⑥ 인구 동향을 분석하는 기술
⑦ 스태프 훈련의 필요성을 규명하는 기술
⑧ 스태프 훈련을 제공하는 기술
⑨ 스태프 수행을 평가하는 기술

과제 7

내담자에 대한 양질의 치료 연계를 위하여 카운슬러와 상담서비스를 조정한다.

지식

① 자문과 슈퍼비전 간의 차이에 관한 지식
② 자문에 대한 이론적 설명에 관한 지식
③ 자문이론(접근)의 지식
④ 관리에 있어서 이슈들과의 연속성에 관한 지식
⑤ 징집, 동료의 한계, 자신과 기관에 관한 지식

⑥ 전문적 용어의 지식

기술

① 필기/구어 의사소통의 명료함에 관한 기술

② 책임과 신뢰감 개발의 기술

③ 사례 관리 활동의 기술

④ 평가 욕구와 그것을 해석하는 기술

⑤ 자문 준비를 위한 자원을 규명하는 기술

과제 8

자질 있는 임상 스태프의 고용 및 고용의 종결을 위하여 검토, 선택 그리고 평가 과정에 참여하여 임상기관 정책과 절차에 일치하도록 추천한다.

지식

① 기관의 고용 정책에 관한 지식

② 고용 종료 정책의 지식

③ 면접 과정의 지식

④ 고충처리 과정의 지식

⑤ 수행평가의 지식

⑥ 기관의 고용 형태에 관한 지식

기술

① 면접 기술

② 수행평가를 수행하는 기술

③ 의사소통의 기술

④ 자문 기술

⑤ 평가 기술

수행 영역과 과제 목록

I. 사정과 평가

과제 1: 슈퍼바이지의 장점과 단점을 결정하기 위하여 면접, 질문, 탐색 그리고/또는 토의를 통하여 알코올과 다른 약물남용에 대한 지식, 사회와 행동과학 그리고 12단계 철학과 전통의 분야에 관한 지식과 경험을 판단한다.

과제 2: 슈퍼바이지의 성장을 위하여 면접, 관찰 그리고 판단 도구를 이용하여 슈퍼바이지의 기질, 지도력 양태, 개인 상호 간의 장점과 단점 그리고 작업 환경 안에서 스트레스에 대한 반응을 판단한다.

과제 3: 면접, 직접적 관찰, 사례 기록의 재검토 그리고 평가 도구의 사용을 통하여 수행 수준을 규명하기 위하여 12가지 핵심 기능에 관련된 과제의 슈퍼바이지 수행을 분석한다.

과제 4: 슈퍼바이지의 임상적 기능 수준을 알아보기 위해서 직접적, 지속적 관찰을 통해 그가 다양한 치료적 접근법을 활용할 능력이 있는지 탐색한다.

과제 5: 적절한 업무 과제를 만들고 슈퍼바이지의 지속적인 발전을 위한 계획을 공식화하기 위하여 면접, 관찰 그리고 다른 적절한 공급원으로부터 얻은 피드백을 통하여 슈퍼바이지의 장점과 약점을 평가한다.

II. 슈퍼바이지 개발

과제 1: 슈퍼바이지 개발을 촉진하기 위하여 평가 활동, 사례 발표, 시연 그리고 면담을 통하여 슈퍼바이지와 함께 슈퍼비전 관계에 관한 개발 구조를 세운다.

과제 2: 지속적인 개인적, 전문적 성장에 대한 욕구를 자극하기 위하여 상호 계획, 평가 활동, 동기유발 기법의 사용을 통하여 슈퍼바이지와 함께 개별적, 전문적 경력개발 과정을 향상시킨다.

과제 3: 임상 스태프 자원 활용과 효과를 향상하고 유지하기 위하여 관찰 도구, 스태프 토의, 시연 그리고 읽기/쓰기 과제 사용을 통하여 임상 스태프와 함께 임상적 팀워크 행동을 촉진시킨다.

과제 4: 슈퍼바이지의 임상 능력을 견고하게 할 목적으로 임상 훈련과 교육 수행을 운용하고자 슈퍼바이지의 교육 욕구 판단에 기초한 임상 훈련과 교육프로그램을 슈퍼바이지와 함께 개발하고 지도한다.

과제 5: 슈퍼바이지의 임상 기술을 만들기 위하여 다양한 슈퍼비전 방법을 사용하여 슈퍼바이지에게 직접적인 임상 슈퍼비전을 제공한다.

Ⅲ. 직업적인 책임

과제 1: 슈퍼바이지의 전문적 개입을 모형화하고 장려하는 직업 조직에 능동적으로 참여한다.

과제 2: 높은 지도 표준을 장려하기 위하여 만들어진 도덕률을 지지함으로써 슈퍼바이지의 최고 관심을 향상시키고 유지하고 관리한다.

과제 3: 슈퍼비전 능력을 향상시키기 위하여 전문적이고 교육적인 활동에 참여하여 개인적이고 직업적인 발전을 추구한다.

과제 4: 직업적인 효과를 향상시키는 활동에 참여함으로써 개인적, 신체적 그리고 정신적인 건강을 유지하거나 향상시키려 노력한다.

과제 5: 개발 과정에서 슈퍼바이지에게 영향을 주기 위하여 개성, 문화, 생활양식, 개인적 느낌 그리고 기타 요인들에 관한 지식을 얻어서 슈퍼바이지의 개인적인 유일성을 인식한다.

부록 3
임상 슈퍼바이저로서의 준비도 평가*

다음은 임상 슈퍼비전의 능력을 평가할 때 묻는 질문들이다. 슈퍼바이저 자격 수준을 결정하는 어떤 기준선 또는 기준점수도 없다. 이러한 질문들은 단지 임상 슈퍼바이저에 의한 자기탐구를 위해 제시된다.

	시간 수
① 당신은 어떤 임상 슈퍼비전을 받는가?	
• 개인 슈퍼비전	______
• 집단 슈퍼비전	______
• 합	______
② 당신은 어떤 임상 슈퍼비전을 다른 사람들에게 하는가?	
• 개인 슈퍼비전	______
• 집단 슈퍼비전	______
• 합	______
③ 당신은 당신의 슈퍼비전에 있어서 어떤 슈퍼비전을 받고 있는가?	
• 개인 슈퍼비전	______
• 집단 슈퍼비전	______
• 합	______
④ 당신의 슈퍼바이저에 의하여 어떤 슈퍼비전 수단이 이용되는가?(해당란에 모두 표시)	
• 과정 메모/축어록(verbatims)	______
• 상담기간의 공동 촉진(cofacilitation)	______

* Stoltenberg와 Delworth(1987), Mead(1990), 기타 논문에서 발췌.

- 상담기간 동안 동숙하기(room) ________
- 무선지도법(bug-in-the-ear) ________
- 상담기간 동안의 피드백 ________
- 전화지도법(phone-ins) ________
- 녹음(audiotaping) ________
- 녹화(videotaping) ________
- 일방경(one-way mirror) 관찰 ________
- 기타 ________

당신 자신의 슈퍼비전 기술을 판단함에 있어서 1(향상 필요)~5(훌륭함)까지 당신의 능력 수준을 결정하라. 이것은 자신을 판단하기 위한 도구다.

능력 수준(1~5)

① 면담 기술
- 카운슬러 지원과 수용 ________
- 무비난적 행동 ________
- 슈퍼비전에 온정, 공감, 유머 사용 ________
- 슈퍼비전에 대면과 자기노출 ________

② 평가 기술 ________

③ 카운슬러의 전문적 기술 결정
- 카운슬러의 선호하는 이론적 모형 유도 ________
- 카운슬러의 자신과 다른 사람들에 관한 인식 결정 ________
- 카운슬러의 동기유발 결정 ________
- 카운슬러의 자율성/의지성에 관한 정도 결정 ________
- 카운슬러의 발달 수준 결정 ________

④ 슈퍼비전 목표 결정
- 카운슬러와 슈퍼바이저의 슈퍼비전에 대한 목표 결정 ________
- 목표 공유 ________
- 카운슬러와 함께 공동 목표 세우기 ________
- 이러한 목표에 기초한 사례 연구과제 ________

⑤ 관찰 방법 이용

- 관찰과 평가 방법 설정하기 ______
- 개입 수단 만들기 ______
- 슈퍼비전 계획 제안하기 ______

⑥ 개입 방법 사용 ______

⑦ 자기 자신의 관찰 기술 ______

⑧ 슈퍼비전 회기의 구성

- 연구 과제 재검토 ______
- 의제 만들기 ______
- 강의, 토의, 역할놀이, 모의상황 사용 ______
- 저항 다루기(meeting resistance) ______
- 회기 마치기, 요약하기, 과제 내기, 라포를 가지고 마무리하기 ______

⑨ 기법적인 기술 사용

- 사례 개념화와 가정 세우기 ______
- 개입 전달 ______
- 윤리적이고 전문적인 이슈 다루기 ______

⑩ 평가 기술

- 사례 자료 평가와 판단 ______
- 카운슬러와의 직면 이용 ______
- 카운슬러 진척, 장점, 결점, 심화 훈련의 필요성 결정하기 ______
- 카운슬러 계발과 훈련 계획 작성 ______

부록 4

슈퍼바이저로서의 준비도 결정*

다음의 20문항은 슈퍼바이저로서의 일반적인 준비도를 평가하고자 이용된다. '동의(agree)'는 (A), '반대(disagree)'는 (D), '의견 없음(no opinion)'은 (N)

① 나는 목표를 세우기 좋아하고 나의 방법으로 그것을 수행한다. ______
② 나는 타인들의 관심에 매우 민감하다. ______
③ 나는 일을 삶의 주요 관점으로서가 아니라 단지 하나의 목적 수단으로서 바라본다. ______
④ 나는 하나의 일이 잘 수행되어야 함을 알았을 때 스스로 그 일을 한다. ______
⑤ 나는 어떤 타인의 일이 좋든 나쁘든 간에 책임을 바라지 않는다. ______
⑥ 나는 주의 깊은 경청자라고 생각한다. 나는 방해하지 않는다. ______
⑦ 공평한 기회가 주어졌을 때 대부분의 사람들은 좋은 일을 하고자 한다. ______
⑧ 나는 '전혀 하지 않기보다는 늦게라도 시작하는 것이 중요하다.'라는 원칙에 따라서 산다. ______
⑨ 나는 어떤 계획에 있어서 타인들과 함께 일할 때 자주 그 일이 이루어지도록 그들을 격려한다. ______
⑩ 나는 관리와 슈퍼비전에 관하여 배울 것들이 많이 있다. ______
⑪ 훌륭한 고용인들은 안전하게 일하고, 규칙에 따르고 그리고 기꺼이 공정한 하루의 일을 한다. ______
⑫ 나의 친구들은 그들이 불운한 이야기를 가지고 나에게 올 때 내가 그들을 비판하지 않을 것을 안다. ______
⑬ 규칙을 깨뜨리는 사람은 벌금을 지불할 준비가 되어야 한다. ______
⑭ 나는 타인에게 어떤 일을 하는 방법을 가르치는 것을 좋아한다. ______

⑮ 초과수당이 없는 초과근무는 매우 불공정하다고 본다. ________

⑯ 대부분 고용주들은 나와 동료들에게 조력자라기보다는 장애물이었다. ________

⑰ 나는 훌륭한 설명자라고 생각한다. 나는 다른 사람에게 일을 명확하게 설명할 수 있다. ________

⑱ 나의 개인적인 일들을 다룰 때 시작하는 데 있어서 뒤처지지 않는다. ________

⑲ 어떤 상황을 판단할 때 나쁘고 추한 점뿐 아니라 좋은 점이 있을 수 있다는 걸 안다. ________

⑳ 일이 잘못되어 갈 때 그것은 사람에 대한 비난보다는 문제의 해결을 필요로 한다는 표시다. ________

채점: 문항 ②, ⑥, ⑦, ⑨, ⑩, ⑪, ⑫, ⑬, ⑭, ⑰, ⑱, ⑲, ⑳에 '동의' 로 답한 경우 1점,
문항 ①, ③, ④, ⑤, ⑧, ⑮, ⑯에 '반대' 로 답한 경우 1점,
그 밖의 답에는 점수가 없음.
15~20점은 슈퍼바이저 준비가 된 사람, 9~14점은 슈퍼바이저 역할에 대한 이해가 더 필요한 사람, 9점 미만은 다른 직업이 필요한 사람, 즉 슈퍼비전이 올바른 선택이 아님.

부록 5
슈퍼바이저에 대한 카운슬러 평가*

슈퍼바이저에 대한 슈퍼바이지의 평가는 평가 과정의 중요한 부분이다. 슈퍼바이저가 기꺼이 슈퍼바이지로부터의 평가에 대한 의지를 보인다면 슈퍼바이저 자신이 하고 싶지 않은 일을 스태프가 하도록 요구하는 실수는 하지 않을 것이다. 슈퍼바이저를 판단하는 데 있어서 카운슬러가 이용할 수 있는 다음의 평가 자료는 슈퍼바이저에게 가치 있는 피드백을 제공하고 다른 한편으로는 슈퍼비전의 계획과 개발에 있어서 카운슬러에게 책임감을 느끼고 전념하도록 해준다.

다음의 평가척도를 사용하라.

1 = 강한 반대

4 = 동의도 반대도 아님

7 = 강한 동의

	평가
① 카운슬러 행동에 관한 유용한 피드백을 제공한다.	______
② 슈퍼비전에 있어서 쉽고 편안한 감정을 향상시킨다.	______
③ 슈퍼비전을 건설적인 학습과정으로 만든다.	______
④ 이를 필요로 하는 곳에 구체적인 도움을 제공한다.	______
⑤ 현재의 임상 조건에 관련된 문제점들을 제시한다.	______
⑥ 내담자에 따라 사용되는 선택적인 상담 전략에 초점을 맞춘다.	______
⑦ 상담 행동에 초점을 맞춘다.	______
⑧ 선택적인 상담 기술을 사용함을 장려한다.	______

* Borders와 Leddick(1987)에서 발췌.

⑨ 슈퍼비전을 적절하게 조직화한다. ________

⑩ 강점과 역량의 개발을 강조한다. ________

⑪ 해답, 응답 그리고 미래의 지도 상황에 도움이 되는 기술을 브레인스토밍한다(brainstorm). ________

⑫ 슈퍼비전 과정에 카운슬러를 포함한다. ________

⑬ 카운슬러가 한 개인으로서 수용되고 존경받음을 느끼도록 돕는다. ________

⑭ 적절하게 정서와 만족을 다룬다. ________

⑮ 상담 행동을 판단하는 카운슬러의 동기를 증진한다. ________

⑯ 자신감을 전달한다. ________

⑰ 보고서 쓰기를 비평함에 있어서 도움이 된다. ________

⑱ 상담에 있어서 시험을 건설적으로 이용하도록 돕는다. ________

⑲ 자신과 카운슬러 사이의 개인 상호 간의 역학관계를 적절하게 제시한다. ________

⑳ 카운슬러로부터 피드백을 수용할 수 있게 한다. ________

㉑ 슈퍼비전에 대한 방어를 줄이는 것을 돕는다. ________

㉒ 의견 표시, 질문 그리고 상담에 대한 관심을 장려한다. ________

㉓ 다음 상담기간에 대하여 카운슬러를 적절하게 준비시킨다. ________

㉔ 상담목적을 규명하도록 돕는다. ________

㉕ 카운슬러가 내담자와 함께 직면하는 주요 어려움을 적절하게 토의할 기회를 제공한다. ________

㉖ 새로운 방법으로 내담자 개념화를 장려한다. ________

㉗ 카운슬러를 동기유발하고 격려한다. ________

㉘ 내담자의 생각, 감정 그리고 목표를 카운슬러가 정확하게 인지하도록 요구한다. ________

㉙ 그들이 상담에 관련이 있을 때 카운슬러에게 개인적인 문제를 토의할 수 있는 기회를 제공한다. ________

㉚ 자발성과 창의성을 장려하기에 충분하도록 탄력적이 된다. ________

㉛ 구체적인 상담 행동의 영향과 결과에 초점을 맞춘다. ________

㉜ 발전적인 상담 기술에 관한 제안을 제공한다. ________

㉝ 다른 새로운 기법의 사용을 장려한다. ________

㉞ 구체적이고 명확한 목표를 정의하고 성취하도록 돕는다. ________

㉟ 유용한 피드백을 제공한다. ________

㊱ 내담자와의 목표와 전략을 계획하는 데 있어서 관련 사례 정보의 조직화를 돕는다. ________

㊲ 상담 테이프로부터의 통찰을 비평하고 획득하는 점진적인 기술의 개발을 돕는다. ________

㊳ 자기평가를 허용하고 격려한다. ________

㊴ 명확하게 평가에 대한 그리고 행동조건에 있어서의 표준을 설명한다. ________

㊵ 상담 수행을 평가할 때 표준을 공정하게 적용한다. ________

부록 6
카운슬러에 대한 평가*

슈퍼바이지 ________________ 평가일 ________________

슈퍼바이저 ________________

I. 이론적이고 기법적인 지식

목표: 인간적인 발전과 삶의 문제로의 통찰력, 이론 지식, 다양한 상담 기법과의 친숙함, 인지적인 체계 안에서의 내담자의 어려움들을 설명하는 능력, 통합 상담모델의 이해와 사용

내용	지식 또는 수행 수준 (1～5)
① 생활환경	
• 가족 생활 문제, 발전, 다양한 생활 단계에서 기대될 수 있는 것들을 이해한다.	______
• 이러한 지식 관점에서 기초적인 생활 문제들에 초점을 맞춘다.	______
② 이론	
• 카운슬러가 슈퍼비전의 다양한 상담모델을 안다.	______
• 장면의 중요 문제들을 인지한다.	______
• 알코올과 약물남용 상담 문제에 관한 지식을 소유한다.	______
• 가족치료모델에 대한 지식을 가지고 있다.	______
• 아동과 청소년 치료에 관한 지식을 가지고 있다.	______
• 상담 변화의 포괄적이고 통합된 모형을 개발시켜 왔다.	______

* Stoltenberg와 Delworth(1987)에서 발췌.

③ 전문적 활동
- 정기간행물/책들을 읽는다. ________
- 회의/세미나/훈련에 참가한다. ________
- 회의에서 문서/서류를 작성한다. ________

④ 사례 개념화
- 사례 가설을 공식화할 수 있다. ________
- 개념적인 가설을 표현할 수 있다. ________
- 상담 전략과 조정을 공식화할 수 있다. ________

II. 절차적인 지식

목표: 전문성에 관한 기본적인 절차의 지식, 기술을 설명하는 능력, 내담자와 작업 시의 융통성

내용

① 영향력 있고 촉진 가능한 기술[(온정(warmth), 공감(empathy), 진실성(genuineness)]을 적용할 수 있다. 내담자와의 강한 치료 협력을 구성할 수 있다. ________

② 심화 상담 기술을 적용할 수 있다(관련 고리를 만듦, 진료 요소 획득, 내담자의 자기탐구 촉진). ________

③ 도전적 기술(자기노출, 직면, 탐색, 즉시성)을 적용할 수 있다. ________

④ 위기 개입 기술을 적용할 수 있다(자살, 타살, 학대). ________

⑤ 문제들에 관하여 내담자의 결정을 유도할 수 있다. ________

⑥ 자문, 슈퍼비전 의뢰를 언급할 때를 안다. ________

⑦ 초기 면접을 수행할 수 있다. ________

⑧ 다른 스태프와 효과적으로 협력할 수 있다. ________

⑨ 필요에 따라서 공식적, 비공식적인 진료 슈퍼비전을 찾는다. ________

⑩ 필요한 때 다른 스태프를 지원한다. ________

⑪ 임상기관 관리에 적절하게 연결된다. ________

⑫ 의사소통 기술: 내담자에게 영향을 주는 환경 요인을 이해한다. ________

⑬ 문화적인 기술: 다른 문화, 인종 그리고 성별에 잘 작업한다. ________

⑭ 입법: 법원의 조항들을 포함하여 관련된 법, 정책, 내담자에 관련된 절차를 알고 치료 체제를 육성한다. ________

⑮ 사례 개념화 기술: 적절하고 충분한 방법에 있어서 사례 관련 문제들을 적절하고 분명히 말할 수 있다. ________

III. 판단

목표: 자료에 기초한 높은 판단 능력, 이해 그리고 문제에 관한 의사소통/내담자에 대하여 발전이 가능한 장소의 판단력/자체 한계의 자기지식/윤리 감각과 건전한 판단에 기초한 모범적인 윤리 습관

내용

① 장기적인 시각을 취할 수 있고 문제해결에 대한 이용 가능한 전략의 한계를 인지할 수 있다. 불확실성의 한가운데에서 판단을 할 수 있다. ________

② 자신의 한계를 인식한다. ________

③ 한계를 수용한다. ________

④ 비밀보장의 윤리적인 원칙, 능력, 경계 그리고 내담자에 대한 전문적인 대처에 관한 이해를 가지고 있다. ________

⑤ 전문성에 대한 존중과 비판 사이에서 균형을 유지한다. ________

⑥ 전문성에 대하여, 심화 훈련에 대하여 전력한다. ________

IV. 통찰

목표: 사람과 제도에 관한 통찰, 제도적인 이해, 체제 내에서 자신의 역할을 보는 능력, 작업 환경을 이해하고 해석하는 능력, 타인을 도울 수 있는 카운슬러 생활의 주요 갈등에 관한 충분한 해결, 자발성

내용

① 직관력을 나타낸다. 한계를 분명히 보고 인식할 수 있다. ________

② 적절한 체계적인 초점을 갖는다. 상담관계의 역할을 이해한다. 어떻게 상호작용하는지 그리고 내담자에 관한 개인적인 영향을 판단하는 방법을 알고 치료적으로 이러한 영향을 이용한다. 주제를 결정하기 위하여 자신의 경험과 내담자의 경험을 이용한다. ______

③ 필요한 개인적인 능력을 갖춘다. 그들이 과도하게 상담에 간섭하지 않도록 충분히 개인적인 생활의 갈등들을 해결했음을 보인다. 가능한 한 최선의 해결책을 선택하고 내담자와 적절한 관계를 유지한다. ______

④ 상담에 있어서 자발성과 창조성을 보인다. 상담기간에 존재하는 상담 순서와 방법을 다양하게 한다. 계획에 따라서 일이 진행되지 않을 때 융통성이 있고 기꺼이 실험에 참여한다. ______

V. 슈퍼비전 회기 내의 역할과 활동

목표: 임상과 행정적인 슈퍼비전을 통하여 전문적인 행동의 유지, 상담과 임상 슈퍼비전에 관한 역할과 활동의 이해

내용

① 슈퍼비전 회기에 대하여 준비한다. 시간을 지킨다. 지시대로 필요 요소들이 준비되도록 만든다. 슈퍼바이저 견해의 기록 일지를 관리하며 사례 문서를 준비한다. 슈퍼비전에 대한 '생활 자료'를 기꺼이 준비한다. ______

② 건강하고 건설적인 방식으로 피드백을 수용한다. 내담자와 함께 자신의 역할을 기꺼이 고찰한다. ______

③ 개인적인 관련 자료를 사례 토의에 기꺼이 개입한다. 상담과 슈퍼비전에 영향을 주는 역전이(countertransferential) 문제를 기꺼이 탐구한다. ______

④ 사실적인 방식으로 자신을 비평할 수 있다. ______

⑤ 슈퍼비전 회기 동안에 자발적일 수 있다. 치료기간을 시작한다. ______

⑥ 슈퍼바이저로부터 적절한 자율성을 보인다. 그리고 직업적인 자신의 판단력을 갖는다. 자기를 인식한다. 상담에 대한 안정적인 동기 수준을 유지한다. ______

부록 7
개인역량개발계획*

개인역량개발계획(IDP)

주의: 항목 옆의 별표는 장점과 단점을 나타내고 보충용지에 더욱 역점을 두어 다룬다.

학생/실습생/카운슬러: ____________________

슈퍼바이저: ____________________

핵심 기능들	장점	단점
① 선별: 특별한 프로그램에 대한 의뢰에 해당되는 내담자를 결정하는 과정		
② 초기 면접: 프로그램 의뢰에 대한 관리와 초기 평가 절차		
③ 오리엔테이션: 내담자에 대한 프로그램의 일반적인 성격과 목표를 설명		
④ 평가: 치료 계획의 개발을 위하여 내담자의 장점, 단점, 욕구를 규명하는 절차		
⑤ 치료 계획: 내담자와 카운슬러가 문제를 규명, 평가하고 의견일치의 목표를 세우며 사용되는 치료법과 자원을 결정하는 과정		

* 이 양식은 National Certification Reciprocity Consortium의 12가지 핵심 기능에 기초하여 EPT가 고안한 것이다.

⑥ 상담: 목적 성취에 있어서 개인, 가족 또는 집단을 돕는 특별한 기술의 활용		
⑦ 사례 관리: 확립된 목표를 이루기 위한 계획된 행동 체계 내로 자원과 사람들을 함께 끌어오기		
⑧ 위기 개입: 급성 스트레스 상황에 있는 내담자의 욕구에 반응하기		
⑨ 내담자 교육: 내담자에게 알코올과 다른 약물남용에 관한 정보 제공		
⑩ 의뢰: 카운슬러나 진료기관에 의하여 충족될 수 없는 내담자의 필요를 규명하고 내담자가 지원제도와 이용 가능한 지역사회 자원을 활용하도록 의뢰 조력		
⑪ 보고서 작성 및 기록: 평가와 치료 계획의 결과 도식화, 보고서 작성, 경과 기록, 수행 요약 그리고 기타 내담자 관련 정보		
⑫ 자문: 포괄적이고 양질의 치료를 확실히 하기 위하여 내담자 치료, 서비스에 관하여 전문가들과 대화		
⑬ 알코올/약물남용 및 섭식장애		
⑭ 집단상담		
⑮ 전문적 성장		
⑯ 가족 및 중요한 타인들		
⑰ 예방 및 원정 활동		

개인역량개발계획 보충용지

핵심 기능 번호 ________

목표	목적(방법과 횟수 포함)	목표일			실행자
		시작	목표 달성	마무리	

학생/실습생/카운슬러 성명: __________ 학생/실습생/카운슬러 서명: __________

슈퍼바이저 성명: __________ 슈퍼바이저 서명: __________

프로그램 관리자 성명: __________ 프로그램 관리자 서명: __________

집단 슈퍼바이저 서명__________ 날짜__________
임상 교육 슈퍼바이저 서명__________ 날짜__________
교육 전문가

	1	2	3	4
시험 점수				
재시험 점수				

서명__________ 날짜__________

실습 관리자 서명__________ 날짜__________

기타: 자격 시험: * 통과 / 실패 날짜: __________ (시험을 통과한 학생은 최소 1년으로 구성된 수련을 이행해야 하고 임상 슈퍼바이저, 프로그램 관리자, 기관장에 의한 인증이 권고된다) 서명/ 직급 __________________ 날짜: __________________	학생 소견	수련 시작일: __________ 프로그램 관리자: __________ 임상 슈퍼바이저: __________ 예상 인증 날짜: __________ 예상 재인증 날짜: __________

부록 8
소시오그램의 사용

개정판은 임상 슈퍼비전에서의 소시오그램의 사용에 관하여 다룬 분량이 초판보다 적지만 어떤 사람들은 그들의 슈퍼비전 수행에 이 기법을 광범위하게 이용해 왔다. 버몬트 주에서 상담을 하고 있는 Scott Graham은 그가 관찰하는 각 집단 상담회기 동안에 소시오그램을 실시하고 나서 그것을 슈퍼비전에 이용하는 것을 그의 표준으로 만들었다. 다음의 정보는 저자가 1993년 판 이후 진행해 온 기법상의 수정과 Scott Graham가 이 분야에 가져온 귀중한 기여에 기초한다.

Graham은 초기에 그가 관찰한 집단 보고에 대한 출발점을 제공하기 위하여 소시오그램을 사용했다. 그러나 회기 외 소시오그램 사용은 그 도구의 기초적인 공식화로부터 집단 촉진자로서의 카운슬러 역할을 설명하고 집단 과정을 규명하기 위한 평가 과정으로 성장했다. 그는 심장병 환자에게 EKG 또는 지질학자에게는 지진계 등에 해당되는 자료를 수집해 왔다. 그는 자신이 슈퍼비전을 한 카운슬러에 관해 특별한 기간 내에 집단 과정 기록을 작성했다. 소시오그램은 카운슬러 평가 과제를 포함하여 그의 슈퍼비전 과정에서 중요한 부분이다. 본래 사용하던 도구를 적응 및 추가함으로써 Graham은 불공평한 판단을 하지 않으면서 그 과정을 기록하는 절차를 창조해 왔다.

회기의 경과에 대하여 집단의 변화를 찾기 위하여 주어진 집단에 반복적으로 소시오그램을 사용한다. 또한 과정지향적인 모임보다는 심리교육적인 또는 업무지향적인 모임에서 서로 다른 과정을 찾기를 기대할 때 관찰된 소시오그램이 유용하다.

소시오그램은 과정의 분석이나 해석 없이 집단 과정의 종합적 사진이 된다. 따라서 서로 다른 이론 모형과 오리엔테이션을 갖는 개인들과 일할 때 이용될 수 있다. 소시오그램은 특별한 견해나 도해이론에 결합되지 않는다. 즉, 'X'를 언급하는 것이 'Y'를 언급하는 것보다 효과적이라고 보고하지 않는다. 동일한 결과에 대하여 동일한 합목적성, 다양한 방법들이 허용된다. 소시오그램은 단순히 과정의 이차원 지도, 모임에서 발생된 것에 관한 기록이다. 축어록 또는 과정 기록은 12장에서 언급되었듯이 많은 결점을 가지고 동일한 정보를 제공한다.

소시오그램이 상담모형에 독립적이지만, 슈퍼바이저의 상담모델에 따라서 '훌륭한' 조직이 어떻게 생겼는가에 관한 철학을 가지는 것이 중요하다. 소시오그램은 카운슬러가 집단회기를 이끄는 방법에 관한 하나의 목적과 편견 없는 그림을 제공한다. 이것이 슈퍼비전의 철학으로부터 유도되면 슈퍼바이저의 집단 과정의 모형과 비교될 수 있다.

수년 동안 슈퍼비전의 과정에서 소시오그램이 발전하였고 다음의 관찰들은 소시오그램과의 경험에 기초한다. 소시오그램의 증진에 관한 설명, 증진의 가치에 관한 설명 그리고 적절한 장소에서 행동 증진에 관한 하나의 예를 포함한다.

비전을 창조하라

첫째, 소시오그램이 무엇인지, 그리고 그것이 집단역동과 과정을 어떻게 반영하는지에 관하여 스태프들을 교육시키고 훈련시켜야 한다. 그러고 나서 집단 지도에 관한 철학과 모형 또는 그 조직의 철학과 모형을 반영하는 구체적인 집단 형식(group format)에 관한 '완벽한' 소시오그램을 슈퍼바이저가 개발하고 이끌어 내고 분배해야 한다. 예를 들어, 슈퍼바이저는 "이 그림은 이 기관의 표준(완벽한) 치료집단 안에서 우리가 찾을 수 있는 것을 보여 준다."라고 언급할 수 있다. 이런 '완벽한' 소시오그램은 그 기관의 집단 과정을 위한 주형(template)이 된다. 그 집단의 구성으로부터 유래된 집단역동(group dynamics) 안에서 집단 발전과 변화 단계들을 반영하는 추가적 주형들을 개발해야 한다(예로, 집단원 중에서 성별차이 또는 역할변화; 지배적인 회원, 조용한 회원, '집단 리더'). 집단 과정이 기관 내에서 서로 다른 집단 발달단계들과 집단원들에 대하여 지도되는 방법 위에서 이러한 주형들은 스태프를 훈련시키는 하나의 훌륭한 도구가 된다.

처음부터 '완벽한' 소시오그램을 규명하는 것은 해결중심적인(solution-focused) 슈퍼비전의 비교와 수단을 위한 근거를 만든다. 하나의 그림은 수천 개 단어의 가치를 가진다. 관찰되는 것과 바라는 것을 설명하기 때문에, 단일 회기에서보다 '완벽한' 집단과 실제적인 집단을 잘 비교할 수 있다. 소시오그램은 특정 집단에서 무엇이 일어나는지에 관한 토의 도구 이상이다. 그리고 특별한 회기에 어떤 집단 과정을 규명하는 비판단적, 객관적 피드백이자 측정도구가 된다. 그것은 카운슬러 인식과 기술 발전을 촉진시키는 시작이 된다.

집단에 대하여 카운슬러와 함께 보고함에 있어서 슈퍼바이저는 다음과 같이 말할 수 있다. "당신이 집단에서 하기를 원하는 것과 당신이 집단에서 하는 것을 비교하세요." 또는 "우리가 당신이 모임에서 하길 기대하는 것과 당신이 집단에서 행한 것을 비교하세요." 그러고 나서 슈퍼비전은 그 모임이 공유하는 통찰력으로 이끄는 문제 해결과 구체적인 전략 규명 안으로 이동할 수 있다. 슈퍼바이저는 카운슬러에게 다음처럼 질문할 수 있다. "당신 모임의 소시오그램을 우리 기관의 '완벽한' 소시오그램과 비교할 때 당신의 것을 적정한 집단 과정으로 이끌기 위하여 집단 안에서 이용할 수 있는 촉진 전략들은 무엇인가요?" 슈퍼바이저는 그러고 나서 다음과 같이 질문할 수 있다. "당신이 집단을 촉진시키는 전략을 적용한다면 다음 주에 당신의 집단을 관찰할 때 내가 기대할 수 있는 것은 무엇인가요?" "소시오그램은 무엇을 닮았나요?" 촉진 노력에 있어서 카운슬러가 작업하고자 하는 것을 반영하는 소시오그램을 그리기 위하여 슈퍼바이저는 카운슬러와 함께 작업할 수 있다.

동일한 집단을 규칙적으로 관찰하라

3부에서 토의된 것같이 회기를 직접 관찰하는 것이 우선순위가 되어야 하고, 미리 일정이 계획되어야 한다. 1993년 판을 편찬한 이후로 저자들은 3~6개월 정도 앞서서 슈퍼비전 과정의 일정 계획을 만드는 것의 중요성을 인지하여 왔다. 또한 가능할 때마다 슈퍼바이저가 동일 집단을 관찰하기 위하여 노력하는 것이 중요하다. 관찰할 구체적인 집단을 규명하는 것과 그 관찰에 관한 일정을 계획하는 것은 슈퍼바이저가 일정한 기준 위에서 관찰에 전념하는 것을 확실하게 한다. 더 나아가 슈퍼바이저는 성장의 스냅사진으로서 작용하는 소시오그램을 개발할 수 있고 슈퍼바이저가 카운슬러에게 권고한 규명된 조정과 변화의 영향을 회기의 경과에 대하여 판단할 수 있다. 구체적인 일정 안에서 동일 집단을 관찰함으로써 슈퍼바이저는 카운슬러의 기술을 평가하기 위한 좋은 위치에 있게 된다. 기상학자는 매일 동일한 시간과 위치의 기온을 기록함으로써 계절에 대한 기온 경향의 완벽한 그림을 결정할 수 있다. 이와 동일하게 슈퍼바이저는 집단과 카운슬러의 조정의 형식과 과정들을 규명하기 위한 소시오그램을 이용할 수 있다.

색연필을 사용하라

경험을 통해 카운슬러 의사소통 과정과 성별역동(gender dynamics)을 구분하기 위하여 색을 이용하는 것이 유용하다는 사실을 설명하여 왔다. 카운슬러는 빨간펜으로, 내담자는 검은펜으로, 남성 내담자는 파란펜으로, 여성 내담자는 갈색펜으로 그린다. 어떤 색깔이든 일관되게 이용하면 된다. 그러나 단지 세 가지 색깔만을 사용하는 것이 도움이 된다. 슈퍼바이저가 임상가에게 피드백을 제공하기 위하여 소시오그램을 이용할 때 많은 색깔들(예로, 각 내담자에 관한 각기 다른 색깔)을 이용하는 것은 임상가의 초점을 흐려지게 한다. 이것은 그 과정에 대한 집단 과정과 임상가의 기여에 관한 일관된 관찰과 기록을 방해하기 때문에 계속해서 일어나는 영향과 토론을 확산시킨다.

동일한 사람들(이 책의 초판에서 추천했던) 사이에서 다양한 의사소통 사례들을 나타내는 갈매기 표시(tick marks)들을 만드는 것은 하나의 유용한 기법이었고 그 도표(diagram)를 단순화시켰다. 그러나 서로를 비교하는 다양한 선들의 사용은 소시오그램이 어떤 구성원 또는 구성원들에 의한 의사소통 과정의 영향과 집단의 지배를 더욱 잘 나타내도록 허용한다. 기상학자의 예를 이용하면, 일일 기온을 매월 기록한 그래프와 어떤 기온 범위 안에서 빈도 일수를 나타내는 그래프 사이의 차이를 고려해 보라. 두 번째 그래프는 매월 기록과 같은 동일한 정보를 포함하지만 또한 원정보로부터 분명하지 않은 상호관련성과 경향의 정보를 전달한다.

'완전한' 견본 소시오그램을 포함하며 모든 소시오그램에 동일한 색깔을 이용하는 것이 유용하다. 하나의 일관된 주요 색깔(color key)은 각 카운슬러 수행의 보다 정확한 판단, 비교 그리고 평가를 허용한다. 이와 같은 방식으로 이용될 때 소시오그램은 카운슬러 기술 향상의 도구이자 집단역동 과정의 점증적인 지식과 이해에 대한 도구가 된다.

다중선을 이용하여 분량을 기록하라

동일한 사람들 사이에 다양한 상호작용을 나타내기 위해 갈매기 표시를 사용하는 것의 결점은 하나의 선에서 양쪽 위에 그렸을 때 누가 누구에게 이야기했는지를 슈퍼바이저가 결정할 수 없다는 것이다. 더욱 좋은 대안은 그러한 의사소통 사이에 다중선을 이용하여 의사소통의 분량을 기록하는 것이다[분량(volume)이란 대화의 소리 크기가 아니라 상호작용에 의하여 채워지는 시간을 말한다]. 한 사람이 또 다른 사람이나 그 집단에 의사소통할 때마다 소시오그램을 창조하는 관찰자는 어떤 표시를 만드는 대신에 하나의 새로운 선을 그린다. 그 선의 폭이 넓어지면 화자에 의하여 만들어진 의견들도 더 길어진다. 그 결과 최종 소시오그램이 그 집단에서 의사소통 형식을 보다 명확하게 설명하는 다중선들로 구성된다. 집단 과정이 밝혀지고 소시오그램이 그려짐에 따라 개별 선들이 서로의 위에 그려진다. 집단회기 동안에 대화의 폭은 참여자들 사이에 선이 많아지면서 최종 소시오그램에서 나타날 수 있다.

아마도 미래의 기술은 우리에게 의견의 빈도(frequency of comments), 길이와 지속기간 그리고 강도와 분량을 구성하기 위한 길을 제공할 것이다.

바인더 안에 소시오그램을 모으고 스태프와 함께 공유하라

바인더 안에 소시오그램 정보를 모음으로써 회기의 경과에 대하여 카운슬러 진행의 스크랩북(scrapbook)과 그 길을 따라 기술 향상을 표시하는 준거점(reference points)이 모아진다.

집단 내부의 비교를 허용하면서 슈퍼바이저는 함께 소시오그램들을 투입함으로써 그들의 효력을 증가시킨다. 바인더 안에서 진행하는 집단정보를 수집함으로써 슈퍼바이저는 전체 프로그램, 다양한 집단들 그리고 서로 다른 집단 촉진자들에 관하여 집단 과정을 그릴 수 있다. 바인더는 또한 새로운 직원의 교육 · 훈련 · 오리엔테이션을 위하여, 집단 과정을 명확히 하기 위하여 그리고 동료(peer) 지원과 상담을 장려하기 위하여 이용될 수 있다. 이것은 기관에 있어서 기대되는 집단 촉진 전략과 모델에 관하여 스태프 보충(staff buy-in)을 증가시킨다. 회기의 경과에 대하여 슈퍼바이저는 그 기관에 있어서 집단과 집단 과정의 유형에 관한 정확한 그림을 수집할 것이다.

새로운 슈퍼바이지들과 소시오그램 사용하기

새로운 카운슬러 또는 슈퍼바이지와 함께 일할 때 슈퍼바이저는 다음과 같이 말할 수 있다. “오리엔테이션의 일부로서 나는 당신이 Elaine의 집단을 관찰하기를 원합니다. 내가 그 집단을 관찰하는 동안 당신은 일방경 뒤에(또는 만일 이용 가능한 어떤 거울도 없다면 집단 내부에) 자리할 것이고 소시오그램을 완성할 것입니다. 하나의 소시오그램은 …… (그 소시오그램을 설명하고 그것의 이용과 이점에 관하여 새로운 카운슬러를 오리엔테이션시킨다).” 어떤 초보 카운슬러를 슈퍼비전할 때 슈퍼바이저는 새로운 카운슬러가 의사소통 형식이 ‘완벽한’ 소시오그램의 바람직한 사례(desired example)를 제공하고 유능한 임상가가 진행하는 높은 수행(high performing) 집단을 관찰하도록 희망할 것이다.

또는 모의집단을 녹화 기록하거나 이러한 집단에서 하나의 소시오그램을 완성할 수 있다. 몇몇의 새로운 카운슬러들이 동일한 집단 안에서 하나의 소시오그램을 완성할 때 슈퍼바이저는 정확성을 위하여 그 소시오그램들을 비교할 수 있다.

어떠한 접근이든지 새로운 카운슬러는 소시오그램이 집단이 기능하는 방식을 나타낸다는 것을 알게 될 것이다. 새로운 카운슬러는 지금 그 집단 과정으로부터 기대되는 것에 관한 두 가지 지도—'완벽한' 소시오그램과 그가 관찰한 실제 집단—를 갖게 된다. 새로운 카운슬러는 또한 그의 기관에서 이용하게 될 평가도구를 이해하게 될 것이다.

정지하기

소시오그램의 한계는 그것이 집단 안에서 정말로 발생하고 있는 것을 완벽하게 설명하지는 않는다는 것이다. 소시오그램의 최종 산물은 집단을 관찰하는 동안 발생하는 의사소통 사례들의 해석으로서, 서로에 대하여 도출되고, 그려진 그 집단의 최종 그림 또는 지도이다. 그러나 이러한 상담은 아마도 그 과정의 정확한 설명은 아닐 것이다.

예로, 카운슬러는 시계방향 방식으로 한 집단을 촉진시킬 수 있다(다시 말하면 좌측의 사람과 연결하면서 시작하고 그러고 나서 첫째 사람의 좌측에 있는 사람으로 이동한다). 이것은 어떤 기간에서 다음 기간까지 회원들이 행동하는 방법에 관하여 확인하는 모임에서 볼 수 있다. 그 모임 과정은 각자 개인이 확인할 때 체계가 잡혀 있지 않고 참여자들 사이의 상호작용들은 대부분 또 다른 상호작용과는 무관한 것이다. 비록 최종 소시오그램이 다양한 대화와 행동과 함께 높은 수준의 상호적, 역동적 집단의 그림을 전달할 수 있지만 이것은 개발되었을 때의 모임 과정을 정확하게 반영하지는 않는다.

이런 딜레마(dilemma)에 관한 해결은 일반적인 색깔펜(colored pens), 줄이 없는 하얀 종이와 몇 장의 복사지를 사용하여 그 집단 과정(group process)을 정지하는(freeze-frame) 것이다. 이러한 전략은 그 집단이 시작하기 전에 준비한다. 우선 슈퍼바이저는 전형적인 소시오그램에 관하여 그렸던 것처럼, 선이 없는 하얀 종이 위에 집단 참가자들의 원을 그린다. 그러고 나서 복사지(tracing paper)를 위에 올려놓고 참가자들에 대한 원을 그린다. 각 종이는 이름표가 붙여지고 관찰기간의 시간과 날짜를 기록하기 위하여 종이 윗부분에 공간을 포함한다. 복사지는 따로 챙겨 두고 그 줄이 없는 하얀 종이에 슈퍼바이저는 집단 과정을 기록하기 시작한다. 그 기간의 어떤 시점에서, 아마도 그 회기의 3분의 1이 지나고 나서 슈퍼바이저는 본래의 종이 위에 기록하는 것을 멈추고 복사지를 위에 올리고 그 과정을 계속한다. 더 뒤의 시점에, 아마도 그 회기의 3분의 2가 지나고 나서 슈퍼바이저는 복사지의 두 번째 종이 위에 기록하기 시작한다.

그 결과 집단을 반영하는 소시오그램이지만 또한 집단 과정의 전체 소시오그램에 관하여 독립적으로 분석될 수 있는 동일 집단의 다양한 장면들 또는 프레임(frame)들이 서로 덮인다(overlay). 이 장면이나 프레임을 비교하는 것은 집단 과정이 서로 다른 단계에서 어떻게 발전하는지 보여 준다.

독자는 소시오그램을 사용함에 있어서 이러한 기법을 시도하고 이 유용한 도구를 가지고 다른 선택들을 탐구하기 바란다.

부록 9

사례 제시를 위한 개관

내담자 성명:

거주지:

연령:

결혼 여부(결혼 횟수, 자녀의 수와 나이):

직업:

직업:

의뢰처:

주소(축어록과 카운슬러 소견):

진단:

현재 문제의 내력

- 음주기간
- 단주 최장 기간
- 최근의 음주 형태
- 의료적 합병증, 역사
- 입원의 횟수, 기간, 날짜
- 구금, 벌금, 수감기간
- 자살 또는 타살에 대한 사고, 시도
- 직업 또는 환경적인 변화

- 이전의 치료

면담 결과

행동과 외모

- 사전 태도
- 입실 태도
- 간단한 신체 묘사, 청결, 의복[전형적/비전형적인, 기괴한(bizarre), 특이한]
- 특이한 신체 특징
- 복장, 체격
- 라포 수준
- 다변적, 의기소침, 조정하려는, 유혹적
- 자세: 긴장(tension), 경직(rigidity), 적절(appropriateness)
- 얼굴표정
- 협동(cooperativeness), 지배적(domineering), 유발적(provocative), 경계적(suspicious), 지나치게 고분고분한(overly compliant), 과다활동적(hyperactive), 우울증(depressiveness)
- 졸음증(lethargy), 주의산만(distractibility), 수줍음(shyness), 의존성(dependency)
- 불안(anxiety), 적개심(hostility), 친절함(friendliness), 공포(fears), 염려(apprehensions)
- 매너리즘(mannerisms), 암시적 언어 표현(suggestive verbalization)
- 손잡이(handedness)
- 반복되는 주제
- 일반적인 신체 움직임[빠른(accelerated), 느린(decreased), 부적당함(inappropriateness), 안절부절함(fidgety), 불안함(restlessness)]
- 말소리의 폭과 질[분명치 않게 빨리 발음하기(slurring), 말더듬증(stammering), 목소리가 큰(loud), 목소리가 부드러운(soft)]

정동, 정서

- 적절함, 단조로움, 정동 부재
- 우울한(depressed), 불안한(anxious), 행복한(happy), 분노(anger), 기괴한(bizarreness)
- 기분차이 또는 변화[다행감(euphoria), 고양(elation), 우려(apprehension)]
- 침착함(blandness), 불안정성(lability)

인지 기능

- 효율성(efficiency), 결함(mental deficiency), 추상력(abstraction ability), 계산력
- 현실검증력(reality testing), 사람과 장소와 시간에 대한 지남력장애
- 사고장애[강박사고(obsessions), 강박행위(compulsions), 공포증(phobias), 이인증(depersonalizations), 비현실감(derealization), 자살 또는 타살 사고]
- 명확(clarity), 목표지향성(goal directedness), 통찰력(insight ability), 비난함(blaming)
- 적합성(appropriateness), 응집력(coherence)
- 주의(attention), 집중(concentration), 단절(breaks), 의식의 손상 수준(impaired level of consciousness)
- 불일치(discrepancy), 고집증(perseverations), 망상(delusions), 관계망상(ideas of influence/reference)
- 과정 경향[연상장애(associational disturbances)]
- 지각[착각(illusions), 환청(auditory)/ 환시(visual hallucinations)]
- 기억[즉시 회상(immediate recall), 최근 그리고 먼 기억]
- 매일의 생활에 대한 판단과 합리적인 생활 결정하기

대인관계(사회적, 정서적 기능)

- 기능: 결혼, 일자리
- 대인관계에서의 방어
- 내력(historial): 중요한 인물들, 갈등들
- 남성/여성과의 관계 수준(quality)
- 무의식적인 요소, 관련 부모 정보

자기 개념

- 자신에 관한 언급(의식적인 그리고 비의식적인)
- 자아 강도와 자기 이미지

성격 구조와 진단

- 기질성, 두뇌손상
- 주요 방어기제(내면적, 대인관계적), 뿌리 깊은 갈등, 문제, 장점과 단점 영역

예후

- 현실 요소, 환경적인
- 치료에 대한 제언
- 예후

부록 10
카운슬러 사정 양식*

이 부록은 슈퍼비전 평가에 이용하기 위한 다음의 카운슬러 사정 양식을 포함한다.

- 슈퍼비전 기록 양식
- 슈퍼비전 관찰 양식
- 실제 장면 슈퍼비전 양식
- 슈퍼비전 평가 양식
- 슈퍼비전 자문
- 슈퍼비전 양식

하나의 기관은 치료철학, 치료모델, 핵심 수행 능력 그리고 개별화된 행정적 필수요건에 따라 이러한 형식들을 채택해야 한다.

* AAMFT 양식 모음에서 발췌.

슈퍼비전 기록 양식*

날짜: ____________________

카운슬러: ____________________

회기번호: ____________________

개인 정보

사례:	슈퍼바이지의 관심:

슈퍼비전 목표: ____

____

____

슈퍼비전 활동	슈퍼바이저의 권고
1. 지원 문서 a. 사례 기록: b. 시청각적 기록: c. 기타: 2. 이론적인 이슈 3. 과정 관찰: 4. 치료자 자기인식: 5. 치료 평가:	1. 치료: 2. 훈련: 3. 기타 의견:

AAMFT Forms Book

* Loy O. Bascue, Ph.D.가 고안한 양식.

슈퍼비전 관찰 양식*

치료자: ______________________ 날짜: ______________

회기 번호 ______ 슈퍼바이저: ______________________

가족 상황:	이 회기 동안의 치료 계획:

항목	점수	기록
협동 기술	0 1 2 3 4 5	________________
추적 기술	0 1 2 3 4 5	________________
면밀한 평가 (문제/목표/시도된 해결 알코올/세계관/발전단계)	0 1 2 3 4 5	________________
탐색, 융통성 있는 질문 (선회/중립성/ 가정/전략확립)	0 1 2 3 4 5	________________
명료화, 직면	0 1 2 3 4 5	________________
상호작용 지시하기	0 1 2 3 4 5	________________
전환적 패턴 조사	0 1 2 3 4 5	________________
직접 개입	0 1 2 3 4 5	________________
간접 개입	0 1 2 3 4 5	________________

소견: ____

0-요구되지 않는 기술; 1-요구되나 사용되지 않는 기술; 2-시험 기술 수준; 3-수행능력 기술 수준; 4-아주 훌륭한 기술 수준; 5-창조적이고 유연성 있는 기술 사용

AAMFT Forms Book

* James E. Morton, M.S.W.가 고안한 양식.

실제 장면 슈퍼비전 양식*

날짜: ______ 시간: ______ 장소: ______ 회기/연락: ______/______
치료자: ________________ 내담자: ________________

회기 목적:	미리 준비된 장면 조정 형식:
① 과제 이행 ② ③ ④	Phone-in: ___ Knock: ___ Walk-in: ___ 중간회기 회의 시간: +30___ +40___ 기타___ 특별한 개입 양식: ________ 기타 관찰자의 요구:

치료자의 이론적인 오리엔테이션 지도:	기술 개발 목표:	임상회기 주제와 가정 (hypotheses):

관찰과 견해:

메시지와 과제:

관찰과 견해의 요약:	다음 약속 일정:
① ② ③	일자: 시간:
다음 회기를 위한 권고: ① ② ③	AAMFT 슈퍼비전 인정 시간 ___ ___ ___ 시간 / 분 슈퍼바이저 서명: ________

AAMFT Forms Book

* A. Heath가 고안한 양식.

슈퍼비전 평가 양식*

	최우수	탁월함	수용할 만함	부족	ND
① 전문적 예법					
② 적절한 관련성 기술을 설명한다.					
③ 두 사람과의 관계(dyad)/가족과의 연결 기술을 설명한다.					
④ 치료 과정에 대한 절차적인 규칙을 정한다.					
⑤ 가족이 그들의 문제와 목표를 정하는 것을 돕는다.					
⑥ 규명된 문제의 원인에 관한 자세한 정보를 수집한다.					
⑦ 정보를 모으는 한 방법이 작동하지 않을 때 접근을 전환한다.					
⑧ 구체적이고 분명한 의사소통을 사용한다.					
⑨ 가족원의 구체적인 정보를 이끌어 내는 능력을 설명한다.					
⑩ 가족원에 대한 배려와 관심의 감정을 설명한다.					
⑪ 가족원 간의 상호작용을 명백히 구성하거나 관리한다.					
⑫ 가족에 의하여 삼각관계를 피한다.					
⑬ 객관적인 자세를 유지한다.					
⑭ 단지 정신내적 역학보다는 제도의 상호작용에 집중한다.					
⑮ 가족원 간의 상호작용을 관리한다.					
⑯ 가족이 적절한 한계를 정하는 것을 돕는다.					

AAMFT Forms Book

* David M. Lawson, Ph.D.가 고안한 양식.

슈퍼비전 자문*

이름: ____________________ 날짜: __________

치료자 성명: ______________

자문 유형: 실제 장면 ________ 녹화 ________ 기타 ________

<table>
<tr><td colspan="2">치료자를 위한 지침서

① 날짜에 대한 작업의 요약
② 슈퍼바이저와 동료들에게 배포하기 위한 완벽한 가계도를 준비한다.
③ 가족 과정에 관한 간단한 문제 개념화를 작성한다.
④ 이러한 가족치료에 관련된 당신 개인의 가족에 관한 정보를 간략하게 언급한다.
⑤ 이러한 양식은 자문 슈퍼바이저에 의하여 서명되어야 하고 사례 기록에 평가되어야 한다.</td></tr>
<tr><td>요약:

문제 형식화(주요 삼각관계):

이러한 집단의 치료에 관련된 치료자의 개인적인 이슈:</td><td>당신은 집단과의 어려움과 이러한 어려움의 이유를 규명하기 위하여 슈퍼비전 기간 동안 당신의 목표를 한정함으로써 슈퍼비전에 초점을 명확하게 맞추도록 한다.

치료 계획(슈퍼비전 상담 이후에 목록화된다)
a.
b.
c.
d.</td></tr>
</table>

슈퍼바이저: ______________

AAMFT Forms Book

* Family Institute of Westchester에서 고안한 양식.

슈퍼비전 양식*

치료자 성명: ____________________ 년 월: ______________

슈퍼비전 완성

분과 슈퍼바이저의 서명, 날짜, 시간 수(15분 단위)를 표시하라. 만일 그것이 개인적인 슈퍼비전이면 'I', 집단 슈퍼비전이면 'G', 실제 장면 슈퍼비전이면 'L' 그리고 사례 상담이면 'C'를 기입하라. 오디오 또는 비디오테이프의 경우 각각의 슈퍼비전 시간 분량을 기록하라(예를 들면, 5시간-V, 1.25시간-A 등).

슈퍼바이저 서명	날짜 (년/월/일)	시간	개인/집단	실제 장면/사례	오디오/비디오 시간

AAMFT Forms Book

* Fred P. Piercy가 고안한 양식.

참고문헌

Abels, P., and M. Murphy (1981). *Administration in Human Services: A Normative Systems Approach*. Englewood Cliffs, N.J.: Prentice Hall.

Abroms, G. M. (1977). Supervision as Metatherapy. In F. W. Kaslow and Associates, *Supervision, Consultation, and Staff Training in the Helping Professions*, 81–99. San Francisco: Jossey–Bass.

Aiken, J., S. Smits, and D. J. Lollar (1972). Leadership Behavior and Job Satisfaction in State Rehabilitation Agencies. *Personnel Psychology* 25, 65–73.

Alderfer, C. (1991). The Effects of Gender on the Supervisory Process. Ph.D. dissertation, University of Massachusetts.

Aldrich, L., and A. K. Hess (1983). The Parallel Process in Psychotherapy Supervision. Paper presented at the annual Southeastern Psychological Association Convention, Atlanta.

Alexander, C. N., and E. J. Langer, eds. (1990). *Higher Stages of Human Development: Perspectives on Adult Growth*. New York: Oxford University Press.

Allen, G. J., S. J. Szollos, and B. E. Williams (1986). Doctoral Students' Comparative Evaluations of Best and Worst Psychotherapy Supervision. *Professional Psychology: Research and Practice* 17, 91–99.

Alonso, A. (1983). A Developmental Theory of Psychodynamic Supervision. *Clinical Supervisor* 1 (3), 23–36.

Alonso, A. (1985). *The Quiet Profession*. New York: Macmillan.

Alonso, A., and J. Rutan (1978). Cross–Sex Supervision of Cross–Sex Therapy. *American Journal of Psychiatry* 135, 928–931.

American Association for Marriage and Family Therapy (1984, 1989, 1991). *The AAMFT Code of Ethical Principles for Marriage and Family Therapists*. Washington, D.C.: Author.

American Psychological Association (1981). Ethical Principles of Psychologists. *American Psychologist* 36, 633–638.

Amidon, E. J. (1965). A Technique for Analyzing Counselor–Counselee Interaction. In J. E. Adams, ed., *Counseling and Guidance: A Summary View*. New York: Macmillan.

Ansbacher, H., and Ansbacher, R. (1956). *The Individual Psychology of Alfred Adler*. New York:

Basic Books.

Association for Counselor Education and Supervision (1988, 1989). Standards for Counseling Supervision. Draft.

Autry, J. (1991). *Love and Profit*. New York: Avon Books.

Avis, J. (1985). The Politics of Functional Family Therapy: A Feminist Critique. *Journal of Marital and Family Therapy* 11, 127–138.

Baker, S. B., E. Johnson, M. Kopala, and N. Strout (1985). Test Interpretation Competence: A Comparison of Microskills and Mental Practice Training. *Counselor Education and Supervision* 25, 31–44.

Baker, S., M. Scofield, W. Munson, and L. Clayton (1983). Comparative Effects of Training Basic Counseling Competencies Through Brief Microskills Practice Versus Mental Practice. *Counselor Education and Supervision* 23, 71–83.

Baltes, P. B., H. W. Reese, and J. R. Nesselroade (1977). *Life–Span Developmental Psychology: Introduction to Research Methods*. Belmont, Calif.: Wadsworth.

Barrett–Lennard, G. T. (1964). *Relationship Inventory*. Armidale, Australia: University of New England.

Bartlett, W. E. (1983). A Multidimensional Framework for the Analysis of Supervision of Counseling. *Counseling Psychologists* 11 (1), 9–17.

Bascue, L. O., and J. A. Yalof (1991). Descriptive Dimensions of Psychotherapy Supervision. *Clinical Supervisor* 9 (2), 19–30.

Beck, A. (1976). *Cognitive Therapy and the Emotional Disorders*. New York: International Universities Press.

Belenky, M. F., B. M. Clinchy, N. R. Goldberger, and J. M. Tarule (1986). *Women's Ways of Knowing: The Development of Self, Voice, and Mind*. New York: Basic Books.

Bell, T. L., T. T. Gorski, and J. E. Troiani (1985). *On the Job Warning Signs: Field Diagnostic Handbook for Relapse Prevention*. Campbell, Calif.: O'Connor Hospital.

Berger, M. M., ed. (1978). *Videotape Techniques in Psychiatric Training and Treatment*. Rev. ed. New York: Brunner/Mazel.

Berger, M. M., and C. Dammann (1982). Live Supervision as Context, Treatment, and Training. *Family Process* 21, 337–344.

Bernard, J. M. (1981). Inservice Training for Clinical Supervisors. *Professional Psychology* 12, 740–748.

Bernard, J. M. (1987). Ethical and Legal Considerations for Supervisors. In L. D. Borders and G. R. Leddick, *Handbook of Counseling Supervision*, 52–57. Alexandria, Va.: Association for Counselor Education and Supervision.

Bernard, J. M., and R. K. Goodyear (1992). *Fundamentals of Clinical Supervision*. Boston: Allyn & Bacon.

Bernstein, B. L., and C. LeComte (1979). Supervisory-Type Feedback Effects: Feedback Discrepancy Level, Trainee Psychological Differentiation, and Immediate Responses. *Journal of Counseling Psychology* 26, 295-303.

Best, D. L., and M. L. Rose (1997). *Quality Supervision: Theory and Practice for Clinical Supervisors*. London: W. B. Saunders.

Biddle, L. R., and J. W. Newstrom (1990). *What Every Supervisor Should Know*. New York: McGraw-Hill.

Birch and Davis Corporation (1986). *Development of Model Professional Standards for Counselor Credentialing*. Dubuque, Iowa: Kendall/Hunt.

Birkner v. *Salt Lake County*, 771 P.2d 1053 (1989).

Blanchard, K., and S. Johnson (1982). *The One Minute Manager*. New York: Morrow.

Blanchard, K., and N. V. Peale (1988). *The Power of Ethical Management*. New York: Fawcett Crest.

Blocher, D. H. (1983). Toward a Cognitive Developmental Approach to Counseling Supervision. *Counseling Psychologist* 11 (1), 27-34.

Blocher, D. H., E. R. Dustin, and W. E. Dugan (1971). *Guidance Systems*. New York: Ronald Press.

Blount, C. M., and D. Glenwick (1982). A Developmental Model of Supervision. Part of a Symposium: Psychotherapy Supervision: Expanding Conceptual Models and Clinical Practices, Annual Meeting of the American Psychological Association, Washington, D.C., August.

Blumberg, A. (1970). A system for Analyzing Supervisor-Teacher Interaction. In A. Simon and G. Boyer, eds., *Mirrors for Behavior*. Vol. 3. Philadelphia: Research for Better Schools.

Borders, L. D., and G. R. Leddick (1987). *Handbook of Counseling Supervision*. Alexandria, Va.: Association for Counselor Education and Supervision.

Bordin, E. S. (1983). A Working Alliance Based Model of Supervision. *Counseling Psychologist* 11 (1), 35-42.

Borys, D. S., and K. S. Pope (1989). Dual Relationships Between Therapist and Client: A National Study of Psychologists, Psychiatrists, and Social Workers. *Professional Psychology: Research and Practice* 20, 283-293.

Boyd, J. D., ed. (1978). *Counselor Supervision: Approaches, Preparation, Practices*. Muncie, Ind.: Accelerated Development.

Boyd, J. D., and N. K. LaFleur (1974). Self Management: A Basic Counseling Goal. *Focus on Guidance* 7, 1-10.

Boyd, J. D., J. Nutter, and S. Overcash (1974). A Psychobehavioral Approach to Counseling Supervision. Program and paper presented at the American Personnel and Guidance Association Convention, New Orleans.

Bradley, L. J. (1989). *Counselor Supervision: Principles, Process, and Practice.* 2d ed. Muncie, Ind.: Accelerated Development.

Bramley, W. (1996). *The Supervisory Couple in Broad-Spectrum Psychotherapy.* New York: Free Association Books.

Brammer, L. M., and A. C. Wassner (1977). Supervision in Counseling and Psychotherapy. In D. J. Kurpius, R. D. Baker, and I. D. Thomas, eds., *Supervision of Applied Training: A Comparative Review,* 43–82. Westport, Conn.: Greenwood Press.

Bray, J. H., J. N. Shepherd, and J. R. Hays (1985). Legal and Ethical Issues in Informed Consent to Psychotherapy. *American Journal of Family Therapy* 13 (2), 50–60.

Breunlin, D. C., B. M. Karrer, D. E. McGuire, and R. A. Cimmarusti (1988). Cybernetics of Videotape Supervision. In H. A. Liddle, D. C. Breunlin, and R. C. Schwartz, eds., *Handbook of Family Therapy Training and Supervision,* 194–206. New York: Guilford Press.

Breunlin, D. C., H. A. Liddle, and R. C. Schwartz (1988). Concurrent Training of Supervisors and Therapists. In H. A. Liddle, D. C. Breunlin, and R. C. Schwartz, eds., *Handbook of Family Therapy Training and Supervision,* 207–232. New York: Guilford Press.

Bridges, N. A., and J. W. Wohlberg (1999). Sexual Excitement in Therapeutic Relationships: Clinical and Supervisory Management. *The Clinical Supervisor* 18 (2), 23–34.

Brodsky, A. M. (1980). Sex Role Issues in the Supervision of Therapy. In A. K. Hess, ed., *Psychotherapy Supervision: Theory, Research, and Practice,* 509–522. New York: Wiley.

Brodsky, S., and H. H. Myers (1986). In Vivo Rotation: An Alternative Model for Psychotherapy Supervision. In F. W. Kaslow, ed., *Supervision and Training: Models, Dilemmas, and Challenges,* 95–104. New York: Haworth Press.

Bruner, J. S. (1963). *The Process of Education.* New York: Random House.

Burgoyne, R. W., S. Santini, F. Kline, and F. R. Staples (1976). Who Gets Supervised? An Extension of Patient Selection Inequity. *American Journal of Psychiatry* 133, 1313–1315.

Bursztajn, H. J. (1990). Supervisory Responsibility for Prevention of Supervisee Sexual Misconduct. Paper presented at the International Congress of Psychiatry and the Law, Toronto.

Butcher, E., M. E. Scofield, and S. B. Baker (1985). Clinical Judgment in Planning Mental Health Treatment: An Empirical Investigation. *AMHCA Journal* 7, 116–126.

Cade, B. W., B. Speed, and P. Seligman (1986). Working in Teams: The Pros and Cons. In F. W.

Kaslow, ed., *Supervision and Training: Models, Dilemmas, and Challenges,* 105–118. New York: Haworth Press.

Caligor, L., P. M. Bromberg, and J. D. Meltzer, eds. (1984). *Clinical Perspectives on the Supervision of Psychoanalysis and Psychotherapy*. New York: Plenum.

Canada, R. M., and M. L. Lynch (1975). Systems Techniques Applied to Teaching Listening Skills. *Counselor Education and Supervision* 15, 40–47.

Canon, H. J., and R. D. Brown, eds. (1985). Applied Ethics in Student Services. In *New Directions for Student Services*. San Francisco: Jossey-Bass.

Caplan, G. (1970). *The Theory and Practice of Mental Health Consultation*. New York: Basic Books.

Carkhuff, R. R. (1969). *Helping and Human Relations*. Vol. 2. New York: Holt, Rinehart and Winston.

Carkhuff, R. R., and C. B. Truax (1965). Training in Counseling and Psychotherapy: An Evaluation of an Integrated Didactic and Experiential Approach. *Journal of Consulting Psychology* 29, 333–336.

Carlson, J. R. (1980). Audiotape and Videotape Procedures: A Study of Subjects' Reactions. *Journal of Counseling Psychology* 27, 605–610.

Caruth, E. G. (1990). Interpersonal and Intrapsychic Complexities and Vulnerabilities: The Psychoanalytic Supervisory Process. In R. C. Lane, ed., *Psychoanalytic Approaches to Supervision,* 181–193. New York: Brunner/Mazel.

Caust, B. L., J. A. Libow, and P. A. Raskin (1981). Challenges and Promises of Training Women as Family Systems Therapists. *Family Process* 20, 439–447.

Center for Substance Abuse Treatment (2003). Manpower Study, 2003. Bethesda, Md.: Center for Substance Abuse Treatment.

Charny, I. W. (1986). What Do Therapists Worry About? A Tool for Experimental Supervision. In F. W. Kaslow, ed., *Supervision and Training: Models, Dilemmas, and Challenges,* 17–28. New York: Haworth Press.

Chazan, S. E. (1990). On Being Supervised and Supervision. In R. C. Lane, ed., *Psychoanalytic Approaches to Supervision,* 25–28. New York: Brunner/Mazel.

Cherniss, C., and E. Egnatios (1977). Styles of Clinical Supervision in Community Mental Health Programs. *Journal of Consulting and Clinical Psychology* 45, 1195–1196.

Chodorow, N. (1978). *The Reproduction of Mothering: Psychoanalysis and the Sociology of Gender.* Berkeley: University of California Press.

Colby, A., and L. Kohlberg (1987). *The Measurement of Moral Judgment*. Vol. 1. New York:

Cambridge.

Commons, M. L., C. Armon, L. Kohlberg, F. A. Richards, T. A. Grotzer, and J. D. Sinnott, eds. (1990). *Adult Development,* Vol. 2: *Models and Methods in the Study of Adolescent and Adult Thought*. New York: Praeger.

Commons, M. L., J. Demick, and C. Goldberg (1995). *Clinical Approaches to Adult Development.* Norwood, N.J.: Ablex.

Commons, M. L., F. A. Richards, and C. Armon, eds. (1984). *Beyond Formal Operations,* Vol. 1: *Late Adolescent and Adult Cognitive Development.* New York: Praeger.

Commons, M. L., J. D. Sinnott, F. A. Richards, and C. Armon, eds. (1989). *Adult Development,* Vol. 1: *Comparisons and Applications of Adolescent and Adult Development Models.* New York: Praeger.

Conroe, R. M., and J. A. Schank (1989). Sexual Intimacy in Clinical Supervision: Unmasking the Silence. In G. R. Schoener, J. H. Milgrom, J. C. Gonsiorek, E. T. Luepker, and R. M. Conroe, eds., *Psychotherapists' Sexual Involvement with Clients: Intervention and Prevention,* 245-262. Minneapolis: Walk-In Counseling Center.

Corey, G., M. S. Corey, and P. Callahan (1987). *Issues and Ethics in the Helping Professions.* 3d ed. Monterey, Calif.: Brooks/Cole.

Cormier, S., and J. M. Bernard (1982). Ethical and Legal Responsibilities of Clinical Supervisors. *Personnel and Guidance Journal* 60, 486-491.

Covey, S. (1992). *Principle-Centered Leadership.* New York: Simon & Schuster.

Curran, D. (1983). *Traits of a Healthy Family.* Minneapolis: Winston Press.

Cutcliffe, J. R., T. Butterworth, and B. Proctor, eds. (2001). *Fundamental Themes in Clinical Supervision*. London: Routledge.

D'Andrea, M. (1989). Person-Process Model of Supervision: A Developmental Approach. In L. J. Bradley, ed., *Counselor Supervision: Principles, Process, and Practice,* 257-298. 2d ed. Muncie, Ind.: Accelerated Development.

Delaney, D. J. (1969). Simulation Techniques in Counselor Education: Proposal of a Unique Approach. *Counselor Education and Supervision* 17, 293-299.

Delaney, D. J. (1972). A Behavioral Model for the Supervision of Counselor Candidates. *Counselor Education and Supervision* 12, 46-50.

Denton, K., and D. Krebs (1990). From the Scene to the Crime: The Effect of Alcohol and Social Context on Moral Judgment. *Journal of Personality and Social Psychology* 59, 242-248.

De Pree, M. (1989). *Leadership Is an Art.* New York: Dell.

de Shazer, S. (1988). *Clues: Investigating Solutions in Brief Therapy.* New York: W. W. Norton.

Dewey, J. (1963). *Experience and Education.* New York: Collier. (Originally published 1938.)

Disney, M. J., and A. M. Stephens (1994). *Legal Issues in Clinical Supervision.* Vol. 10. Alexandria, Va.: American Counseling Association.

Dodge, J. (1982). Reducing Supervisee Anxiety: A Cognitive-Behavioral Approach. *Counselor Education and Supervision* 22, 55–60.

Doyle, J. (1983). *The Male Experience.* Dubuque, Iowa: Wm. C. Brown.

Duval, S., and R. A. Wicklund (1972). *A Theory of Objective Self-Awareness.* Orlando, Fla.: Academic Press.

Edelwich, J., and A. Brodsky (1980). *Burnout: Stages of Disillusionment in the Helping Professions.* New York: Human Sciences Press.

Edelwich, J., and A. Brodsky (1991). *Sexual Dilemmas for the Helping Professional.* Rev. ed. New York: Brunner/Mazel.

Edelwich, J., and A. Brodsky (1992). *Group Counseling for the Resistant Client: A Practical Guide to Group Process.* New York: Lexington Books.

Eitington, M. (1937). An Address to the International Training Commission. *International Journal of Psychoanalysis* 18, 346–348.

Ekstein, R. (1960). Report of the Panel on the Teaching of Psychoanalytic Technique. *Journal of the American Psychoanalytic Association* 8, 167–174.

Ekstein, R., and R. Wallerstein. (1972). *The Teaching and Learning of Psychotherapy.* 2d ed. New York: International Universities Press.

Ellis, A. (1973). *Humanistic Psychotherapy: The Rational-Emotive Approach.* New York: McGraw-Hill.

Emch, M. (1955). The Social Context of Supervision. *International Journal of Psychiatry* 36, 298–306.

Erikson, E. (1959). *Identity and the Life Cycle.* New York: International Universities Press.

ETP Inc. (1991). *The Alcoholism and Drug Abuse Field: Planning for the Year 2000.* Windsor, Conn.: ETP.

Falicov, C. (1988). Learning to Think Culturally. In H. Liddle, D. Breunlin, and R. Schwartz, eds., *Handbook of Family Therapy Training and Supervision,* 335–357. New York: Guilford Press.

Falvey, J. E. (1987). *Handbook of Administrative Supervision.* Washington, D.C.: Association for Counselor Education and Supervision.

Falvey, J. E. (2002). *Managing Clinical Supervision: Ethical Practice and Legal Risk Management.* Pacific Grove, Calif.: Brooks/Cole.

Feltham, C., and W. Dryden (1994). *Developing Counselor Supervision.* London: Sage.

Fingarette, H. (1988). *Heavy Drinking: The Myth of Alcoholism as a Disease*. Berkeley: University of California Press.

Fiscalini, J. (1985). On Supervisory Parataxis and Dialogue. *Contemporary Psychoanalysis* 21, 591–608.

Fish, D., and S. Twinn (1997). *Quality Clinical Supervision in the Health Care Professions: Principled Approaches to Practice*. London: Butterworth and Heinemann.

Flanders, N. A. (1970). Interaction Analysis in the Classroom: A Manual for Observers. In A. Simon and G. Boyer, eds., *Mirrors of Behavior*. Vol. 2. Philadelphia: Research for Better Schools.

Fleming, J. (1967). Teaching the Basic Skills of Psychotherapy. *Archives of General Psychiatry* 16, 416–426.

Fleming, J., and T. Benedek (1966). *Psychoanalytic Supervision: A Method of Clinical Teaching*. New York: Grune and Stratton.

Foundation for Addictions Research and Education (1998). Wisconsin Clinical Supervision Training Project. www.fare-wi.org/FARERtoPWIClinSupTrng ModelSummary.

Frankel, B. R., and F. P. Piercy (1990). The Relationship Among Selected Supervisor, Therapist, and Client Behaviors. *Journal of Marital and Family Therapy* 16, 407–421.

Friedlander, M. L., and L. G. Ward (1984). Development and Validation of the Supervisory Styles Inventory. *Journal of Counseling Psychology* 31, 541–557.

Gaoni, B., and M. Newmann (1974). Supervision from the Point of View of the Supervisee. *American Journal of Psychotherapy* 23, 108–114.

Garfield, S. L. (1986). Research on Client Variables in Psychotherapy. In S. L. Garfield and A. E. Bergin, eds., *Handbook of Psychotherapy and Behavior Change*, 213–256. 3d ed. New York: Wiley.

Gediman, H. K., and F. Wolkenfeld (1980). The Parallelism Phenomenon in Psychoanalysis and Supervision: Its Reconsideration as a Triadic System. *Psychoanalytic Quarterly* 49, 234–255.

Gibbs, J. C. (1977). Kohlberg's Stages of Moral Judgment: A Constructive Critique. *Harvard Educational Review* 47, 43–61.

Gilbert, M. C., and K. Evans (2000). *Psychotherapy Supervision: An Integrative Relational Approach to Psychotherapy Supervision*. Buckingham, U.K.: Open University Press.

Gilligan, C. (1992). *In a Different Voice: Psychological Theory and Women's Development*. 2d ed. Cambridge, Mass.: Harvard University Press.

Gleick, J. (1987). *Chaos: Making a New Science*. New York: Penguin Books.

Glickman, C. D., ed. (1992). *Supervision in Transition: 1992 Yearbook of the Association for Supervision and Curriculum Development*. Washington, D.C.: Association for Supervision and Curriculum Development.

Goldberg, H. (1976). *The Hazards of Being Male: Surviving the Myth of Masculine Privileges.* Plainview, N.Y.: Nash.

Goodyear, R. K., and F. O. Bradley (1983). Theories of Counselor Supervision: Points of Convergence and Divergence. *Counseling Psychologists* 11 (1), 59–67.

Gould, C., ed. (1983). *Beyond Domination: New Perspectives on Women and Philosophy.* Totowa, N.J.: Rowman & Allenheld.

Grater, H. A. (1985). Stages in Psychotherapy Supervision: From Therapy Skills to Skilled Therapist. *Professional Psychology: Research and Practice* 16, 605–610.

Greben, S. E., and R. Ruskin (1994). *Clinical Perspectives on Psychotherapy Supervision.* Washington, D.C.: American Psychiatric Press.

Greenberg, L. (1980). Supervision from the Perspective of the Supervisee. In A. K. Hess, ed., *Psychotherapy Supervision: Theory, Research, and Practice,* 85–91. New York: Wiley.

Greenleaf, R. (1977). *Servant Leadership.* Chicago: Paulist Press.

Gutheil, T. G., and P. S. Appelbaum (2000). *Clinical Handbook of Psychiatry and the Law.* 3d ed. Baltimore: Lippincott Williams & Wilkins.

Gutheil, T. G., H. J. Bursztajn, A. Brodsky, and V. G. Alexander, eds. (1991). *Decision Making in Psychiatry and the Law.* Baltimore: Williams & Wilkins.

Haber, R. (1996). *Dimensions of Psychotherapy and Supervision: Maps and Means.* New York: W. W. Norton.

Hackney, H., and L. S. Nye (1973). *Counseling Strategies and Objectives.* Englewood Cliffs, N.J.: Prentice Hall.

Haley, J. (1976). *Problem-Solving Therapy.* San Francisco: Jossey-Bass.

Haley, J. (1988). Reflections on Supervision. In H. A. Liddle, D. C. Breunlin, and R. C. Schwartz, eds., *Handbook of Family Therapy Training and Supervision,* 358–367. New York: Guilford Press.

Handley, P. (1982). Relationship Between Supervisors' and Trainees' Cognitive Styles and the Supervision Process. *Journal of Counseling Psychology* 29, 508–515.

Hansen, J. C., R. Pound, and C. Petro (1976). Review of Research on Practicum Supervision. *Counselor Education and Supervision* 16, 107–116.

Hare-Mustin, R., and J. Maracek (1986). Autonomy and Gender: Some Questions for Therapists. *Psychotherapy* 23, 205–212.

Hart, D. H., and D. J. Prince (1970). Role Conflict for School Counselors: Training Versus Job Demands. *Personnel and Guidance Journal* 48, 374–380.

Hart, G. M. (1982). *The Process of Clinical Supervision.* Baltimore: University Park Press.

Hawthorne, L. (1975). Games Supervisors Play. *Social Work* 20, 179–183.

Hayes, R. (1980). The Democratic Classroom: A Program in Moral Education for Adolescents. Ph.D. dissertation, Boston University.

Henderson, C. E., C. S. Cawyer, and C. E. Watkins (1999). A Comparison of Student and Supervisor Perceptions of Effective Practicum Supervision. *The Clinical Supervisor* 18 (1), 47–74.

Henry, W. E., J. H. Sims, and L. S. Spray (1971). *The Fifth Profession*. San Francisco: Jossey-Bass.

Heppner, P. P., and P. G. Handley (1981). A Study of the Interpersonal Influence Process in Supervision. *Journal of Counseling Psychology* 28, 437–444.

Heppner, P. P., and H. J. Roehlke (1984). Differences Among Supervisees at Different Levels of Training: Implications for Developmental Model of Supervision. *Journal of Counseling Psychology* 31, 76–90.

Hess, A. K., ed. (1980). *Psychotherapy Supervision: Theory, Research, and Practice*. New York: Wiley.

Hess, A. K. (1986). Growth in Supervision: Stages of Supervisee and Supervisor Development. In F. W. Kaslow, ed., *Supervision and Training: Models, Dilemmas, and Challenges*, 51–67. New York: Haworth Press.

Hill, C. E., D. Charles, and K. G. Reed (1981). A Longitudinal Analysis of Changes in Counseling Skills During Doctoral Training in Counseling Psychology. *Journal of Counseling Psychology* 28, 428–436.

Hill, C. E., and K. E. O'Grady (1985). List of Therapist Intentions Illustrated in a Case Study and with Therapists with Varying Theoretical Orientations. *Journal of Counseling Psychology* 32, 3–22.

Hill, W. F. (1965). *Hill Interaction Matrix*. Los Angeles: Youth Study Center, University of Southern California.

Hoffman, L. W. (1990). *Old Scapes, New Maps: A Training Program for Psychotherapy Supervisors*. Cambridge, Mass.: Milusik Press.

Hoffman, M. L. (1984). Empathy: Its Limitations, and Its Role in a Comprehensive Theory. In W. M. Kurtines and J. L. Gewirtz, eds., *Morality, Moral Behavior, and Moral Development*. New York: Wiley.

Hogan, R. A. (1964). Issues and Approaches in Supervision. *Psychotherapy: Theory, Research and Practice* 1, 139–141.

Holloway, E. L. (1982). The Interactional Structure of the Supervision Interview. *Journal of*

Counseling Psychology 29, 309-317.

Holloway, E. L. (1987). Development Models of Supervision: Is It Developmental? *Professional Psychology: Research and Practice* 18, 209-216.

Holloway, E. L. (1995). *Clinical Supervision: A Systems Approach*. London: Sage.

Holloway, E. L., and R. Johnson (1985). Group Supervision: Widely Practiced but Poorly Understood. *Counselor Education and Supervision* 24, 332-340.

Holloway, E. L., and B. E. Wampold (1983). Patterns of Verbal Behavior and Judgments of Satisfaction in the Supervision Interview. *Journal of Counseling Psychology* 30, 227-234.

Holloway, E. L., and P. A. Wolleat (1980). Relationship of Counselor Conceptual Level to Clinical Hypothesis Formulation. *Journal of Counseling Psychology* 27, 539-545.

Horan, J. J. (1972). Behavioral Goals in Systematic Counselor Education. *Counselor Education and Supervision* 11, 162-170.

Hubble, M. A., B. L. Duncan, and S. D. Miller (1999). *The Heart and Soul of Change: What Works in Therapy*. Washington, D.C.: American Psychological Association.

Imber, S. D., E. H. Nash, and A. R. Stone (1955). Social Class and Duration of Psychotherapy. *Journal of Clinical Psychology* 11, 281-284.

International Certification & Reciprocity Consortium (1992). *Role Delineation Study for the Clinical Supervisor*. Raleigh, N.C.: Columbia Assessment Services.

Ipsaro, A. (1986). Male Client-Male Therapist: Issues in Therapeutic Alliance. *Psychotherapy* 23, 257-266.

Issacharoff, A. (1982). Countertransference in Supervision: Therapeutic Consequences for the Supervisee. *Contemporary Psychoanalysis* 18, 455-472.

Ivey, A. E. (1971). *Microcounseling: Innovations in Interviewing Training*. Springfield, Ill.: Charles C. Thomas.

Ivey, A. E. (1986). *Developmental Therapy: Theory into Practice*. San Francisco: Jossey-Bass.

Ivey, A. E., C. Normington, C. Miller, W. Morrill, and R. Haase (1968). Microcounseling and Attending Behavior: An Approach to Pre-Practicum Counselor Training. *Journal of Counseling Psychology* (Monograph Supplement) 15 (Part 2), 1-12.

Jakubowski-Spector, P., R. Dustin, and R. George (1971) Toward Developing a Behavioral Counselor Education Model. *Counselor Education and Supervision* 10, 242-250.

Kadushin, A. (1976). *Supervision in Social Work*. New York: Columbia University Press.

Kadushin, A. (1992). What's Wrong, What's Right with Social Work Supervision. *Clinical Supervisor* 10 (1), 3-19.

Kagan, H. (1975). Influencing Human Interaction-Eleven Years with IPR. *Canadian Counselor* 9, 74-97.

Kahn, R., D. Wolfe, R. Quinn, D. Snock, and R. A. Rosenthal (1964). *Organizational Stress: Studies in Role Conflict and Ambiguity*. New York: Wiley.

Kahn, W. J. (1976). Self-Management: Learning to Be Our Own Counselor. *Personnel and Guidance Journal* 55 (4), 176-180.

Kaplan, A. (1985). Female or Male Therapists for Women Patients: New Formulations. *Psychiatry* 48, 111-121.

Kaslow, F. W. (1986a). Commentary: Individual Therapy Focused on Marital Problems. *American Journal of Family Therapy* 14, 264.

Kaslow, F. W. (1986b). *Supervision and Training: Models, Dilemmas, and Challenges*. New York: Haworth Press.

Katz, S. J., and A. E. Liu (1991). *The Codependency Conspiracy: How to Break the Recovery Habit and Take Charge of Your Life*. New York: Warner.

Keen, S. (1991). *Fire in the Belly*. New York: Bantam Books.

Keller, E. (1985). *Reflections on Gender and Science*. New Haven, Conn.: Yale University Press.

Keller, J. F., and J. Protinsky (1986). A Self-Management Model for Supervision. *Journal of Marital and Family Therapy* 10, 281-288.

Kermish, I., and F. Kushin (1969). Why High Turnover? Social Work Staff Losses in a County Welfare Agency. *Public Welfare* 27, 134-137.

Kitchener, K. S. (1988). Dual Role Relationships. What Makes Them So Problematic? *Journal of Counseling and Development* 67, 217-221.

Koenig, H. (1999). *The Healing Power of Faith*. New York: Simon & Schuster.

Kohlberg, L. (1981). *The Philosophy of Moral Development: Moral Stages and the Idea of Justice*. San Francisco: Harper & Row.

Kohlberg, L. (1984). *Essays on Moral Development*, Vol. 2: *The Psychology of Moral Development: Moral Stages, Their Nature and Validity*. San Francisco: Harper & Row.

Kohlberg, L., ed. (1987). *Child Psychology and Childhood Education: A Cognitive-Developmental View*. New York: Longman.

Koplowitz, H. (1984). A Projection Beyond Piaget's Formal-Operational Stage: A General System Stage and a Unitary Stage. In M. L. Commons, F. A. Richards, and C. Armon, eds., *Beyond Formal Operations*, Vol. 1: *Late Adolescent and Adult Cognitive Development*, 272-296. New York: Praeger.

Kramer, J. R., and M. Reitz (1980). Using Video Playback to Train Family Therapists. *Family Process* 19, 145–150.

Kris, E. (1956). Some Vicissitudes of Insight in Psychoanalysis. *International Journal of Psychoanalysis* 37, 445–455.

Krumboltz, J. D. (1966). Behavioral Goals for Counseling. *Journal of Counseling Psychology* 13, 153–159.

Kugler, P., ed. (1995). *Jungian Perspectives on Clinical Supervision*. Zurich, Switzerland: Daimon.

Kuhn, D. (1978). Introduction to *Stage Theories of Cognitive and Moral Development*. Reprint no. 13. Cambridge, Mass.: Harvard Educational Review.

Lane, R. (1985). The Recalcitrant Supervisee: The Negative Supervisory Reaction. *Current Issues in Psychoanalytic Practice* 2, 65–81.

Lane, R. C., ed. (1990). *Psychoanalytic Approaches to Supervision*. New York: Brunner/Mazel.

Lawson, G. W., D. C. Ellis, and P. C. Rivers (1984). *Essentials of Chemical Dependency Counseling*. Rockville, Md.: Aspen.

Lebovici, S. (1970). Technical Remarks on the Supervision of Psychoanalytic Treatment. *International Journal of Psychoanalysis* 51, 385–392.

Leddick, G., and H. A. Dye (1987). Effective Supervision as Portrayed by Trainee Expectations and Preferences. *Counselor Education and Supervision* 27, 139–155.

Lesser, R. M. (1983). Supervision: Illusions, Anxiety, and Questions. *Contemporary Psychoanalysis* 19, 120–129.

Levenson, E. A. (1984). Follow the Fox. In L. Caligor, P. M. Bromberg, and J. D. Meltzer, eds., *Clinical Perspectives on the Supervision of Psychoanalysis and Psychotherapy,* 153–167. New York: Plenum.

Levering, R. (1988). *A Great Place to Work*. New York: Random House.

Liddle, H. A. (1988). Systematic Supervision: Conceptual Overlays and Pragmatic Guidelines. In H. A. Liddle, D. C. Breunlin, and R. C. Shwartz, eds., *Handbook of Family Therapy Training and Supervision,* 153–171. New York: Guilford Press.

Liddle, H. A., D. C. Breunlin, and R. C. Schwartz, eds. (1988). *Handbook of Family Therapy Training and Supervision*. New York: Guilford Press.

Lisnow, F. (1990). Is Impairment a Current Issue Facing Alcoholism and Drug Abuse Counselors? In *The Counselor*. Arlington, Va.: National Association of Alcoholism and Drug Abuse Counselors.

Littrell, J. M., N. Lee-Bordin, and J. R. Lorenz (1979). A Developmental Framework for Counseling

Supervision. *Counselor Education and Supervision* 19, 129–136.

Loevinger, J. (1976). *Ego Development: Conceptions and Theories*. San Francisco: Jossey–Bass.

Loevinger, J. (1977). Ego Maturity and Human Development. *Pupil Personnel Services Journal* 6, 19–24.

Loganbill, C., E. Hardy, and U. Delworth (1982). Supervision: A Conceptual Model. *Counseling Psychologist* 10 (1), 3–42.

Loganbill, C., and C. D. Stoltenberg (1983). A Case Conceptualization Format: A Training Device for Practicum. *Counselor Education and Supervision* 22, 235–241.

Lorr, M., M. M. Katz, and E. A. Rubenstein (1958). The Prediction of Length of Stay in Psychotherapy. *Journal of Consulting Psychology* 22, 156–160.

Maccoby, E., and C. Jacklin (1974). *Psychology of Sex Differences*. Stanford, Calif.: Stanford University Press.

Mager, R. F. (1972). *Goal Analysis*. Belmont, Calif.: Fearon.

Mahler, M., F. Pine, and A. Bergman (1975). *The Psychological Birth of the Human Infant*. New York: Basic Books.

Mahoney, M. J., and C. E. Thoresen (1974). *Self–Control: Power to the Person*. Monterey, Calif.: Brooks/Cole.

Margolin, G. (1982). Ethical and Legal Considerations in Marital and Family Counseling. *American Psychologist* 37, 788–801.

Maslach, C. (1986). Burnout in the Social Services: A Critique. *Journal of Social Service Research* 10 (1), 95–105.

McNeil, B. W., C. D. Stoltenberg, and R. A. Pierce (1985). Supervisees' Perceptions of Their Development: A Test of the Counselor Complexity Model. *Journal of Counseling Psychology* 32, 630–633.

Mead, D. E. (1990). *Effective Supervision: A Task–Oriented Model for the Mental Health Professions*. New York: Brunner/Mazel.

Mead, D. E., and D. Crane (1978). An Empirical Approach to Supervision and Training of Relationship Therapists. *Journal of Marriage and Family Counseling* 4, 67–75.

Merriam–Webster's Collegiate Dictionary. 10th ed. (1988). Springfield, Mass.: Merriam–Webster.

Miars, R. D., T. J. Tracey, P. B. Ray, J. L. Cornfield, and C. J. Gelso (1983). Variation in Supervision Proceess Across Trainee Experience Levels. *Journal of Counseling Psychology* 30, 403–412.

Michaels, L. F. (1982). The Development of an Anchored Rating Scale for Evaluating Psychotherapy Skills. Ph.D. dissertation, Colorado State University.

Miller, G. D. (1977). Developmental Theory: High Promise for Guidance Practice. *Pupil Personnel Services Journal* 6, 1–17.

Miller, J. B. (1986). *Toward a New Psychology of Women*. Boston: Beacon Press.

Miller, S. D., B. L. Duncan, and M. A. Hubble (1997). *Escape from Babel: Toward a Unifying Language for Psychotherapy Practice*. New York: W. W. Norton.

Minuchin, S., and H. D. Fishman (1981). *Family Therapy Techniques*. Cambridge, Mass.: Harvard University Press.

Mueller, W. J., and B. L. Kell (1972). *Coping with Conflicts: Supervising Counselors and Psychotherapists*. New York: Appleton–Century–Crofts.

Munson, C. E. (1979). *Social Work Supervision: Classic Statements and Critical Issues*. New York: Free Press.

Munson, C. E. (1983). *An Introduction to Clinical Social Work Supervision*. New York: Haworth Press.

Munson, C. E., ed. (1984). *Family of Origin Applications in Clinical Supervision*. New York: Haworth Press.

Munson, C. E. (1987). Sex Roles and Power Relationships in Supervision. *Professional Psychology: Research and Practice* 18, 236–243.

Munson, C. E. (1999). *Clinical Social Work Supervision*. New York: Haworth Press.

Naisbett, J., and P. Aburdene (1990). *Megatrends 2000*. New York: Morrow.

National Certification Reciprocity Consortium (1992). *Role Delineation Study for the Clinical Supervisor*. Raleigh, N.C.: Columbia Assessment Services.

National Institute on Alcohol Aubse and Alcoholism (1978). *Counseling Alcoholic Clients*. Rockville, Md.: Author.

Newirth, J. W. (1990). The Mastery of Countertransferential Anxiety: An Object Relations View of the Supervisory Process. In R. C. Lane, ed., *Psychoanalytic Approaches to Supervision*, 157–164. New York: Brunner/Mazel.

Newman, A. S. (1981). Ethical Issues in the Supervision of Psychotherapy. *Professional Psychology* 12, 690–695.

Nichols, W. C., D. P. Nichols, and K. V. Hardy (1990). Supervision in Family Therapy: A Decade Restudy. *Journal of Marital and Family Therapy* 16, 275–285.

Norcross, J. C., M. Hedges, and J. O. Prochaska (2002). The Face of 2010: A Delphi Poll on the Future of Psychotherapy. *Professional Psychology: Research and Practice* 33, 316–322.

Oberman, N. C. (1990). Supervision and the Achievement of an Analytic Identity. In R. C. Lane, ed., *Psychoanalytic Approaches to Supervision*, 194–206. New York: Bruner/Mazel.

Okun, B. (1983). Gender Issues of Family Systems Therapists. In B. Okun and S. Gladdings, eds., *Issues in Training Marriage and Family Therapists.* Ann Arbor, Mich.: ERIC/CAPS.

Olmstead, J., and H. E. Christensen (1973). *Effects of Agency Work Contexts: An Intensive Field Study.* Research Report 2. Washington, D.C.: Department of Health, Education and Welfare.

Page, S., and V. Wosket (2001). *Supervising the Counselor: A Cyclical Model.* East Sussex, U.K.: Brunner–Routledge.

Patterson, C. H. (1983). A Client–Centered Approach to Supervision. *Counseling Psychologist* 11 (1), 21–25.

Peabody, S. A., and C. J. Gelso (1982). Countertransference and Empathy: The Complex Relationship Between Two Divergent Concepts in Counseling. *Journal of Counseling Psychology* 29, 240–245.

Peele, S. (1995). *Diseasing of America: How We Allowed Recovery Zealots and the Treatment Industry of Convince Us We Are Out of Control.* San Francisco: Jossey–Bass.

Peele, S., A. Brodsky, and M. Arnold (1991). *The Truth About Addiction and Recovery: The Life Process Program for Outgrowing Destructive Habits.* New York: Simon & Schuster.

Perry, W. G., Jr. (1968). *Forms of Intellectual and Ethical Development in the College Years.* New York: Holt, Rinehart and Winston.

Peterson, F. K. (1991). Issues of Race and Ethnicity in Supervision: Emphasizing Who You Are, Not What You Know. *Clinical Supervisor* 9 (1), 15–31.

Petty, M. M., and C. A. Odewahn (1983). Supervisory Behavior and Sex Role Stereotypes in Human Service Organizations. *Clinical Supervisor* 1 (2), 13–20.

Piaget, J. (1971). *Biology and Knowledge: An Essay on the Relations Between Organic Regulations and Cognitive Processes.* Chicago: University of Chicago Press.

Piercy, F., A. Hovestadt, D. Fennell, G. Franklin, and D. McKeron (1982). A Comprehensive Training Model for Family Therapists Serving Rural Populations. *Family Therapy* 9, 239–249.

Pope, K. S., and Bajt, T. R. (1988). When Laws and Values Conflict: A Dilemma for Psychologists. *American Psychologist* 43, 828–829.

Pope, K. S., H. Levenson, and L. R. Schover (1979). Sexual Intimacy in Psychology Training: Results and Implications of a National Survey. *American Psychologist* 34, 682–689.

Pope, K. S., L. R. Schover, and H. Levenson (1980). Sexual Behavior Between Clinical Supervisors and Trainees: Implications for Professional Standards. *Professional Psychology* 11, 157–162.

Powell, D. J. (1976). *Manpower Needs in the Alcohol Field.* Bloomfield, Conn.: Eastern Area Alcohol Education and Training Program, Inc.

Powell, D. J. (1980a). *Clinical Supervision: Skills for Substance Abuse Counselors: Manual.* New York: Human Sciences Press.

Powell, D. J. (1980b). *Clinical Supervision: Skills for Substance Abuse Counselors: Workbook.* New York: Human Sciences Press.

Powell, D. J. (2003). *Playing Life's Second Half: A Man's Guide for Turning Success into Significance.* San Francisco: New Harbinger.

Prochaska, J. O., J. C. Norcross, and C. C. DiClemente (1994). *Changing for Good.* New York: Avon Books.

Rabinowitz, F. E., P. P. Heppner, and H. J. Roehlke (1985). Descriptive Study of Process and Outcome Variables of Supervision over Time. *Journal of Counseling Psychology* 33, 292–300.

Ralph, N. B. (1980). Learning Psychotherapy: A Developmental Perspective. *Psychiatry* 43, 243–250.

Raphael, R. D. (1982). Supervisee Experience: The Effect on Supervisor Verbal Responses. Paper presented at the Annual Meeting of the American Psychological Association, Washington, D.C., August.

Reid, E., S. McDaniel, C. Donaldson, and M. Tollers (1987). Taking It Personally: Issues of Personal Authority and Competence for the Female in Family Therapy Training. *Journal of Marital and Family Therapy* 13, 157–165.

Reiser, S. J., H. J. Bursztajn, P. S. Appelbaum, and T. G. Gutheil (1987). *Divided Staffs, Divided Selves: A Case Approach to Mental Health Ethics.* Cambridge, U.K.: Cambridge University Press.

Reising, G. N., and M. H. Daniels (1983). A Study of Hogan's Model of Counselor Development and Supervision. *Journal of Counseling Psychology* 30, 235–244.

Rest, J. (1973). Comprehension Preference and Spontaneous Usage in Moral Judgment. In L. Kohlberg and E. Turiel, eds., *Recent Research in Moral Development.* New York: Holt, Rinehart and Winston.

Rice, D. G. (1986). Supervision of Cotherapy. In F. W. Kaslow, ed., *Supervison and Training: Models, Dilemmas, and Challenges,* 119–142. New York: Haworth Press.

Richardson, B. K., and L. J. Bradley (1984). Microsupervision: A Skill Development Model for Training Clinical Supervisors. *Clinical Supervisor* 2 (3), 43–54.

Robertiello, R. C., and G. Schoenewolf (1987). *101 Common Therapeutic Blunders: Countertransference and Counterresistance in Psychotherapy.* London: Aronson.

Roberts, H. (1992). Contextual Supervision Involves Continuous Dialogue with Supervisees. AAMFT. *Supervision Bulletin* 5 (3), 2.

Rogers, C. R. (1951). *Client-Centered Therapy: Its Current Practice, Implications and Theory.*

Boston: Houghton Mifflin.

Rosenblatt, A., and J. E. Mayer (1975). Objectionable Supervisory Styles: Students' Views. *Social Work* 20, 184-189.

Rosener, J. (1990). How Women Lead. *Harvard Business Review* 68 (6), 119-125.

Rozsnafszky, J. (1979). Beyond Schools of Psychotherapy: Integrity and Maturity in Therapy and Supervision. *Psychotherapy: Theory, Research and Practice* 16, 190-198.

Russell, R. K., and F. Wise (1976). Treatment of Speech Anxiety by Cue-Controlled Relaxation and Desensitization with Professional and Paraprofessional Counselors. *Journal of Counseling Psychology* 23, 583-586.

Ryan, T. A. (1969). Systems Techniques for Programs of Counseling and Counselor Education. *Educational Technology* 9, 7-17.

Ryan, T. A., and F. R. Zeran (1972). *Organization and Administration of Guidance Services*. Danville, Ill.: Interstate.

Saba, G. W., and H. A. Liddle (1986). Perceptions of Professional Needs, Practice Patterns and Critical Issues Facing Family Therapy Trainers and Supervisors. *American Journal of Family Therapy* 14, 109-122.

Sanchez-Craig, M. (1976). Cognitive and Behavioral Coping Strategies in the Reappraisal of Stressful Social Situations. *Journal of Counseling Psychology* 23, 7-12.

Sanderson, B. E. (1989). Employer Liability for Sexual Exploitation of Clients. In B. E. Sanderson, ed., *It's Never OK: A Handbook for Professionals on Sexual Exploitation by Counselors and Therapists,* 147-152. St. Paul: Minnesota Department of Corrections.

Sansbury, D. L. (1982). Developmental Supervision from a Skills Perspective. *Counseling Psychologist* 10 (1), 53-57.

Savickas, M., C. Marquart, and C. Supinski (1986). Effective Supervision in Groups. *Counselor Education and Supervision* 26, 17-25.

Saylor, R. H. (1976). Managing Competency-Based Preparation of School Counselors. *Counselor Education and Supervision* 16, 195-199.

Schoener, G. R. (1989). The Role of Supervision and Case Consultation: Some Notes on Sexual Feelings in Therapy. In G. R. Schoener, J. H. Milgrom, J. C. Gonsiorek, E. T. Luepker, and R. M. Conroe, eds., *Psychotherapists' Sexual Involvement with Clients: Intervention and Prevention,* 495-502. Minneapolis: Walk-In Counseling Center.

Schoener, G. R., and R. M. Conroe (1989). The Role of Supervision and Case Consultation in Primary Prevention. In G. R. Schoener, J. H. Milgrom, J. C. Gonsiorek, E. T. Luepker, and R.

M. Conroe, eds., *Psychotherapists' Sexaul Involvement with Clients: Intervention and Prevention,* 477–493. Minneapolis: Walk–In Counseling Center.

Schofield, W. (1964). *Psychotherapy: The Purchase of Friendship.* Englewood Cliffs, N.J.: Prentice–Hall.

Schwartz, E. (1990). Supervision in Psychotherapy and Psychoanalysis. In R. C. Lane, ed., *Psychoanalytic Approaches to Supervision,* 84–95. New York: Brunner/Mazel.

Searles, H. F. (1965). Problems of Psycho–Analytic Supervision. In *Collected Papers on Schizophrenia and Related Subjects,* 584–604. New York: International Universities Press.

Shaw, B. F., and K. S. Dobson (1988). Competency Judgments in the Training and Evaluation of Psychotherapists. *Journal of Consulting and Clinical Psychology* 56, 666–672.

Shemberg, K. M., and D. B. Leventhal (1978). A Survey of Activities of Academic Clinicians. *Professional Psychology* 9, 580–586.

Shipton, G., ed. (1997). *Supervision of Psychotherapy and Counseling: Making a Place to Think.* Philadelphia: Open University Press.

Shulman, L. (1993). *Interactional Supervision.* Washington, D.C.: NASW Press.

Silverstein, L. M. (1977). *Consider the Alternative.* Minneapolis: Compcare.

Simon, S., ed. (1985). *Managing Finances, Personnel, and Information in Human Services.* New York: Haworth Press.

Singer, J. L. (1990). The Supervision of Graduate Students Who Are Conducting Psychodynamic Psychotherapy. In R. C. Lane, ed., *Psychoanalytic Approaches to Supervision,* 165–178. New York: Brunner/Mazel.

Slavin, S., ed. (1985). *Social Adminstration: The Management of the Social Services.* Vol. 1. New York: Haworth Press.

Slovenko, R. (1980). Legal Issues in Psychotherapy Supervision. In A. K. Hess, ed., *Psychotherapy Supervision: Theory, Research, and Practice.* New York: Wiley.

Spivack, J. D. (1972). Laboratory to Classroom: The Practical Application of IPR in a Master's Level Pre–Practicum Counselor Education Program. *Counselor Education and Supervision* 12, 3–16.

Stadler, H., ed. (1986). Professional Ethics (Special Issue). *Journal of Counseling and Development* 64 (5).

Steinhelber, J., V. Patterson, K. Cliffe, and M. Legoullon (1984). An Investigation of Some Relationships Between Psychotherapy Supervision and Patient Change. *Journal of Clinical Psychology* 40, 1346–1353.

Stenack, R. J., and H. A. Dye (1982). Behavioral Descriptions of Counseling Supervision Roles.

Counselor Education and Supervision 21, 295–304.

Stoltenberg, C. D. (1981). Approaching Supervision from a Developmental Perspective: The Counselor Complexity Model. *Journal of Counseling Psychology* 28, 59–65.

Stoltenberg, C. D., and U. Delworth (1987). *Supervising Counselors and Therapists: A Developmental Approach*. San Francisco: Jossey-Bass.

Stoltenberg, C. D., U. Delworth, and B. McNeil (1998). *IDM Supervision: An Integrated Developmental Model for Supervising Counselors and Therapists*. San Francisco: Jossey-Bass.

Stoltenberg, C. D., R. A. Pierce, and B. W. McNeill (1987). Effects of Experience on Counselor Trainees' Needs. *Clinical Supervisor* 5 (1), 23–32.

Stoltenberg, C. D., G. S. Solomon, and L. Ogden (1986). Comparing Supervisee and Supervisor Initial Perceptions of Supervision: Do They Agree? *Clinical Supervisor* 4 (3), 53–61.

Strasburger, L. H., L. M. Jorgenson, and R. Randles (1990). Mandatory Reporting of Sexually Exploitative Psychotherapists. *Bulletin of the American Academy of Psychiatry and the Law* 18, 379–384.

Strasburger, L. H., L. M. Jorgenson, and P. Sutherland (1992). The Prevention of Psychotherapist Sexual Misconduct: Avoiding the Slippery Slope. *American Journal of Psychotherapy* 46, 544–555.

Sue, D. W., and D. Sue (1990). *Counseling the Culturally Different*. 2d ed. New York: Wiley.

Taibbi, R. (1995). *Clinical Supervision: A Four-Stage Process of Growth and Discovery*. Milwaukee: Families International.

Tannen, D. (1990). *You Just Don't Understand: Women and Men in Conversation*. New York: Ballantine Books.

Tarasoff v. *Regents of the University of California,* 131 Cal Reptr 14 (Cal 1976).

Tennyson, W. W., and S. M. Strom (1986). Beyond Professional Standards: Developing Responsibleness. *Journal of Counseling and Development* 64, 298–302.

Thomas, F. (1992). Solution Focussed Supervision. Paper presented at the American Association for Marriage and Family Therapy Fiftieth Anniversary Conference, Atlanta.

Thoresen, C. E. (1969). The systems Approach and Counselor Education: Basic Features and Implications. *Counselor Education and Supervision* 9, 3–17.

Tomm, K. M., and L. M. Wright (1982). Multilevel Training and Supervision in an Outpatient Service Program. In R. Whiffen and J. Byng-Hall, eds., *Family Therapy Supervision: Recent Developments in Practice,* 211–227. London: Academic Press.

Trimpey, J. (1992). *The Small Book: A Revolutionary Alternative for Overcoming Alcohol and Drug*

Dependence. New York: Delacorte.

Truax, C. B., and R. R. Carkhuff (1967). *Towards Effective Counseling and Psychotherapy: Training and Practice*. Chicago: Aldine.

Upchurch, D. W. (1985). Ethical Standards and the Supervisory Process. *Counselor Education and Supervision* 75, 90–98.

Van Hoose, W. H., and J. A. Kottler (1985). *Ethical and Legal Issues in Counseling and Psychotherapy*. 2d ed. San Francisco: Jossey-Bass.

Vanier, J. (1998). *Becoming Human*. New York: Paulist Press.

van Ooijen, E. (2000). *Clinical Supervision: A Practical Guide*. London: Churchill Livingstone.

Vasquez, M. J., and D. McKinney (1982). A Conceptual Model-Reactions and an Extension. *Counseling Psychologist* 10 (1), 59–63.

Wagner, F. F. (1957). Supervision of Psychotherapy. *American Journal of Psychotherapy* 11, 759–768.

Wallace, J. (1985). *Alcoholism: New Light on the Disease*. Newport, R.I.: Edgehill.

Ward, L. G., M. L. Friedlander, L. G. Shoen, and L. G. Klein (1985). Strategic Self-Preservation in Supervision. *Journal of Counseling Psychology* 32, 111–118.

Weber, G. (1991). Feminist Models of Supervision. Paper presented at the American Association for Marriage and Family Therapy Annual Conference.

Welfel, E. R. (1998). *Ethics in Counseling and Psychotherapy: Standards, Research, and Emerging Issues*. Pacific Grove, Calif.: Brooks/Cole.

Wetchler, J. L., F. P. Piercy, and D. H. Sprenkle (1989). Supervisors' and Supervisees' Perceptions of the Effectiveness of Family Therapy Supervisory Techniques. *American Journal of Family Therapy* 17, 35–47.

Wheeler, D., J. M. Avis, L. A. Miller, and S. Chaney (1985). Rethinking Family Therapy Education and Supervision: A Feminist Model. *Journal of Psychotherapy and the Family* 1 (4), 53–72.

Whiffen, R., and J. Byng-Hall, eds (1982). *Family Therapy Supervision: Recent Developments in Practice*. London: Academic Press.

Wilcoxon, S. A. (1986). One-Spouse Marital Therapy: Is Informed Consent Necessary? *American Journal of Family Therapy* 14, 265–270.

Wilcoxon, S. A., and D. L. Fennell (1983). Engaging the Non-Attending Spouse in Marital Therapy Through the Use of Therapist-Initiated Written Communication. *Journal of Marital and Family Therapy* 9, 199–203.

Wiley, M. O'L. (1982). Developmental Counseling Supervision: Person-Environment Congruency, Satisfaction, and Learning. Paper presented at the Annual Meeting of the American

Psychological Association, Washington, D.C., August.

Wiley, M., and P. Ray (1986). Counseling Supervision by Developmental Level. *Journal of Counseling Psychology* 33, 439–445.

Williams, A. (1995). *Visual and Active Supervision: Roles, Focus, Technique*. New York: W. W. Norton.

Wilner, W. (1990). The Use of Primary Experience in the Supervisory Process. In R. C. Lane, ed., *Psychoanalytic Approaches to Supervision,* 58–70. New York: Brunner/Mazel.

Winnicott, D. W. (1971). *Playing and Reality*. London: Tavistock.

Wolf, S. (1974/1975). Counseling–for Better or Worse. *Alcohol Health and Research World,* 27–29.

Wolkenfeld, F. (1990). The Parallel Process Phenomenon Revisited: Some Additional Thoughts About the Supervisory Process. In R. C. Lane, ed., *Psychoanalytic Approaches to Supervision,* 95–112. New York: Brunner/Mazel.

Worthington, E. L,. Jr. (1984). An Empirical Investigation of Supervision of Counselors as They Gain Experience. *Journal of Counseling Psychology* 31, 63–75.

Worthington, E. L,. Jr. (1987). Changes in Supervision as Counselors and Supervisors Gain Experience: A Review. *Professional Psychology: Research and Practice* 18, 189–208.

Worthington, E. L,. Jr., and H. J. Roehlke (1979). Effective Supervision as Perceived by Beginning Counselors–in–Training. *Journal of Counseling Psychology* 26, 64–73.

Wrenn, C. G. (1962). *The Counselor in an Changing World*. Washington, D.C.: American Personnel and Guidance Association.

Wulsin, L. R., H. Bursztajn, and T. G. Gutheil (1983). Unexpected Clinical Features of the *Tarasoff* Decision: The Therapeutic Alliance and the "Duty to Warn." *American Journal of Psychiatry* 140, 601–603.

Yalom, I. D. (1995). *The Theory and Practice of Group Psychotherapy*. 4th ed. New York: Basic Books.

Yalom, I. D. (2002). *The Gift of Therapy*. New York: HarperCollins.

Yogev, S. (1982). An Eclectic Model of Supervision: A Developmental Sequence for Beginning Psychotherapy Students. *Professional Psychology* 13, 236–243.

Zucker, P. J., and E. L. Worthington, Jr. (1986). Supervision of Interns and Post–Doctoral Applicants for Licensure in University Counseling Centers. *Journal of Counseling Psychology* 33, 87–89.

찾아보기

《인 명》

《내 용》

저자 소개

David J. Powell

국제건강문제센터(International Center for Health Concerns, Inc.)의 회장으로 있으며 행동건강 분야의 전문가 교육 및 훈련을 국제적으로 진행하고 있다. 지난 25년간 ETP, Inc. 회장을 역임했고, 미국 해군 및 해병대에서 임상 슈퍼비전 훈련 프로그램을 운영한 바 있다. 관리자, 카운슬러, 임상 슈퍼바이저 훈련을 이끌어 왔으며, 중독전문가, 임상 슈퍼바이저, 성치료전문가, 부부 및 가족상담가로서의 자격증을 가지고 있다. 슈퍼비전과 관련한 2권의 저서 이외에, *Playing Life's Second Half: A Man's Guide for Turning Success into Significance*(2003), *Alcoholism and Sexual Dysfunction*(1984) 등의 저서가 있다.

Archie Brodsky

하버드 대학교 의과대학, 매사추세츠 정신건강센터에서 법정신의학 프로그램의 선임연구자이며, 브랜다이스 대학교의 헬러 대학원에서 연구원으로 근무 중이다. 저서로는 *The Truth About Addiction and Recovery*(1991), *Preventing Boundary Violations in Clinical Practice*(출간 예정) 등 다수다.

역자 소개 (가나다 순)

한국중독전문가협회 홈페이지 http://www.kaap.kr

강경화 현 소속: 한국음주문화연구센터 선임연구원
경 력: 인하대학교 부속병원 간호부 근무
인하대학교 간호학과 및 정신보건요원 실습지도 교수

강향숙 현 소속: 서울까리따스알코올상담센터 팀장
경 력: 회정알코올클리닉 근무
회정치료공동체 근무
사회복귀시설 에버그린하우스 근무

김금안 현 소속: 카프마포알코올상담센터 상담원
경 력: 서울적십자병원 정신간호사
카프병원 정신간호사

김선민 현 소속: 등촌4종합사회복지관 알코올회복지원센터 실장
경 력: 한성대학교 행정대학원 마약학과 겸임교수
미8군 121 병원 알코올치료센터 카운슬러

김성재 현 소속: 서울대학교 간호대학 교수
한국중독전문가협회 회장
한국스트레스학회 부회장

김영진 현 소속: 가톨릭심리상담전문가협회장
경 력: 아가페가족상담연구소 소장
한국가족치료학회 회원(가족치료전문가)

김용진 현 소속: 구로알코올상담센터장
한국알코올상담센터협회 부회장
한국중독전문가협회 교육학술이사

김은아 경 력: 이화여자대학교 멀티미디어교육원 약물상담가과정 전임교수
한국약물상담가협회 사무국장

박애란 현 소속: 카프마포알코올상담센터장
보건복지가족부지정 알코올사업기술지원단 사무국장
한국중독전문가협회 자격관리이사

신성만 현 소속: 한동대학교 상담심리사회복지학부 교수
경 력: Harvard Medical School 정신과 연구원
Asian Pacific Counseling and Treatment Center(미국 로스앤젤레스) 상담사

양승희 현 소속: 신홍대학 간호과 교수
경 력: 한국간호과학회 교육이사
한국중독전문가협회 영동지부 이사

유채영 현 소속: 충남대학교 사회과학대학 사회복지학과 교수
경 력: 한국중독전문가협회 회장(2대)
청소년약물남용정보조정센터장

이미형 현 소속: 인하대학교 간호학과 교수
경 력: 인하알코올약물상담연구센터 소장
수원시알코올상담센터장

이옥선 현 소속: 서울보건복지센터 부원장
경 력: 건국대학교 사회복지학과 강사

전수미 현 소속: 평온신경정신과의원 프로그램 디렉터
김경빈 신경정신과의원 알코올/약물 카운슬러

전영민 현 소속: 을지대학교 중독재활복지학과 교수
경 력: 한국음주문화연구센터 연구팀장
한국중독전문가협회 부회장

제하림 현 소속: 청소년회복센터 대표
경 력: 나주종합병원 사회복지과장
영광군정신보건센터 팀장

조성희 현 소속: 백석대학교 기독교학부 교수
경　력: 국립법무병원 임상심리실장
미국 풀브라이트 장학재단 연구 교수

차진경 현 소속: 한국음주문화연구센터 카프남성거주시설장
경　력: 성북정신건강센터 정신보건전문간호사
인하대학교 수원알코올상담센터 팀장, 인천알코올상담센터장

차혁수 현 소속: (사)예스-홈 심리상담센터 약물분과위원장
경　력: (재) 한국마약퇴치운동본부 약물오남용 예방 강사(2003~)
(주) A+에셋 전문위원
한국 NLP연구소 국제공인 NLP과정 지도

채숙희 현 소속: 을지대학교 중독재활복지학과 교수
경　력: 알코올전문 다사랑병원 및 다사랑중앙병원 임상심리과장
조선대학교병원 정신과 임상심리전문과과정 수료

천덕희 현 소속: 동원대학 복지계열 사회복지전공 교수
한국정신보건사회복지사협회 부회장
경　력: 연세대학교 의과대학 세브란스정신건강병원 사회사업실장

최은정 현 소속: 동신대학교 사회복지학과 교수
경　력: (재) 한국음주문화연구센터 선임연구원
김경빈 신경정신과(알코올 및 약물중독 회복클리닉) 정신보건사회복지사

중독영역에서의 슈퍼비전
Clinical Supervision in Alcohol and Drug Abuse Counseling(rev. ed.)

2009년 4월 15일 1판 1쇄 인쇄
2009년 4월 30일 1판 1쇄 발행

지은이 • David J. Powell · Archie Brodsky
옮긴이 • 강경화 · 강향숙 · 김금안 · 김선민 · 김성재 · 김영진 · 김용진 · 김은아
박애란 · 신성만 · 양승희 · 유채영 · 이미형 · 이옥선 · 전수미 · 전영민
제하림 · 조성희 · 차진경 · 차혁수 · 채숙희 · 천덕희 · 최은정
펴낸이 • 김진환
펴낸곳 • (주) 학지사
121-837 서울시 마포구 서교동 352-29 마인드월드빌딩 5층
대표전화 • 02)330-5114 팩스 • 02)324-2345
홈페이지 • http://www.hakjisa.co.kr
등록 • 제313-2006-000265호

ISBN 978-89-6330-066-5 93180

정가 20,000원